内科疾病 NEIKE JIBING
鉴别诊断与治疗

JIANBIE ZHENDUAN YU ZHILIAO

主编 杨明燕 李 宁 孔 平 李希强

孙温伟 张国华 张翠娥

黑龙江科学技术出版社
HEILONGJIANG SCIENCE AND TECHNOLOGY PRESS

图书在版编目（CIP）数据

内科疾病鉴别诊断与治疗 / 杨明燕等主编. -- 哈尔
滨：黑龙江科学技术出版社，2023.2
ISBN 978-7-5719-1780-7

Ⅰ．①内… Ⅱ．①杨… Ⅲ．①内科－疾病－鉴别诊断
Ⅳ．①R504

中国国家版本馆CIP数据核字（2023）第031413号

内科疾病鉴别诊断与治疗
NEIKE JIBING JIANBIE ZHENDUAN YU ZHILIAO

主　　编	杨明燕　李　宁　孔　平　李希强　孙温伟　张国华　张翠娥
责任编辑	陈兆红
封面设计	宗　宁
出　　版	黑龙江科学技术出版社
	地址：哈尔滨市南岗区公安街70-2号　邮编：150007
	电话：（0451）53642106　传真：（0451）53642143
	网址：www.lkcbs.cn
发　　行	全国新华书店
印　　刷	黑龙江龙江传媒有限责任公司
开　　本	787 mm×1092 mm　1/16
印　　张	28
字　　数	707千字
版　　次	2023年2月第1版
印　　次	2023年2月第1次印刷
书　　号	ISBN 978-7-5719-1780-7
定　　价	198.00元

前言

内科学作为临床医学中的综合学科，包含人体各系统疾病的病因、发病机制、临床表现、诊断、治疗与预防。随着社会经济和医学科技的发展，人们对于健康的需求逐渐增加，这对当代内科医师来说既是挑战，又是机遇。也就是说，从事任何内科学专科方向的医师只有具备扎实的大内科知识和基本技能，才能胜任复杂的临床工作，减少临床失误。为帮助广大内科医师及时准确地对疾病做出分析、判断和处理，编者们结合多年临床工作经验并根据最新医学进展编写了《内科疾病鉴别诊断与治疗》一书。

本书首先简要介绍了绪论、内科疾病常见症状与体征、神经系统疾病常用检查方法及血液净化治疗；然后详细阐述了急诊内科疾病、心内科疾病、神经内科疾病等临床各科室常见疾病的鉴别诊断与治疗；最后补充论述了内科疾病的中西医结合诊疗。本书内容丰富、翔实，结构严谨，层次分明，重点突出，并将循证医学的思想贯穿其中，充分体现了先进性、科学性和可操作性，有助于临床医师对疾病迅速做出正确的诊断和恰当的处理，可供临床内科医师借鉴与参考。

由于编者的编写时间和水平有限，书中不足之处在所难免，特别是现代医学发展迅速，本书阐述的某些观点、理论需要不断更新，望广大读者提出宝贵的意见和建议，以便再版时予以改正。最后，特向关心和支持本书出版的专家致以诚挚的感谢。

《内科疾病鉴别诊断与治疗》编委会
2022 年 12 月

目录

第一章

绪　论

第一节　现代内科学的发展

一、疾病谱演变

20世纪上半叶之前,威胁人类生命的最主要疾病是传染性疾病。历史上曾出现多次鼠疫、霍乱等急性重大传染病大流行,其传染性强、流行面广、迅速致命的特点曾造成亿万人死亡。慢性传染病如疟疾、结核等也给人类造成了持续、巨大的生命和财产损失。因此,早期内科学面临的是以传染性疾病占主要地位的疾病模式。随着医学的不断进步,针对传染病的预防和治疗手段层出不穷,各种疫苗、抗生素及化学药物的出现使大部分传染病得到了控制,甚至于1979年宣布天花在全球范围内被消灭。虽然传染病在一定程度上得到了有效防控,但新的全球健康问题随之而来,那就是与社会和自然环境变迁、人类寿命延长、生活水平提高、不良生活方式泛滥及心理行为密切相关的心脑血管疾病、恶性肿瘤及其他慢性病。世界卫生组织公布的数据显示,2012年全世界约5 600万人死亡,其中68%由非传染性疾病导致,比2000年的60%升高了8%,四类主要非传染性疾病分别为心血管疾病、肿瘤、糖尿病及慢性肺部疾病;从具体病种来看,目前全球范围造成死亡的三大主要疾病依次是缺血性心脏病、脑卒中及慢性阻塞性肺疾病。因此,与慢性非传染性疾病的斗争成为当前内科学的首要任务。

然而,近年来先后有严重急性呼吸综合征(severe acute respiratory syndrome,SARS)、人感染禽流感、埃博拉病毒、寨卡病毒等在全球或者局部地区暴发流行,艾滋病、结核病等仍然位列当前全球致死主要病因之列,这都给我们的卫生工作敲响警钟:尽管全球疾病谱已转变为慢性非传染性疾病占主要地位,但是对传染性疾病的防控工作仍不能放松,而且还要不断加强。面对这些挑战,内科学任重而道远。

二、医学模式的变迁

医学模式是医学发展和实践活动中逐渐形成的观察和处理医学领域相关问题的基本思想和基本方法,是人们看待和研究医学问题时所遵循的总的原则,反映了特定时期人们认识健康和疾病及其相互关系的哲学观点,影响着这一时期整体医学工作的思维和行为方式。伴随科技文化的不断发展及疾病谱的演变,医学模式也发生了深刻变化。从远古时代到 20 世纪 70 年代以前,人类先后经历了神灵主义的医学模式、自然哲学的医学模式、机械论的医学模式及生物医学模式。

生物医学模式极大促进了现代医学的发展,使人们对疾病的认识更加深入,对疾病的预防和治疗更加有效。但是,这一模式本身的缺陷也不断暴露,尤其是"心身二元论"的观点使人们忽视了人的生理、心理及诸多社会环境因素之间的关系和影响,致使诸多疾病仅从生物学角度难以解释,单纯依靠生物学手段也难以达到理想疗效。在此背景下,美国 George L.Engel 教授于 1977 年在《科学》杂志撰文,评价了传统生物医学模式的局限性,提出应该用"生物-心理-社会医学"模式取代生物医学模式,标志着医学模式发展进入新纪元。在生物-心理-社会医学模式中看待健康与疾病问题,既要考虑患者自身的生物学特性,还要充分考虑有关的心理因素及社会环境的影响;医疗工作从以疾病为主导转变为以健康为主导,从以医疗机构为基础转变为以社会为基础,从主要依靠医护人员和医学科技转变为需要全社会、多学科共同参与;卫生保健不仅面向个体更要面向群体,疾病防治的重点不仅是躯体疾病,也要重视与心理、社会和环境因素密切相关的疾病。新的医学模式的提出和建立使医疗工作发生了从局部到全身、从个体到群体、从医病到医人、从生物医学到生物-心理-社会整体医学的跨越,这对包括内科学在内的整个医学领域的发展都具有重要的理论和指导意义。

内科学作为医学的重要部分,在临床工作中已经充分展现了生物-心理-社会医学模式的影响。例如,部分心血管病患者可能容易合并精神心理方面的问题,应激、焦虑等又会增加心血管事件的发生,因此在对待心血管病患者时,除了检查患者的心脏,还要注意了解其心理。消化性溃疡的发生也被认为与心理和社会因素密切相关,在临床药物治疗的基础上辅以适当的心理疏导和社会支持,可能取得更好的疗效。我们处在科学、技术、思想不断变革的时代,可以预见,未来的医学模式也不会一成不变,医师应该始终保持发展的眼光,并不断探寻每一个时期最合适的医学模式。

三、生命科学、临床流行病学的发展对内科学的促进作用

在过去的数十年,得益于生命科学的飞跃及临床流行病学的创立、发展,我们对人类自身生命本质的认识,对疾病发生、发展规律的理解,对疾病预防、诊断和治疗手段的探索,都在不断进步。

基础医学研究的进步使越来越多内科疾病的病因和发病机制得到阐明,进而丰富了治疗手段。例如,心脏重构和神经内分泌系统不适当激活机制的发现使人们对心力衰竭的认识不只停留在血流动力学异常的层面,进而大大促进了血管紧张素转化酶抑制剂、β 受体阻滞剂等药物在心力衰竭中的应用,使射血分数降低的心力衰竭患者的预后得到了一定程度的改善;幽门螺杆菌与消化性溃疡关系的阐明也是内科疾病病因与机制研究取得突破的典型案例,根除幽门螺杆菌也成为当下消化性溃疡治疗方案的重点;分子生物学的发展也使对异常血红蛋白病的认识从过去的遗传病发展到现在的血红蛋白分子病,同时也使血红蛋白病的产前和基因诊断得以在临床实施。

在内科疾病诊断技术的发展中,细胞和分子生物学扮演了重要角色。高效液相层析、放射免疫和免疫放射测量、酶学检查技术、酶联免疫吸附测定、聚合酶链反应、生物芯片等技术的建立,使测定体液或组织中的微量物质、免疫抗体、微生物 DNA 或 RNA 等成为可能,大大提高了疾病

诊断的敏感度和特异度。例如,高敏肌钙蛋白的测定使急性心肌梗死的诊断时间大大缩短,血乙型肝炎病毒 DNA 载量的测定为慢性乙型肝炎的治疗提供了重要参考等。医学、生命科学与物理学、化学、数学、机械工程等多学科交叉研究促成了多排螺旋计算断层扫描(CT)、磁共振成像(MRI)、正电子发射断层成像(positron emission tomography,PET)等辅助检查技术的开发和应用,使疾病的影像诊断条件发生了翻天覆地的改变,尤其是 PET 及正电子发射计算机体层显像(PET-CT)的问世,使肿瘤性疾病和部分心脑血管疾病在解剖和功能层面得到早期、快速、全面、准确的诊断,具有重大的临床意义。在细胞分子水平上针对致癌位点(特定蛋白或基因)设计的分子靶向治疗使肿瘤化学药物治疗(简称化学治疗)具有了更强的针对性和更好的效果,反映了肿瘤治疗理念的根本性转变,开创了肿瘤药物治疗的新局面,在内科药物治疗史上具有划时代的意义。新近问世的 CRISPR-Cas9 基因编辑技术不但对生命科学研究中各种动物模型的构建提供了极大便利,而且医师和科学家也开始尝试将这种最新的技术应用到人类疾病的诊治中。

启动于 1990 年、由多国科学家合作开展、被誉为生命科学"登月计划"的人类基因组计划(human genome project,HGP)是一项里程碑式的工作。通过长达 13 年的探索,HGP 测序了人类基因组三十亿碱基对,为探索生命奥秘迈出了重要一步。借助 HGP 的成果,我们可以了解基因如何在决定人类生长、发育、衰老、患病中发挥作用,从基因水平发现或者更深入认识一批遗传性疾病或与遗传有关的疾病,使基因诊断、基因治疗及基于基因组信息的疾病识别、人群预防、危险因素干预等成为现实。作为 DNA 双螺旋结构提出者(之一)及 HGP 主要领导者的 James D. Watson 教授于 2015 年在《自然》杂志撰文回顾 HGP 及大生物学过去的 25 年,认为 HGP 不仅大力推动了生物医学研究的发展,还开启了科学探索的新途径,HGP 迄今仍在不断启发新的大规模医学与生命科学项目的探索,来源于 HGP 的六条重要经验在其中起到了重要作用,这些经验包括:通力合作、数据分享最大化、有计划地分析数据、优先发展技术、追踪研究进展带来的社会影响、大胆而灵活。这些经验对于当下我们内科学相关研究的开展同样值得借鉴。

与生命科学类似,临床流行病学的建立和发展也极大改变了内科学的面貌。临床流行病学于 20 世纪 70 年代开始兴起,是建立在临床医学基础上的一门关于临床研究的设计、测量和评价的方法学,以患病群体为研究对象,将流行病学、统计学、临床经济学及医学社会学的原理和方法结合在一起探索疾病的病因、诊断、治疗和预后的规律。临床流行病学的发展反映了当代医学模式的转变,也促进了临床决策的科学化。医疗活动是一个不断决策的过程。既往医师决策主要依靠个人经验,但是经验决策的局限在于容易以偏概全和过于主观。例如,心脏科医师曾经一直认为 β 受体阻滞剂具有负性肌力作用而将其禁用于慢性心力衰竭的治疗,这种片面的认识直到 20 世纪 90 年代末三个经典的临床试验结果相继公布才被扭转,因为这三项大规模的研究一致证实 β 受体阻滞剂能够降低慢性心力衰竭患者的死亡率。这看似有悖常理的结论改变了慢性心力衰竭治疗的历史,β 受体阻滞剂作为能够明确改善心力衰竭患者预后的药物被写入国内外指南,成为以临床流行病学和循证医学为基础的"科学决策"代替"经验决策"的经典案例。所谓科学的临床决策,就是为了解决临床诊疗过程中遇到的各种问题,根据国内外医学科学的最新进展,在充分评价不同诊断或治疗方案的风险和收益之后做出使患者相对获益更多的选择。这其中蕴含了循证医学的概念。21 世纪的临床医学被认为是循证医学的时代,"任何医疗干预都应建立在新近最佳科学研究结果的基础上"这一核心思想已经深入人心,各种指南文件在疾病的诊疗中开始发挥巨大作用。需要注意的是,在临床实践中医师的个人经验并非不再重要,而是要与科学证据结合起来,以使患者得到最佳的诊治。

四、微创、介入理念和技术为内科学带来的变革

内科学发展至今,已经不再是单纯依靠药物的传统学科,介入技术、内镜技术等掀开了"微创内科学"崭新的一页,其以创伤小、疗效好、风险低、康复快等优点快速发展为与药物治疗、外科手术并驾齐驱的三大治疗手段之一,越来越多的内科疾病在微创手段的干预下得到了理想的诊断和治疗。心血管内科是成功运用微创介入诊疗技术的典范。1929 年德国 Werner Forssmann 医师在 X 线透视下通过自己的肘部静脉亲手成功将导管置入右心房,从此拉开了介入心脏病学时代的序幕,他也因为这一创举荣获 1956 年诺贝尔生理学与医学奖。之后,介入心脏病学蓬勃发展:1977 年进行了世界首例经皮冠状动脉成形术,1986 年开展了世界首例冠状动脉支架植入术,2002 年药物洗脱支架应用于临床,2006 年完全可降解支架问世;此外,心律失常射频消融术、心脏起搏器植入术、先天性心脏病介入封堵术也都已广泛开展。当下,心脏介入治疗已经进入了后冠脉介入时代,新的技术不断涌现,包括经皮心脏瓣膜介入治疗、经皮左心耳封堵术、经皮左心室重建术、经皮肾动脉交感神经消融术等。心血管微创介入技术的发展解决了诸多既往单靠药物难以解决的临床问题,甚至某些外科认为的手术禁区,如今也可以尝试利用内科介入技术使难题迎刃而解。

此外,呼吸内科、消化内科等也都已经广泛开展微创诊疗。例如,纤维支气管镜在呼吸系统领域的应用已不再限于肺癌的诊断,在肺部感染、肺不张、弥漫性肺疾病及呼吸急诊中也得到广泛应用;支气管内超声将支气管镜与超声系统相结合弥补了肉眼的不足。消化内科内镜技术飞速发展,经历了硬式内镜、纤维内镜到目前的电子内镜三个阶段,在消化系统疾病的诊治中发挥了重要作用。微创介入理念和技术的兴起、发展是现代内科学变革的一个缩影,可以预见未来这仍将是内科学发展的重要方向。

(赵栋军)

第二节　现代内科学的机遇和挑战

一、转化医学、整合医学的兴起给内科学带来新的机遇

过去半个多世纪,生命科学发展迅速,解答了人类关于自身的诸多不解,政府在政策和经济上的鼓励和资助在其中起到了重要的支撑作用。20 世纪末,美国国立卫生研究院每年支出的研究经费就高达 200 多亿美元。但是,生命科学和基础医学的飞跃,与疾病得到解决之间仍然存在巨大的沟壑,如何将实验室中尖端的科研成果转变为临床上疾病诊治的工具,成为新时期医师和科学家需要着重研究的问题。在这个背景下,转化医学的概念应运而生。转化医学并不是狭义的单一学科,而是一种理念、一个平台,重点在于从临床到实验室、再从实验室到临床,强调实验室科研成果的临床转化,联合基础医学研究者、医师、企业甚至政府,利用来源于临床的问题促进实验室更深入全面解析疾病,并进一步帮助实验室研究成果转化为临床应用的产品与技术,最终目的是促进基础研究、提高医疗水平、解决健康问题。药物研发、分子诊断、医疗器械、生物标志物、样本库等都属于转化医学的范畴。尽管转化医学的概念近年来才提出,但是转化医学的思想

和行为由来已久。例如,从 20 世纪 20 年代加拿大 Frederick Grant Banting 教授发现胰岛素,到 20 世纪 50 年代英国 Frederick Sanger 教授确定了胰岛素的完整氨基酸序列结构,到 20 世纪 60 年代我国科学家在世界上首次人工合成牛胰岛素,再到当前多种胰岛素制剂在临床糖尿病治疗上的广泛应用,胰岛素近百年的发展史其实也是践行转化医学的一个缩影。在坚持医学基础研究的同时,注重研究成果的临床转化,这是对新时期医学及内科学的要求,同时也带来了学科发展的新机遇。

当前医学处在专科化的时期,内科学、外科学等都细化成诸多专科。专科化使疾病的诊疗越来越精细,但是也带来很多局限性,医师往往只看到"病",不能看到"人";只关注某一个器官,忽视了人的整体性。古人云"天下大势,分久必合,合久必分",在内科学的实践中,我们也应该重视"分中有合、合中有分",使专科化与整体性和谐并存,这也是整体整合医学(holistic integrative medicine,简称整合医学)的观点。整合医学指在理念上实现医学整体和局部的统一,在策略上以患者为核心,在实践上将各种防治手段有机融合。它将医学各领域最先进的知识理论和临床各专科最有效的实践经验有机结合,并根据社会、环境、心理等因素进行调整,使之成为更加适合人体健康和疾病防治的新的医学体系。医学模式由最初的神灵主义变迁为今天的生物-心理-社会医学模式,经历的其实也是"整体-局部-整体"的过程,整合医学也是新的医学模式的要求。内科学的临床实践也需要整合医学思想的指导,不但实现内科学各专科之间相互交流、协作诊治,还要注重与外科、心理医学科等其他学科的沟通合作。目前很多医院已经开展的多学科综合诊疗模式(multi-disciplinary team,MDT)其实也是顺应整合医学潮流而产生的新的工作模式。从广义上讲,整合医学强调的是整体观、整合观和医学观,要求的是将生物因素、社会环境因素、心理因素整合,将最先进的科学发现、科学证据与最有效的临床经验整合,将自然科学的思维方式与医学哲学的思考方式整合。具体地讲,是把数据证据还原成事实,把认识共识提升成经验,把技术艺术凝练成医术,然后在事实、经验、医术这个层面反复实践,实践出真知,最后不断形成新的医学知识体系。整合医学不是一种实体医学,而是一种认识论、方法学,通过整合医学可以不断形成或完善新的医学知识体系。由于自然在变,社会在变,医学对人体的认识在积累,人类对健康的需求在增加,所以整合医学或医学整合是一个永恒的主题。整合医学的兴起和发展对内科学提出了新的要求,也必将会促进内科学的发展。

二、信息化、大数据与精准医疗背景下的内科学

处在信息时代的今天,信息化、网络化、数字化已经渗透到医学的各个领域,使传统医学的理论、思想、方法和模式发生了极大转变,为医学的发展不断注入新的内容与活力。当下我们的日常医疗活动中到处都有网络和信息技术的身影,包括移动医疗、远程医疗、电子病历、医疗信息数据平台、智能可穿戴医疗产品、信息化服务等,信息化、数字化武装下的医学和内科学的发展比以往任何一个历史阶段都迅速。同时不容忽视的是,在网络和信息技术的影响下内科学面临的挑战和机遇并存。我们应该注意到信息和技术资源享有的地域性差异导致的医疗资源分配不均和医疗质量参差不齐,注意到医学信息与网络环境的污染问题及由虚假医学信息传播导致的社会问题,注意到网络化和信息化带来的医学伦理问题等。

互联网、云计算、超强生物传感器、基因测序等创造性技术不断涌现,我们已不可避免地身处"大数据"时代。从人类文明萌芽到公元 2003 年,整个人类文明记录在案的数据量一共有 5EB。而今天,全世界两天就能产生 5EB 的新增数据。生物与医学领域可能是下一轮更大的数据海啸

发源地。例如,每位接受基因测序的人将产生约2 400亿字节的数据,截至2011年,已有3 000～10 000人接受了完整DNA测序,随着测量费用的走低,愿意接受DNA测序的人数会飞速增长,随之基因数据库的容量将呈指数级增长。再如,越来越多的人佩戴可穿戴的医疗设备,持续发送个体生理数据,他们通过移动终端互动、下达指令、发送照片、在线视频甚至预约诊疗,这些活动的同时产生了大量的数据。同时环境中也存在智慧网络,交通、气候、水、能源等被实时监测,并不断被上传至云数据端。这些来源多样、类型繁多、容量巨大,具有潜在价值的数据群称为"大数据"。大数据好似"未来的石油",不加以挖掘利用,则永远沉睡于地下,但如果掌握了有效技术对它们进行开发,大数据将变得价值连城。在医学的方方面面,包括临床研究分析、临床决策制定、疾病转归预测、个体化治疗、医疗质量管控等,大数据的分析和应用都将发挥巨大的作用。大数据时代医师的日常诊疗已伴随产生大量患者信息数据,如果与他们的基因组学和其他个人资料相结合,利用信息分析技术,完全可以产生具有相当价值的医学信息,甚至可以部分替代传统的医学研究模式。

与大数据相对应的是"精准医学计划"。大数据的特点是全部数据,而非随机取样;反映的是宏观大体方向,缺乏适当的微观精确度;庞大繁杂的数据之间更多的是相关关系,而不是科学研究中更喜欢的因果关系。在这种背景下,西方和我国都开始倡导实施精准医学计划,旨在大数据时代注重个体化医学研究,强调依据个人信息(如基因信息)为肿瘤及其他疾病患者制订个体医疗方案。狭义的精准医学指"按照基因匹配治疗方法",而广义的精准医学则可以认为是"集合现代科技手段与传统医学方法,科学认知人体功能和疾病本质,以最有效、最安全、最经济的医疗服务获取个体和社会健康效益最大化的新型医疗"。

精准医疗第一步是精准诊断。采集患者的个人情况、临床信息、生物样本,再通过基因测序、遗传学分析,进一步收集患者分子层面信息。除了传统的DNA、RNA、染色体检测,目前还不断出现新型基因组学标志物,包括表达谱、小RNA、表观遗传修饰、全基因组DNA序列、全外显子组DNA序列、蛋白质组、代谢组检测等。这些标志物深入不同维度,反映不同层面组学信息,帮助科研人员和临床医师更全面、深入、精确定位疾病的组学缺陷。第二步是精准治疗。对患者所有信息进行整合并分析,制订符合个体的治疗方案。尤其在分子层面,针对疾病的基因突变靶标,给予针对性治疗药物进行"精确打击"。精准医疗,在一定程度上可以理解为更为精确的个体化治疗,其在内科学的各个专业领域都是适合的,如肿瘤性疾病的基因诊断和靶向治疗,心血管疾病患者抗栓治疗前相关基因检测及针对性选择药物等。虽然精准医学概念提出的时间并不长,但是国家已经在政策层面给予了高度重视和支持,以此为契机,内科学各学科可以探索适合自身的精准之路,在大数据时代做到有的放矢,为个体化的患者带来个体化的诊治策略使其受益。

(孙温伟)

第二章

内科疾病常见症状与体征

第一节　呼吸困难

正常人平静呼吸时,其呼吸运动无须费力,也不易察觉。呼吸困难尚无公认的明确定义,通常是指伴随呼吸运动所出现的主观不适感,如感到空气不足、呼吸费劲等。体格检查时可见患者用力呼吸,辅助呼吸肌参加呼吸运动,如张口抬肩,并可出现呼吸频率、深度和节律的改变。严重呼吸困难时,可出现鼻翼翕动、发绀,患者被迫采取端坐位。许多疾病可引起呼吸困难,如呼吸系统疾病、心血管疾病、神经肌肉疾病、肾脏疾病、内分泌疾病(包括妊娠)、血液系统疾病、类风湿疾病及精神情绪改变等。正常人运动量大时也会出现呼吸困难。

一、呼吸困难的临床类型

(一)肺源性呼吸困难

肺源性呼吸困难的两个主要原因是肺或胸壁顺应性降低引起的限制性缺陷和气流阻力增加引起的阻塞性缺陷。限制性呼吸困难的患者(如肺纤维化或胸廓变形)在休息时可无呼吸困难,但当活动使肺通气接近其最大受限的呼吸能力时,就有明显的呼吸困难。阻塞性呼吸困难的患者(如阻塞性肺气肿或哮喘),即使在休息时,也可因努力增加通气而致呼吸困难,且呼吸费力而缓慢,尤其是在呼气时。尽管详细询问呼吸困难感觉的特性和类型有助于鉴别限制性和阻塞性呼吸困难,然而这些肺功能缺陷常是混合的,呼吸困难可显示出混合和过渡的特征。体格检查和肺功能测定可补充得之于病史的详细信息。体格检查有助于显示某些限制性呼吸困难的原因(如胸腔积液、气胸),肺气肿和哮喘的体征有助于确定其基础的阻塞性肺病的性质和严重程度。肺功能检查可提供限制性或气流阻塞存在的数据,可与正常值或同一患者不同时期的数据做比较。

(二)心源性呼吸困难

在心力衰竭早期,心排血量不能满足活动期间的代谢增加,因而组织和大脑酸中毒使呼吸运动大大增强,患者过度通气。各种反射因素,包括肺内牵张感受器,也可促成过度通气,患者气短,常伴有乏力、窒息感或胸骨压迫感。其特征是"劳力性呼吸困难",即在体力运动时发生或加重,休息或安静状态时缓解或减轻。

在心力衰竭后期,肺充血水肿,僵硬的肺脏通气量降低,通气用力增加。反射因素,特别是肺泡-毛细血管间隔内毛细血管旁感受器,有助于肺通气的过度增加。心力衰竭时,循环缓慢是主要原因,呼吸中枢酸中毒和低氧起重要作用。端坐呼吸是在患者卧位时发生的呼吸不舒畅,迫使患者取坐位。其原因是卧位时回流入左心的静脉血增加,而衰竭的左心不能承受这种增加的前负荷,其次是卧位时呼吸用力增加。端坐呼吸有时发生于其他心血管疾病,如心包积液。急性左心功能不全,患者常表现为阵发性呼吸困难。其特点是多在夜间熟睡时,因呼吸困难而突然憋醒,胸部有压迫感,被迫坐起,用力呼吸。轻者短时间后症状消失,称为夜间阵发性呼吸困难。病情严重者,除端坐呼吸外,尚可有冷汗、发绀、咳嗽、咳粉红色泡沫样痰,心率加快,两肺出现哮鸣音、湿啰音,称为心源性哮喘。其是由于各种心脏病发生急性左心功能不全,导致急性肺水肿所致。

(三)中毒性呼吸困难

糖尿病酸中毒产生一种特殊的深大呼吸类型,然而,由于呼吸能力储存完好,故患者很少主诉呼吸困难。尿毒症患者由于酸中毒、心力衰竭、肺水肿和贫血联合作用造成严重气喘,患者可主诉呼吸困难。急性感染时呼吸加快,是由于体温增高及血中毒性代谢产物刺激呼吸中枢引起的。吗啡、巴比妥类药物急性中毒时,呼吸中枢受抑制,使呼吸缓慢,严重时出现潮式呼吸或间停呼吸。

(四)血源性呼吸困难

由于红细胞携氧量减少,血含氧量减低,引起呼吸加快,常伴有心率加快。发生于大出血时的急性呼吸困难是一个需立即输血的严重指征。呼吸困难也可发生于慢性贫血,除非极度贫血,否则呼吸困难仅发生于活动期间。

(五)中枢性呼吸困难

颅脑疾病或损伤时,呼吸中枢受到压迫或供血减少,功能降低,可出现呼吸频率和节律的改变。如病损位于间脑及中脑上部时出现潮式呼吸;中脑下部与脑桥上部受累时出现深快均匀的中枢型呼吸;脑桥下部与延髓上部病损时出现间停呼吸;累及延髓时出现缓慢不规则的延髓型呼吸,这是中枢呼吸功能不全的晚期表现;叹气样呼吸或抽泣样呼吸常为呼吸停止的先兆。

(六)精神性呼吸困难

癔症时,其呼吸困难主要特征为呼吸浅表频速,患者常因过度通气而发生胸痛、呼吸性碱中毒。易出现手足搐搦症。

二、呼吸困难的诊断思维

根据呼吸困难多种多样的临床表现可引导出对某些疾病的诊断思维。以下可供参考。

(一)呼吸频率

每分钟呼吸超过24次称为呼吸频率加快,见于呼吸系统疾病、心血管疾病、贫血、发热等。每分钟呼吸少于10次称为呼吸频率减慢,是呼吸中枢受抑制的表现,见于麻醉安眠药物中毒、颅内压增高、尿毒症、肝性脑病等。

(二)呼吸深度

呼吸加深见于糖尿病及尿毒症酸中毒,呼吸变浅见于肺气肿、呼吸肌麻痹及镇静剂过量。

(三)呼吸节律

潮式呼吸和间停呼吸见于中枢神经系统疾病和脑部血液循环障碍如颅内压增高、脑炎、脑膜炎、颅脑损伤、尿毒症、糖尿病昏迷、心力衰竭、高山病等。

（四）年龄性别

儿童呼吸困难应多注意呼吸道异物、先天性疾病、急性感染等,青壮年则应想到胸膜疾病、风湿性心脏病、结核,老年人应多考虑冠心病、肺气肿、肿瘤等。癔症性呼吸困难较多见于年轻女性。

（五）呼吸时限

吸气性呼吸困难多见于上呼吸道不完全阻塞如异物、喉水肿、喉癌等,也见于肺顺应性降低的疾病如肺间质纤维化、广泛炎症、肺水肿等。呼气性呼吸困难多见于下呼吸道不完全阻塞,如慢性支气管炎、支气管哮喘、肺气肿等。大量胸腔积液、大量气胸、呼吸肌麻痹、胸廓限制性疾病则呼气、吸气均感困难。

（六）起病缓急

呼吸困难缓起者包括心肺慢性疾病,如肺结核、肺尘埃沉着病、肺气肿、肺肿瘤、肺纤维化、冠心病、先心病等。呼吸困难发生较急者有肺水肿、肺不张、呼吸系统急性感染、迅速增长的大量胸腔积液等。突然发生严重呼吸困难者有呼吸道异物、张力性气胸、大块肺梗死、成人呼吸窘迫综合征等。

（七）患者姿势

端坐呼吸见于充血性心力衰竭患者,一侧大量胸腔积液患者常喜卧向患侧,重度肺气肿患者常静坐而缓缓吹气,心肌梗死患者常叩胸做痛苦貌。

（八）劳力活动

劳力性呼吸困难是左心衰竭的早期症状,肺尘埃沉着症、肺气肿、肺间质纤维化、先天性心脏病往往也以劳力性呼吸困难为早期表现。

（九）职业环境

接触各类粉尘的职业是诊断肺尘埃沉着病的基础;饲鸽者、种蘑菇者发生呼吸困难时应考虑外源性过敏性肺泡炎。

（十）伴随症状

伴咳嗽、发热者考虑支气管-肺部感染,伴神经系统症状者注意脑及脑膜疾病或转移性肿瘤,伴何纳综合征者考虑肺尖瘤,伴上腔静脉综合征者考虑纵隔肿块,触及颈部皮下气肿时立即想到纵隔气肿。

（杨明燕）

第二节 胸　痛

胸痛主要由胸部疾病引起,少数由其他部位的病变所致,心血管系统疾病是胸痛的常见原因,但其他部位的疾病也可引起胸痛症状,如肝脓肿等。因痛阈个体差异性大,胸痛的程度与原发疾病的病情轻重并不完全一致。

一、病因

(一)胸壁疾病

肋软骨炎、带状疱疹、流行性肌炎、颈胸椎疾病、胸部外伤、肋间神经痛和肋骨转移瘤。

(二)呼吸系统疾病

胸膜炎、肺炎、支气管肺癌和气胸。

(三)纵隔疾病

急性纵隔炎、纵隔肿瘤、纵隔气肿。

(四)心血管疾病

心绞痛、心肌梗死、心包炎、胸主动脉瘤、肺栓塞和夹层动脉瘤等。

(五)消化系统疾病

食管炎、胃十二指肠溃疡、胆囊炎、胰腺炎等。

(六)膈肌疾病

膈疝、膈下脓肿。

(七)其他

骨髓瘤、白血病胸骨浸润、心脏神经官能症等。

二、临床表现

(一)发病年龄

青壮年胸痛,应注意结核性胸膜炎、自发性气胸、心肌炎、心肌病、风湿性心瓣膜病;年龄在40岁以上患者还应注意心绞痛、心肌梗死与肺癌。

(二)胸痛部位

(1)局部有压痛,炎症性疾病,尚伴有局部红、肿、热表现。

(2)带状疱疹是成簇水疱沿一侧肋间神经分布伴剧痛,疱疹不越过体表中线。

(3)非化脓性肋骨软骨炎多侵犯第1~2肋软骨,对称或非对称性,呈单个或多个肿胀隆起,局部皮色正常,有压痛,咳嗽、深呼吸或上肢大幅度活动时疼痛加重。

(4)食管及纵隔病变,胸痛多位于胸骨后,进食或吞咽时加重。

(5)心绞痛和心肌梗死的疼痛多在心前区与胸骨后或剑突下,疼痛常放射至左肩、左臂内侧,达环指与小指,也可放射于左颈与面颊部,患者误认为牙痛。

(6)夹层动脉瘤疼痛位于胸背部,向下放射至下腹、腰部及两侧腹股沟和下肢。

(7)自发性气胸、胸膜炎和肺梗死的胸痛多位于患侧腋前线与腋中线附近,后二者如累及肺底、膈胸膜,则疼痛也可放射于同侧肩部。肺尖部肺癌(肺上沟癌、Pancoast癌)以肩部、腋下痛为主,疼痛向上肢内侧放射。

(三)胸痛性质

(1)带状疱疹呈刀割样痛或灼痛,剧烈难忍。

(2)食管炎则为烧灼痛。

(3)心绞痛呈绞窄性并有重压窒息感。

(4)心肌梗死则疼痛更为剧烈并有恐惧、濒死感。

(5)纤维素性胸膜炎常呈尖锐刺痛或撕裂痛。

(6)肺癌常为胸部闷痛,而 Pancoast 癌则呈火灼样痛,夜间尤甚。

(7)夹层动脉瘤为突然发生胸背部难忍撕裂样剧痛。

(8)肺梗死也为突然剧烈刺痛或绞痛。常伴呼吸困难及发绀。

(四)持续时间

(1)平滑肌痉挛或血管狭窄缺血所致疼痛为阵发性。

(2)炎症、肿瘤、栓塞或梗死所致疼痛呈持续性。如心绞痛发作时间短暂,而心肌梗死疼痛持续时间很长且不易缓解。

(五)影响胸痛因素

影响胸痛因素包括诱因、加重与缓解。劳累、体力活动、精神紧张可诱发心绞痛发作,休息、含服硝酸甘油或硝酸异山梨酯,可使心绞痛缓解,而对心肌梗死疼痛则无效。胸膜炎和心包炎的胸痛则可因深呼吸和咳嗽而加剧。反流性食管炎的胸骨后灼痛,饱餐后出现,仰卧或俯卧位加重,服用抗酸剂和促动力药多潘立酮或西沙必利后可减轻或消失。

三、胸痛伴随症状

(1)胸痛伴吞咽困难或咽下痛者,提示食管疾病,如反流性食管炎。

(2)胸痛伴呼吸困难者,提示较大范围病变,如大叶性肺炎、自发性气胸、渗出性胸膜炎和肺栓塞等。

(3)胸痛伴面色苍白、大汗、血压下降或休克表现时,多考虑心肌梗死、夹层动脉瘤、主动脉窦瘤破裂和大块肺栓塞等。

(杨明燕)

第三节 心 悸

一、概述

心悸是人们主观感觉心跳或心慌,患者主诉心脏像擂鼓样,心脏停搏,心慌不稳等,常伴心前区不适,是由于心率过快或过缓、心律不齐、心肌收缩力增加或神经敏感性增高等因素引起。一般健康人仅在剧烈运动、神经过度紧张或高度兴奋时才会有心悸的感觉,神经官能症或处于焦虑状态的患者即使没有心律失常或器质性心脏病,也常以心悸为主诉而就诊,而某些患器质性心脏病者或出现频发性期前收缩(早搏),甚至心房颤动而并不感觉心悸。

二、诊断

(一)临床表现

由于心律失常引起的心悸,在检查患者的当时心律失常不一定存在,因此务必让患者详细陈述发病的缓急、病程的长短;发生心悸当时的主观症状,如有无心脏活动过强、过快、过慢、不规则的感觉;持续性或阵发性;是否伴有意识改变;周围循环状态如四肢发冷、面色苍白及发作持续时间等;有无多食、怕热、易出汗、消瘦;心悸发作的诱因与体位、体力活动、精神状态及与麻黄碱、胰岛素等药物的关系。体检重点检查有无心脏疾病的体征,如心脏杂音、心脏扩大及心律改变,有无血压增高、脉压增宽、动脉枪击音、水冲脉等高动力循环的表现,注意甲状腺是否肿大、有无突眼、震颤及杂音及有无贫血的体征。

(二)辅助检查

为明确有无心律失常存在及其性质应做心电图检查,如常规心电图未发现异常。可根据患者情况予以适当运动,如仰卧起坐、蹲踞活动或 24 小时动态心电图检查,怀疑冠心病、心肌炎者给予运动负荷试验,阳性检出率较高,如高度怀疑有恶性室性心律失常者,应做连续心电图监测。如怀疑有甲状腺功能亢进、低血糖或嗜铬细胞瘤时可进行相关的实验室检查。

三、鉴别诊断

心悸的鉴别需明确其为心脏原发性节律紊乱引起还是继发循环系统以外的疾病所致,进一步需确定其为功能性还是器质性疾病导致的心悸。

(一)心律失常

1.期前收缩

期前收缩为心悸最常见的病因。不少正常人可因期前收缩的发生而以心悸就诊,心突然“悬空”“下沉”或“停顿”感是早搏的特征。此种感觉不但与代偿间歇的长短有关,且往往与早搏后的心排血量有关。心脏病患者发生过早搏动的机会更多,心肌梗死患者如期前收缩发生在前一心搏的 T 波上,特别容易引起室性心动过速或心室颤动,应及时处理。听诊可发现心跳不规则,第一心音增强,第二心音减弱或消失,以后有一较长的代偿间歇,桡动脉搏动减弱,甚或消失,形成脉搏短细。

2.阵发性心动过速

阵发性心动过速是一种阵发性规则而快速的异位心律,具有突发突止的特点,发作时间长短不一,心率在160~220 次/分,大多数阵发性室上性心动过速是由折返机制引起,多无器质性心脏病,心动过速发作可由情绪激动、突然用力、疲劳或饱餐所致,也可无明显诱因出现心悸、心前区不适、精神不安等,严重者可出现血压下降、头晕、乏力,甚至心绞痛。室性心动过速最常发生于冠心病,尤其是发生过心肌梗死有室壁瘤的患者及心功能较差者;也可见于其他心脏病甚至无心脏病的患者。阵发性室上性心动过速和室性心动过速心电图不难鉴别,但宽 QRS 波室上性心动过速有时与室速难以区分,必要时可做心脏电生理检查。

3.心房颤动

心房颤动也为常见心悸原因之一,特别是初发又未经治疗而心率快速者。多发生在器质性心脏病基础上。由于心房活动不协调,失去有效收缩力,加以快而不规则心室节律使心室舒张期缩短,心室充盈不足,因而心排血量不足,常可诱发心力衰竭。体征主要是心律完全不规则,输出量甚少的心搏可引起脉搏短细,心率越快,脉搏短细越显著。心电图检查示窦性 P 波消失,出现细小而形态不一的心房颤动波,心室率绝对不齐则可明确诊断。

(二)心外因素性心悸

1.贫血

常见病因和诱因有钩虫病、溃疡病、痔、月经过多、产后出血、外伤出血等。心悸由心率代偿性增快所致,头晕、眼花、乏力、皮肤黏膜苍白,为贫血疾病的共性,贫血纠正,心悸好转。各种贫血有其特有的临床表现:可有皮肤黏膜出血,上腹部压痛,消瘦,产后出血等。血常规、血小板计数、网织红细胞计数、血细胞比容、外周血及骨髓涂片、粪检寄生虫卵等可资鉴别。

2.甲状腺功能亢进症

以 20～40 岁女性多见。甲状腺激素分泌过多,兴奋和刺激心脏,心悸因代谢亢进心率增快引起,稍活动,心悸明显加剧,伴手震颤、怕热、多汗、失眠、易激动、食欲亢进、消瘦;甲状腺弥漫性肿大;有细震颤和血管杂音;眼球突出,持续性心动过速。实验室检查甲状腺摄碘率升高,甲状腺抑制试验阴性,血总 T_3、T_4 升高,基础代谢率升高等。

3.休克

由于全身组织灌注不足,微循环血流减少,致使心率增快,出现心悸。典型临床症状为皮肤苍白,四肢皮肤湿冷,意识模糊,脉快而弱,血压明显下降,脉压小,尿量减少,二氧化碳结合力和血 pH 有不同程度的降低,收缩压下降至 10.7 kPa(80 mmHg)以下,脉压 < 2.7 kPa(20 mmHg),原有高血压者收缩压较原有水平下降 30% 以上。

4.高原病

多见于初入高原者,由于在海拔 3 000 m 以上,大气压和氧分压降低,引起人体缺氧,心率代偿性增快而出现心悸,伴头痛、头晕、眩晕、恶心、呕吐、失眠、疲倦、气喘、胸闷、胸痛、咳嗽、咯血色泡沫痰、呼吸困难等,严重者可出现高原性肺脑水肿。X 线检查:肺动脉段隆凸,右心室肥大,心电图见右心室肥厚及肺性P波等;血液检查:红细胞计数增多,如红细胞计数 $>6.5×10^{12}$/L,血红蛋白 >18.5 g/L 等。

5.发热性疾病

由病毒、细菌、支原体、立克次体、寄生虫等感染引起。心悸常与发热有明显关系,热退,则心悸缓解。根据原发病不同,有其不同临床体征,血、尿、粪常规检查及 X 线,超声检查等可明确诊断。药物作用所致的心悸:肾上腺素、阿托品、甲状腺素等药物使用后心率加快,出现心悸。停药后心悸逐渐消失。临床表现除原有疾病的症状外,尚有心前区不适、面色潮红、烦躁不安、心动过速等,详细询问用药史及停药后症状消失可资鉴别。

(三)妊娠期心动过速

由于胎儿生长需要,血流量增加,流速加快,心率加快而致心悸。多见于妊娠后期,有妊娠期的变化:如子宫增大、乳房增大、呼吸困难等症状,下肢水肿、心动过速、腹部随妊娠月龄的增加而膨大,可伴有高血压,尿妊娠试验、黄体酮试验、超声检查等鉴别不难。

(四)更年期综合征

主要与卵巢功能衰退,性激素分泌失调有关。多发生于 45～55 岁,激素分泌紊乱、自主神经功能异常而引起心悸。主要特征为月经紊乱,全身不适,面部皮肤阵阵发红,忽冷,忽热,出汗,情绪易激动、失眠、耳鸣、腰背酸痛,性功能减退等。血、尿中的雌激素及催乳素减少。卵泡刺激素(FSH)与黄体生成激素(LH)增高为诊断依据。

(五)心脏神经官能症

主要由于中枢神经功能失调,影响自主神经功能,造成心脏血管功能异常。患者群多为青壮年(20～40 岁)女性,心悸与精神状态、失眠有明显关系,主诉较多。如:呼吸困难、心前区疼痛、易激动、易疲劳、失眠、多梦、头晕、头痛、记忆力差、注意力涣散、多汗、手足冷、腹胀、尿频等。X 线检查、心电图、超声心动图等检查正常。

(张翠娥)

第四节 发　　绀

一、发绀的概念

发绀是指血液中脱氧血红蛋白增多,使皮肤、黏膜呈青紫色的表现。广义的发绀还包括由异常血红蛋白衍生物(高铁血红蛋白、硫化血红蛋白)所致皮肤黏膜青紫现象。

发绀在皮肤较薄、色素较少和毛细血管丰富的部位如口唇、鼻尖、颊部与甲床等处较为明显,易于观察。

二、发绀的病因、发生机制及临床表现

发绀的原因有血液中还原血红蛋白增多及血液中存在异常血红蛋白衍生物两大类。

(一)血液中还原血红蛋白增多

血液中还原血红蛋白增多所致引起的发绀,是发绀的主要原因。

血液中还原血红蛋白绝对含量增多。还原血红蛋白浓度可用血氧未饱和度表示,正常动脉血氧未饱和度为 5%,静脉内血氧未饱和度为 30%,毛细血管中血氧未饱和度约为前两者的平均数。每 1 g 血红蛋白约与 1.34 mL 氧结合。当毛细血管血液的还原血红蛋白量超过 50 g/L(5 g/dL)时,皮肤黏膜即可出现发绀。

1.中心性发绀

由于心、肺疾病导致动脉血氧饱和度(SaO_2)降低引起。发绀的特点是全身性的,除四肢与面颊外,也见于黏膜(包括舌及口腔黏膜)与躯干的皮肤,但皮肤温暖。中心性发绀又可分为肺性发绀和心性混血性发绀两种。

(1)肺性发绀:①病因见于各种严重呼吸系统疾病,如呼吸道(喉、气管、支气管)阻塞、肺部疾病(肺炎、阻塞性肺气肿、弥漫性肺间质纤维化、肺淤血、肺水肿、急性呼吸窘迫综合征)和肺血管疾病(肺栓塞、原发性肺动脉高压、肺动静脉瘘)等。②发生机制是由于呼吸功能衰竭,通气或换气功能障碍,肺氧合作用不足,致使体循环血管中还原血红蛋白含量增多而出现发绀。

(2)心性混血性发绀:①病因见于发绀型先天性心脏病,如法洛(Fallot)四联症、艾生曼格(Eisenmenger)综合征等。②发生机制是由于心与大血管之间存在异常通道,部分静脉血未通过肺进行氧合作用,即经异常通道分流混入体循环动脉血中,如分流量超过心排血量的 1/3 时,即可引起发绀。

2.周围性发绀

由于周围循环血流障碍所致,发绀特点是常见于肢体末梢与下垂部位,如肢端、耳垂与鼻尖,这些部位的皮肤温度低、发凉,若按摩或加温耳垂与肢端,使其温暖,发绀即可消失。此点有助于与中心性发绀相互鉴别,后者即使按摩或加温,青紫也不消失。此型发绀又可分为淤血性周围性发绀、真性红细胞增多症和缺血性周围性发绀 3 种。

(1)淤血性周围性发绀:①病因,如右心衰竭、渗出性心包炎、心脏压塞、缩窄性心包炎、局部静脉病变(血栓性静脉炎、上腔静脉综合征、下肢静脉曲张)等。②发生机制,是因体循环淤血、周

围血流缓慢,氧在组织中被过多摄取所致。

(2)缺血性周围性发绀:①病因,常见于重症休克。②发生机制,由于周围血管痉挛收缩,心排血量减少,循环血容量不足,血流缓慢,周围组织血流灌注不足、缺氧,致皮肤黏膜呈青紫、苍白。③局部血液循环障碍,如血栓闭塞性脉管炎、雷诺病、肢端发绀症、冷球蛋白血症、网状青斑、严重受寒等,由于肢体动脉阻塞或末梢小动脉强烈痉挛、收缩,可引起局部冰冷、苍白与发绀。

(3)真性红细胞增多症:所致发绀也属周围性,除肢端外,口唇也可发绀。其发生机制是由于红细胞过多,血液黏稠,致血流缓慢,周围组织摄氧过多,还原血红蛋白含量增高所致。

3.混合性发绀

中心性发绀与周围性发绀并存,可见于心力衰竭(左心衰竭、右心衰竭和全心衰竭),因肺淤血或支气管-肺病变,致血液在肺内氧合不足及周围血流缓慢,毛细血管内血液脱氧过多所致。

(二)异常血红蛋白衍化物

血液中存在着异常血红蛋白衍化物(高铁血红蛋白、硫化血红蛋白),较少见。

1.药物或化学物质中毒所致的高铁血红蛋白血症

(1)发生机制:由于血红蛋白分子的二价铁被三价铁所取代,致使失去与氧结合的能力,当血液中高铁血红蛋白含量达 30 g/L 时,即可出现发绀。此种情况通常由伯氨喹、亚硝酸盐、氯酸钾、次硝酸铋、磺胺类、苯丙砜、硝基苯、苯胺等中毒引起。

(2)临床表现:其发绀特点是急骤出现,暂时性,病情严重,经过氧疗青紫不减,抽出的静脉血呈深棕色,暴露于空气中也不能转变成鲜红色,若静脉注射亚甲蓝溶液、硫代硫酸钠或大剂量维生素 C,均可使青紫消退。分光镜检查可证明血中高铁血红蛋白的存在。由于大量进食含有亚硝酸盐的变质蔬菜而引起的中毒性高铁血红蛋白血症,也可出现发绀,称"肠源性青紫症"。

2.先天性高铁血红蛋白血症

患者自幼即有发绀,有家族史,而无心肺疾病及引起异常血红蛋白的其他原因,身体一般健康状况较好。

3.硫化血红蛋白血症

(1)发生机制:硫化血红蛋白并不存在于正常红细胞中。凡能引起高铁血红蛋白血症的药物或化学物质也能引起硫化血红蛋白血症,但患者须同时有便秘或服用硫化物(主要为含硫的氨基酸),在肠内形成大量硫化氢为先决条件。所服用的含氮化合物或芳香族氨基酸则起触媒作用,使硫化氢作用于血红蛋白,而生成硫化血红蛋白,当血中含量达 5 g/L 时,即可出现发绀。

(2)临床表现:发绀的特点是持续时间长,可达几个月或更长时间,因硫化血红蛋白一经形成,不论在体内或体外均不能恢复为血红蛋白,而红细胞寿命仍正常;患者血液呈蓝褐色,分光镜检查可确定硫化血红蛋白的存在。

三、发绀的伴随症状

(一)发绀伴呼吸困难

常见于重症心、肺疾病和急性呼吸道阻塞、气胸等;先天性高铁为血红蛋白血症和硫化血红蛋白血症,虽有明显发绀,但一般无呼吸困难。

(二)发绀伴杵状指(趾)

病程较长后出现,主要见于发绀型先天性心脏病及某些慢性肺内部疾病。

15

（三）急性起病伴意识障碍和衰竭

见于某些药物或化学物质急性中毒、休克、急性肺部感染等。

（张翠娥）

第五节 便 秘

健康人排便习惯多为 1 天 1～2 次或 1～2 天 1 次，粪便多为成形或为软便，少数健康人的排便次数可达每天 3 次，或 3 天 1 次，粪便可呈半成形或呈腊肠样硬便。便秘是指排大便困难、粪便干结、次数减少或便不尽感。便秘是临床上常见的症状，发病率为3.6％～12.9％，女性多于男性，男女之比为1.00：（1.77～4.59），随着年龄的增长，发病率明显增高。便秘多长期存在，严重时影响患者的生活质量。由于排便的机制极其复杂，从产生便意到排便的过程中任何一个环节的障碍均可引起便秘，因此便秘的病因多种多样，但临床上以肠道疾病最常见，同时应慎重排除其他病因。

一、病因和发病机制

（一）排便生理

排便生理包括产生便意和排便动作两个过程。随着结肠的运动，粪便被逐渐推向结肠远端，到达直肠。直肠被充盈时，肛门内括约肌松弛，肛门外括约肌收缩，称为直肠肛门抑制反射。直肠壁受压力刺激并超过阈值时产生便意。睡醒及餐后，结肠的动作电位活动增强，更容易引发便意。这种神经冲动沿盆神经传至腰骶部脊髓的排便中枢，再上传到丘脑达大脑皮质。若条件允许排便，则耻骨直肠肌、肛门内括约肌和肛门外括约肌均松弛，两侧肛提肌收缩，盆底下降，腹肌和膈肌也协调收缩，腹压增高，促使粪便排出。

（二）便秘的病因

以上排便生理过程中任何一个环节的障碍均可引起便秘，病因主要包括肠道病变、全身性疾病和神经系统病变（表 2-1）。此外，还有些患者便秘原因不清，治疗困难，又称为原发性便秘、慢性特发性或难治性便秘。

表 2-1 便秘的病因

部位	病因
肠道	结肠梗阻：腔外（肿瘤、扭转、疝、直肠脱垂）、腔内（肿瘤、狭窄）
	结肠肌肉功能障碍：肠易激综合征、憩室病
	肛门狭窄/功能障碍
	其他：溃疡病、结肠冗长、纤维摄入及饮水不足
全身性	代谢性：糖尿病酮症、卟啉病、淀粉样变性、尿毒症、低钾血症
	内分泌：全垂体功能减退症、甲状腺功能减退症、甲状腺功能亢进症合并高钙血症、肠源性高血糖素过多、嗜铬细胞瘤
	肌肉：进行性系统性硬化病、皮肌炎、肌强直性营养不良
	药物：止痛剂、麻醉剂、抗胆碱能药、抗抑郁药、降压药等

续表

部位	病因
神经病变	周围神经：Hirschsprung 病、肠壁神经节细胞减少或缺如、神经节瘤病、自主神经病
	中枢神经：肠易激综合征、脑血管意外、大脑肿瘤、帕金森病、脊髓创伤、多发性硬化、马尾肿瘤、脑脊膜膨出、精神/人为性因素

二、诊断

首先明确有无便秘，其次明确便秘的原因。便秘的原因多种多样，首先应排除有无器质性疾病，尤其是有报警症状时，如便血、消瘦、贫血等。因此，采集病史时应详细询问，包括病程的长短，发生的缓急，饮食习惯，食物的质和量，排便习惯，是否服用引起便秘的药物，有无腹部手术史，工作是否过度紧张，个性及情绪，有无腹痛、便血、贫血等伴随症状。体格检查时，常可触及存留在乙状结肠内的粪块，需与结肠肿瘤、结肠痉挛相鉴别。肛门指检可为诊断提供重要线索，如发现直肠肿瘤、肛门狭窄、内痔、肛裂等，根据病史及查体的结果，确定是否需要进行其他诊断性检查。

（一）结肠、直肠的结构检查

1.内镜

内镜可直观地检查直肠、结肠有无肿瘤、憩室、炎症、狭窄等，必要时取活组织病理检查，可帮助确诊。

2.钡剂灌肠

钡剂灌肠可了解直肠、结肠的结构，发现巨结肠和巨直肠。

3.腹部平片

腹部平片能显示肠腔扩张、粪便存留和气液平面。

（二）结肠、直肠的功能检查

对肠道解剖结构无异常，病程达 6 个月，一般治疗无效的严重便秘患者，可进一步做运动功能检查。

1.胃肠通过时间（GITT）测定

口服不同形态的不透 X 线标志物，定时摄片，可测算胃肠通过时间和结肠通过时间，有助于判断便秘的部位和机制，将便秘区分为慢通过便秘、排出道阻滞性便秘和通过正常的便秘，对后2 种情况，可安排有关直肠肛门功能检查。

2.肛门直肠测压检查

采用灌注或气囊法进行测定，可测定肛门内括约肌和肛门外括约肌的功能。痉挛性盆底综合征患者在排便时，肛门外括约肌、耻骨直肠肌及肛提肌不松弛。Hirschsprung 病时，肛门直肠抑制反射明显减弱或消失。

3.其他

其他包括肛门括约肌、直肠壁的感觉检查，肌电记录及直肠排便摄片检查等。

（三）其他相关检查

在询问病史及查体时，还应注意有无可引起便秘的全身性疾病或神经病变的线索，如发现异常，则安排相应的检查以明确诊断。

三、治疗

应采取主动的综合措施和整体治疗,注意引起便秘的病理生理及其可能的环节,合理应用通便药。治疗措施包括以下几点。

(1)治疗原发病和伴随疾病。

(2)改变生活方式,使其符合胃肠道通过和排便生理。膳食纤维本身不被吸收,能使粪便膨胀,刺激结肠运动,因此对膳食纤维摄取少的便秘患者,通过增加膳食纤维可能有效缓解便秘。含膳食纤维多的食物有麦麸、水果、蔬菜、大豆等。对有粪便嵌塞的患者,应先排出粪便,再补充膳食纤维。

(3)定时排便,建立正常排便反射:定时排便能防止粪便堆积,这对于有粪便嵌塞的患者尤其重要,需注意训练前先清肠。另外,要及时抓住排便的最佳时机,清晨醒来和餐后,结肠推进性收缩增加,有助于排便。因此,应鼓励、训练患者醒来和餐后排便,使患者逐渐恢复正常的排便习惯。

(4)适当选用通便药,避免滥用造成药物依赖甚至加重便秘:容积性泻剂能起到膳食纤维的作用,使粪便膨胀,刺激结肠运动,以利于排便。高渗性泻剂包括聚乙烯乙二醇、乳果糖、山梨醇及高渗电解质液等,由于高渗透性,使肠腔内保留足够的水分,软化粪便,并刺激直肠产生便意,以利于排便。刺激性泻剂,如蓖麻油、蒽醌类药物、酚酞等,能刺激肠蠕动,增加肠动力,减少吸收,这些药物多在肝脏代谢,长期服用可引起结肠黑便病,反而加重便秘。润滑性泻剂,如液状石蜡能软化粪便,可口服或灌肠。

(5)尽可能避免药物因素,减少药物引起便秘。

(6)手术治疗:对先天性巨结肠病,手术治疗可取得显著疗效。对顽固性慢通过性便秘,可考虑手术切除无动力的结肠,但应严格掌握手术适应证,必须具备以下几点:①有明确的结肠无张力的证据。②无出口梗阻的表现,不能以单项检查确诊出口梗阻性便秘。③肛管收缩有足够的张力。④患者无明显焦虑、抑郁及其他精神异常。⑤无肠易激综合征等弥漫性肠道运动的证据。⑥发病时间足够长,对发病时间短的或轻型患者,首选保守治疗,长期保守治疗无效才考虑手术治疗。

(孔 平)

第六节 腰 痛

在泌尿内科疾病中通常所说的腰部疼痛是指肾区疼痛。因为肾实质没有感觉神经分布,所以受损害时没有疼痛感,但 T_{10} 至 L_1 段的感觉神经分布在肾被膜、输尿管和肾盂上,当肾盂、输尿管内张力增高或被膜受牵扯时刺激到感觉神经,可发生肾区疼痛。

一、临床表现

根据疼痛性质可分为两类。

(一)肾绞痛

表现为腰背部间歇性剧烈绞痛,常向下腹、外阴及大腿内侧等部位放射。疼痛可突然发生,伴有恶心、呕吐、面色苍白、大汗淋漓,普通止痛药不能缓解。常由输尿管内结石、血块或坏死组织等阻塞引起。梗阻消失疼痛即便缓解。常伴肉眼或镜下血尿。

(二)肾区钝痛及胀痛

(1)肾病所致疼痛:疾病导致肾肿大,肾被膜被牵撑引起疼痛。常见于急性肾炎、急性肾盂肾炎、肾静脉血栓、肾盂积水、多囊肾及肾癌等。

(2)肾周疾病所致腰痛:如肾周围脓肿、肾梗死并发肾周围炎、肾囊肿破裂及肾周血肿。肾区疼痛较重,患侧腰肌紧张,局部明显叩压痛。

(3)肾下垂也可致腰痛。

(4)脊柱或脊柱旁疾病:脊柱或脊柱旁软组织疾病也可引起腰部疼痛。此外胰、胆及胃部疼痛也常放射腰部。

二、鉴别诊断

(一)肾绞痛

肾绞痛发作时常伴血尿。腹部 X 线平片可见结石。尿路造影及 B 超检查可见结石。

(二)肾病所致的腰痛

均伴有相应肾病表现。急性肾盂肾炎除腰痛外,尚有膀胱刺激症状,以及畏寒、高热等全身表现。患侧腰区叩痛,尿白细胞增多,细菌培养阳性。肾小球疾病腰痛一般都较轻,并且不是患者来就诊的主要原因。

(三)肾周围脓肿所致腰痛

腰痛明显,畏寒、高热等全身中毒症状。体检患侧腰部肌肉紧张,局部压痛、叩痛。实验室检查外周血白细胞增多并出现核左移。腹部 X 线平片示肾外形不清,腰大肌阴影消失。B 超检查发现肾周暗区。

(四)肾梗死所致腰痛

腰痛突然发生,患侧剧痛,伴恶心、呕吐及发热、血尿。体格检查患侧肾区叩痛,外周血白细胞增多,血清谷草转氨酶升高,尿乳酸脱氢酶升高,放射性核素肾血管造影对诊断有意义。

(刘红艳)

第七节 蛋 白 尿

蛋白尿是慢性肾脏病的重要临床表现,并参与了肾脏损伤。蛋白尿不仅是反映肾脏损伤严重程度的重要指标,也是反映疾病预后、观察疗效的重要指标。

一、尿蛋白生理

每天经过肾脏循环的血清蛋白有 $10\sim15$ g,但 24 小时中只有 $100\sim150$ mg 的蛋白质从尿中排泄。肾小球毛细血管壁主要作用是滤过蛋白质,近端肾小管则重吸收大部分滤过的蛋白质。

正常情况下,60%的尿蛋白来源于血浆,其他 40%则来源于肾脏和尿路。

正常尿蛋白主要包括以下几种:①来源于血浆的蛋白,如清蛋白(10~20 mg)、低相对分子质量球蛋白及大量的多肽类激素。②来源于肾脏和尿路的蛋白,如由髓襻升支合成的 Tamm-Horsfall 蛋白(约有80 mg,但其作用尚未知)、分泌性 IgA、尿激酶等。

二、蛋白尿的定量和定性检查方法

(一)半定量法

半定量法即试纸法,是最常用的蛋白尿的筛查手段,但无法检测出尿中的免疫球蛋白轻链。

(二)尿蛋白定量

测定 24 小时的尿蛋白,其中包含了几乎所有的尿蛋白(包括免疫球蛋白的轻链)。但大量血尿或脓尿有可能影响尿蛋白的定量结果。肉眼血尿(而非镜下血尿)也可能导致大量蛋白尿。

(三)尿清蛋白检测

主要包括尿清蛋白特异性试纸、24 小时尿清蛋白排泄率(urinary albumin excretion,UAE)、尿清蛋白/肌酐比值(ACR)和 24 小时尿清蛋白定量,其中 UAE 和 ACR 目前已广泛应用于临床。UAE 可采用24 小时尿量或 12 小时尿标本测定,ACR 的检测以清晨第一次尿取样比较正规,随意尿样也可,该比值校正了由脱水引起的尿液浓度变化,但女性、老年人肌酐排泄低,则结果偏高。

(四)尿蛋白电泳

通常用醋酸纤维素膜测定,可以对尿蛋白进行定性测定,对于检测蛋白的来源十分有用。

1.选择性蛋白尿

清蛋白比例大于 80%。一般见于光镜下肾小球无明显损伤的肾病(微小病变所致的肾病综合征)。

2.非选择性蛋白尿

清蛋白比例低于 80%。通常包含各种类型的血清球蛋白。所有的肾脏病都可能引起这种类型的蛋白尿。

3.包含有大量异常蛋白的蛋白尿

尿中 β 或 γ 单株峰的增高意味着单克隆免疫球蛋白轻链的异常分泌。尿本周蛋白的特征是在50 ℃左右时可以积聚,而温度更高时则会分解。

4.小管性蛋白尿

主要包括低相对分子质量的球蛋白,用聚丙烯酰胺胶电泳能根据不同的相对分子质量区分不同的蛋白。

三、临床表现

(一)微量清蛋白尿

所谓微量清蛋白尿(MAU),是指 UAE 20~200 $\mu g/min$ 或 ACR 10~25 mg/mmol,即尿中清蛋白含量超出健康人参考范围,但常规尿蛋白试验阴性的低浓度清蛋白尿。MAU 是一个全身内皮细胞损伤的标志,也是心血管疾病发病和死亡的危险因素。通过微量清蛋白尿的检测而早期发现肾脏病,这将有利于及时治疗和延缓疾病进程。K/DOQI(Kidney Disease Outcome Quality Initiative)指南推荐对于糖尿病、高血压和肾小球疾病引起的慢性肾脏病(CKD),尿清蛋白是一个比总蛋白更为敏感的指标。近年来 MAU 作为 CKD 的早期检测指标逐渐得到重视。

(二)间歇性蛋白尿

其往往见于某些生理性或病理性的状态,如用力、高热、尿路感染、右心衰竭、球蛋白增多症、直立性蛋白尿等。

直立性蛋白尿多见于青春期生长发育较快、体型较高的年轻人,而在青春期结束时可突然消失,年龄大多小于 20 岁。诊断直立性蛋白尿必须要证实平卧后蛋白尿可消失(收集平卧 2 小时后的尿样)。直立性蛋白尿患者不伴有血尿或肾外体征,不存在任何病理改变,静脉肾盂造影结果正常。

(三)持续性蛋白尿

病因诊断取决于蛋白尿的量和组成。以下几点需要特别指出。

(1)大量蛋白尿而没有肾病综合征的表现,可能由于尿蛋白主要由 IgG 的轻链组成或是见于新发的肾小球病变。

(2)当肾小球滤过率低于 50 mL/min 时,尿蛋白量也往往随之减少。但对于糖尿病肾病或肾脏淀粉样变的患者仍会有大量蛋白尿,且肾脏体积不缩小。

(3)肾小球病变可能会伴发肾小管或肾血管病变(如肾血流量减少引起的玻璃样变性)。

一般情况下,大多数的肾脏病伴有蛋白尿,但应排除以下情况:①某些新发的肾脏病,需通过肾组织活检确诊。②某些间质性肾病,特别是代谢原因引起的。③不伴有蛋白尿的肾衰竭需考虑流出道梗阻。

(刘红艳)

第八节 发 热

发热是造血系统疾病的常见症状。发热为淋巴瘤、白血病、朗格汉斯细胞组织细胞增生症、反应性噬血组织细胞增生症及粒细胞缺乏症等的首发表现。

一、发病机制

造血系统疾病的发热机制主要有两方面:一是因粒细胞减少,免疫功能减退引起的各种病原体感染,这是感染性发热;二是造血系统疾病本身引起的发热,大多为肿瘤性发热,如淋巴瘤、白血病等引起的非感染性发热,与肿瘤组织核蛋白代谢亢进、肿瘤细胞坏死、人体白细胞对组织坏死的反应,以及肿瘤组织本身释放的内源性致热源等有关。其中淋巴瘤可引起不明原因的长期发热,有时成为临床上的"发热待查",一时难以明确诊断。淋巴瘤,尤其是霍奇金病,常可引起特征性周期热,也称 Pel-Ebstein 热。

二、常见疾病

(一)淋巴瘤

有周围浅表淋巴结明显肿大的淋巴瘤,活组织检查可以确诊。深部淋巴瘤如腹型 Hedgkin 病,尤其累及腹膜后淋巴结者常引起长期发热或周期热。腹部 CT 检查有重要诊断参考价值。

Hedgkin 病的热型变化不一,并无特异性。所谓 Pel-Ebstein 热,是指周期性反复发作的弛张热,过去认为是本病特征之一,其实并不常见,而且偶尔也见于急性白血病与网状细胞肉瘤等疾病。抗生素治疗对淋巴瘤发热无效,而吲哚美辛有明显的退热作用,是因为后者可抑制地诺前列酮,从而影响体温调节中枢所致。

(二)白血病

各种急性与亚急性白血病,尤其周围血液中白细胞未显著增多的发热患者易被误诊,但这类患者均有明显贫血与出血倾向。血液检查中仍可见未成熟的早期白细胞。骨髓涂片检查可确定诊断。感染是白血病患者最常见的主要合并症之一。白血病患者的抗感染能力显著降低,由于疾病本身的原因,体液免疫和细胞免疫低下,加上接受多种抗肿瘤药物治疗,此类患者感染的症状和体征往往不明显,血常规也无白细胞和中性粒细胞增多,发热往往是唯一的表现。中性粒细胞减少时血液肿瘤患者发生的严重感染中,随着中性粒细胞减少时间的延长,二重或多重感染明显增加。细菌培养结果有助于指导抗菌药物的选择。结合《抗菌药物临床指导原则》对 3 种给药方案的临床疗效进行判定。①痊愈:应用 3～4 天后体温降至正常,并保持 3 天以上。②显效:应用 3～4 天后体温明显下降,但未至正常。③进步:应用 3～4 天后体温有所下降,但不够明显。④无效:应用 3～4 天后体温无明显下降,改用或加用其他药物者。

(张国华)

第九节　出 血 倾 向

出血是指皮肤、黏膜自发性出血或当微小血管遭受轻微创伤后,出血不易自行停止的一种临床表现,是由于止血和凝血、抗凝血功能障碍引起。以出血倾向为主要临床表现的疾病,约占血液系统疾病的 30%。

一、病因

皮肤黏膜出血的基本病因有三个因素,即血管壁功能异常、血小板数量或功能异常及凝血功能障碍。出血性疾病中,血小板计数减少所致的出血最为常见,占 30%～50%。其次是血管结构和功能异常的出血性疾病,占 20%～40%。由凝血异常所致者占 5%～15%。

(一)血管壁功能异常

正常情况下在血管破损时,局部小血管即发生反射性收缩,使血流变慢,以利于初期止血。之后,在血小板释放的血管收缩素等作用下,使毛细血管较持久收缩,发挥止血作用。当毛细血管壁存在先天性缺陷或受损伤时,不能正常地收缩以发挥止血作用,而致皮肤黏膜出血。常见于遗传性出血性毛细血管扩张症、血管性假性血友病;过敏性紫癜、单纯性紫癜、老年性紫癜及机械性紫癜等;严重感染、化学物质或药物中毒及代谢障碍,维生素 C 或维生素 PP 缺乏、尿毒症、动脉硬化等。

(二)血小板异常

血小板在止血过程中起重要作用,在血管损伤处血小板相互黏附、聚集成白色血栓阻塞伤口。血小板膜的磷脂在磷脂酶作用下释放花生四烯酸,随后转化为血栓烷(TXA_2),进一步促进血小板聚集,并有强烈的血管收缩作用,促进局部止血。当血小板数量或功能异常时,均可引起皮肤黏膜出血,常见于以下几种情况。

1.血小板计数减少

(1)血小板计数生成减少:再生障碍性贫血、白血病、感染、药物性抑制等。

(2)血小板破坏过多:特发性血小板减少性紫癜、药物免疫性血小板减少性紫癜。

(3)血小板消耗过多:血栓性血小板减少性紫癜、弥散性血管内凝血。

2.血小板增多

(1)原发性:原发性血小板增多症。

(2)继发性:继发于慢性粒细胞白血病、脾切除后、感染、创伤等。此类疾病血小板计数虽然增多,仍可引起出血现象,是由于活动性凝血活酶生成迟缓或伴有血小板功能异常所致。

3.血小板功能异常。

(1)遗传性:血小板无力症(主要为聚集功能异常)、血小板病(主要为血小板第三因子异常)等。

(2)继发性:继发于药物、尿毒症、肝病、异常球蛋白血症等。

(三)凝血功能障碍

凝血过程较复杂,有许多凝血因子参与,任何一个凝血因子缺乏或功能不足均可引起凝血障碍,导致皮肤黏膜出血。常见于以下几点。

(1)遗传性:血友病、低纤维蛋白原血症、凝血酶原缺乏症、低凝血酶原血症、凝血因子缺乏症等。

(2)继发性:严重肝病、尿毒症、维生素 K 缺乏。

(3)循环血液中抗凝物质增多或纤溶亢进:异常蛋白血症类肝素抗凝物质增多、抗凝药物治疗过量、原发性纤溶或弥散性血管内凝血所致的继发性纤溶。

二、临床表现

(一)出血部位

以皮肤、黏膜、鼻腔、齿龈、呼吸道、消化道、泌尿道、阴道等为最常见。一般皮下的点状出血,多为毛细血管性出血;皮下瘀斑或月经量增多常为血小板的量和质的异常;深部肌肉血肿及关节腔出血,多为凝血机制障碍;手术中出血较重,局部压迫止血效果较持久者多为血管或血小板异常;手术中出血不太严重,但术后却有严重渗血,局部压迫止血效果持久者多为凝血机制异常所致。

(二)自幼即发生膝关节出血

应考虑由凝血因子缺乏所致,特别是在男性,以血友病 A 为多见。

(三)固定部位的反复出血

需考虑遗传性出血性毛细血管扩张症。

(四)外伤或手术后的迟发性出血(2 天后开始)

外伤或手术后的迟发性出血多见于ⅩⅢ因子缺乏症,而多不属于血小板或毛细血管的异常。

(五)过敏性紫癜

患者常有前驱感染或药物、食物等过敏的病史;紫癜常隆起、瘙痒疼痛而被患者发现,且常伴有关节肿胀疼痛或腹痛黑便等病史。

（六）血小板减少性紫癜

血小板减少性紫癜多为小的点状紫癜,无局部痛痒感。

（七）急性白血病和急性再生障碍性贫血

上述表现更为突出、来势凶险,常有高热、贫血和衰竭,出血也多严重而广泛,常于短期内死亡。

（八）与服用药品和接触化学物质的关系

出血与是否服用药品和接触化学物质有密切关系。有些血友病或血管性假血友病的患者在服用某些药物（如阿司匹林）后,可诱发或加剧出血。

（九）家族史

对先天性出血性疾病的诊断十分重要。在男性患者,尤应询问兄弟、舅父、外祖父及姨表兄弟是否有异常出血史。问不出家族史的血友病 A 可占 40%;在常染色体显性遗传的情况下,则容易发现家族史。遗传性出血性疾病多于幼年时期发病,其中以血友病 A 多见（80%～90%）。血友病 A 及血友病 B 均为伴性遗传,男性发病而女性为病因传递者。血管性假性血友病（von Willebrand 病）及遗传性出血性毛细血管扩张症则为常染色体显性遗传。

（胡　婕）

第十节　脾　大

正常脾在肋缘下不能触及。在立位、内脏下垂、左侧胸腔积液、积气或肺气肿时,如左膈位置下移明显,有时可触及脾。除此以外,凡脾被触及者均表示有脾大。但若脾呈轻微肿大或其厚度增加,则脾虽有肿大也不一定能触及,需用叩诊法检查脾区的浊音界有无扩大,必要时需经超声波探查、放射性核素扫描或 CT 检查才可发现。脾大一般均反映脾有器质性病理改变,但也有少数例外。因此,还应注意其形态、质地、表面情况、有无压痛等体征。

判别脾大应注意:①肿大的脾位于左肋缘下,贴近腹壁,较易触及,并紧随呼吸运动而上下移动。②有明确边缘,在轻、中度肿大时,其边缘常与肋缘平行,明显肿大的脾边缘可扪及 1～2 个切迹。③脾大的叩诊浊音区与左下胸脾浊音区相连接。

临床上辨认脾大常无困难。但有时需和显著肿大的肝左叶、左肾肿瘤和肾盂积水、结核性腹膜炎伴有的缠结粘连网膜肿块相鉴别。肿大肝左叶的边缘与肝右叶相连,易与脾大鉴别。肾位于腹膜后,随呼吸运动度较小,充气肠曲位于肾的前面,叩诊呈鼓音,据此可和肿大的脾区别。临床表现如下。

一、急性白血病

肝大、脾大是本病较常见的体征,约占 50%,以急性淋巴细胞白血病为多见,其次为急单,再次为急粒。常为轻度到中度肿大。病程发展快,有明显贫血、出血等表现,周围血可见较多原始细胞;骨髓原始细胞在 30% 以上。

二、慢性白血病

慢性粒细胞白血病起病缓慢,早期多无明显症状,往往在体格检查或其他疾病就诊时偶然发现脾大或白细胞异常而获得确诊。慢粒患者脾明显肿大,因脾大压迫胃肠而引起食欲减退、左上腹坠痛等消化道症状。晚期患者几乎都有脾大,甚至可占满全腹而入盆腔,质地坚硬而表面光滑。脾栓塞或脾周围炎并发症较其他白血病为多见。约40%的患者有肝大,约75%的患者有胸骨压痛,但淋巴结肿大及皮肤、眼眶及骨组织浸润很少见,除非患者有急变倾向。慢性粒细胞白血病早期急变时,脾不缩小反而有增大倾向,可有脾区疼痛。

慢性淋巴细胞白血病是一群无免疫活性的淋巴细胞,其存活期长,增殖缓慢,逐步积累而浸润骨髓、血液、淋巴结和各种器官,最终导致造血功能衰竭。本病多见于老年,表现为全身淋巴结肿大,脾常肿大,一般质软,中度肿大;伴乏力、体重减轻、腹胀、厌食等常见症状。部分患者可有骨骼疼痛,多表现为钝痛、隐痛或胸骨压痛。有时偶因血常规检查,发现淋巴细胞增多而确诊。

三、溶血性贫血

急性溶血性贫血时脾常有轻度肿大,慢性溶血性贫血时脾大明显,脾一般呈轻、中度肿大,质较硬,无压痛。结合患者有贫血、黄疸、网织红细胞增高、骨髓红系明显增生等表现,可诊断溶血性贫血。但当溶血性贫血有较明显黄疸时,应注意与黄疸型肝炎、肝硬化等鉴别。

四、少见类型的白血病

嗜酸性粒细胞白血病、嗜碱性粒细胞白血病、毛细胞性白血病等可出现肝大。其中嗜酸性粒细胞白血病、嗜碱性粒细胞白血病肝脾轻中度肿大。毛细胞性白血病脾大常见,就诊时约1/4的患者主诉为脾大所致的腹部胀满或不适,诊断时脾大可见于85%左右的患者,巨脾多见。浅表淋巴结肿大较少,偶尔可有轻度的肝大,软组织浸润、溶骨性骨损害、脾破裂均见报道。不明原因的脾明显肿大,伴血细胞减少者,在排除其他疾病后应列入毛细胞性白血病的鉴别诊断范畴。外周血分类淋巴细胞增多者,应注意从形态学观察有无毛细胞的特征,即警惕毛细胞性白血病的存在。屡次骨髓"干抽"或报告"增生低下"的脾大伴血细胞减少者,同样要想到毛细胞性白血病的可能。

五、恶性淋巴瘤

脾浸润大多由腹部淋巴结病灶经淋巴管扩散而来。霍奇金病早期脾大不常见,但随病程进展而增多,一般在10%左右。霍奇金病脾大者经病理检查,仅32%有病变,可见脾受累程度与临床所见并不一致。脾大见于30%~40%早期成人非霍奇金淋巴瘤。霍奇金病肝病变是从脾通过门静脉播散而来,因此肝有病变者,脾均已累及,患者预后较差。肝实质受侵可引起肿大,活组织检查25%~50%的非霍奇金淋巴瘤有肝累及,尤多见于滤泡或弥漫性小裂细胞非霍奇金淋巴瘤。

六、特发性血小板减少性紫癜

特发性血小板减少性紫癜特点为血小板寿命缩短,骨髓巨核细胞增多,80%~90%患者的血清或血小板表面有IgG抗体,脾无明显肿大。本病肝及淋巴结一般不肿大,10%~20%患者可有轻度脾大。颅内出血时可出现相应神经系统病理反射。

七、真性红细胞增多症

真性红细胞增多症是以红细胞异常增殖为主的一种慢性骨髓增殖性疾病。以红细胞容量、全血总容量和血液黏滞度增高为特征。脾大占86.9%，肝大占24.1%。通常为轻至中度肿大，质较硬。晚期发展为骨髓纤维化，脾可极度肿大。脾大的原因可能与充血或髓外造血有关。

八、骨髓纤维化

骨髓纤维化是一种由于骨髓造血组织中胶原增生，其纤维组织严重影响造血功能所引起的一种骨髓增生性疾病，原发性骨髓纤维化又称"骨髓硬化症""原因不明的髓样化生"。本病具有不同程度的骨髓纤维组织增生，以及主要发生在脾，其次在肝和淋巴结内的髓外造血。肝大和脾大是最重要的临床表现，发生率几乎为100%。偶尔患者自己发现左上腹有一肿块或体格检查时被发现。有人认为脾大程度与病程有关，脾肋下每1 cm代表1年病程。由于脾大，常感觉腹部饱满或沉重压迫。脾触之坚实，一般无压痛；但如脾增大太快，可因脾局部梗死而发生局部疼痛，甚至可以听到摩擦音。典型的临床表现为幼粒-幼红细胞性贫血，并有较多的泪滴状红细胞，骨髓穿刺常出现干抽，脾常明显肿大，并具有不同程度的骨质硬化。

（胡　婕）

第十一节　淋巴结肿大

淋巴结肿大是造血系统疾病的常见体征。主要见于造血系统肿瘤的浸润，可见于淋巴瘤、淋巴细胞白血病（急性和慢性）、粒细胞白血病（急性和慢性）、血管免疫母细胞淋巴结病、浆细胞病（包括多发性骨髓瘤、Walden巨球蛋白血症、重链病及淀粉样变）、朗格汉斯细胞组织细胞增生症和原发性纤维化、类脂质沉积症等。血液疾病淋巴结肿大，其特征是慢性、无痛性和无炎症征象的局限性进行性淋巴结肿大，一般也无粘连和瘘管形成。

一、发病机制

无限制增殖的白血病细胞在淋巴结内大量增殖，占据和破坏了淋巴结的正常组织结构，同时还引起淋巴结内纤维组织增生及炎症细胞浸润，从而导致淋巴结肿大。

二、临床表现

(一)恶性淋巴瘤

恶性淋巴瘤分为霍奇金病及非霍奇金淋巴瘤两大类。

(1)包括浅表和深部淋巴结，其特点是肿大的淋巴结呈进行性、无痛性，质地中等偏硬如橡皮，多可推动，早期彼此不粘连，晚期则可融合，抗感染、抗结核治疗无效。

(2)浅表淋巴结以颈部为多见，其次为腋下及腹股沟。深部以纵隔、腹主动脉旁为多见。

(3)淋巴结肿大可引起局部压迫症状，主要是指深部淋巴结，如肿大的纵隔淋巴结，压迫食管可引起吞咽困难；压迫上腔静脉引起上腔静脉综合征；压迫气管导致咳嗽、胸闷、呼吸困难及发绀等。

（4）霍奇金病患者可伴有周期性发热、盗汗、皮肤瘙痒等全身症状，淋巴结病理学检查发现R-S细胞是其诊断的主要依据。

（5）非霍奇金淋巴瘤以无痛性淋巴结肿大为主，约 1/3 患者伴发热、体重减轻、盗汗等全身症状。淋巴瘤晚期可侵犯骨髓、肝、皮肤，甚至中枢神经系统，并引起相应的临床表现。病理活检是确诊淋巴瘤的主要依据。当仅有纵隔、腹腔淋巴结肿大时，可在 CT 或超声波引导下穿刺活检，必要时可做探查手术。肝脾浸润引起肝大、脾大。

（二）白血病

（1）肿大的淋巴结一般质地软或中等硬度，表面光滑无压痛、无粘连。

（2）淋巴结肿大以急性淋巴细胞白血病的发生率最高，约 50% 的急淋患者在初次就诊时发现淋巴结肿大。

（3）主要在颈部、锁骨上窝、腋窝和腹股沟等处。

（4）约 70% 的急性白血病患者有不同程度的肝大，以急性单核细胞性白血病为最多见，急淋次之，小儿急性白血病肝大较成人为显著。

（5）脾大也很常见，其中以急淋和慢粒最多见，其次为急粒。

（6）白血病的诊断主要不是经过淋巴结检查，而是需查外周血白细胞、红细胞、血小板情况及骨髓常规。白血病患者一般有明显的血液学异常，经血常规及骨髓检查一般不难诊断，但其准确分型常需借助组化及免疫组化技术。

（三）浆细胞病

浆细胞瘤、多发性骨髓瘤、孤立性浆细胞瘤、原发性巨球蛋白血症、重链病时瘤细胞可浸润肝、脾、淋巴结，引起轻度或中度肿大。

（1）多发性骨髓瘤常有髓外浸润而引起淋巴结肿大，骨髓瘤晚期可在血中大量出现骨髓瘤细胞，常 >20%，绝对值 $>2.0 \times 10^9$/L，称为浆细胞白血病。多发性骨髓瘤患者血、尿中可有大量 M 蛋白；溶骨病变及骨髓异常浆细胞，据此不难建立诊断。

（2）髓外浆细胞瘤时除有瘤细胞浸润外，还可出现病变区周围反应性淋巴结肿大。淋巴结活检可与淋巴瘤鉴别。

（3）原发性巨球蛋白血症：为分泌大量 IgM 的浆细胞样淋巴细胞恶性增生性疾病，发病年龄多在 50 岁以上。临床表现为贫血，出血，肝、脾、淋巴结肿大及由于血黏度增高引起的神经症状、视力障碍、雷诺现象、血管栓塞症状等。血清电泳出现 M 成分。骨髓中有典型的浆细胞样淋巴细胞浸润可以确诊。

（4）重链病：为一类浆细胞或异常淋巴细胞恶性增生并产生大量单克隆重链和重链片段的疾病，发病多在 40 岁以上。临床表现各异，但多有淋巴结肿大，持续蛋白尿，无骨骼损害征，诊断主要靠血清免疫电泳及有关物理化学特性而定。

（四）组织细胞增多症

组织细胞增多症又称朗格汉斯组织细胞增多症。为一组病因不明、以淋巴样和分化较好的组织细胞增生为特征的疾病，病变常累及肝、脾、淋巴结、肺、骨髓等器官。根据细胞分化程度分为三型。

（1）勒-雪病：多于 1 岁以内发病，高热、红色斑丘疹、呼吸道症状、肝大、脾大及淋巴结肿大为主要表现。

（2）Hand-Schuller-Christian 病：多见于儿童及青年，颅骨缺损、突眼和尿崩症为三大特征。

（3）骨嗜酸性肉芽肿：骨嗜酸性肉芽肿多见于儿童，以长骨和扁平骨溶骨性破坏为主要表现。本症诊断及分型要根据临床、放射及病理检查综合考虑，有条件证实组织细胞为朗格汉斯细胞，则诊断更为确切。

（张国华）

第十二节　黄　疸

黄疸是由于血清中胆红素升高致使皮肤、黏膜和巩膜发黄的症状和体征。正常胆红素最高为 17.1 $\mu mol/L$（1.0 mg/dL），其中结合胆红素 3.42 $\mu mol/L$，非结合胆红素 13.68 $\mu mol/L$。胆红素为 17.1～34.2 $\mu mol/L$，临床不易察觉，称为隐性黄疸，超过 34.2 $\mu mol/L$（2.0 mg/dL）时出现黄疸。观察黄疸应在自然光线下进行，需与服用大量米帕林、胡萝卜素等所致的皮肤黄染区别，尚需与球结膜下脂肪积聚区别。造血系统疾病黄疸一般指溶血性黄疸。

胆红素的正常代谢：体内的胆红素主要来源于血红蛋白。血液循环中衰老的红细胞经单核-吞噬细胞系统的破坏和分解，生成胆红素、铁和珠蛋白。正常人每天由红细胞破坏生成的血红蛋白约 7.5 g，生成胆红素 4 275 μmol（250 mg），占总胆红素的 80%～85%。另外 171～513 μmol（10～30 mg）的胆红素来源于骨髓幼稚红细胞的血红蛋白和肝内含有亚铁血红素的蛋白质（如过氧化氢酶、过氧化物酶及细胞色素氧化酶与肌红蛋白等），这些胆红素称为旁路胆红素，占总胆红素的 15%～20%。

上述形成的胆红素称为游离胆红素或非结合胆红素（uncon jugated bilirubin，UCB），与血清蛋白结合而输送，不溶于水，不能从肾小球滤出，故尿液中不出现非结合胆红素。非结合胆红素通过血液循环运输至肝后，在血窦与清蛋白分离并经 Disse 间隙被肝细胞摄取，在肝细胞内和 Y、Z 两种载体蛋白结合，并被运输至肝细胞光面内质网的微粒体部分，经葡糖醛酸转移酶的催化作用与葡糖醛酸结合，形成胆红素葡糖醛酸酯或称结合胆红素（conju gated bilirubin，CB）。结合胆红素为水溶性，可通过肾小球滤过，从尿中排出。

结合胆红素从肝细胞经胆管而排入肠道后，由肠道细菌的脱氢作用还原为尿胆原（总量为 68～473 μmol），尿胆原的大部分被氧化为尿胆素从粪便中排出，称粪胆素。小部分（10%～20%）被吸收，经肝门静脉回到肝内，其中的大部分再转变为结合胆红素，又随胆汁排入肠内，形成所谓"胆红素的肠肝循环"。被吸收回肝的小部分尿胆原经体循环由肾排出体外，每天不超过 6.89 mol（4 mg）。

一、发病机制

血液系统疾病黄疸是由于大量红细胞被破坏，形成大量非结合胆红素，超过肝细胞的摄取、结合与排泄力所致，另外，由于溶血性造成的贫血、缺氧和红细胞破坏产物的毒性作用，削弱了肝细胞胆红素的代谢功能，使非结合胆红素在血中潴留，超过正常的水平而出现黄疸。

溶血性黄疸可分为以下几种：①先天性溶血性贫血，如珠蛋白生成障碍性贫血、遗传性球形红细胞增多症。②后天性获得性溶血性贫血,如自身免疫性溶血性贫血、新生儿溶血、不同血型输血后的溶血,以及蚕豆病,伯氨喹、蛇毒、毒蕈中毒,阵发性睡眠性血红蛋白尿等。

二、临床表现

一般黄疸为轻度,呈浅柠檬色,不伴皮肤瘙痒,其他症状主要为原发病的表现。如急性溶血时可有发热、寒战、头痛、呕吐、腰痛,并有不同程度的贫血和血红蛋白尿(尿呈酱油或茶色),严重者可有急性肾衰竭;慢性溶血多为先天性,除伴贫血外尚有脾大。

三、实验室检查

血清总胆红素增加,以未结合胆红素为主,结合胆红素基本正常。由于血中未结合胆红素增加,故总胆红素形成也代偿性增加,从胆道排至肠道也增加,致尿胆原增加,粪胆素随之增加,粪色加深。肠内的尿胆原增加,重吸收至肝内者也增加,由于缺氧及毒素作用,肝处理增多尿胆原的能力降低,致血中尿胆原增加,并从肾排出,故尿中尿胆原增加,但无胆红素。急性溶血性黄疸尿中有血红蛋白排出。隐血试验阳性,血液检查除贫血外尚有网织红细胞增加、骨髓红细胞系列增生旺盛等。

(张国华)

第三章

神经系统疾病常用检查方法

第一节　神经电生理检查基础

神经系统的信息传递是通过细胞体或轴索终末的动作电位延神经纤维传递到神经-肌接头后再到达肌肉。

一、静息电位和动作电位

(一)静息电位

动作电位的变化是以静息电位为基础的。静息电位是指细胞未受刺激时,存在于细胞膜内外两侧的电位差。由于这一电位差存在于安静细胞膜的两侧,与钠-钾泵等离子通道的调节有关,故也称跨膜静息电位,简称静息电位或膜电位。

(二)动作电位

动作电位是可兴奋组织或细胞受到阈上刺激时,在静息电位基础上发生的快速、可逆转、可传播的细胞膜两侧的电位变化。动作电位的主要组成部分是峰电位。动作电位可以分成去极化、复极化、超极化三个过程。动作电位的产生符合"全或无定律",即刺激只要达到阈值,就能引发动作电位,在达到最大的反应之后,再增大刺激的强度,反应都不会增加。

在神经电图中,动作电位是许多电位的总和。在运动神经传导速度测定中复合肌肉动作电位是运动单位(肌纤维)放电的总和,在感觉神经传导速度测定中感觉神经动作电位是单个神经纤维放电的总和(运动和感觉放电记录的介质是不同的,前者是肌肉,后者是神经)。

二、神经电生理的特点

神经细胞受到电刺激时会出现去极化,当刺激强度达到阈值时神经细胞会引起一次动作电位,胞体发生动作电位后,动作电位的冲动沿着神经纤维继续传导。

神经纤维的主要功能是传导冲动。神经电位在一般的状态下是静息电位,其兴奋时立即发生一次短暂的可传导的动作电位变化,其过程分为峰电位和后电位。但是每次引起神经纤维兴奋的刺激不但要有一定的刺激强度,还要有一定刺激持续的时间,这样能引起兴奋的最小刺激称为阈刺激。

神经纤维在有髓纤维和无髓纤维中传导的方式是不同的。无髓纤维(图 3-1)动作电位产生膜内为正,膜外为负,由此与邻近静息电位部位形成电位差,引起局部电流。局部电流导致紧邻的膜去极化,当达到阈电位时,邻近膜爆发动作电位,由此向远处传导。其动作电位传递是持续在膜上扩散,是以局部电流的方式传导,所以传导速度较有髓纤维慢。

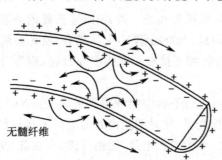

无髓纤维

图 3-1　无髓神经纤维动作电位的传导方式

有髓纤维(图 3-2)的髓鞘是由施万细胞组成,其间有郎飞结。郎飞结是有髓纤维不绝缘之处。在郎飞结处有钠离子通道,钾通道则均匀分布在两个结节之间,这样动作电位的局部电流在相邻两个郎飞结之间形成,在郎飞结中就呈跳跃式传递,传导速度快。

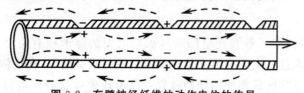

图 3-2　有髓神经纤维的动作电位的传导

(一)髓鞘的特点

(1)髓鞘有助于神经更快的传导动作电位,动作电位的去极化仅仅在髓鞘的郎飞结中跳跃传递。这就可以理解,有髓纤维的传导速度要远远比无髓纤维快。脱髓鞘病变的主要损伤是髓鞘,表现传导速度减慢最明显。

(2)髓鞘有轴索绝缘的作用。

(3)传导速度与节间的长度和髓鞘的绝缘效果直接有关。

(二)神经纤维传导的特点

1.生理完整性

兴奋在神经纤维上的传导要求神经纤维在结构和生理功能上都是完整的。

2.双向性

神经纤维受刺激时,是刺激冲动沿着神经干分别向刺激点的两端传递,在神经的两端都可以记录到神经动作电位。这就解释在运动传导速度的测定中,既可以记录到 M 波,也可以同时记录到 F 波。

3.相对不疲劳性

正常人神经纤维可以在连续刺激 9～12 小时后仍然可以继续接受刺激,传递冲动。

4.绝缘性

特指有髓神经纤维冲动沿神经干传导而基本不波及邻近的神经纤维。

5.非递减性

神经冲动在神经纤维上的传导过程不会因为距离的增加而减弱,这是由于神经冲动传导需要的能量来自兴奋本身的神经所致,此种现象主要见于运动神经的传导(感觉神经由于距离的增加而波幅会相对降低)。

三、肌细胞电生理的特点

神经纤维和肌细胞由神经-肌接头相连。神经-肌接头处的兴奋传递过程:运动神经纤维产生动作电位,其末梢释放乙酰胆碱,与终板膜 N_2 受体结合,使骨骼肌细胞产生动作电位而兴奋收缩。肌细胞的兴奋和肌细胞的收缩连接在一起的中介过程,称为骨骼肌的兴奋-收缩偶联,偶联的最重要物质是 Ca^{2+}。

在神经损伤导致肌肉失神经支配后,会出现病理的改变。Na^+ 进入受损的细胞膜而使膜电位变得更加正,肌细胞内的负性变弱,此时细胞内外的电位差接近细胞膜的阈电位,而产生了自发性的肌肉或神经的动作电位,称为自发电位,包括纤颤、正锐波、束颤等,这些自发电位是否是神经再生的表现,各种文献报道说法不一。多数人认为是神经再生的表现,因为自发电位在神经损伤后的出现和神经纤维再生的时间相吻合。在肌源性损伤中出现自发电位,多数的机制是由于肌肉的损伤导致了支配肌肉的神经损伤所致的。因此临床上单纯肌源性损伤后未发现立即出现自发电位的现象就不难解释了。

四、容积传导

容积传导的特点对我们了解神经电图和针极肌电图的波形很有帮助。神经电生理的测定中,给予机体的刺激要通过一定的介质来传递经过刺激的兴奋信号,在机体的另一位置用电极来记录,这种兴奋传递的过程就是容积传导的过程。简单地说就是动作电位的发生点到记录点间的传导。

机体上记录到的电位都是容积传导后的电位,而不是在兴奋的细胞膜上直接记录到的动作电位,所以记录电极与兴奋源之间的距离会直接影响到记录的波形。记录的位置越远,记录到的波形也越低,波形也有变化。在神经电生理检查中,凡是向下的波都称之为"正相波",凡是向上的波都称之为"负相波"。正常的各种电位的波形如下。

感觉神经传导速度顺向法测定中记录到的感觉神经动作电位是"正-负-正"的三相电位(图 3-3)。

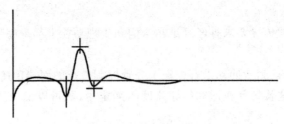

图 3-3 感觉神经动作电位(正-负-正三相波)

运动神经传导速度测定中的复合肌肉动作电位是"负-正"的双相波(图 3-4),如果表现出了相反的波形,可以认为记录电极离兴奋的肌肉较远,所以检查时要不断调整在肌肉上的记录位置,直到满意为止。

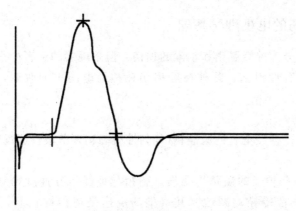

图 3-4　复合肌肉动作电位(负-正双相波)

在肌电图中,运动单位电位(图 3-5)也是随记录针电极的针尖位置变化而变化,离记录肌纤维远,运动单位电位的波幅会降低、上升的时间会延长,造成波形测量受影响,所以在检查的过程中要耐心移动针电位,直到寻找到上升时间快或接近的运动单位电位波形。

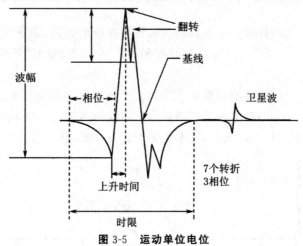

图 3-5　运动单位电位

在观察自发电位时(图 3-6),一般的纤颤电位为初始呈正相的三相波,而终板棘波是初始负相的双相波(注意鉴别,终板棘波伴有终板噪声和基线不平,以及被检者较疼痛)。正锐波是初始呈正相的双相波。

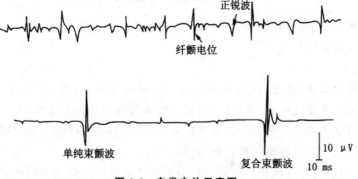

图 3-6　自发电位示意图

五、周围神经损伤的电生理学基础

周围神经损伤主要分为神经髓鞘和轴索的损伤。但是现实的患者中很少有单独的髓鞘和轴索的损伤,更多的是复合性损伤。各种神经损伤在神经电图中的改变,是和神经生理密切相关的。

(一)脱髓鞘性损伤

脱髓鞘性损伤可以是神经全长的脱髓鞘(均匀性脱髓鞘)、节段性脱髓鞘、局部性脱髓鞘。

1.均匀性脱髓鞘

均匀性脱髓鞘是整条神经的髓鞘均受损。髓鞘与神经传导速度密切相关,所以电生理的表现为整条神经的电兴奋传导均减慢。其典型的疾病是遗传性疾病,如遗传性运动感觉神经病。

2.节段性脱髓鞘

节段性脱髓鞘是在整条神经中不同部位不同程度的脱髓鞘,而导致同一条神经中各个节段的传导速度不均等的减慢,严重者甚至有神经电图波形离散现象。

3.局部性脱髓鞘

局部性脱髓鞘是局部的神经受损引起的神经传导速度的减慢,而这段传导速度减慢部位的远、近端的神经传导速度是正常的。如局部短时间的嵌压,尺神经的肘管综合征等。

4.神经传导阻滞

神经传导阻滞是神经局灶性脱髓鞘的节段损害严重导致动作电位不能完全的传递下去,这种现象表现为损伤部位远端的神经电图的波幅降低和波幅离散。一般单纯性传导阻滞无肌无力现象,此时的波形不仅有潜伏期的延长,还有波幅的显著降低,甚至离散(图3-7)。

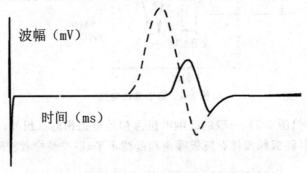

图3-7 严重的传导阻滞复合肌肉动作电位波幅

典型的脱髓鞘病变中因神经的轴索没有损伤,所以仅仅在神经电图中只有传导速度的减慢,而没有明显的波幅降低(图3-8)。

(二)轴索损伤

轴索损伤将导致损伤部位远端的 Waller 变性。神经疾病中,神经受机械压迫、中毒、缺血、代谢性疾病、尿毒症、免疫性疾病、遗传病、癌症等因素都会导致轴索损伤。

慢性中毒、癌症、尿毒症等最初的损伤变性累及最长的神经纤维的末梢节段。远端的病理性优势及其向心进展又称回光返照性神经病。

外伤导致的轴索损伤,直接和损伤的部位有密切的关系。但是近端的神经严重的轴索损伤,会导致远端更严重的神经损伤。如坐骨神经的部分损伤,可能会导致胫神经或腓神经的完全性损伤。这和神经损伤的转归有关,此时的波形仅有波幅的降低和离散,没有显著的潜伏期的延长(图 3-9)。因为轴索在神经传导中决定传递的动作电位的大小,会导致损伤的神经远端有神经电图的波幅降低,同时也会伴有肌肉的自发电位出现。

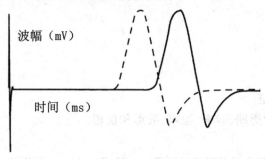

图 3-8 典型的脱髓鞘病变复合肌肉动作电位波幅

(复合肌肉动作电位波幅的降低和传导速度的减慢)

(仅仅有传导速度的减慢,而没有复合肌肉动作电位波幅的明显改变)

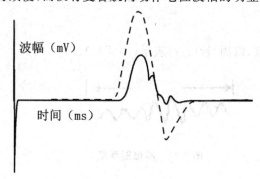

图 3-9 轴索损伤复合肌肉动作电位波幅

(没有潜伏期的改变,而仅有复合肌肉动作电位波幅的降低)

(三)神经损伤后再生

周围神经被阻断后,神经元的胞体也发生逆行的染色质溶解现象。此时的胞体有两种转归,一种是转归成完全变性;另一种转归为恢复(图 3-10)。

如果损伤导致未完全的变性,一般从伤后 1 周开始,细胞核周围出现新的尼氏小体,2～3 周充满了细胞,到 1 个月的时候,细胞体和核的肿胀达到高峰,此时胞体内的 RNA、蛋白质和脂质等物质达到正常状态,此时轴索的近端也发生了再生性变化,损伤 10 天后,其断端开始膨大形成生长锥的形态,膨大部分长出很多新芽向断端的远方延伸,新芽通过损伤的部位进入已经变形的轴索的神经管,到达远端的位置,最终多条新芽中有一些与靶神经形成新的突触,经过反复的修复,进行再生连接。有研究表明,新芽再生的初期是以每天 0.25 mm 的速度生长,进入神经管后的生长速度到每天 4.34 mm 直到生长完全。有些新芽最终身长不到远处的断端,很多芽枝就纠结形成了一团,其结果就是远端神经支配的肌肉完全没有功能,直至肌萎缩和肌纤维化。一般3～6 个月是神经损伤主要再生的基本过程。

(李 宁)

第二节　脑电图检查

一、脑电图分析

(一)脑电图的基本特征

脑电图的基本特征是指周期、频率、振幅、波形和位相。

1.周期

周期是一个波从它离开基线到返回基线所需的时间(图 3-10),也称周波,计算单位以 ms 表示。

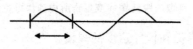

图 3-10　脑电图周期波

2.频率

频率是每秒出现的周期数,以周/秒(c/s)表示(图 3-11)。

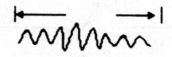

图 3-11　脑电图频率

3.振幅(波幅)

振幅是由波峰到两个波谷连线的垂直线(图 3-12)。

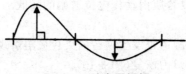

图 3-12　脑电图振幅

(1)低波幅:<25 μV(微伏)。

(2)中波幅:25~75 μV。

(3)高波幅:75~100 μV。

(4)极高波幅:>100 μV。

4.波形

波形是波的形状。

5.位相

位相是波峰的方向性。一个波由基线向上、下偏转便产生位相。向上为负相,向下为正相(图 3-13)。

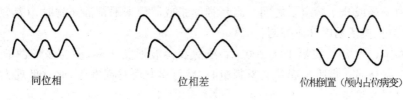

| 同位相 | 位相差 | 位相倒置（颅内占位病变） |

图 3-13　脑电图位相

（二）脑电图的成分

1.波

波是单个电位差，即单个波。如 α 波、β 波等。

2.活动

活动是连续出现的波。

3.节律

节律是指单个波的周期，位相均相同。波幅呈现有规律的变化。如阿尔法节律的波幅从低到高，又逐渐变低形成梭状，两极（组）之间有静息期，这种现象为节律。

4.背景活动

背景活动是指在脑电图描记中，除了阵发或局限的显著变动部分外，其余表现为占优势的广泛和持续的活动。

5.常见脑波

如图 3-14 所示。

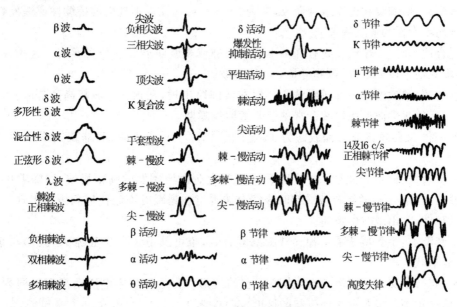

图 3-14　脑电图各成分示意图

常见脑波有以下几种。

（1）α 波：频率 8～13 c/s，10～100 μV。α 节律是脑波的基本节律。安静闭目时枕区的阿尔法节律明显。常在声、光刺激及思考时抑制（如睁闭眼试验、心算等）。

（2）β 波：频率 14～30 c/s，5～20 μV。当 β 活动占优势时，波幅可稍高，但不应大于 50 μv。

多见于额、颞、中央区或介于两组 α 之间。当精神紧张或服用安眠镇静药物时,β 活动增多。β 波可受光线影响,但机体活动时 β 波抑制。

(3)θ 波:频率 4~7 c/s,波幅 10~200 μV 或更高。波形变化多,多为多形性的。多数学者认为 θ 波起源于海马回。当听觉和嗅觉受刺激时,就可引起海马回发作,此时呈现大量 θ 波。一般散在出现>10% 为异常。

(4)δ 波:频率 0.5~3 c/s,波幅 10~200 μV 或更高。

(5)γ 波:频率 33~45 c/s,波幅 25 μV,多见于额、中央区,临床意义未明。

(6)μ 波:也称弓状波,频率 7~11 c/s,波幅 50 μV 左右,波形似希腊字母 μ,痛觉刺激或握拳时受抑制,睁眼不消失。

(7)λ 波:频率 3~5 c/s,波幅 10~40 μV。眼球运动时 λ 波消失。

(8)K 波:频率 6~10 c/s,于思考时出现于额颞区。

(9)尖波:又称锐波或慢棘波或峰波。时限 80~200 毫秒,波幅多大于 100 μV,12 c/s 左右。波的升降支光滑。有的学者称升支陡直,降支缓慢下降。负相尖波多见于癫痫。也可见于颅内炎症、颅内肿瘤等。

(10)棘波:又称针状波。时限<80 毫秒,多 20~60 毫秒。波幅多 100~150 μV。波顶尖锐,升降支光滑陡直,升支直上,降支下降时多与升支重叠 1/3。6~14 c/s 的正相棘波常见于间脑发作。棘波是癫痫的特异性、发作性放电现象之一。但棘波不是癫痫的同义词,它可见于颅内肿瘤、脱髓鞘疾病等。

(11)尖慢波:由一个尖波与一个慢波复合而成。多见于癫痫小发作或局限性癫痫。

(12)棘慢波:由棘波和慢波组合而成,多为 2~3 c/s,往往以不规则的持续性或爆发性出现。棘慢波是癫痫小发作的典型病理波。

(13)复合波:在一个慢波上附有许多小波或切迹或载波而形成一个变形波。这些载波可在波峰或升、降支的上段或下段,载波可是 α 波或 β 波。

(14)顶尖波:顶尖波是一种睡眠波。一般在浅睡时出现,在顶区。波幅高达 300 μV。多为负相波,成对后的顶尖波称驼峰波。常见于儿童期浅睡期。

(15)δ 节律:又称睡梭或纺锤波。为 14 c/s 的节律,多见于中睡期(非快速眼动期,睡眠第Ⅲ期)。

(16)K-综合波:K-综合波是一种在睡眠时经听觉刺激所诱发的高幅慢波,后随着出现不同高度的快波(12~16 c/s)的综合波。有时该综合波也可在睡眠时不经任何刺激而出现。这是一种正常的睡眠波,常出现在中睡期。

(17)手套型波:手套型波是一种异常睡眠复合波,也可见于 30% 的正常人,波形与手掌、指相似(如手套形状)。

(18)平坦活动:又称电沉默现象,为脑死亡的波形。为各种频率电活动都有不同程度的抑制,见于大脑严重损害或各种原因引起的极度(深)昏迷者。

6.脑波的出现形式

脑波的出现形式从时间顺序上可以是单个的、散在的、短程的(1~3 秒)、长程的(3~10 秒)、持续的(>10 秒)、阵发的、杂乱的。从空间分布上可以是弥漫的(又称普遍的或广泛的,出现于头部所有区域,即各个区域都有改变且两侧不对称)、弥散的(出现于头部大片区域而位置较恒定)、不对称的、一侧的、局限的等。

(三)脑波的测量

分析脑波有两种方法,一种是用频率自动分析器,另一种是视觉分析法。临床上采用的是后者。分析脑波要注意频率的出现率、波幅、波形、位相及各种因素对它们的影响。如年龄、意识状态、精神活动、睁闭眼、过度换气、声光刺激、药物等对频率与波幅都有影响。病理波出现的部位、程度与临床征象是否符合,与脑电图记录的各项条件的关系。

1.频率的测量

频率的测量用一特制的透明脑电图尺进行。

2.波幅的测量

波幅测量一般测量单导联的波幅,因其基线较稳定。

(1)低波幅:<25 μV。

(2)中波幅:25～75 μV。

(3)高波幅:75～100 μV。

(4)极高波幅:>100 μV。

3.量慢波

量慢波要注意慢波的波形周期,出现的区域,出现的形式(阵发、爆发、散在性或弥漫性、是否杂乱等)。

(四)儿童正常脑电图

新生儿的脑电图通常由不规则的低幅δ波及重叠在其上面的7～30 c/s极低幅快波和半节律性的α波组成。出生后2个月,不规则的慢波逐渐增加其频率,并常带有一定的节律性(3～5 c/s)。这种节律性首先出现于顶、中央区,然后扩大到枕区。出生3～5个月,δ波开始减少,3～5 c/s节律波出现于全部导联,但以顶、枕区为著(第一次组织化)。出生后6～11个月,4～7 c/s节律波在枕区占优势,并开始出现左右对称性。枕区θ波对光刺激呈现反应(第二次组织化)。

(1)1岁:较稳定并较有规则的5～8 c/s高幅波出现于全部导联,以枕区为著。此时开始出现脑电图的个体差异,频率可以每年增加。

(2)3～5岁:δ波急剧减少,波幅开始降低,逐渐过渡到θ波,顶、枕区可出现8～10 c/s α活动,其连续性将增加。但以顶区为主的4～6 c/s θ波尚较多,还可有散在性高幅δ波。3岁是精神发育的第一个里程碑(图3-15)。

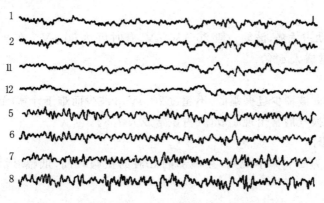

图3-15 正常儿,男,3岁,清醒。正常范围脑电图

(3)6～8岁:θ波急剧减少,8～12 c/s α波(活动)增加,逐渐成为α优势。δ波很少,波幅也低,β波也少。6岁为精神发育的第二个里程碑。

(4)9～10岁:α优势已完成并较稳定,接近于成人的脑电图。枕区α活动主要为10～12 c/s,额、顶区尚可有7～8 c/s节律波,也可见广泛性散在性θ波,δ波出现率在12%以下。10岁前α的波幅一般较高,超出150 μV者不一定异常。

(5)11～17岁:基本上为成人脑电图,但尚不稳定,额、顶区出现少量θ波或δ波。

(五)儿童异常脑电图

(1)出现棘波、尖波病理复合波或爆发抑制,平坦活动等。

(2)有局限性改变。

(3)两侧显著不对称。

(4)4岁以上枕部背景活动<6 c/s,大于6岁还有中等量4 c/s的波,大于7岁还有2 c/s的波,9岁以上枕部背景活动<8 c/s,大于10岁还有中等量4～8 c/s的波。

(5)睡眠脑电图中没有睡眠波。

(六)成人正常脑电图

1.α脑电图

α脑电图为α节律占优势,特别是枕,顶部的。节律占优势,频宽>1.5 c/s,额区或各区可有少量低幅β活动,θ波不明显(散见)(占正常成人的79%,图3-16)。

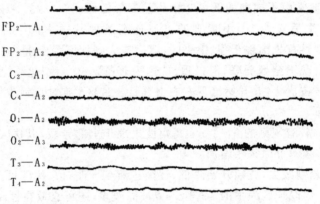

图3-16　女,42岁,觉醒。正常α型脑电图

2.β脑电图

β脑电图为β活动占优势,波幅一般20～30 μV,有时可达50 μV。在β活动中间有低至中幅α波或节律(占正常成人4%)。

3.低波幅脑电图

低波幅脑电图为α波稀少且振幅低,不超过20 μV,β波少而难于计算,结果致低幅θ波反而明显。视反应及过度换气后常出现α节律(占正常成人7%)。

4.不规则形脑电图

不规则形脑电图为α节律不规则,在额部的α波的振幅较高,低幅β活动较多(占正常成人10%)。

(七)成人异常脑电图

1.成人轻度异常脑电图

成人轻度异常脑电图如下。

(1)α波形欠整,杂乱或 α 波泛化、前移。波幅调节差,基线不稳,α 波频率差别显著。

$$频率 \longrightarrow \begin{cases} 同一导联 > 1 \text{ c/s} \\ 不同导联 > 2 \text{ 或 } 2.5 \text{ c/s} \\ 双侧对应部位 > 0.5 \text{ c/s} \end{cases}$$

α 波幅 $> 150 \ \mu V$,枕部双侧波幅差 $> 50\%$。

(2)额区或各区出现高波幅 β 活动,β 波波幅 $> 50 \ \mu V$。

(3)额区散在慢波数量超过正常范围(θ 波指数 $> 15\%$),波幅为中至高波幅。

(4)自发或诱发出现少量的、单发的或偶见的不典型尖波,棘波,尖波,棘-慢波,尖-慢波。

(5)视反应 α 节律不抑制。

2.成人中度异常脑电图

(1)θ 活动占优势,以 θ 波为基本节律。

(2)慢波有局限性,两侧经常有显著不对称的活动。

(3)自发或诱发尖波,棘波或尖-慢波,棘-慢波。

(4)过度换气时出现高波幅慢波、且在过度换气停止 10 秒后仍未消失。

(5)中幅 δ 波成串或成群出现。

3.成人高度异常脑电图

(1)δ 波占优势。

(2)有明显的局限性。

(3)出现自发或诱发的尖波节律,棘波节律或病理复合波节律。

(4)出现爆发抑制或平坦活动(波幅 $< 10 \ \mu V$)。

见于严重颅内病变,颅内高压晚期,脑炎极期,严重脑外伤,肝昏迷,尿毒症,心搏骤停复苏,脑死亡等。

(八)睡眠脑波

1.思睡期

思睡期 α 波消失或中间出现,代以低波幅快活动及 θ 波,节律不规则,当外界刺激时,波可迅速恢复。

2.浅睡期

浅睡期可出现睡眠纺锤,即睡梭,又称 σ 节律。

3.中睡期

中睡期主要波率为 δ 波(3 c/s),不规则,常间以顶尖波及散在之睡眠纺锤及 K-综合波($12 \sim 16 \text{ c/s}$)。

4.深睡期

深睡期出现弥漫性高波幅不规则之 δ 波,波幅可高达 $300 \sim 600 \ \mu V$,两侧对称。同时混有 $4 \sim 7 \text{ c/s}$ θ 波,慢波上重叠有快波。睡眠纺锤消失。

(九)诱发试验

1.睁闭眼试验(视反应)

睁闭眼试验是被检者睁眼时,顶枕区 α 波受抑制,而代之以 β 活动这种反应称视反应。视反应可作为大脑发育进程的指标,在生理情况下,α 节律抑制随年龄的增长而增高,表现为 α 节律从部分抑制逐渐向完全抑制过度。在定位诊断上,视反应时病理波不抑制,表示病灶位于皮质浅部或电极附近;若病理波抑制,则表示病灶在皮质深部或远离电极部位。

2.过度换气(HV)

过度换气是使肺泡内大量 CO_2 呼出、血液 CO_2 浓度下降、血 pH 上升而出现的碱中毒状态,引起脑毛细血管收缩,皮质缺氧,使脑皮质神经细胞代谢的环境发生变化,提高皮层质兴奋性,在此状态下,提高病理波的阳性率。

3.睡眠

睡眠时癫痫病患者易出现或加强癫痫样放电。颞叶癫痫患者觉醒时脑电图只有 30％可发现病灶,而睡眠时则可有 80％以上发现病灶,局限性癫痫患者睡眠时阳性率可提高 2/3,除出现局限性异常外,还可有病侧睡眠波减弱或消失。

4.闪光刺激

闪光刺激对癫痫小发作病者多数可诱发棘-慢节律。对肌阵挛性癫痫患者可诱发多棘-慢波。对其他类型癫痫,闪光刺激诱发的脑电图异常,主要为弥漫性快活动或慢活动,棘-慢波,额和中央区棘波伴有肌阵挛。值得指出的是,有些癫痫患者在其他诱发试验阴性时,通过闪光刺激可获得阳性结果。

5.贝美格或戊四氮

贝美格易诱发局限性放电,戊四氮易诱发弥漫性放电。一般认为贝美格的不良反应比戊四氮少,引起脑电图改变的剂量和抽搐剂量距离较大,易排出并易被苯巴比妥中和,故比较戊四氮安全。此外,采用光-贝美格或光-戊四氮诱发,可减少药物用量和不良反应,并减少临床发作和提高阳性率。由于上述原因,故多采用光-贝美格诱发试验,其阳性率接近 90％。光-美解贝美格眠诱发的脑电图异常,主要为阵发性两侧同步性高波幅慢活动、棘波、棘-慢波或局限性异常放电。

6.声音刺激

声音刺激对声源性癫痫患者可诱发癫痫样放电与临床发作。对其他癫痫患者诱发阳性率不高,故较少用。此外,还有鼻咽电极、蝶骨电极、颈动脉窦压迫法、低血糖诱发、低 O_2 诱发、水诱发、药物诱发及合并方法光-戊四氮诱发等。

二、脑电图的临床应用

(一)癫痫

脑电图(EEG)是确诊癫痫及癫痫综合征准确分类最有价值的检查方法,发作间期癫痫样放电(Eds)支持癫痫诊断,但缺乏 Eds 不能排除癫痫诊断。30％～50％的癫痫患者在第一次常规 EEG 中记录到 Eds,60％～90％的癫痫患者在第三次 EEG 中记录到癫痫放电,再增加描记次数未见增加,10％～40％的癫痫患者用常规 EEG 不能显示发作间期 Eds,睡眠、睡眠剥夺、过度换气和闪光刺激等在某些患者可能诱发出 Eds。颞叶近中线部位及眶额部病灶的 Eds 在到达头皮时常不能以足够的波幅突出于背景活动之上,常需安放蝶骨电极、鼻咽电极等特殊电极。癫痫是发作性神经功能障碍,医师不能随时得到诊断所需的信息,延长 EEG 监测时间是必要的。

1.脑电图录像监测系统

可同步记录患者的发作行为和发作时 EEG,可同时用两架摄像机(一架监测患者,一架对准 EEG)和一个特殊作用的发生器实现这一目的,也可只用一架摄像机监测患者,EEG 通过电子技术同时记录在录像带上。对癫痫发作类型诊断及某些不能解释的惊厥发作(如心源性晕厥、精神源性发作等)有重要诊断价值。例如,在惊厥发作期完全正常的脑电图则提示精神源性非癫痫性发作。此项检查应选择发作频率高、癫痫发作类型不明确的患者,否则得不到预期的效果。

2.EEG 动态磁带记录系统

采用盒式磁带 EEG 记录仪长时间监测患者,通常每盘磁带可监测 24 小时,监测期中患者可自由活动。由于记录时间延长,可能得到常规 EEG 未能得到的 EEG 异常及其与生理节奏周期的关系,但对运动及其他伪差干扰极敏感,需有经验的医师来解释。

癫痫样活动已如前述,常见癫痫综合征的癫痫样异常见表 3-1。

表 3-1 常见癫痫综合征 EEG 的癫痫样放电

癫痫综合征	EEG
West 综合征	高度节律失调:在不规则的背景活动上暴发杂乱的高波幅慢波,多灶的癫痫样放电及波幅的突然衰减
Lennox-Gastaut 综合征	慢棘慢复合波(<2.5 Hz),背景活动明显减慢
儿童失神癫痫	普遍暴发的高波幅双侧对称同步的 3 Hz 棘慢波综合,易被过度换气所诱发,背景活动正常
良性 Rolandic 癫痫	中央-颞区局灶癫痫样放电,背景活动正常,睡眠中痫样放电明显增多
少年型肌阵挛癫痫	普遍性多棘慢波综合,可被闪光刺激诱发,背景活动正常
部位相关的癫痫	局灶的癫痫样放电,偶为局灶的慢活动,背景活动偶尔轻度减慢

(二)脑肿瘤、脑脓肿和硬膜下血肿

90%的患者 EEG 改变取决于病变的类型和部位,除弥散改变外,典型异常为局灶性,多见局灶性慢波(多为 δ 波),有时为癫痫发作活动或局灶性波幅减低。发展迅速的病变,如脑脓肿(图 3-17)、转移瘤(图 3-18)和胶质瘤(图 3-19),特别是幕上病变 EEG 异常率通常最高,脑脓肿实际为 100%,后两者是 90%~95%。生长缓慢的肿瘤(如星形细胞瘤)、大脑半球以外的占位性病变(如脑膜瘤、垂体瘤)虽然临床或影像学表现可能很明显,但 EEG 改变可能不明显或根本无改变。75%~90%幕上肿瘤或脓肿 EEG 可准确定侧,当大脑转移瘤在计算机断层成像(CT)扫描尚未显示时,EEG 可能显示局灶性异常。

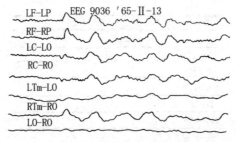

图 3-17 脑脓肿脑电图

女,27 岁,脑脓肿,颅内压增高。EEG 示弥漫性高波幅 δ 波,右颞枕最著

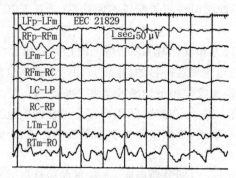

图 3-18　脑转移癌脑电图

女,35 岁,绒毛膜上皮癌脑转移,后枕部头痛,视物不清,幻视,脑脊液正常。EEG 示弥散性不规则中至高波幅 1.5～3 c/s 慢波,右颞枕部最著

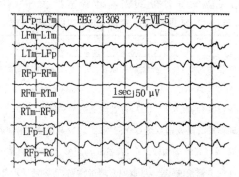

图 3-19　胶质母细胞瘤脑电图

男,51 岁,左额顶部多形性胶质母细胞瘤。EEG 示弥散高波幅多形性 2～4 c/s 慢活动,左额为著

(三)脑血管疾病

除临床上需要鉴别短暂性脑缺血发作与癫痫发作外,EEG 目前很少用于脑血管疾病的诊断。EEG 改变取决于病变部位及大小,如果偏瘫由颈内动脉或大的脑动脉病变所致,急性期 EEG 在相应区域可显示正常脑电节律减少或慢活动增加;如果偏瘫由小血管病变所致,如脑深部及脑干腔隙性梗死 EEG 通常正常。与其他原因引起的昏迷一样,伴意识障碍的较大范围血管病变 EEG 显示非特异性广泛弥散性慢活动,数天后脑水肿消退,局灶性电活动显现出来,正常背景节律抑制或慢波活动(图 3-20)。3 个月后尽管临床异常仍然存在,约半数患者 EEG 恢复正常,如异常脑电活动持续存在,通常预后较差。蛛网膜下腔出血常为普遍轻度异常,如出现局灶性改变常有定侧意义。

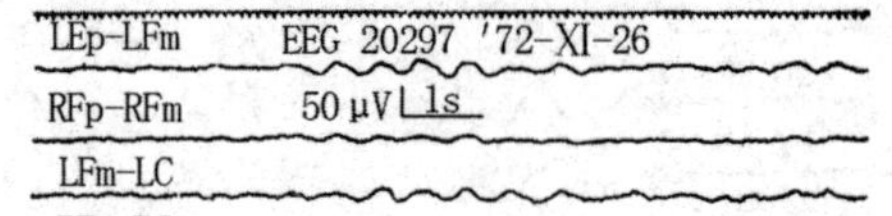

图 3-20　脑梗死患者的脑电图

男,54 岁,脑梗死,右侧偏瘫。EEG 示低波幅活动,左额及颞部导联可见中等波幅 2 c/s 的大慢波

(四)颅脑外伤

脑震荡患者伤后昏迷状态下 EEG 出现慢波,之后慢波减少,伤后 24 小时大多数恢复正常。脑挫裂伤时局灶性改变常被普遍性改变遮盖,数天或数周后弥散性改变转变为局灶性改变,特别是病变位于一侧或脑上部表面时。如果不同时伴有癫痫和血肿,这些改变经数周或数月可消失。棘波和尖波常在慢波消退时出现,并可能先于外伤后癫痫。头外伤后动态 EEG 监测对癫痫预测有一定价值,凡异常 EEG 持续半年以上,异常 EEG 加重或播散,异常 EEG 消退又复出现,慢波病灶转变为刺激病灶(棘或尖波)等需考虑发生外伤后癫痫的可能性(图 3-21)。

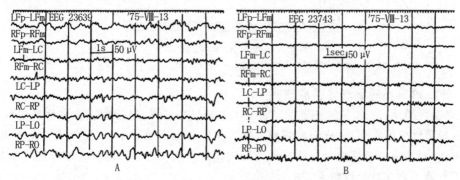

图 3-21　颅脑外伤患者的脑电图

A.女,7 岁,1 周前从 1 m 高处跌下,头痛呕吐,神志清醒,神经系统检查未见异常。左颞皮下小血肿,左额骨线性骨折。EEG 示少量 8~9 c/s 的 α 活动调节不佳,左额部导联示不规则高波幅慢活动,右顶枕部可见高波幅尖波;B.与图 3-13 为同一患儿,2 周后左额部慢波消失,但双顶枕部仍可见不规则慢波及少数散在尖波

(五)引起昏迷及意识障碍疾病

意识障碍患者 EEG 几乎均为异常。由于心搏停止导致严重的急性脑缺氧损伤,与 EEG 减慢程度间有密切的一致性。普遍性 θ 活动是最轻的类型,中等程度缺氧 EEG 显示正常背景活动消失及广泛的 δ 波;重度缺氧时 EEG 出现暴发抑制,在高波幅尖波或棘波或不规则的非特异性电活动后出现数秒低平(几乎是等电位)活动;普遍性缺氧 EEG 也可表现为 α 昏迷,α 昏迷及爆发抑制通常都是脑全面性缺氧后严重普遍减慢、电压衰减甚或脑电静息的过渡类型。α 昏迷也见于急性大面积的脑桥病变。严重甲状腺功能减退患者,脑波通常减慢。意识状态抑制越深,EEG 异常通常越明显,严重木僵或昏迷呈现双侧高波幅慢波,额区更显著,此种情况见于急性脑膜炎或脑炎、严重血气异常、水和电解质平衡紊乱、尿毒症、糖尿病性昏迷,以及大面积脑病变伴意识障碍。肝性脑病 EEG 异常程度与精神错乱、木僵或昏迷程度一致,EEG 的特征所见为双侧同步的高波幅三相波(图 3-22),但此种波形也见于与肾衰竭、肺脏衰竭相关性脑病。EEG 对病史不清的昏迷患者诊断可能有帮助,最大价值是显示无惊厥发作的非惊厥性癫痫持续状态,以及肝性脑病、巴比妥及其他镇静-催眠药中毒、癔症等未预料的其他病因。

(六)弥漫性脑变性疾病

阿尔茨海默病及其他引起大脑皮质功能损害的其他变性疾病,早期认知功能损害较轻,EEG 可能正常,出现中度至严重症状时 EEG 可见弥散性慢活动,局灶性慢波少见。若出现,应考虑其他多灶性病因,如多梗死性痴呆及其他进展较快的疾病如亚急性硬化性全脑炎,后者可见特征性 EEG 表现。

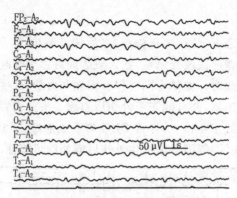

图 3-22　肝硬化(去皮质状态)
男,23 岁。描记示弥散性不规则慢波,间以慢的三相波,正常 α 节律几近消失

(七)EEG 改变不明显的许多脑疾病

例如多发性硬化,约 50% 的进展性患者显示非特异性异常(局灶性或弥散性减慢活动)。震颤性谵妄、短暂性全面性遗忘、戒断性癫痫发作等尽管临床表现明显,却很少或完全不出现 EEG 改变,精神病(双相障碍或精神分裂症),致幻药物如麦角酰二乙胺中毒及大多数精神发育迟滞患者 EEG 正常或表现非特异性异常。

(八)EEG 在其他方面的应用

EEG 越来越广泛地用于心血管外科术中监测,在心脏及颈内动脉内膜剥脱术期间,某些 EEG 改变,特别是波幅明显减低提示需采取措施维持充足的脑血流供应,预防手术期间缺血性脑损害。EEG 也用于监测麻醉期间大脑功能状态,神经外科可通过颅内电极记录确定癫痫病灶,准确切除异常组织。常规 EEG 可协助诊断癔盲症,轻睡期噪声引起的反应可帮助证实听觉存在。此外,多导睡眠图是研究和诊断某些睡眠障碍疾病不可缺少的方法。

三、24 小时动态脑电图

24 小时动态脑电图是指记录时间达到或超过 24 小时的便携式脑电图系统。受检者在日常生活环境中使用,完成 24 小时甚至更长时间的脑电活动记录,然后由电脑对记录数据进行处理,使偶发的一过性脑瞬间障碍的脑电活动得以再现,以确定发作与环境、时间、诱因和个人状态的关系。

(一)检查方法

24 小时动态脑电图是将 8、16、24 导联或以上脑电信号泛录于随身携带记录盒的磁盘上,连续记录 24 小时。开始记录时同常规记录脑电图一样,然后受检者便可携带记录盒进行日常活动、休息及睡眠。受检者需要详细记录日常各项活动及所患疾病临床发作的时间,供分析时参考。

(二)动态脑电图的适应证

为了证实癫痫痫性发作和发作性神经功能缺失,确定假性癫痫痫性发作类型,癫痫灶定位,观察药物疗效,癫痫预后判断及与其他发作性疾病的鉴别,需要进行动态脑电图检查。

(三)异常动态脑电图表现

(1)慢波:包括间歇性和连续性慢波。

(2)局灶性慢波:常提示该部位的局灶性损害。

(3)广泛性慢波:出现于癫痫发作后期,代谢改变和药物影响等。

(4)癫痫性放电的特征改变:发作期的棘波,棘-慢综合波。

(5)爆发性节律。

(6)周期性的节律改变。

(7)两侧半球或脑叶间波形不对称。

(四)动态脑电图的优势与不足

1.优势

(1)脑电图属于脑功能状态的检测。

(2)动态脑电图是 CT、磁共振成像(MRI)解剖结构观察的补充。

(3)提供了癫痫患者痫性放电的直接证据。

(4)某种程度上是诊断癫痫的唯一技术手段。

(5)检查费用低、可以重复检查。

(6)患者可以携带检查装置,随便走动,不影响日常活动。

2.不足

(1)存在着电极接触不良、电压不稳引起的伪差。

(2)咬牙、吞咽,咳嗽、肢体活动等引起的伪差。

(3)易受机体状态和药物的影响。

(4)受采集脑电图时间段的限制。

(五)动态脑电图检查的临床意义

1.对癫痫检测的阳性率高于常规脑电图

动态脑电图检查诊断癫痫的作用非常重要。在常规脑电图检查正常的癫痫患者中,通过动态脑电图检查,发现痫样放电的概率大大提高。

2.鉴别假性癫痫

许多发作性意识丧失疾病的表现与癫痫相类似,但发病机制不同。动态脑电图可用于晕厥和癫痫的鉴别。文献报道通过动态脑电图检查仅有 1%～5%表现晕厥的患者有痫性放电。

3.术前癫痫患者的评估

对于局灶性癫痫和顽固性癫痫需要考虑手术切除病灶的患者。术前进行动态脑电图等监测,可进一步确定痫性发作病灶的局限性和痫性放电的顽固性,为手术切除范围提供的参考依据。

4.新生儿的痫性发作监测

由于窒息引起的新生儿癫痫发作和亚临床癫痫发作在临床上十分常见,据报道动态监测 25 例,发现痫性放电 20 例,其中 11 例有临床发作,痫性放电多发生在出生后 5 天,动态脑电图监测可为早期诊断提供帮助。

5.发作性睡病与癫痫

发作性睡病是一种快速眼动睡眠障碍的原发病,表现为不可抗拒的睡眠、猝倒症,入睡前幻觉及睡眠瘫痪。发作性睡病的猝倒发作易与失张力性癫痫发作相混淆,50%的发作性睡病有持续几秒钟到10分钟的自动症和遗忘,事后不能回忆,易误诊为复杂部分性发作。动态脑电图监测对鉴别诊断极有帮助,发作性睡病在白天的睡眠中,甚至只持续 10 分钟的睡眠,也有快速眼动睡眠出现,而癫痫患者的快速眼动睡眠期,多在睡眠后 90 分钟才会出现。

6.梦游症与癫痫

梦游症是一种非快速眼动睡眠紊乱,典型表现是开始睡眠后的1~2小时患者突然坐起,表情淡漠,双目无神,稍后出现一些复杂,似有目的的反复活动,如起床、进食、走步,持续10~30分钟,然后又入睡,事后不能回忆。有时与复杂部分性发作相似,动态脑电图检查梦游症在睡眠第3或4期能被唤醒。脑电图为超同步、单节律。而癫痫患者则在脑电图上有痫性放电。

7.夜惊与癫痫

夜惊多发于儿童,表现为睡眠中异常惊醒、叫喊,表现惊恐不安、意识模糊。如当时促其觉醒,部分患者能说出梦到令人恐怖的活动情节,第2天患者常常不能对夜间发生的行为进行回忆,精神刺激、过度疲劳、极度兴奋常可诱发,是一种发生在非快速动眼睡眠中的睡眠紊乱。动态脑电图检查夜惊发生在睡眠阶段的3~4期,主要表现为普遍和局部的阵发性慢波,棘-慢、尖-慢综合波。

(六)动态脑电图

判定需要注意的问题异常脑电图仅说明一种脑功能状态。一种异常脑电图可见于多种疾病,故脑电图不能作病因诊断。脑电图反映的是神经元受损后电位变化,不能显示病变本身,所以定位范围较解剖、CT或MRI范围大。但脑电图目前仍为其他方法不能代替的最敏感的脑功能监测方法。脑电图在癫痫的诊断中具有特殊重要作用。晕厥、短暂性脑缺血发作、癔症性发作、猝倒症、发作性睡病和过度换气综合征等许多临床上的发作性疾病,需要通过动态脑电图的检查加以鉴别。以上疾病在神经功能丧失的表现上有与癫痫相似的表现,但致病原因不同,没有大脑皮质神经元的异常放电,因而脑电图在鉴别诊断上有不可取代的特殊作用。脑电图反映了大脑功能状态,提供了痫性发作时脑功能异常的直接证据,是CT、MRI等影像技术所不能比拟的,这也是动态脑电图与其他检查技术比较的优势所在。

四、视频脑电图

(一)概述

1936年脑电图开始用于临床,但脑电图是一种非线形、随机信号,时刻都不一样,异常信号也不是时刻都能记录到。随着计算机技术和信息处理技术的发展,脑电图记录技术又有了新的发展,其目标是最大限度提高发现异常脑电现象的机会。录像脑电图(又称视频脑电图)就是在常规记录技术基础上发展起来的、临床常用的脑电图记录技术。经过二十余年的发展,这项技术发展到了现在的全数字化技术时代。视频脑电图不仅可以长时间地描记脑电图,而且具有临床发作表现录像,故更有利于癫痫的诊断和鉴别诊断。Kolar对66例患者进行视-听脑电图监测,23例可确诊为癫痫,17例确诊为假性癫痫发作,53例由于脑电图的结果而修改了临床诊断和治疗意见。

(二)检查方法

用摄像机对准患者的面部和全身,患者可以卧床休息,坐在椅子上吃饭、读书、闲谈,以便发作时记录下任何部位的抽搐动作,用贴在头上的电极记录患者的脑电,这样患者发作时的面部情况,抽搐的形象及发作时的脑电图便可以通过一个画面,同时显示在显示器上,并且可以存储在硬盘和光盘上,脑电图和人像可以随机回放(可以很容易选定回放任何时刻的记录)。供专业人员反复研究,以找到诊断和处理所需的答案,以便对癫痫的诊断,分类、致病灶定位做出正确的结论和正确的处理方法。

(三)视频脑电图分析

视频脑电图最主要作用是对癫痫的诊断和鉴别诊断。癫痫有发作期和发作间期,有时两者脑电图是不一样的。癫痫发作间期常见的癫痫证据是癫痫样波,如棘(尖)波、棘(尖)-慢复合波等。发作间期与发作期脑电图有时相同,如肌阵挛发作,发作间期和发作期都可能表现为多棘-慢复合波。发作间期和发作期脑电图也可能表现完全不一样,如强直性发作,发作间期可能有或没有癫痫样波,而发作期主要表现为电压抑制或波幅逐渐增高的快波。婴儿痉挛症发作期间的脑电图特点为高峰节律紊乱,发作期则表现为大慢波,高峰节律紊乱消失;有的患者,发作间期脑电图记录不到异常现象,只有记录到发作期才能确诊。用视频脑电图鉴别发作性疾病是否为癫痫发作,主要是看发作时脑电图与发作前后的背景是否不同。另外还要全面分析、密切结合患者的临床表现,并排除夜惊等疾病。

(四)视频脑电图对癫痫诊断和鉴别诊断的价值及意义

1.提高发现癫痫样放电的阳性率

由于癫痫发作具有突发性、间歇性,因此目前常规脑电图描记30分钟的阳性率仅达30%左右,再加上睡眠描记,阳性率可增加至50%以上。视频脑电图可以长时间描记,使痫样放电阳性率提高到95%以上。并且可捕捉到临床发作时的痫样放电,有学者报道夜间额叶发作23例,清醒常规脑电图检查均为阴性;剥夺睡眠后白天作视频脑电图检查阳性率增至52.2%;而夜间视频脑电图记录阳性率为87%。

2.区别非癫痫发作与癫痫发作

非癫痫发作在人群中占5%～20%,非癫痫发作中有相当部分患者被错误诊断为"难治性癫痫"。非癫痫发作与癫痫发作的鉴别要点是非癫痫发作的发作期同步脑电图阴性,发作后症状少见。

3.帮助确定癫痫发作类型,识别轻微发作

视频脑电图更有利于认识和区别癫痫发作的类型,特别对新生儿发作,婴儿期癫痫发作,额颞叶癫痫、失神发作等,视频脑电图的应用更具有重要意义。部分患者在出现脑电癫痫样放电时,临床可表现出轻微的、和正常行为难以鉴别的发作性症状,通过视频脑电图也可识别,如一过性认知损伤,表现谈话或阅读中断、反应迟钝等。上述表现如与癫痫样放电重复同步出现,可看作是一种轻微发作。

(1)婴儿期癫痫:婴儿期癫痫发作在识别和分类上都比较困难,视频脑电图监测同步分析有助于婴儿癫痫发作的准确观察与分类。有学者报道婴儿癫痫76例,296例次发作期视频脑电图,观察临床发作类型,痉挛发作占24%,阵挛性发作占20%,强直性发作占17%,运动不能占20%,其余为肌阵挛发作和失张力性发作。临床表现为全身性发作的51例中19例脑电图上以局灶放电开始,占37%。国内有学者报道45例婴儿106次癫痫发作的视频脑电图结果,全身性发作的21例中全身性粗大肌阵挛发作8例,共32次,散发游走性肌阵挛发作3例,而不能分类的发作3例,共5次。

(2)额叶癫痫:患者表现为短暂的意识障碍,躯干的扭动和四肢的不规则动作,伴固定模式的叫喊,同时脑电图表现为一侧或双侧额部的爆发性活动,如爆发性快波节律、爆发性慢波节律、爆发性棘波、尖波或棘-慢波综合。

(3)失神发作:失神发作通过视频脑电图检查可进一步分型,如单纯性失神、失神伴眼肌阵挛、失神伴面肌阵挛、失神伴失张力、失神伴强直发作、失神伴自动症、失神伴全身性肌阵挛、失神伴大发作等。

(4)癫痫持续状态:癫痫患者如出现发作频率显著增加或不能解释的意识朦胧、萎靡不振、痴呆或共济失调症状、应警惕癫痫持续状态的发生并及时进行视频脑电图检查以确诊。

4.修正癫痫的诊断和提高疗效

癫痫诊断有时不是一次就能确诊并进行分类。治疗效果不好或出现新的临床表现时,应重新检查诊断和分类是否准确。通过视频脑电图检查,能明确癫痫灶的部位,癫痫发作控制率可得到提高。

5.癫痫患者手术前准备(癫痫发作的准确分类和定位)

对于经过系统正规抗癫痫药物治疗仍然不能控制发作的难治性癫痫患者,可试用手术治疗。手术治疗成功与否的关键是癫痫电生理定位是否准确。手术治疗癫痫,不是简单的病灶切除,因为有时并没有解剖上的病灶;有解剖上的病灶,也不一定与电生理病灶完全一致。癫痫发作分类和定位难以确定时,一般要在视频脑电图帮助下诱发患者 10 次左右有特征性的癫痫发作,有时还要用硬膜下电极或其他脑深部电极帮助分类和定位,再确定是否合适手术及合适什么样的手术方式。

(李　宁)

第三节　肌电图检查

一、肌电图检查基础知识

神经肌肉检查是检查周围神经系统功能状态的主要手段,包括神经传导和针电极肌电图,是对周围神经系统病变诊断的两项最基本的神经电生理检查。由于全身有很多的肌肉和神经,而来做检查的患者的临床表现也各异,因此,对于每一个来做检查的患者,没有一个固定的模式,而需要个体化。

为了使检查结果更加准确和可靠,在检查前应该先进行病史收集和常规神经系统专科检查,取得初步诊断和鉴别诊断,以制订出对此患者有针对性的检查计划。

神经电生理检查的范围主要是周围神经系统,包括周围神经系统的每一个环节,即原发性运动神经元如脊髓前角细胞,原发性感觉神经元如后根神经节、脊神经根、神经丛、周围神经、神经肌肉接头和肌肉本身。其检查的目的主要是确定神经和肌肉损害的部位、性质和范围,为神经和肌肉病变提供更多的有关损害的电生理损害类型、损害程度、病程和预后等方面的信息,从而使临床医师对周围神经系统疾病的诊断和治疗更有目的性。

神经肌肉检查主要有以下几种基本方法:①用表面电极或针电极记录在神经干受到刺激时神经或肌肉产生的电活动,也即神经传导速度检查;②通过针电极记录肌肉在放松时产生的自发电位,以及肌肉在主动收缩时运动单位电位变化,即针电极肌电图检查;③一些特殊检查,包括 H 反射、F 波、瞬目反射、重复电刺激、单纤维肌电图等。

神经传导速度检查有三种基本类型:即运动神经传导检查、感觉神经传导检查和混合神经传导检查。它们各自被用来评价从刺激点到记录点之间运动、感觉和混合神经轴索和髓鞘的功能状态,包括脊髓前角细胞、后根神经节及远端周围神经。感觉神经和混合神经传导检查是将刺激点和记录点都放在同一条神经的不同部位上,它记录的是感觉神经电位。运动神经传导则是通过记录混合肌肉动作电位来间接评价运动神经的功能状态,这主要是由于运动神经和肌肉之间存在有神经肌肉接头。

针电极肌电图检查不能评价周围神经系统中的感觉部分,但它和运动神经传导速度检查一起可以评价运动单位的功能状态,它对因轴索变性引起的改变比较敏感,而对脱髓鞘改变并不很敏感。而那些特殊检查主要是用来评价脑神经、周围神经近端部分和神经肌肉接头等部位病变。

不论是运动神经传导检查还是针电极肌电图及其他特殊检查,其最终的记录部位都在肌肉上,因此,对肌肉选择都非常重要。而要找到一块良好的肌肉必须具备下列条件:①其解剖位置在体表比较好确定。而有些肌肉如拇短展肌和小指展肌被夹在几块肌肉之间,其位置比较难确定,如果掌握不准确,就会扎到其他肌肉上,而当其被激活时,也会受到其他肌肉的影响,因此,在检查时,要特别考虑到此因素。斜方肌虽然位置比较容易确定,但由于它比较大,表面电极仅能记录其被激活的某一部分,其结果重复性差。②位置比较浅表:一些位置很深的肌肉用表面电极记录时比较困难,需要用针电极来记录,所以,通常选位置比较浅表的肌肉作为记录肌肉。③受单一神经支配,而且在其神经行程上很容易被电刺激而激活。

(一)肌电图检查者的要求

一般来说到肌电图室做检查的患者大多数是由于下列原因:颈部和上肢痛,腰背和腿痛,手足麻木、疼痛,肢体麻木、无力,肌肉萎缩,或可疑单发性周围神经病如腕管综合征、肘管综合征和腓总神经损害;可疑周围神经病变如糖尿病等内科疾病引起的周围神经损害;骨折或其他外伤后可疑神经损伤等。

医师让患者来做肌电图有下列几种目的:第一种是临床诊断不能确定,需要肌电图来协助诊断,这种患者最多;第二种是医师要掌握神经损害类型和损害的程度,以协助诊断及查找病因,并了解其预后;第三种是观察治疗后神经和肌肉恢复情况;第四种是确定神经具体损害部位,以为手术或进一步影像学检查提供依据。

要达到上述目的,首先需要肌电图检查者非常准确、严格和规范的操作,以取得第一手资料。而要准确的取得这些资料,需要检查者一定要对神经和肌肉解剖生理全面了解,有丰富的神经电生理检查经验,并且要掌握神经和肌肉损害后出现的临床表现和推测可能出现的神经电生理异常,最后结合患者的临床表现,做出正确的诊断。

通常在进行检查以前,检查者必须充分了解患者病史,然后进行有针对性的神经系统查体,尤其是对周围神经和肌肉进行检查,以对患者诊断有一个大概估计。在检查时,要注重根据患者主诉来重点检查,而不能对所有的患者都遵循某一特定模式,也就是说对某些患者检查一定要个体化,要计划出对患者应做哪些神经和肌肉检查,以期达到最后的目的。例如,对于表现为肢体无力的患者来说,一定要仔细检查无力肌肉的分布范围,有没有伴随肌肉萎缩,反射异常和感觉异常,要先大概确定病变是局限在某个神经根上,还是某条周围神经上,还是和神经分布没有关系,然后再来决定肌电图所要检查的神经和肌肉。

(二)肌电图检查过程一般要求

神经电生理检查实验室里要求噪声低,光线暗,安静舒适,不要让患者产生恐惧感。房间要远离电源,肌电图机器电源插头最好用单一的,不要和其他机器插在一起。

在检查之前检查者要给患者解释该检查的过程,目的,有无疼痛,需要患者做哪些配合。检查时,要求患者充分放松,最好躺下,充分暴露所检查的肢体,检查有些神经或肌肉时,要求患者采取特殊的体位。

另外,检查时的室温和肢体温度是检查结果准确的一个首要前提,室温太低,会造成患者皮肤温度太低,测出结果不可靠,通常室温最好保持在 28～30 ℃,而患者的肢体温度最好保持在 32 ℃以上,如果温度太低,可用暖灯或热水浸泡肢体以升高皮肤温度。如果患者皮肤表面很脏,则首先要清洗皮肤以降低阻抗。

在神经传导检查时,距离也是一个非常重要的因素,各个实验室应该有自己固定的距离。对于有条件的实验室,最好能够按照自己实验室的条件,即固定的机器,同样的室温,固定的测量距离,建立自己实验室正常参考值。

运动神经传导检查,可用针或表面电极记录,而感觉神经传导检查,可用环状电极记录。针电极肌电图检查可用同芯针电极或单极针电极记录。通常,一根针经过严格消毒后可连续使用,但对于人类免疫缺陷病毒(HIV)或乙肝表面抗原阳性者应用一次性针。检查时,没有特定模式,通常根据患者主诉和医师诊断可检查某个单肢或双上肢或一侧肢体,必要时和对侧对比,或根据患者特殊情况来个体化检查。一般来说,每个患者都应该常规做神经传导检查和针电极肌电图检查。但如果患者有凝血机制障碍或近期使用过抗凝药物,一般不做针电极肌电图检查。

(三)检查方法及注意事项

1.检查方法

肌电图检查一般分三步:①观察肌肉安静状态下针电极插入肌肉的瞬间所产生的电活动,针电极不移动时的电活动;②肌肉随意轻度收缩时所记录的运动单位动作电位;③肌肉最大用力收缩时记录的运动单位动作电位的募集现象。

2.适应证

肌电图主要适用于下运动神经元疾病和肌肉疾病,即前角细胞及其以下的周围神经、神经肌肉接头和各种肌纤维病变的诊断及鉴别诊断。

3.禁忌证

(1)对接受抗凝治疗、血友病、血小板减少症等,血小板计数低于 2×10^9/L 有出血倾向者不宜做肌电图,以防止引起出血。

(2)易患反复性、系统性感染者,如对有心脏瓣膜疾病,或安装人工瓣膜的患者,针电极检查后,有导致心内膜炎的风险,应避免做肌电图。

4.注意事项

(1)对正常人肌电图检查后 2 小时,一般不会引起肌酸激酶明显升高,但在 6 小时后比检查前升高 1.5 倍,常 48 小时后恢复正常。因此,血清酶学检查应在肌电图检查前进行,以便有利于对容易引起血清酶升高的疾病进行鉴别。

(2)针极肌电图检查容易引起肌肉损伤,并出现局部炎症反应。所以,肌电图检查后,不能在针电极插入的部位进行肌肉活检,否则容易影响病理结果。

(四)正常肌电图表现

1.肌肉完全松弛状态下的肌电图

(1)插入电位:插入电位是在肌肉完全松弛状态下,针电极插入肌肉内的瞬间或在肌肉内移动时,由于针的机械刺激,导致肌纤维去极化,而产生的短暂电活动所形成的电位。在扬声器上可听到短暂清脆的声响。用慢速扫描可以记录到电位的持续状态,一般持续 300 毫秒左右。

(2)静息电位:静息电位是肌肉完全松弛状态下记录的电位。其在肌电图上的表现为一条直线,无电位的活动。

(3)终板活动:终板活动是针电极插入肌纤维的终板区所记录到的电位,常伴有疼痛,移动针电极后疼痛消失。终板活动主要有两种成分。①终板噪声:其波形多为单相负波,时限多在 $1\sim2$ 毫秒,波幅较低,一般为 $10\sim50\ \mu V$。在扬声器上可听到"海啸"样声响。②终板棘波:是针极插入末梢神经记录到的自发电位。其波形双相,但第一相为负相,时限为 $3\sim4$ 毫秒,波幅较高,多为 $100\sim200\ \mu V$。

2.肌肉轻度收缩状态下的肌电图

肌肉轻度收缩状态下记录到的是一个运动神经元所支配的一群肌纤维兴奋产生的电位,称运动单位动作电位。波形多为 $2\sim3$ 相,五相以上(包括五相)为多相,多相电位一般不超过15%,但胫骨前肌和三角肌可较多;其时限常在 $5\sim15$ 毫秒;波幅可在 $100\ \mu V$ 至数千毫伏范围内。但由于年龄的不同,运动单位动作电位的时限常有差异,年龄越大,其时限越宽。另外,不同部位的肌肉,其运动单位动作电位的时限和波幅也常不同。如面部的肌肉时限短、波幅低,四肢肌肉的时限长、波幅高。为了准确评定运动单位动作电位的波形、时限和波幅,常需每块肌肉测定20个以上的运动单位动作电位各项参数的平均值作为正常参考值的标准。

3.肌肉重度收缩状态下的肌电图

肌肉重度收缩时,几乎全部运动单位动作电位都参加了活动,运动单位动作电位重叠为干扰相,无法辨认单个运动单位动作电位。其波幅常在 $2\sim5\ mV$。

(五)异常肌电图表现及临床意义

1.肌肉完全松弛状态下的异常肌电图

(1)插入电位的异常:针电极插入肌肉后出现电位的排放,针电极活动停止后电位并不立即消失,但其频率、数量逐渐减少以致慢慢消失,持续时间>300毫秒,移动针电极后又再出现,表示插入电位延长。插入电位可由纤颤电位、正锐波、正常运动单位动作电位及其他短时限低电压电位组成。在扬声器上可听到暴雨般的"沙沙"声。多见于周围神经损伤、多发性肌炎等。但严重的肌肉萎缩、肌纤维化和脂肪组织浸润时,插入电位减少或消失。

(2)肌强直性放电:肌强直性放电是一种特殊形式的插入电位延长,在自主收缩或受机械刺激之后突然出现的高频放电,放电频率 $25\sim100$ 次/秒,甚至高达 $100\sim150$ 次/秒,其波形和频率逐渐增至最大值后又逐渐递减,其持续时间为几秒至几分钟不等。电位时限短于 3 毫秒,波幅低于 $300\ \mu V$。在扬声器上可听到类似于"轰炸机俯冲"的声音。此种电位多见于先天性肌强直症、先天性副肌强直症、强直性肌营养不良症、高血钾型周期性瘫痪等。

(3)纤颤电位:其波形多为双相,起始为正相,时限 $1\sim5$ 毫秒,波幅常在 $20\sim200\ \mu V$ 以下。在扬声器上可听到似雨点打在薄铁片上的不规则"嗒嗒"声。纤颤电位是单个或几个肌纤维的异常电活动。肌肉纤颤除舌肌外,其他部位的肌肉往往在肉眼尚不能观察到时肌电图已可以显示。因此,对临床有很大的价值。当肌肉失去神经支配时,或在神经损伤后 $2\sim3$ 周出现纤颤电位。病变越接近末端神经,纤颤电位出现越早。但在许多肌肉疾病时,也可出现纤颤电位。因此,纤颤电位只代表肌膜兴奋性的异常,不能认为是神经损害的肯定指征。

(4)正锐波:其波形呈双相,开始为一正相峰值的锐波,之后紧跟时限较宽、波幅较低的负向波,形状似"V"字形;时限为 $5\sim100$ 毫秒,一般为 $10\sim30$ 毫秒;波幅多为 $50\sim200\ \mu V$,但也有达 $2\ 000\ \mu V$ 者。在扬声器上可听到粗钝的"嗒嗒"声。正锐波和纤颤电位一样,既可见于神经源性疾病,也可见于肌源性疾病。

(5)束颤电位:束颤电位可为单纯性束颤电位,也可为复合性束颤电位。单纯性束颤电位多在四相以下,时限常在2~10毫秒间,波幅多小于2 000 μV。复合性束颤电位波形为多相,时限常在5~30毫秒,波幅多小于1 500 μV。束颤电位可见于运动神经元疾病、脊髓炎、脊髓空洞症及周围神经病等,但在正常人有时也可出现束颤电位。

(6)肌颤搐电位:肌颤搐电位是同一运动单位复合的重复放电,在皮肤上出现似蠕虫样爬动。肌电图上表现为相同运动单位以每秒40~60 Hz频率、0.1~10秒间隔重复规律地发放的电位。常见于周围神经损害等。

(7)复合重复放电:复合重复放电是成群的肌纤维自发性同步放电,波形多相,常为3~10个棘波成分,波幅50 μV~1 mV,时限50~100毫秒,频率每秒3~100 Hz,突然开始,以相同的频率持续短暂的时间后,又突然停止。在扬声器上的声音类似"机关枪"的声音。可见于进行性肌营养不良症、脊髓性肌萎缩及遗传性运动感觉神经病等。

(8)痛性痉挛电位:痛性痉挛电位是与肌肉痛性痉挛相关的电位,当出现痛性痉挛时出现,痛性痉挛消失时,电位停止。电位呈快速发放,频率为每秒40~60 Hz,并发出"噼噼啪啪"的声响。可见于正常人,也可见于慢性神经源性肌萎缩等。

2.肌肉轻度收缩时的异常肌电图

其运动单位动作电位波形复杂,多相波增多,多超过20%;时限增宽或缩短,其平均时限多高于或低于正常值的20%;波幅增高或降低,但波幅的变异很大,常常大于或低于正常平均波幅的75%。运动单位动作电位多相波增多、时限增宽、波幅升高,多见于神经源性疾病;相反,多相波增多、时限缩短、波幅降低,多见于肌源性疾病。

3.肌肉重度收缩时的异常肌电图

表现为运动单位动作电位重叠但不完全连续的混合相、运动单位动作电位互相不重叠的单纯相,或运动单位动作电位峰值降低的病理性干扰相。单纯相或混合相多见于神经源性损害;病理性干扰相多见于肌源性疾病。

(六)肌电图的临床应用

在临床上,由于疾病的发生有急性和慢性、损害的程度有轻度和重度、病后的时间有早期和晚期、损害的范围有局限性和广泛性等不同,肌电图的表现也多种多样。

1.典型的神经源性异常肌电图

(1)插入电位延长,常有纤颤、正相等自发电位。

(2)运动单位动作电位多相波增多,时限增宽,波幅增高。

(3)运动单位动作电位的募集现象呈单纯相或混合相,峰值升高。

(4)神经传导速度可减慢,也可正常。临床上常见于脊髓前角、神经根、周围神经损害等疾病。

2.典型的肌源性异常肌电图

(1)插入电位多正常,自发电位较少,但在肌强直症患者有大量的肌强直电位,在肌炎的急性期常有大量的自发电位。

(2)运动单位动作电位的时限缩短,波幅降低,多相波增多。

(3)运动单位动作电位的募集现象常呈病理性干扰相,峰值降低。

(4)运动传导速度正常。临床上常见于肌源性疾病,如肌营养不良症、肌强直症、多发性肌炎等。

二、神经传导检查

(一)运动神经传导

运动神经传导研究的是运动单位的功能和整合性。通过对运动传导的研究可以评估运动神经轴索、神经-肌肉接头及肌肉的功能状态,并为进一步针电极肌电图检查提供准确的信息。

1.复合肌肉动作电位指标

(1)潜伏期:是指从刺激伪迹开始到肌肉动作电位负相波(向上的波)偏离基线起点之间的时间。潜伏期通常用毫秒来表示,它反映了神经轴索中快传导纤维到达肌肉的时间。通常把远端刺激点到引起混合肌肉动作电位之间的时间称为末端潜伏期,这在临床上对于脱髓鞘疾病的判断非常重要。

(2)波幅:是指从基线到负相波波幅间的距离。波幅一般用毫伏来表示,它反映了参与混合神经肌肉动作电位的肌纤维的数量。当肌肉萎缩明显时或轴索丢失时会出现波幅减低,但有些低波幅也和脱髓鞘引起的传导阻滞及神经-肌肉接头病变和肌源性损害有关。当远近端刺激肌肉动作电位波幅下降超过 50% 时,说明此两点之间有神经传导阻滞。

(3)面积:是指从基线开始到负相波区域的面积,它同样反映了参与肌肉动作电位肌纤维的数量。

(4)时程:通常是指从肌肉动作电位偏离基线开始到再次回到基线的时间,它反映了每个单个肌纤维能否在同一时间内几乎同时放电。脱髓鞘疾病时,由于神经干内每个神经纤维传导速度不一样,导致每个肌纤维不能在同一时间内被兴奋,会出现时程延长。

(5)传导速度:反映的是神经干中快和粗的神经纤维的生理状态,而参与混合肌肉动作电位的面积和波幅的慢传导纤维并没有反映在传导速度和潜伏期里。采用近端潜伏期减去远端潜伏期,再测量出两个刺激点之间的距离,就可以计算出神经传导速度,应注意两个刺激点之间的距离最好不要小于 10 cm。计算公式为:近、远端刺激点距离/近、远端潜伏期时差,用 m/s 来表示。

2.临床应用

运动神经传导是通过研究混合肌肉动作电位来评价周围神经的功能状态,由于神经传导速度反映的是神经干中快和粗的神经纤维的功能状态,对于周围神经的临床诊断和损伤程度的评价非常重要。对有些神经病变在其临床表现尚未明显之前即可以发现其亚临床改变,如遗传性周围神经病、糖尿病早期神经病变。对于缺血、嵌压引起的周围神经局部损害,可以通过运动神经传导检查寻找局部节段性脱髓鞘来明确损害部位。此外,运动神经传导检查可以鉴别周围神经病变、神经-肌肉接头病变和肌肉病变。

通常情况下,神经脱髓鞘和轴索损伤经常是重叠的,在神经传导速度测定的结果上,主要有以下 3 种情况:①波幅明显下降而潜伏期正常或接近正常;②波幅正常而有明显的潜伏期延长;③无反应。

(1)脱髓鞘病变:髓鞘是神经传导的基本物质,髓鞘脱失,就会出现神经传导减慢、波形离散或传导阻滞。脱髓鞘病变的典型运动神经传导改变为末端潜伏期延长、神经传导阻滞和神经传导速度减慢,尤其是当神经传导速度减慢非常明显时,如上肢传导速度小于 35 m/s,下肢传导速度小于 30 m/s,提示可能存在遗传性周围神经病。事实上,如果波幅保持正常的一半以上,而传导速度下降到不足正常均值的 50%～60%,提示是脱髓鞘病变。运动传导的减慢也可因脊髓前角细胞受损所致,运动传导速度下降到正常平均值的70%,而波幅则下降到不足正常值的10%。然而,不管波幅如何,如果传导速度下降到不足正常平均值的60%,就提示存在周围神经病变。

(2)轴索病变:在神经传导检查中最常见。轴索病变的典型运动神经传导的改变则表现为肌肉动作电位波幅明显降低,传导速度和末端潜伏期正常或稍微延长。当损伤很严重时,才会出现传导速度的下降,但不低于正常值下限的75%;末端潜伏期可以轻度延长,但不高于正常值上限的130%。如果波幅下降到正常值的一半以上,即使传导速度下降到正常值的70%~80%,也可以没有脱髓鞘。

(3)传导阻滞:运动神经传导检查时,如果近端刺激的复合肌肉动作电位的波幅和面积较远端刺激下降大于50%,并且远端刺激复合肌肉动作电位的波幅大于正常值下限的20%和1 mV,同时近端刺激较远端刺激的复合肌肉动作电位的时程延长不超过30%,这种现象被称为神经传导阻滞。传导阻滞的存在提示近端刺激点和远端刺激点之间存在脱髓鞘病变。

(4)无反应:如果绝大多数神经纤维都不能通过病灶进行传导,就没有反应。这时应小心鉴别究竟是神经失用还是神经完全断伤,这对于处理和判断预后均十分重要。在受伤后的第4~7天,有可能两者远端的传导都还是正常的,但在受损第2周就不相同了。神经完全断伤的远端再也不能引起神经传导兴奋,这是顺向变性的结果,在神经失用时,连续追踪测定可以看到肌肉动作电位波幅的逐渐提高,这是日益修复的结果。

(二)感觉神经传导

感觉神经传导反映了冲动在神经干上的传导过程,它研究的是后根神经节和其后周围神经的功能状态。

1.感觉神经电位指标

(1)潜伏期:起始潜伏期是指从刺激伪迹处开始到电位偏离基线之间的时间,它代表了神经传导从刺激点到记录电极之间的传导时间。

(2)波幅:是指从基线到负相波波峰之间的距离,反映的是去极化感觉纤维的数量。感觉神经电位波幅通常很小,多为5~50 μV。

(3)传导速度:同运动神经传导速度不同,由于没有神经-肌肉接头的影响,所以感觉神经速度可以直接由刺激点到记录点之间的距离和潜伏期来计算,故感觉神经传导速度的测定只需要一个刺激点,即刺激点到记录点之间的距离除以潜伏期。感觉神经传导速度反映了快传导,有髓鞘感觉神经纤维传导速度比运动神经纤维传导速度快,并且其变化范围也比运动神经传导要大。

2.临床应用

(1)后根神经节病变:周围感觉神经来源于后根神经节,节内含双极细胞,其中枢支形成了感觉神经根,周围支形成了周围感觉神经。感觉神经根损害即使很严重,由于它位于后根神经节近端,所以仅影响中枢支,而后根神经节和周围感觉支则完好无损,感觉电位仍然正常。所以后根神经节近端任何部位损害均不影响感觉神经电位,而后根神经节以下及其远端周围神经任何部位损害均会产生异常感觉神经电位。因此,感觉神经电位对于鉴别后根神经节前和节后病变非常重要。

(2)发现早期的周围神经病变:对于早期比较轻微的远端轴索损害或轻度混合神经损害,感觉神经电位异常可能是神经电生理检查的唯一发现,如早期的腕管综合征。

(3)由于感觉神经纤维没有参与运动单位,所以可以用来鉴别周围神经病变、神经-肌肉接头病变及肌肉本身的病变。

（三）神经传导速度的影响因素

1.温度

感觉和运动神经传导速度均明显地受体温的影响。在 29～38 ℃，每上升 1 ℃，感觉传导速度可以增加 2.4 m/s，周围神经的潜伏期也会相应地缩短。因此传导速度的测定必须在温暖的实验室中进行，室温保持在 29～30 ℃。

2.不同神经和不同节段

不论感觉神经还是运动神经传导速度，下肢比上肢慢 7～10 m/s，远端比近端传导也慢。

3.年龄

到 3～5 岁时，神经传导速度就完全发育到成人水平。到了 60 岁时，传导速度下降 10%。

三、重复电刺激检查

重复电刺激是目前用来评价神经和肌肉接头之间功能状态的一项较有价值的神经电生理检查，近年来，其应用越来越广泛。它采用的是在连续刺激神经干后，观察该神经干所支配肌肉的动作电位波幅增减情况，来判断是否存在神经和肌肉接头之间病变。在了解神经肌肉接头病变之前，有必要先了解神经肌肉接头解剖和病理生理，以达到对检查结果的正确判断。

（一）重复电刺激记录方法

由于神经肌肉接头病变主要是影响近端肌肉，故此检查通常选用的是近端神经支配的肌肉，其异常率相对比较高。但由于近端肌肉在检查时比较难固定，技术操作上有一定的难度，往往由于肢体固定的不好而影响其结果准确性。远端神经支配的肌肉由于容易固定和操作，伪差小，患者比较容易接受，因此，也常被用来做重复电刺激，但其异常率低。

1.准备

检查前检查者要和患者讲清楚检查步骤以取得患者合作，让患者仰卧，全身放松，最好两个人来做此检查。

2.电极位置

电极摆放位置和运动神经传导检查一样，记录活动电极放在肌腹上，参考电极放在肌腱上。

3.具体操作

让患者充分放松，将被检查肢体固定好，以减少伪差，先选用单个超强刺激，以取得最大波幅肌肉动作电位，然后再选用连续刺激，刺激频率有高、低两种，通常连续刺激 6 或 10 次，但次数多时，患者会很痛。

4.选择神经

(1)远端肢体：尺神经，记录电极在小指展肌，参考电极在小指远端，腕部刺激。

(2)近端肢体：腋神经，记录电极在三角肌，参考电极在肩峰，欧勃氏点（Erb 点）点刺激。副神经，记录电极在斜方肌，参考电极在肩峰，Erb 点刺激。

(3)面部：面神经，记录电极放在刺激侧鼻旁肌，参考电极在刺激对侧鼻旁肌，乳突处刺激。

5.结果分析

主要观察第 1 个波和第 5 个波的波幅或面积比，看有无递减趋势。通常现在的机器都能自动计算，但观察波形变化也很重要，如果肌肉动作电位波幅下降大于 15%，则认为有神经和肌肉接头传递障碍。

(二)低频重复电刺激

在检查神经和肌肉接头病变时最常用。主要是对那些可疑突触后膜病变的患者,刺激频率为 3 Hz,连续刺激 6 次。由于刺激频率较低,患者比较容易耐受。在观察波形时,主要看基线是否稳定,波形是否一致和具有重复性。重症肌无力患者通常第 3 或第 4 个波的波幅最低,到第 5 和第 6 个波时波幅降低减慢,形成一个 V 字形改变。但如果患者放松时没有明显肌肉动作电位波幅下降,则需要让患者做肌肉大力运动即运动试验,使所检查肌肉运动 1～2 分钟,然后再分别观察活动后和 30 秒、1 分钟、2 分钟、3 分钟时肌肉动作电位波幅改变情况,通常在运动后 2～3 分钟会出现肌肉动作电位波幅明显下降。对于放松时已经有肌肉动作电位波幅下降的患者,肌肉活动只需要 10 秒,观察活动后和 1 分钟、2 分钟后肌肉动作电位波幅改变,通常活动后会立即出现已经下降肌肉动作电位波幅的回升即易化,而到 2 分钟后肌肉动作电位波幅又开始下降即消耗。

(三)高频重复电刺激

主要是对那些可疑突触前膜病变的患者。刺激频率为 20～50 Hz,当刺激 20～50 次后,动作电位波幅明显增高,异常者可增高达基线的 200%,但由于刺激频率很高,在实际操作中多数患者不能接受,所以,通常多选用疲劳实验。

(四)疲劳试验

高频重复电刺激时,由于刺激频率太快,患者会感到很疼,很难配合,也就很难取得准确的结果。而疲劳试验是让患者在短时间如 10 秒内肌肉持续收缩,而这种肌肉在持续收缩时,其运动单位发放频率是 30～50 Hz,这种频率和高频重复电刺激基本一致,所以,疲劳试验就好像是给患者做高频重复电刺激,但由于它无痛,操作简单,患者容易接受,在临床上很常用。可用于下列两种情况,一种是常规运动神经传导动作电位波幅明显很低时,要做疲劳试验,见于突触前膜病变如肌无力综合征者,休息时动作电位波幅很低,但在短暂(10 秒)大力运动后,使已经很低的终板电位提高到阈值上,使得肌肉产生的动作电位波幅明显增高,甚至于比大力运动前动作电位增高 200%,这也是肌无力综合征患者为什么在临床上经过活动后肌无力症状反而减轻的原因。另一种是突触后膜病变如重症肌无力时,当常规重复电刺激,已经出现波幅递减情况时,在短暂(10 秒)大力运动后,可出现疲劳试验后动作电位波幅立即增高,而几分钟后动作电位波幅逐渐减低(图 3-23)。

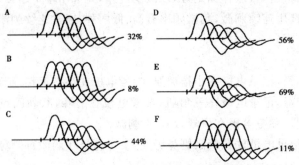

图 3-23　重症肌无力患者于疲劳试验后的易化和消耗示意图

A.休息时肌肉动作电位波幅下降;B.疲劳试验后的易化现象:即肌肉大力收缩 10 秒后肌肉动作电位波幅回升;C~E.大力收缩 1 分钟后肌肉动作电位波幅下降逐渐明显;F.大力收缩 10 秒后,已经下降很明显的肌肉动作电位波幅又逐渐恢复至接近正常

重复电刺激检查是诊断重症肌无力必不可少的一项检查,但由于具体操作时技术上的困难,往往出现假阳性,所以,在检查时,要特别注意技术上的问题。对于远端肌肉,由于患者比较容易放松,疼痛也较轻,因此,技术问题通常较少,但其诊断价值相对较低,而技术问题多出现在近端肌肉上。

(五)检查注意点

(1)检查前要给患者讲清楚该检查的目的和注意事项,以取得患者合作,最好在检查之前3～4 小时停用抗胆碱酯酶药物。

(2)检查时要充分暴露所要检查的肢体,必要时,要脱下衣服,可用胶布来固定好记录电极。另外,在刺激时,检查者要确保刺激电极不能滑动,如果刺激电极固定不好或患者没有完全放松,则检查出的动作电位波形就会不稳定,忽高忽低。

(3)检查时,先采用单个刺激,用超强刺激强度,当得到波幅最大动作电位之后,再开始用连续电刺激。

(4)尽量选择功能正常的神经所支配的肌肉,例如,在手上,如果患者有严重的腕管综合征时,则不要选择正中神经支配的拇短展肌,而选择功能正常的尺神经支配的小指展肌来做。

(5)要选择那些基线稳定,波形一致并且重复性好的波来判断结果,这样的结果将比较可靠。

(6)刺激面神经时,由于记录电极是放在鼻旁肌,记录出的波形很小,而且由于患者眨眼睛而出现动作伪迹,所以,在检查时,尽量让患者眼睛放松,轻微闭上。

(7)在检查时,要注意将患者肢体温度保持在 33 ℃,因为当温度降低时,动作电位波幅下降就会消失,出现假阴性,这是由于在温度降低时,胆碱酯酶活性也降低,这也就是为什么重症肌无力患者在温暖季节里症状会有所加重的原因。

(8)如果常规重复电刺激没有明显异常时,应该做疲劳试验。

四、针电极肌电图检查

狭义的肌电图(electromyography,EMG)是指以同心圆针插入肌肉中,收集针电极附近一组肌纤维的动作电位,以及在插入过程中、肌肉处于静息状态下,肌肉做不同程度随意收缩时的电活动。针电极肌电图(以下简称肌电图)和神经传导速度检查相结合,是对周围神经和肌肉病变的最主要的检查手段。神经传导速度研究的是运动和感觉神经的兴奋性,而肌电图研究的是运动单位的整合性,即检查整个运动系统,主要是下运动神经元,即周围神经、神经-肌肉接头和肌肉本身的功能状态。

肌电图是检查运动系统尤其是下运动神经元系统的功能状态,在检查前检查者应该充分了解患者病史,认真做好神经系统尤其是周围神经和肌肉功能检查,这样才能有目的地去检查某些神经和肌肉,既省时,又省力,而且也不加重患者的痛苦。另外,由于要将针插入患者的肌肉里,所以,首先要向患者解释清楚,以取得患者合作,同时要了解患者是否有皮肤出血情况,近期有无用过抗凝剂,有无传染病等病史。

检查时根据肌肉深浅部位选用长度不同的针。进针时,用左手将所要检查的肌肉局部皮肤绷紧,进针速度要快,将针扎到所检查肌肉的运动点上,即肌肉肌腹部位。一般来说,对于比较浅表的肌肉,位置比较好确定,多采用斜刺进针法。但对于位置比较深的肌肉,其定位相对困难,此时,多采用垂直进针法,并让患者做一些能够激活此肌肉的动作,来确定针是否扎在所要检查肌肉上。当针还没有进入肌肉之前,显示屏上比较安静,看不到电位,也听不到声响。当进入肌肉时,就会听到针插入时电位声响,同时在显示屏上也可以看到一阵短暂电位发放。通常检查时需要检查肌肉不同深度、不同部位多个点,但在每一次重新插入时,最好把针退到皮下,以减少进针给患者带来的痛苦。当要观察运动单位电位形状时,需要让患者做轻微肌肉收缩,一般检查者要给所检查肌肉适当抵抗力量,以了解患者用力情况。当患者收缩力量由小到大时,就会看到逐渐增多的运动单位电位发放。此时,要重点观察那些距离针电极很近的运动单位电位的形状,通常它们上升时间很短,声音听起来很清脆,而那些听起来声音很钝,很遥远,上升时间很长的运动单位电位则距离针电极很远,需要调整针电极。

对每一块需要检查的肌肉,通常分 4 个步骤来观察。①插入电活动:将记录针插入肌肉时所引起的电位变化。②放松时:观察肌肉在完全放松时是否有异常自发电活动。③轻收缩时:观察运动单位电位形状、时程、波幅和发放频率。④大力收缩时:观察运动单位电位募集类型。

(一)肌电图检查的适应证和禁忌证

1.适应证

脊髓前角细胞及前角细胞以下的病变均为 EMG 检测的适应证,即下运动神经元病变。

2.禁忌证

(1)有出血倾向者,如患血友病或血小板计数明显低下或出凝血时间不正常者等。

(2)对一过性菌血症患者进行 EMG 测定有可能在心脏瓣膜病患者中造成细菌性心内膜炎。

(3)如果乙肝表面抗体原阳性和人免疫缺陷病毒感染者,应使用一次性同心圆针极。

(4)晕针者。

(5)安装心脏起搏器者。

(二)观察指标的正常值及异常的临床意义

1.插入电位

当针插入电位时,正常会引起一阵短暂的电位发放,多在针停止移动后持续时间不超过 300 毫秒。当插入电活动持续时间大于 300 毫秒时,则为插入电位延长,可见于神经源性和肌源性损害。在有些情况下,插入电位减少,多见于严重的肌肉萎缩或肌肉纤维化而导致肌纤维数量明显减少,也可见于周期性瘫痪发作期。

2.自发电位

肌肉在放松时所出现的自发电活动,称为自发电位。检查者在观察自发电位时要重点观察它的形状、稳定性、发放频率,并且一定要注意听其特有的声音。

(1)正常自发电位:来自终板区的电位属于正常的自发电位,又叫终板电位。终板区通常在肌肉肌腹部位,如果在终板区针尖刺激到肌肉内的神经末梢时,将会出现低波幅终板噪音和高波幅终板棘波,两者可同时出现,也可单独出现。

(2)异常自发电位:在肌电图检查时,除外发生在终板区的自发电位,几乎所有的自发电位都属于异常电位。这些自发电活动可以出现于针插入肌肉时或针移动时,在肌肉非终板区找到两个以上的自发电位是肌电图检查最有价值的发现,一般见于失神经支配大约 2 周后的肌肉或肌源性损害。常见的肌纤维自发电位包括纤颤电位、正锐波、肌强直电位、复合重复发放、肌纤维颤搐。

3.运动单位电位

当观察肌肉放松时自发电位后,就需要让肌肉做轻收缩来观察肌肉轻收缩时运动单位电位的变化。分析运动单位变化时常用的参数有时程、波幅、上升时间、位相、转折、卫星电位及运动单位电位募集和发放类型。

(三)临床应用

1.宽时限、高波幅运动单位动作电位(MUAPs)

一般于轴索损伤后数月才可以出现,与神经纤维对失神经支配的肌纤维进行再生支配,导致单个运动单位的范围增大有关,是神经源性损害的典型表现。募集相往往较差,可出现单纯相。

2.短时限、低波幅 MUAPs

短时限、低波幅 MUAPs 是肌源性损害的典型表现。其时限短、波幅低的原因与肌纤维坏死后运动单位内有功能的肌纤维减少,运动单位变小有关。此时募集时出现早期募集现象,表现为病理干扰相。

五、特殊检查

常规的神经传导主要是研究相对远端的神经节段,刺激很少在肘和膝以上,也就是说对近端神经研究的很少,即使是 Erb 点刺激,由于技术上限制,也很难得到满意的结果。而特殊检查包括 F 波、H 反射(又叫迟发反应)等主要研究的是近端神经节段,它们对于检查脱髓鞘病变和周围神经病变时近端神经的功能状态具有重要的价值,而且也弥补了远端运动传导测定的不足,目前已成为各种周围神经病中广泛应用并且被认为是较有价值的测定方法。

(一)F 波

1.F 波的产生

F 波是神经干在超强刺激下,肌肉动作电位 M 波后出现的一个小的动作电位。F 波的命名是由英文字母 Foot 而来,因为最早它是在脚部肌肉上被记录出来。不论在上肢或下肢刺激时,如果将刺激点逐渐向近端移动,M 波潜伏时逐渐延长,而 F 波潜伏时逐渐缩短,这证明 F 波电兴奋是先离开肌肉记录电极而朝向脊髓,然后再由脊髓前角细胞返回到远端记录肌肉上来(图 3-24)。F 波实际上是一个小的肌肉动作电位,其环路不论是传入还是传出,都是纯运动纤维,它是由 1‰~5‰ 的逆行兴奋运动神经元发放,此环路没有突触,因此,它不是一个真正的反射,而在那些选择性损害感觉神经或感觉神经根的病变,F 波完全正常。正常时,F 波形状多变,可以在任何一条运动神经上诱发出,但在腓总神经上有时比较困难,F 波在睡眠或用镇静药的患者可能诱发不到。F 波通常在远端刺激比较容易得到,而近端刺激由于容易和肌肉混合动作电位重叠,所以,一般只采用远端刺激来诱发 F 波。

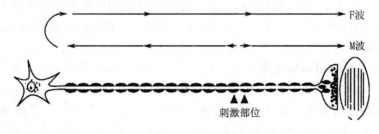

图 3-24　F 波环路

当神经在远端被刺激时,所刺激的神经顺向和反向同时去极化,顺向去极化则产生肌肉动作电位即 M 波,反向去极化时,冲动先反向传到脊髓前角细胞,然后再顺向沿着神经传导,并且经过远端刺激点,最后到达肌肉。

2.F 波潜伏时和波幅

F 波潜伏时和波形变化很大，不像直接从肌肉记录到的动作电位那样稳定。这是由于每次所兴奋的前角细胞数量不一样，而且神经传导快慢也不一样，大而快的运动纤维传导快，小而慢的运动纤维传导慢，所以，每次刺激所得到的 F 波潜伏时都不一样，最短和最长潜伏时之间相差几个毫秒。在一般检查时，通常选择连续刺激 10 次来观察 F 波，然后测量最短潜伏时，同时观察 F 波出现率，正常时其出现率平均为 79%。F 波潜伏时测量是从刺激伪迹开始到 F 波起始部，通常测量最短潜伏时。尽管 F 波通常是用来估价近端神经的功能状态，但实际上它也可以检查全部神经传导状态。如常规运动末端潜伏时延长时也可以造成 F 波潜伏时延长，周围神经病造成广泛的神经传导减慢时也可以出现 F 波潜伏时延长。此外，F 波潜伏时长短和神经的长度也就是说和身高有关，身高越高，肢体越长，则 F 波潜伏时就越长，所以，在检查 F 波时，要将这些因素考虑在内。

3.轴索反射

在记录 F 波时，经常可以记录到轴索反射，它通常出现在 M 波和 F 波之间，多于次强刺激时出现，常出现于再生的神经上。这是由于轴索近端发生侧支芽生来支配已经失去神经支配的肌纤维，当一个次强刺激引起这个分支兴奋，则这种冲动就逆行传导到分叉点，之后再传导回来，最后引起所支配肌纤维兴奋，就形成一个轴索反射，在每次刺激时它的潜伏时和波形基本一致，重叠性很好。当刺激增强时，就可以使两个分支同时发生兴奋，都有逆行冲动，这样两者就在分叉点相互碰撞和抵消，使得轴索反射消失。在测定 F 波时，需要用超强刺激，此时，一般的轴索电位都被碰撞抵消，所以，不能表现出来。轴索反射几乎全部是在神经源性损害的患者中出现，尤其是在一些慢性神经病和嵌压性神经病中多见，它的出现仅提示是慢性神经源性损害。

腓总神经在趾短伸肌记录得到的轴索反射，在 10 次刺激中，都可得到轴索反射，而其中只有两次得到 F 波，其出现落后于轴索反射。

4.F 波记录方法

F 波测定时，其电极摆放方法同常规运动神经传导检查一样，需要用超强刺激，患者充分放松。通常灵敏度放在每格 200 μV，扫描速度应为 5～10 ms/cm，在检查时，M 波被压缩在最前段，其后是 F 波。由于 F 波的出现前后相差几个毫秒，一般需要连续刺激 10～20 次，以测量F 波最短潜伏时、出现率和传导速度，如果未引出 F 波，则要看是否用了超强刺激，或是患者不能完全放松，可以让患者对侧手握拳，或咬牙等动作来使患者的检查侧手充分放松，以诱发出 F 波。

为胫神经连续 10 次刺激后得到的 F 波，第一个箭头代表为最短的 F 波潜伏时，它代表了最粗大和传导最快的纤维，第二个箭头代表了传导最慢的 F 波潜伏时，第四条和第十条线未引出 F 波，F 波的出现率是 80%。

5.用 F 波测定近端神经传导速度

中枢段潜伏时中枢传导潜伏时是 F 波和 M 波潜伏时之差，再除 2 就是中枢段即近端传导时间，它代表了由刺激点到脊髓及返回到刺激点的时间。

F-wCV＝D/(F-M-1)/2＝2D/F-M-1

D：为刺激点到棘突的距离，F 为 F 波潜伏时，M 为 M 波潜伏时，1 毫秒是冲动在脊髓前角细胞传导的时间。

6.F 波的临床应用

对大多数多发性神经病来说,F 波潜伏时可以正常或轻度延长,但在以神经根损害为主的病变时,F 波潜伏时则明显延长,如吉兰-巴雷综合征时,由于它是获得性脱髓鞘性多发性神经根神经病,脱髓鞘最早发生于神经根处,所以,在早期,当常规神经传导检查完全正常时,就会出现 F 波潜伏时延长或 F 波消失。尽管 F 波反映的是近端神经根的功能状态,但在实践中发现其实用价值是有限的,因为,F 波潜伏时延长只出现在支配所记录肌肉的神经根上,另外,如果神经根病变是以感觉根损害为主,则 F 波不会出现改变。此外,当肌肉动作电位波幅很低时,F 波也很难引出,因为 F 波波幅仅为 M 波波幅的 1‰,此时,并不意味着近端神经损害,而是由于轴索严重损害,使得 F 波太小,不易看出所导致。

(二)H 反射

H 反射是在 1918 年由 Hoffimann 首次发现。和 F 波不同,它是一个真正的反射,是用电生理方法刺激胫神经后,由Ⅰa 类感觉神经传入,经过突触,再由胫神经运动纤维传出,而导致它所支配的腓肠肌收缩。F 波几乎可以在所有的运动神经上引出,而 H 反射在新生儿到一岁的儿童期可以在很多周围神经上引出,但在成人仅能在胫神经上引出。和 F 波一样,它也反映了周围神经近端的功能状态,但两者传导通路是完全不同的。

1.H 反射记录方法

让患者俯卧位,两腿伸直,在小腿下面放一个垫子,使小腿充分放松,记录电极放在腓肠肌内侧和外侧头之间形成的三角形顶端,可让患者的脚用力向下蹬,此时,此三角形顶端就会明显显出,参考电极放在跟腱上,地线放在记录电极和刺激电极之间。机器设置应为:灵敏度是 200～500 μV,扫描速度为 10 ms/cm,重要的是刺激强度时程应为 1 毫秒。在腘窝处刺激胫神经,阴极朝向近端,从较低刺激强度开始。其实,H 反射最佳刺激强度是既最大限度兴奋了Ⅰa 类感觉传入纤维,又不同时兴奋运动纤维。然而,这种理想状态在实际操作中很难达到,在刺激过程中,如果出现了 M 波,就说明有一定运动纤维被兴奋了。在检查时,H 反射出现在 M 波后,开始时 H 反射波幅随着刺激强度增大而增加,但当 M 波出现,刺激强度再增大时,H 反射波幅反而减小,当强度继续增大,M 波波幅继续增大时,H 反射逐渐减小并消失,被 F 波取而代之。H 反射是一个正-负-正三向波,在检查时,通常连续做几个 H 反射,每次间隔 3～5 秒钟,选潜伏时最短的测量,其正常值和身高有关。通常要两侧对比,而且两侧刺激点到记录点距离要相等,如果两侧潜伏时差超过 1.5 毫秒即为异常。

2.H 反射临床应用

H 反射的存在与踝反射(骶 1 神经根)的存在与否有很大关系,也就是说如果临床上踝反射存在,则 H 反射也应该存在。然而,如果临床上踝反射消失,多数患者 H 反射消失,但有些患者 H 反射可以存在,潜伏时延长。在近端胫神经病、坐骨神经病、腰骶神经丛病和骶 1 神经根病变时,都可以出现 H 反射潜伏时延长。周围神经损害如糖尿病周围神经病变早期也可以出现H 反射潜伏时延长。

(三)瞬目反射

在临床上瞬目反射主要是用来估价面神经、三叉神经及延髓和脑桥的功能。此反射传入神经是三叉神经第一支分支眶上支,传出神经是面神经运动分支,其中枢传递途径尚不完全清楚。当刺激同侧三叉神经眶上支时,其冲动沿着三叉神经传入,到达脑桥内两侧三叉神经感觉主核和脊束核,在脑桥和延髓内经过一系列神经元内部之间传递,冲动最终到达同侧和对侧面神经核,再沿着两侧面神经传出。

传入神经是三叉神经第一支,传出神经是面神经运动支。R1是由三叉神经感觉主核和同侧面神经运动核之间单突触反射来完成,R2是由三叉神经脊束核和双侧面神经运动核之间多突触反射来完成。

1.反射弧

瞬目反射包含两个成分,即早发反应R1和迟发反应R2。当刺激同侧三叉神经第一支分支眶上支时,仅在刺激侧眼可以记录到R1波,而R2波在两眼都可记录到(图3-25)。R1波通常比较稳定,而且重复性比较好,在检查时临床上可无任何表现;R2波通常为多相波,并且波型多变,在检查时临床上可见有瞬目动作。早发反应R1波被认为是三叉神经感觉主核和同侧面神经核之间的一个单突触反射。而迟发反应R2波则被认为是脑干内三叉神经脊束核和面神经核之间的多个中间神经元多突触反射。因此,瞬目反射对于面神经病变来说,可以了解到全部面神经状态,而且R1比R2更直接和可靠,因为R2还受到脑干中间神经元和突触之间延迟等复杂因素的影响。

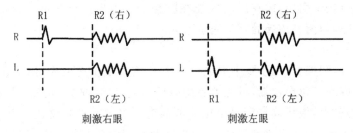

图3-25　正常瞬目反射图

2.记录方法

患者仰卧,眼睛睁开或轻微关闭,用两个导联同时记录,记录电极分别放在两侧眼轮匝肌下缘瞳孔正下方,参考电极放在记录电极外侧,两者距离2 cm,地线放在前额中央,刺激电极放在一侧眶上切迹处(有一小部分患者刺激电极放在眶下孔处也可诱发出反应),灵敏度为每格100 μV,扫描速度为每格5~10毫秒,刺激时程用0.1毫秒,用超强刺激。但要注意刺激强度太大,会产生较大的刺激伪迹,影响R1潜伏时测量,一般重复刺激几次,选择波形稳定,重复性好的波形来测量R1,R2最短潜伏时。通常,R1潜伏时起始点比较清楚,比较容易测量,而R2波形复杂多变,通常选择相互叠加后的最短潜伏时来测量。

3.检查时注意事项

(1)检查时一定要让患者眼睛完全放松,或者轻微睁开,或者轻微闭上。

(2)由于患者面部通常比较油腻,因此,检查前最好用酒精轻擦眼周皮肤,这样记录出的波形基线稳定,刺激伪迹小。

(3)由于在眶上切迹处三叉神经眶上支位置浅表,因此,刺激量不要太大,一般在电压150 V时,即可得到很好的波形,否则,患者会很痛,并且刺激伪迹过大。

4.异常类型

由于病损部位不一样,异常情况也就不一样。

（李　宁）

第四节 诱发电位检查

诱发电位(evoked potential,EP)主要包括视觉诱发电位、脑干听觉诱发电位、躯体感觉诱发电位和运动诱发电位。

一、视觉诱发电位

视觉诱发电位是枕叶皮层对视觉刺激产生的电活动,老年人常用棋盘格翻转模式视觉诱发电位,对于不能注视或不能合作者可用闪光模式视觉诱发电位。主要作用在于检查视神经是否存在活动性损害,了解视网膜到视觉皮层传导通路的完整性和功能。

观察指标:在枕叶记录到的电位称 P_{100},分析观察 P_{100} 电位的波形分化、潜伏期和波幅的变化。老年人常见的多发性硬化、青光眼、缺血性视神经病、视神经萎缩及其他损害了视神经节细胞前结构的疾病均会造成视觉诱发电位的异常,表现为 P_{100} 波潜伏期延长、波幅降低、波可重性及分化差。视觉灵敏度受损对潜伏期几乎没有影响,但对波幅影响很大。

二、脑干听觉诱发电位

脑干听觉诱发电位是采用短声刺激(声强为 60~80 dB、低于刺激声 30~40 dB 声强的白噪声掩蔽对侧耳)分别刺激左、右耳,在顶叶皮层记录到的脑干听觉诱发电位电反应,主要有Ⅰ、Ⅱ、Ⅲ、Ⅳ、Ⅴ波,观察各波潜伏期、波幅、波形及Ⅰ~Ⅲ、Ⅲ~Ⅴ、Ⅰ~Ⅴ波间期等变化。

脑干听觉诱发电位各波发生源目前认为波Ⅰ源于耳蜗神经近蜗端;波Ⅱ源于蜗神经核,即与听神经颅内段的电活动有关;波Ⅲ与内侧上橄榄核或耳蜗核的电活动有关;波Ⅳ可能源于外侧丘系及其核团(脑桥中上段);波Ⅴ源于外侧丘系上方或下丘(脑桥上段或中脑下段)。

老年人常见的脑干血管病、多发性硬化、帕金森病、外周性听神经病及听神经瘤等均有脑干听觉诱发电位的异常改变,主要表现为波潜伏期延长、波幅降低、波形分化差或波形缺如。一般认为Ⅰ波和Ⅰ~Ⅴ波间期的异常是周围性损害为主的表现;Ⅲ波和Ⅰ~Ⅲ波间期的异常是中枢性损害为主的表现。

听神经瘤临床症状主要有不同程度的听力丧失(占 97%),不稳感(占 70%),耳鸣(占 70%)。脑干听觉诱发电位检测对听神经瘤阳性率很高,主要表现有以下几种。①听神经瘤患侧脑干听觉诱发电位异常形式:无反应型;仅有波Ⅰ和/或波Ⅱ;选择性地缺失波Ⅲ或波Ⅴ;波Ⅲ潜伏期延长,波形分化不良,Ⅰ~Ⅲ波间期相应延长;波Ⅴ潜伏期延长,波形分化不良;波Ⅰ消失,波Ⅴ潜伏期延长。②较大的听神经瘤,其对侧脑干听觉诱发电位异常形式:主要是波间期的改变、波Ⅴ外形出现分叉。③听神经瘤的脑干听觉诱发电位诊断标准:患侧波Ⅴ潜伏期明显延长、Ⅰ~Ⅲ波间期延长、波Ⅲ潜伏期延长或缺如;对侧Ⅲ~Ⅴ波间期延长。一般认为,听神经瘤<2 cm 时,术后听力保存的可能性大。

三、躯体感觉诱发电位

目前临床常规检测的躯体感觉诱发电位是短潜伏期体感诱发电位,按记录和刺激电极安放的部位分类主要有上肢躯体感觉诱发电位和下肢躯体感觉诱发电位。短潜伏期体感诱发电位是刺激感觉或含感觉纤维的周围神经或感觉径路的任意一点，在该系统特定通路上可检出的电反应。短潜伏期体感诱发电位具有3个特征：①反应形式恒定；②具有一定的空间分布范围；③与刺激有明显的锁时关系。

(一)上肢短潜伏期体感诱发电位各波的神经发生源

(1)Erb点电位(N_9)：是臂丛复合动作电位，源于臂丛远端。

(2)颈部电位(N_{11})：可能为后根神经冲动达下部颈脊髓入口处或后索(楔束)的传导性电位的起始部。

(3)头部电位(P_{14}、N_{20}、P_{25})：P_{14}的神经发生源与内侧丘系有关；N_{20}可能的神经发生源在脑干，主要为内侧丘系；P_{25}的神经发生源多数学者认为是一级体感皮层(S_1)的另一个反应波。

(二)下肢短潜伏期体感诱发电位各波的神经发生源

(1)窝电位(PF)：是胫后神经复合动作电位。

(2)马尾电位(CE)：是马尾感觉神经根的复合动作电位。

(3)腰髓电位(LP)：其神经发生源可能在腰髓后角第Ⅳ、Ⅴ层。

(4)头部电位(N_{32}、P_{40}、N_{45}、P_{60})：N_{32}可能为丘脑或丘脑皮层放射的电位；P_{40}为一级神经发生源所产生；N_{45}起源尚不清；P_{60}可能与顶叶凸面有关。

随着年龄的增长，短潜伏期体感诱发电位会出现"老化"现象，但各部位电反应的老年性改变并非均匀一致，以周围神经的改变为明显，与年轻人相比，会出现周围神经电反应波潜伏期相对较长、波幅较低、波形离散等改变，而中枢神经的"老化"表现较缓慢。另外躯体感觉诱发电位的老化性改变男性比女性明显。老年人常见的周围神经病、脊髓病损、脑血管病、运动神经元病、多发性硬化等疾病躯体感觉诱发电位均有异常改变。

四、运动诱发电位

运动诱发电位是指经颅磁刺激大脑皮质运动细胞、脊髓及周围神经运动通路，与相应肌肉上记录到复合动作电位，用于了解中枢运动传导功能。磁刺激运动诱发电位其物理基础是法拉第电磁互感原理，使变化的磁场在人体这一导体中产生电流。磁刺激周围神经时，可将刺激线圈放在神经走行的任何部位，尤其是在臂丛、腰骶丛神经根，均可在其所支配的肌肉上记录到复合肌肉动作电位。

经颅磁刺激作为一种电生理刺激技术，其临床应用的安全性问题一直受到神经病学家和临床神经生理学家的高度重视。经过多年的研究和临床应用观察，多家学者均认为其比较安全。

有学者报道健康人经颅及颈神经根刺激运动诱发电位结果为：头至小指展肌的潜伏期为(20.35 ± 1.54)ms；C_7至小指展肌的潜伏期为(9.8 ± 1.2)ms；中枢运动传导时间(CMCT)为(8.8 ± 1.35)ms。波幅为(0.08 ± 2.5)ms。随着年龄增长，尤其是60岁以上的老年人，运动诱发电位潜伏期相对延长，下肢较上肢明显；波幅相对降低。有学者报道，年龄>60岁组与59岁以下组比较，潜伏期、波幅均有显著差异。

运动诱发电位在临床上主要应用于多发性硬化、运动神经元病、颈椎病、脑血管病及周围神经病等方面的辅助诊断和研究，并可用于检测瘫痪肢体的康复状态。因此，在老年性疾病中具有较高的应用价值和前景。

（李　宁）

第五节　经颅多普勒超声

经颅多普勒超声是一种利用低频超声技术无创检测脑底动脉血流动力学状态的检查方法。Rune、Aaslid 等率先将经颅多普勒超声技术用于临床,其无创、价廉、可靠、便携等特点迅速引起了国内外医学界的浓厚兴趣。最初,经颅多普勒超声被用来检测蛛网膜下腔出血后脑动脉痉挛,但很快就在诊断脑供血动脉狭窄、判断侧支循环建立、动态观察急性颅内压增高和脑循环停止等方面得到了充分肯定。20 世纪 90 年代,经颅多普勒超声又在脑血流自动调节功能评估和脑血流微栓子监测等领域崭露头角。从最初的仅应用于神经外科和重症监护病房发展到今天广泛应用于神经内外科、重症监护病房、麻醉科、脑动脉介入治疗中心和心脏及血管外科等临床科室。随着经颅多普勒超声应用领域的不断拓宽,仪器功能的不断完善,它的临床应用和科研价值得到越来越多的肯定和重视。

一、经颅多普勒超声检测的主要动脉

(一)颈部动脉
颈总动脉、颈内动脉起始段、颈外动脉、锁骨下动脉。

(二)颅底动脉
(1)颞窗探测:大脑前、中、后动脉、颈内动脉末段。

(2)枕窗探测:椎、基底动脉、小脑后下动脉。

(3)眶窗探测:眼动脉、颈内动脉虹吸部。

根据探头位置、频谱形状、血流方向等识别各动脉。

二、正常经颅多普勒超声血流频谱形态

典型的正常经颅多普勒超声频谱图像具有以下特征:频谱形态近似一个直角三角形,占据心脏的收缩期和舒张期。在收缩期血流速度最高,形成收缩峰,并于收缩期有一个重搏切迹,将收缩峰分成两个峰,分别称为 S_1 和 S_2 峰。在收缩期结束、舒张期开始处出现第二个切迹,形成第三个峰,称为 D 峰。

血管内血流为层流,故有一定的频宽范围,高能量信号的频率高而集中在周边部分,低能量信号较低,在频谱下方形成频窗。

60 岁以上年龄的老人血管弹性开始减退,高尖的收缩峰逐渐变得圆钝,重搏切迹渐不明显,甚至出现 S_1 和 S_2 峰融合,D 峰也变圆钝,但频窗仍存在。

三、经颅多普勒超声频谱参数

(一)血流速度
(1)收缩峰血流速度(V_p)——收缩期最高血流速度。

(2)舒张期末血流速度(V_d)——心动周期末最高血流速度。

(3)平均血流速度(V_m)——为一次或几次心动周期的频谱外层曲线平均值。

经颅多普勒超声测得的脑动脉血流速度可以看作是脑血流量的相对指标。其中 V_m 生理意义最大,这一方面是由于 V_m 很少受心率、心收缩力、外周阻力和主动脉顺应性等心血管因素的影响。另一方面是由于 V_m 代表了搏动性血液的供应强度:一般认为 V_m 增高,表明脑血管充盈度高,血流量增多;V_m 降低表明脑血管充盈度减弱,血流量减少。

(二)搏动指数(pulsitilityindex,PI)

$PI = V_p - V_d / V_m$(正常范围为 0.60~1.05)。

(三)收缩峰与舒张期末血流速度比值

$S/D = V_p / V_d$(正常范围为 S/D<3)。

PI 与 S/D 两个参数均是衡量脑血管舒缩状况的指标,也是评价动脉顺应性和弹性的指标。

(四)两侧流速差异参数

(1)两侧流速差(BVD):为同一对脑动脉左右两侧的流速差。

(2)$BVD = V_{m1} - V_{m2}$(V_{m1} 和 V_{m2} 分别代表两侧的平均血流速度)。

(3)BVD 正常应在 20 以内。

60 岁以后一般情况下血流速度会慢于正常成年人。虽然不同研究中所报道的经颅多普勒超声数据相近,但是正常值的变化范围很大,有学者报道:随着年龄的增长,基底动脉的血流速度持续减低;在童年后期和青春期及 60 岁以后血流速度减低较明显。大量有关经颅多普勒超声的研究也证实了这一点。另外,老年人随着血管弹性的减退,PI 和 S/D 比值也会有所增高。

四、异常经颅多普勒超声频谱参数分析

正常情况下颅底血管内的血液各有其一定的循行方向和途径,互相并不混杂。血流方向和途径的改变往往提示有病理性改变和侧支循环的存在。

(一)血流方向及途径的异常

(1)大脑前动脉血流方向逆转:常见于同侧颈内动脉严重狭窄或闭塞,并建立了从对侧颈内动脉经前交通动脉至同侧大脑前动脉的侧支循环供血。

(2)眼动脉血流反方向逆转:在颈内动脉严重狭窄或闭塞、建立了从同侧颈外动脉来的侧支循环供血时,眼动脉血流方向将发生逆转。

(3)椎动脉血流方向逆转:锁骨下动脉盗血时,同侧的椎动脉血流方向将发生逆转。

(二)血流速度异常

(1)一支或数支血管血流速度明显高于正常,多见于脑血管痉挛、动静脉畸形的供血血管、侧支循环代偿血流等。血流速度明显低于正常见于脑动脉严重狭窄或闭塞的近、远端血管。

(2)同一条血管局部血流速度明显高于正常:提示该处存在有狭窄,见于动脉粥样硬化、脑动脉炎等。

(3)同一受检者左右两侧相应血管血流速度差别明显:两侧差别>20 cm/s 为异常。

(三)PI 异常

PI 增高见于高血压性脑动脉硬化、颅内高压等;PI 降低见于动静脉畸形的供血血管,也见于脑血管明显扩张等。

(四)S/D 比值

S/D 比值增高。

(五)频谱异常。

(1)波峰圆钝、融合:见于动脉硬化。

(2)频窗消失。

(3)高阻力图形:舒张期血流信号消失,频谱图只见高的收缩峰;或收缩峰高尖、而舒张峰降至极低。多见于颅内压增高。

(4)舒张期逆行血流图形:收缩期血流为正相,波形尖、流速低,而舒张血流方向逆转。多见于颅内压增高和脑死亡的患者。

五、经颅多普勒超声临床应用

(一)用于脑供血动脉狭窄或闭塞及侧支循环建立的检测

1.颅内动脉狭窄的经颅多普勒超声诊断

颅内动脉狭窄在发生频率上以 MCA 最高,其次依次为 SCA、TICA＞BA、VA＞PCA＞ACA;其诊断标准如下:血流速度明显增快,尤其是局限性血流速度增快;血流频谱紊乱(频窗消失、湍流伴杂音)。

2.颅内动脉闭塞的经颅多普勒超声诊断(以 MCA 为例)

急性 MCA 闭塞时经颞窗可以检测到 ACA 及 PCA 血流信号,但探测不到 MCA 信号,并且ACA 或 PCA 血流速度会代偿性增快,在除外技术问题外 MCA 闭塞诊断即成立;慢性进展性MCA 闭塞经颅多普勒超声诊断标准如下:①MCA 主干深度范围血流速度明显减慢,Vp＜50 cm/s;②ACA 和/或 PCA 血流速度代偿性增快;③OA 血流方向正常;④压同侧颈内动脉后血流速度会出现部分下降;⑤压对侧颈内动脉后血流速度不变。前两条是闭塞本身的改变,后三条是与同侧 ICA 闭塞的鉴别诊断。

(二)颅内压增高和脑死亡的检测

颅内压增高到一定程度,脑血流自动调节功能丧失,脑血流量下降,此时,经颅多普勒超声频谱形态及参数均有改变。

1.颅内压增高引起经颅多普勒超声频谱改变的 4 个过程

(1)低血流高搏动指数频谱。

(2)双向血流的振荡波。

(3)收缩早期针尖样雪柳"钉子波"。

(4)无血流信号。

2.脑循环停止经颅多普勒超声频谱改变

(1)振荡波。

(2)钉子波。

(3)无血流信号(2.0 MHz 探头;低滤波状态＜50.0 Hz)。

(三)脑血管功能状态评价

Willis 环的功能状态及侧支循环的功能状态、脑血管对各种生理状态及各种影响脑血管药物的舒缩反应、神经功能状态对脑血管功能的影响等。

(四)微栓子监测

以 MCA 为例,经颅多普勒超声检测到的微栓子信号具有以下特征。①短时程:微栓子持续时间在 2～100 毫秒,不超过 300 毫秒;②相对强度增强。微栓子相对强度＝栓子信号强度/背景血流信号强度,在 3～60 dB 范围;③单方向:微栓子随着血流方向向前移动,单方向出现在频谱中,可在心动周期的任何位置,常表现为局限性频率;④尖锐的噼啪声。

经颅多普勒超声检查对患者无创伤、无痛苦,价格较便宜;检查较全面、能重复、可靠性强,能进行实时动态观察和长期

(五)其他

危重患者、神经外科手术患者等的脑血流监护。

(李　宁)

第四章

血液净化治疗

第一节 连续性动静脉血液滤过、透析

一、连续性动静脉血液滤过(CAVH)

连续性动静脉血液滤过已广泛应用于重症监护室中急性肾衰竭伴多脏器衰竭的急救。

(一)方法

临时建立血管通路,血液经动脉(目前多用颈内静脉或股静脉 CVVH)引入一小型高效能、低阻力的滤过器,依赖血液在滤器内跨膜压差,每分钟可超滤血浆水 5～10 mL,然后血液经滤过器静脉端回输到体内,如此 24 小时不断进行超滤,每天可清除水分 7～14 L,既防治了体液潴留,又保证了治疗计划包括全静脉内营养的实施。回补液常用静脉端补液(后稀释法)。

1.滤器

目前有美国 Amicon 公司 Diafilter 20 和 30,瑞典金宝公司 FH55 和费森尤斯公司 F8 等。不使用血泵时,滤器应置于患者心脏或床面等高位置。CVVH 需用血泵驱动,保证血流量和静水压。

2.置换液

由于 CVVH 的每天超滤量多为 7～10 L 或以上,故需补充液体。补液成分因患者而异,常需每天调整,原则上电解质补充应接近细胞外液成分,此外尚需补充碱基。目前虽然有市售商品,但仍需进行若干变动以符合患者要求。置换液输入方法可经滤器前端(动脉端)管路输入(前稀释)或滤器后端(静脉端)管路输入(后稀释法)。临床上多采用后稀释法,从静脉端输入置换液。

3.肝素的应用

无活动性出血患者,滤器与血路管道应先用含肝素的生理盐水(1 万 U/2 L)冲洗、预充。滤过开始后经动脉端补充 10 U/(kg·h)或每小时 5 mg 以维持滤器静脉端试管法凝血时间在30～45 分钟,对有出血倾向及有活动性出血患者应严格掌握肝素用量,防止创面和腔道出血。有条件者应使用枸橼酸抗凝。

(二)影响滤过率的因素

主要的影响因素为跨膜压,其次为血流量等因素。影响净跨膜压的因素如下。

1.静水压

滤器内静水压远较平均动脉压力为低,为 4.0～5.3 kPa(30～40 mmHg),其压力降低与否受血管通路种类、穿刺针内径和管道长度及滤器内阻力及静脉压等影响。

2.滤液侧压力

当滤器位置高于滤液收集袋时,滤液侧为由势能引起的相对压力差,该压力差是产生超滤的主要因素,其大小取决于滤液收集袋与滤器之间的垂直距离,每相距 1 cm,可产生 0.74 mmHg 差压,若相距40 cm,则有 4.0 kPa(30 mmHg)压。理论上跨膜压等于静水压和滤液侧相对压力差之和。

3.胶体渗透压

为抵消跨膜压的反作用力,即胶体渗透压越高,跨膜压越低,由于超滤结果滤器出口端血浆蛋白浓度常较入口端为高,该部位胶体渗透压常等于跨膜压,使胶体跨膜压为零,导致滤过停止,使用血泵可增加血流量,提高静水压。

(三)适应证

(1)任何原因引起的急性肾衰竭少尿期,尤其是需行静脉营养疗法者。

(2)急性肾衰竭伴多脏器衰竭,如肺弥散功能障碍伴循环衰竭。

(3)体液过多,如心脏手术后,心肌梗死急性期,败血症,对强心、利尿无效的泵衰竭,容量负荷的心力衰竭和急性肺水肿。

(4)严重电解质紊乱、酸碱平衡失调,特别是高钠、低钠、代谢性酸中毒。

(四)优缺点

主要优点如下:①方法简便,不需透析装置,可在 20 分钟内投入急救。②滤器生物相容性好,低氧血症较轻,适于多脏器衰竭治疗。③持续低流率地替代肾小球滤过,维持体液容量及其成分相对稳定,对心血管功能影响少,在血压偏低时仍可缓慢超滤。④对高分解状态可施行静脉内高营养疗法。

缺点是滤器内凝血,清除血氮质有限,故近年又发展了连续性动静脉血液滤过透析。

二、连续性动静脉血液滤过透析

为弥补 CVVH 清除血氮质不足而设计,连续性静脉静脉血液滤过透析(CVVHD)在 CVVH 的同时施行弥散透析。CVVHD 与一般血液透析不同之处在于透析液量仅为常规透析的 3%,不需人工肾供液装置,故也可用于床旁急救。透析液可用腹膜透析液经调整后替代,每小时用 1 L,故透析液液量近 17 mL/min,清除率为 22～27 mL/min。若透析液每小时用 2 L 则透析液流量增至 34 mL/min,加上超滤 10～16 mL/min,则每分钟清除率达 44～50 mL/min,故 CVVHD 除具有 CVVH 优点外,尚能增加溶质清除。近年来已用于治疗重危急性肾衰竭伴高分解状态。

三、日间连续性静脉血液滤过透析

CVVHD 已被全球公认为治疗急性肾衰竭,特别是伴多脏器衰竭和需要全静脉营养患者较为有效的方法,但这一方法有 3 个缺点。①需要连续 24 小时治疗和监护。②需要连续 24 小时补充肝素和出凝血监护。③需要 24 小时调整水、电解质和酸碱平衡。为了克服上述缺点,有学者采用 DTCVVHD 方法,即在日间进行 8～12 小时 CVVHD,每天超滤量 6～8 L,这样可满足全静脉营养补液需要,且调节电解质及酸碱平衡较为方便,需要肝素量少,对相对稳定急性肾衰竭需全静脉营养的患者较为合适,若因透析时间缩短清除氮质少,可采取增加每小时透析液量的方法增加清除率,如每小时用 2 L 透析液等,对人力紧张,患者病情许可时,不失为明智之举。

四、连续性高通量透析

伴高分解代谢的 ARF 患者,尿素清除率需为 20～30 L/d 才能较好地控制氮质血症。全身炎症反应综合征常引起急性肾衰竭和多系统脏器功能衰竭,这些患者血浆中存在大量化学递质、血管活性物质及细胞因子(肿瘤坏死因子、白细胞介素等),通过血液净化清除上述物质,可能有助于控制病情发展。采用高通量、筛选系数大的合成膜血滤器进行血液净化治疗,增加对流清除溶质,可能达到这一目的。CHFD 首先由 Ronco 提出,该系统包括连续性血液透析和一个透析液容量控制系统,采用高通量血滤器,10 L 碳酸氢盐透析液以 100 mL/min 速度再循环。超滤过程由速度不同的两个泵控制,第一个泵输送已加温的透析液,第二个泵调节透析液流出量和控制超滤。透析 4 小时左右后,透析袋中的尿素和肌酐浓度与血浆中浓度达到平衡,此时更换透析液继续 CHFD。该系统尿素清除率可达 60 L/d,菊粉清除率可达 36 L/d。如连续进行治疗,周Kt/V 指数很容易达到 7～10,可很好控制氮质水平。有研究显示清除炎症递质可减轻全身炎症反应综合征,降低病死率。

五、高容量血液滤过(HVHF)

在连续血液滤过治疗中,增加滤过量,使每天滤过达到 50 L,称为 HVHF。据报道如此大量的滤过可降低全身炎症反应综合征患者血浆炎症递质和细胞因子,改善败血症患者的血流动力学参数,但此举是否能改善这类患者的预后,仍有待证实。HVHF 有两种方法。①使用 CVVH,使滤过量维持3～4 L/h。②夜间用 CVVH 维持,白天以 6 L/h 滤过,滤过总量>60 L/d。要求应用高通量滤器,面积 1.6～2.2 m²。

(刘红艳)

第二节 血 液 滤 过

一、血液滤过的发展史与现状

血液滤过(HF)最早是在单纯超滤(UF)技术的基础上发展起来的。Brull 和 Geiger 首次用火棉胶膜对动物进行了超滤试验,并观察到超滤液中电解质、葡萄糖、非蛋白氮的浓度与血浆中的浓度是相同的。1955 年 Alwall 对水肿患者使用单纯超滤方法进行了成功的治疗。现代 HF治疗方法的研究始于 1967 年,1972 年首次应用于临床,1976 年 9 月在德国疗养胜地 Bmunkge召开的第一次 HF 讨论会上,一组德国专家介绍了这种疗法的优点,如能改善贫血、神经病变、脂质代谢及控制血压等。今天,全自动的血液滤过机已能精确地控制出入量的平衡,使 HF 成为一项安全成熟的常规治疗模式,大量的临床报道证实了这一方法在清除中分子毒素和维持血流动力学稳定性方面的优越性能。随着对中分子毒素引起透析并发症的进一步认识,寻找更符合生理的治疗方式、开发新的滤过膜、增加治疗中的对流成为肾脏替代治疗改良与发展的思路。

二、血液滤过原理

(一)血液滤过的基本概念

血液滤过是通过对流清除尿毒素,因此它较血液透析(HD)更接近人体的生理过程。其工作原理是模拟肾小球的滤过和肾小管的重吸收作用。在血液滤过时,血浆、水和溶质的转运与人体肾小球滤过相似,当血液引入滤过器循环时,在滤过器膜内形成正压,而膜外又被施加一定的负压,由此形成了跨膜压(TMP),使水分依赖跨膜压而被超滤。当水通过膜大量移动时,会拖拉水中的溶质同时移动,这种伴有水流动的溶质转运("溶质性拖曳"现象)称为对流,凡小于滤过膜截留分子量(通常为4万~6万)的溶质均可随水分的超滤以对流的方式被清除,血液滤过同时模拟肾小管的重吸收过程将新鲜的含正常电解质成分和浓度的置换液输入体内,以纠正患者水、电解质、酸碱失衡。

(二)影响血液滤过效果的因素

血液滤过清除溶质的有效性取决于水和溶质转运速率,而转运速率又取决于血流量、滤过器面积、滤过膜筛选系数、超滤系数和每次治疗时的置换液总量,与患者的血细胞比容、血清蛋白浓度也有关。血液滤过清除溶质的原理与血液透析不同,血液透析时小分子物质(如肌酐、尿素氮)的清除依靠扩散,通过半透膜扩散的量取决于物质的浓度梯度及物质转运面积系数(MTAC)。因此,血液透析比血液滤过有更高的小分子物质清除率,而血液滤过对中分子物质的清除率高于血液透析。血液透析滤过(HDF)是将透析与滤过合二为一,弥补两者之不足,实现了一次治疗中既通过弥散高效清除小分子物质,又通过对流高效清除中分子物质,治疗的效果更加理想。这是近年来临床上对维持性血液透析患者推荐的高效短时的血液净化治疗模式。

(三)血液滤过装置

1.血液滤过器

血液滤过器的膜性能是决定 HF、HDF 治疗效果的关键部分,血液滤过膜应有大孔径、高通量,具有很高的超滤系数和通透性。现在临床使用的材质多为高分子合成膜,呈不对称结构,有支持层和滤过层,前者保持膜的机械稳定性,后者保证其良好的通透性,既有利于对流,又能进行弥散。然而用于 HF 或 HDF 的血液滤过器的超滤系数(KUF)必须达到≥ 50 mL/(h・mmHg)的标准,并具有以下特点:①生物相容性好,无毒性;②理化性质稳定;③截留分子量通常$< 60 \times 10^3$,能截留血清蛋白;④具有清除并吸附中分子毒素的能力;⑤能截留内毒素。

目前常用于 HF 和 HDF 的滤过膜见表 4-1。

表 4-1　常见血液滤过膜

	材料	产品名
聚丙烯腈	polyacrylonitrile(PAN)	Rhone-Pulence,asahi
聚酰胺	polyamide(PA)	Gambro
聚甲基丙烯酸甲酯	polymethylmethacylate(PMMA)	Toray
聚砜	polysulfone(PS)	Amicon
聚碳酸酯	polycarbonate(PC)	Gambro

2.血液滤过机

血液滤过机除了与血液透析机具有相同的动脉压、静脉压、跨膜压、漏血、空气监测等监护装置外,还增设了置换液泵和液体平衡加温装置。新型的血液滤过机均可根据需要选择血液滤过或血液透析滤过的治疗模式。这两种治疗运作时的最大区别在于前者不用透析液,后者则需应用透析液。两者在治疗时都要超滤大量液体并同时补充相应量的置换液,故对液体平衡要求特别高。倘若在治疗时液体置换过量或不足,均可快速导致危及患者生命的容量性循环衰竭,所以确保滤出液与置换液进出平衡是安全治疗的重要环节。

血液滤过机的液体平衡系统有两种类型:一种是重量平衡,另一种是容量平衡。重量平衡法一般使用电子称重系统(置换液为挂袋式),保证输入置换液的重量等于滤出液重量(超滤量另外设定)。容量平衡法采用平衡腔原理,平衡腔是控制液体进出平衡的系统,它是一个容积固定的空腔,由一隔膜将室内的置换液和滤出液分隔在两个互不交通的腔室内,当隔膜移向置换液一侧时,置换液腔室的容积被压缩,迫使一定量的置换液进入患者体内;与此同时,滤出液腔室的容积等量增加,迫使等量的滤出液从滤过器进入该侧的腔室以保持隔膜两边的容量平衡,同时从患者体内超滤出的液体流经测量室以累加超滤量,如此往复运动,在平衡中达到预设的超滤目标。现大多数血液滤过、血液透析滤过的机器以容量平衡取代了重量平衡。以重量平衡法控制液体平衡的机器,通常用于连续性肾脏替代治疗(CCRT)的床旁机。

3.置换液

血液滤过和血液透析滤过时,由于大量血浆中的溶质和水被滤出,所以必须补充相当量的与正常细胞外液相似的置换液,常用配方见表4-2。血液滤过中通常的超滤量为70~200 mL/min,置换液补充量每次需16~50 mL。由于输入速度极快,因而对溶液的质量要求很高,必须保证其无菌、无致热源、浓度可以变化、无有机物,且价格低廉。置换液质量是提高血液滤过疗效、减少并发症、改善患者长期预后的重要环节。在早年,血液滤过或血液透析滤过均使用商业生产的袋装灌注液,价格昂贵、操作烦琐、体积大,最大的不足是缓冲液为乳酸盐或醋酸盐,无碳酸氢盐置换液,患者对其耐受差。为提高置换液质量,减少操作中的污染,现今临床上应用较为普遍的在线式血液滤过机,已实现了可即时生成大量洁净无致热源、低成本且更符合生理的碳酸氢盐置换液,这一装置也便于透析液及置换液处方的个体化。

表4-2　血液滤过置换液常用配方

	电解质(mmol/L)						渗透压
Na+	K+	Cl-	Ca2+	Mg2+	碳酸氢钠		(mmol/L)
135~135	2.0~3.0	103~110	1.25~1.75	0.5~0.75	30~34		286~300

在线生成置换液方法是指超纯水与成品浓缩液(A液)和B粉(筒装)通过比例泵系统配制生成的液体,然后流经机器内置的双聚合膜、聚砜膜或聚酰胺膜的超净滤器(也称细菌滤过器),一部分作为透析液进入血液滤过器完成透析弥散功能,另一部分分流至机器内置的第二个超净滤器,使置换液在输入体内之前,经过双重滤过,滤除内毒素,生成灭菌置换液输入体内。各类液体标准等级见表4-3,透析用水化学污染物可接受水平见表4-4。机器内置的超净滤器可耐受每天消毒,以保证在线生成的置换液不被微生物侵袭,达到最大安全程度。机器内置超净滤器使用寿限应根据产品说明书提示,如超限使用,可能会导致因置换液不纯引起的感染。

表 4-3　各类液体灭菌等级

	浓缩液	反渗水	超纯级	灭菌级	置换液
细菌(cfu/mL)	<1 000	<100	<1	0	0
内霉素(EU/mL)	<1	<0.05	<0.03	<0.03	<0.03

注:以上为 AAMI 血液透析系统的美国国家标准。

表 4-4　透析用水化学污染物最高允许浓度

	污染物及其浓度(mg/L)							
	铝	氯胺	游离氯	铜	氟化物	硝酸盐	硫酸盐	锌
欧洲药典	0.01	0	0	0	0.2	2.0	50.0	0.1
中国标准	0.01	0.1	0.5	0.1	0.2	2.0	100.0	0.1

三、血液滤过和血液透析滤过的方法

(一)血管通路

血液滤过、血液透析滤过的血管通路与血液透析相同,可以应用动静脉内瘘或中心静脉留置导管,但血流量要求较血液透析高,一般需 250～350 mL/min 的血流量才能达到理想的治疗效果。

(二)置换液补充

置换液可在血液滤过器前或滤过器后输入,不同的方法对可清除物质的清除率及置换液的需求量不一样。

1.前稀释置换法

置换液于滤过器前的动脉端输入,其优点是血液在进入滤器前已被稀释,故血流阻力小,不易在滤过膜上形成蛋白覆盖层,可减少抗凝剂用量,但溶质清除率低于后稀释,要达到与后稀释相等的清除率需消耗更多的置换液。无抗凝剂或小剂量肝素抗凝治疗时,建议选择前稀释置换法。

2.后稀释置换法

置换液于滤过器后静脉端输入。临床上最常用的是后稀释,其优点是清除率高,可减少置换液用量,节省治疗费用。有文献报道,后稀释 HDF 应用较高的置换量对中分子毒素清除率远胜于高流量透析,当置换液输入 100 mL/min 时,β_2 微球蛋白的清除率可以是高流量透析的 2 倍,对骨钙素(分子量 5 800)和肌红蛋白(分子量 17 200)等中大分子也能充分清除,对磷的清除也优于传统的血液透析,而尿素清除率则与高流量透析大致相当。后稀释的缺点是滤过器内水分大量被超滤后致血液浓缩,易在滤过器膜上形成覆盖物,因此后稀释时,总超滤与血流比应<30%,肝素用量也较前稀释多。为提高每次治疗的清除效果,常规治疗患者通常可选择后稀释置换法。若为无抗凝剂或小剂量肝素治疗的患者或有高凝倾向的患者,不宜选择此法。

3.混合稀释置换法

这是一种较完善的稀释方法。为了最大限度地发挥 HF、HDF 前稀释或后稀释的治疗优点,避免两者之缺点,欧洲一些血液净化中心提倡将置换液分别在前、后稀释的位置同步输入,这样既具有前稀释抗凝剂用量少的优点,又具有后稀释清除率高的优点,不失为一种优化稀释治疗方法。

(三)置换液补充计算方法

血液滤过和血液透析滤过清除溶质的效果还取决于置换液量。临床上应用后稀释血液滤过一次,置换液量一般在 20～30 L。为达到尿素清除指数＞1.2 的标准,超滤量应为体重的 58%;也有研究发现,置换液量为体重的 45%～50% 是比较合适的。

也可根据尿素动力学计算,由于患者蛋白质摄入量的不同,产生尿素氮数量也不同,其计算公式如下:

每周交换量(L)＝每天蛋白质摄入量(g)×0.12×7/0.7(g/L)

式中,0.12 为每克蛋白质代谢所产生的尿素氮的克数,7 为每周天数,0.7 为滤过液中平均尿素氮浓度。计算出的每周置换液量分 2～3 次在血液滤过治疗时给予。

按此公式计算时未计残余肾功能,若患者有一定的残余肾功能,则所需置换液量可相应减少,按 1 mL 置换液等于 1 mL 肾小球滤过液的尿素清除率计算,假如患者残余肾功能为 5 mL/min,则一日清除率为 7.2 L,故可减少 7.2 L 的置换液。

对前稀释血液滤过量的估计尚无统一的方法。一般建议每次治疗的置换量≥50 L,或者每次前稀释总滤液量与干体重的比值为 1.3：1.0 以上,此时能得到良好的清除效果,所以认为应用"前稀释总滤液量/干体重"这个指标可以更加方便地制订充分的治疗剂量。

四、血液滤过和血液透析滤过的临床应用

血液滤过(HF)和血液透析滤过(HDF)与血液透析(HD)相比,至少有两方面的优点,即血流动力学稳定、能清除中大分子物质。

(一)血流动力学稳定

患者心血管系统对 HF 的耐受性优于 HD。HF 的脱水是等渗性脱水,水与溶质同时排出,体内渗透压变化小。HF 时血细胞比容等变化较小,不像 HD 时体内渗透压变化大、对血压影响也大。另外,HF 能选择性地保留 Na^+,HF 大量脱水时,血浆蛋白浓度相对提高,按照多南平衡选择性地保留 Na^+,使 Na^+ 在细胞外液中维持较高水平,细胞外液的高张状态使组织和细胞内水分移至细胞外,以保持渗透压的恒定,即使在全身水分明显减少的情况下,也能保持细胞外液的容量,从而使血压稳定。HF 治疗后血浆去甲肾上腺素明显增高,交感神经兴奋性增加,而 HD 治疗后即使发生低血压,血浆去甲肾上腺素也无变化。在 HD 中约 5% 的患者容易发生难治性高血压,即所谓肾素依赖型高血压,而用 HF 治疗时可降低其发生率。

(二)清除大中分子物质

HF 能有效地清除 HD 所不能清除的大中分子毒素,如甲状旁腺素、炎症递质、细胞因子、β_2 微球蛋白等。有研究显示,在两组血液透析患者分别接受 HDF 和低流量 HD 治疗 3 个月以后,HDF 组治疗前微球蛋白的水平要比低通透量 HD 组有明显的下降,并在超过两年的研究期间,这种差异始终保持着。无论是前稀释还是后稀释 HDF,当置换液量＜60 mL/min 时,β_2 微球蛋白的下降率要比采用同样膜做 HD 的清除率高(HDF 为 72.2%,HD 为 49.7%)。

大量的临床资料及研究证明,HF、HDF 可改善心血管稳定性,改善神经系统症状,增进食欲,减少与透析相关的淀粉样变,清除甲状旁腺素,缓解继发性甲状旁腺功能亢进症,改善促红细胞生成素生成,纠正贫血。因此,HF 或 HDF 除了适用于急、慢性肾衰竭患者外,更适用于有下列情况的慢性维持性血液透析患者。

(1)高血压患者:无论是容量依赖型还是肾素依赖型高血压,血液滤过都能较好地控制。对于前者,HF 较 HD 能清除更多的液体而不发生循环衰竭。对非容量依赖型高血压或对降压药物有抵抗的高血压,应用 HF 治疗更有利于血压的控制。

(2)低血压患者:血液透析中发生低血压的原因很多,老年患者对血液透析耐受性差,心肌病变、自主神经功能紊乱、糖尿病等患者易发生低血压,HF 治疗能改善低血压症状。

(3)有明显的中分子毒素积聚而致神经病变、视力模糊、听力下降、皮肤瘙痒者。

(4)与透析相关的体腔内积液或腹水。发生率为 5%～37%,原因可能是以下几方面:①水钠潴留;②腹壁毛细血管通透性增加;③细菌、结核杆菌或真菌感染;④低蛋白血症、心包炎、充血性心力衰竭等。HD 很难使积液、腹水吸收或消失,HF 则有助吸收。

(5)肝性脑病患者。

(6)药物中毒患者。

(7)高磷血症患者:HDF 对磷的清除远比 HD 有效,能比较好地控制高磷血症。

(8)多脏器功能障碍患者,特别是伴有急性呼吸窘迫综合征(ARDS)、低氧血症者等。

五、血液滤过和血液透析滤过的并发症

血液透析中所有可能出现的并发症,稍有疏漏都有可能在血液滤过中发生。

(一)常见技术并发症

(1)低血流量。

(2)治疗中 TMP 快速升高。

(3)置换液成分错误。

(4)液体平衡误差。

(5)置换液被污染导致热源反应。

(6)凝血。

(7)破膜漏血。

(二)丢失综合征

HF 或 HDF 在超滤大量水分、清除中分子毒素的同时,也将一些分子量小但是有益的成分清除,如每次滤过可丢失氨基酸约 6 g(分子量仅为 140)、蛋白质约 10 g,患者应在饮食中补足。现在也有厂家通过对透析器膜孔进行技术改良,使透析器的膜孔分布更高、更均等,这种新型的透析器不仅提高了膜对中分子物质的清除效果,同时也能最大限度地减少蛋白质丢失,改善了治疗效果和预后。另有报道,在 HDF 中维生素 C 可下降 45%±14%,其中 25%～40% 是被对流所清除的;同时,HDF 过程中抗氧化剂的丢失与大量高度氧化的标志物同时出现,这将是一个潜在的问题。

(三)其他

HF 对小分子物质清除不理想,应与 HD 交替治疗。

(刘红艳)

第三节　血 液 灌 流

血液灌流(HP)技术是指将患者的血液引出体外,经过灌流器,通过吸附的方法来清除人体内源性和外源性的毒性物质,达到净化血液的一种治疗方法。

目前常用灌流器按吸附材料分类:活性炭和树脂(合成高分子材料)。以活性炭为吸附剂的灌流器,其特点是吸附速度快、吸附容量高、吸附选择性低,但活性炭与血液接触会引起血液有形成分的破坏,同时炭的微颗粒脱落有引起微血管栓塞的危险。随着科学技术的进步,活性炭灌流器得以改良,采用半透膜材料将活性炭进行包裹,防止炭微颗粒脱落。以树脂为吸附剂的灌流器,对有机物具有较大的吸附能力,选择性高,性能稳定,目前临床应用较广,已应用于多学科和多种疾病的治疗,具有特异性及先进性。

灌流技术与其他血液净化方法联合应用,如血液灌流与连续性肾脏替代疗法(CRRT)、血液透析(HD)或血液透析滤过(HDF)联合可形成不同的杂合式血液净化方法。

一、适应证

(一)急性药物或毒物中毒

当药物或毒物中毒时,利用血液透析也能清除毒物,但仅适用水溶性、不与蛋白质或血浆其他成分结合的物质,且对分子量较大的毒物无效。对大部分毒物或药物,血液灌流效果比血液透析的效果好。

(1)巴比妥类:苯巴比妥、异戊巴比妥、司可巴比妥、甲基巴比妥、硫喷妥钠。

(2)非巴比妥催眠镇静药类:地西泮、甲丙氨酯、甲喹酮、硝西泮、氯氮䓬、水合氯醛、异丙嗪、奥沙西泮。

(3)抗精神失常药:奋乃静、氯丙嗪、氯普噻吨(泰尔登)、阿米替林、硫利达嗪、三氟拉嗪、丙米嗪。

(4)解热镇静药:阿司匹林、对乙酰氨基酚(扑热息痛)、非那西丁、秋水仙碱。

(5)心血管药:地高辛、洋地黄毒苷、奎尼丁、普鲁卡因胺。

(6)除草剂、杀虫剂:氯丹、敌草快、百草枯、有机磷类、有机氯类、氟乙酰胺(灭鼠药)。

(7)食物中毒:如青鱼胆中毒、毒蕈中毒。

(8)其他:士的宁、茶碱、奎宁、苯妥英钠、三氯乙烯。

(二)尿毒症

血液灌流可以清除很多与尿毒症有关的物质,如肌酐、尿酸等,且中分子物质的清除率比血液透析好,但不能清除水分和电解质,因此不能单独用来治疗尿毒症。对尿毒症伴有难治性高血压、顽固性瘙痒等疗效显著。

(三)肝衰竭

对肝衰竭患者血中的芳香族氨基酸、硫醇有机酸酚类和中分子代谢药物有显著的吸附作用,对重症肝炎伴有肝性脑病、高胆红素血症有较好治疗效果。

(四)严重感染

脓毒症或系统性炎症综合征。

(五)其他疾病

银屑病或其他自身免疫性疾病、肿瘤化学治疗、甲状腺危象等。

二、操作方法

(一)操作前准备

1.灌流器准备

选择合适的灌流器(灌流器型号具有不同功能),使用前阅读说明书,检查包装及有效期。

2.建立血管通路

紧急灌流治疗的患者常规选用临时性血管通路,首选深静脉置管(股静脉或颈内静脉)。若维持性血液透析患者需血液灌流联合治疗,则应用其血液透析时的血管通路。

3.机器准备

根据原治疗中心的设备,可选用 CRRT 机器、血液透析机或血液灌流机。

4.治疗物品的准备

配套的循环管路、生理盐水、肝素、5%葡萄糖注射液、抗凝剂、穿刺针等。

5.抢救物品和药物的准备

心电监护、抢救车、除颤仪等。

(二)操作程序

注意仔细阅读产品说明书,不同的产品有不同的预冲要求。

1.预冲

(1)预冲方法一:将灌流器静脉端向上垂直固定在支架上,血路管分别连接灌流器的动脉端和静脉端,用肝素生理盐水(500 mL 生理盐水含 2 500 U 肝素)从血路管动脉端、灌流器、静脉端依次排出,流速200～300 mL/min,预冲肝素生理盐水总量为 2 000～5 000 mL(根据说明书要求)。预冲时轻拍和转动灌流器,排出气泡,排出微小炭粒,保证灌流器充分湿化、肝素化、无气泡。

(2)预冲方法二:将灌流器静脉端向上垂直固定在支架上,血路管分别连接灌流器的动脉端和静脉端,先用 5%葡萄糖 500 mL 充满血路管和灌流器(使其糖化),再用肝素生理盐水(500 mL 生理盐水含 2 500 U 肝素)预冲,流速 200～300 mL/min,预冲肝素生理盐水总量为 2 000～5 000 mL(根据说明书要求)。预冲时轻拍和转动灌流器,排出气泡,排出微小炭粒,保证灌流器充分湿化、肝素化、无气泡。糖化的目的:使灌流器吸附糖的能力饱和,防止治疗时灌流器吸附人体血液中葡萄糖而导致低血糖发生。

(3)预冲方法三:将灌流器静脉端向上垂直固定在支架上,血路管分别连接灌流器的动脉端和静脉端,用肝素生理盐水(500 mL 生理盐水含 2 500 U 肝素)从血路管动脉端、灌流器、静脉端预冲,流速200～300 mL/min,预冲肝素生理盐水总量为 2 000 mL;再用生理盐水 500 mL＋肝素 12 500 U 的溶液冲洗300 mL。如果血液灌流和血液透析联合应用时,接上透析器(透析器已用生理盐水预冲),灌流器置于透析器前,再进行闭路循环 20 分钟(根据说明书提供)。预冲时轻拍和转动灌流器,排出气泡,排出微小炭粒,保证灌流器充分湿化、肝素化、无气泡。

(4)预冲方法四:打开灌流器上端的帽盖,用无菌针筒去除针头抽取肝素 100～200 mg

(12 500～25 000 U),加入灌流器内。加入肝素时缓慢注入,回抽相应量的空气,盖上帽,上下颠倒10次,使肝素液与树脂充分融合,置于治疗盘中30分钟以上。如果血液灌流和血液透析联合应用时,先将血路管和透析器预冲好,再将灌流器置于透析器前。用生理盐水3 000 mL、血泵流速200 mL/min进行冲洗后,连接患者。

2.抗凝

由于树脂和活性炭具有吸附作用,同时接受灌流治疗的患者病情也有不同,故应根据患者的血红蛋白、凝血状况等合理应用抗凝剂。在护理操作中,除了准确根据医嘱给予抗凝剂外,同时要注意首剂抗凝剂必须在引血治疗前3～5分钟静脉注射,使其充分体内肝素化。

3.治疗前护理评估

(1)判断患者神志状况,监测生命体征。

(2)对烦躁、昏迷、神志不清等患者应加强安全护理,防止坠床,必要时进行约束。

(3)做好抢救的各种准备工作。

(4)评估患者有无出血情况;糖尿病患者还应评估进食情况,防止低血糖发生。

4.建立体外循环

从动脉端引血,血流量为50～100 mL/min,灌流器静脉端向上,动脉端朝下。如患者的血压、心率平稳可逐渐增加到150～200 mL/min。

5.治疗时间

灌流器中吸附材料的吸附能力与饱和度决定了每次灌流的时间。一般吸附剂对溶质的吸附在2～3小时达到饱和。因此,临床需要可每间隔2小时更换1次灌流器,但一次治疗不超过6小时。对于部分脂溶性的药物或毒物,在一次治疗后很可能会有脂肪组织中的相关物质释放入血的情况,可根据不同物质的特性间隔一定的时间后再次灌流治疗。

6.治疗结束

灌流结束,根据灌流器的成分,选择空气或生理盐水回血(根据临床经验和生产厂家建议,近年来炭罐选择空气回血、树脂罐选择生理盐水回血为宜),血泵速度为100 mL/min,严密监测,严防空气进入血液。如果是血液灌流和血液透析联合应用,2小时后灌流器卸除,继续透析治疗。

(刘红艳)

第四节　血　浆　置　换

血浆置换是指通过有效的分离、置换方法迅速地选择性从循环血液中去除病理血浆或血浆中的病理成分(如自身抗体、免疫复合物、副蛋白、高黏度物质、与蛋白质结合的毒物等),同时将细胞成分和等量的血浆替代品回输患者体内,从而治疗使用一般方法治疗无效的多种疾病的血液净化学治疗法。

自开展血浆置换疗法以来,常规应用两种分离技术,即离心式血浆分离和膜式血浆分离。随着血液净化技术的不断发展,离心式血浆分离已逐步被膜式血浆分离所替代。临床上膜式血浆分离又分为非选择性血浆置换与选择性血浆置换。

一、临床应用

(一)适应证

目前血浆置换的诊疗范畴已扩展至神经系统疾病、结缔组织病、血液病、肾脏病、代谢性疾病、肝脏疾病、急性中毒及移植等领域200多种疾病,其主要适应证如下。

1.作为首选方法的疾病或综合征

冷球蛋白血症、抗肾小球基底膜病、格林-巴利综合征、高黏滞综合征、栓塞性血小板减少性紫癜、纯合子家族性高胆固醇血症、重症肌无力、药物过量(如洋地黄中毒)、与蛋白质结合的物质中毒、新生儿溶血、自身免疫性血友病甲。

2.作为辅助疗法的疾病或综合征

急进性肾小球肾炎、抗中性粒细胞胞质抗体阳性的系统性血管炎、累及肾脏的多发性骨髓瘤、系统性红斑狼疮(尤其是狼疮性脑病)。

(二)治疗技术及要求

1.血浆置换的频度

一般置换间隔时间为1~2天,连续3~5次。

2.血浆置换的容量

为了进行合适的血浆置换,需要对正常人的血浆容量进行估算,可按以下公式计算:

$$PV=(1-Hct)(B+C\times W)$$

式中,PV为血浆容量;Hct为血细胞比容;W为干体重;B男性为1 530,女性为864;C男性为41,女性为47.2。

例如,一个60 kg的男性患者,Hct为0.40,则$PV=(1.0-0.4)(1 530+41\times 60)$。如血细胞比容正常(0.45),则血浆容积大致为40 mL/kg。

3.置换液的种类

置换液包括晶体液和胶体液。血浆置换时应用的晶体液为林格液(富含各种电解质),补充量为丢失血浆量的1/3~1/2,500~1 000 mL。胶体液包括血浆代用品和血浆制品。血浆代用品包括右旋糖酐-70、右旋糖酐-40、羟乙基淀粉(706代血浆),补充量为丢失血浆量的1/3~1/2;血浆制品有5%清蛋白和新鲜冰冻血浆。一般含有血浆或血浆清蛋白成分的液体占补充液40%~50%。原则上补充置换液时采用先晶后胶的顺序,即先补充电解质溶液或血浆代用品,再补充蛋白质溶液,目的是使补充的蛋白质尽可能少丢失。

4.置换液补充方式

血浆置换时必须选择后稀释法。

5.置换液补充原则

等量置换,即丢弃多少血浆,补充多少血浆;保持血浆胶体渗透压正常;维持水、电解质平衡;如应用的胶体液为4%~5%的清蛋白溶液时,必须补充凝血因子;为防止补体和免疫球蛋白的丢失,可补充免疫球蛋白;应用血浆时应注意减少病毒感染的机会;置换液必须无毒性、无组织蓄积。

6.抗凝剂

可使用肝素或枸橼酸钠作为抗凝剂。肝素用量大约为常规血液透析的1.5~2.0倍。对于无出血倾向的患者,一般首剂量为40~60 U/kg,维持量为1 000 U/h,但必须根据患者的个体差异来调整。枸橼酸钠一般采用 ACD-A 配方,即含 22 g/L 枸橼酸钠和 0.73 g/L 枸橼酸,其用量为血流速度(mL/min)的1/25~1/15。为防止低血钙,可补充葡萄糖酸钙。

二、常见血浆置换术

(一)非选择性血浆置换

1.原理

用血浆分离器一次性分离血细胞与血浆,将分离出来的血浆成分全部去除,再置换与去除量相等的 FFP(新鲜血浆)或清蛋白溶液。

2.适应证

重症肝炎、严重的肝功能不全、血栓性血小板减少性紫癜、多发性骨髓瘤、手术后肝功能不全、急性炎症性多神经炎、多发性硬化症等。

3.护理评估

(1)对患者的体重、生命体征、神志、原发病、治疗依从性进行评估,并做好相应干预措施。准确的体重有助于确定患者血浆置换的总量;对患者依从性的评估,有利于提升患者对治疗的信心和配合程度;评估可能的并发症以确定干预措施。

(2)对设备、器材、药物等进行评估,做好充分准备;对血浆、清蛋白等做好存放和保管。

(3)确认相关的生化检查(凝血指标)、操作过程、治疗参数。

(4)对血管通路及血液流量进行评估,确认静脉回路畅通,以免静脉压增高而引起血浆分离器破膜或再循环。

4.操作准备

(1)物品准备:配套血路管、血浆分离器、生理盐水 2 000 mL、血浆分离机器、心电监护仪等。

(2)药品及置换液准备。

1)置换液:置换液成分原则上根据患者的基础疾病制订,如肝功能损害严重、低蛋白血症的患者应适当提高患者胶体渗透压,提高清蛋白成分;血栓性血小板减少性紫癜患者除了常规血浆置换外,可适当补充新鲜血小板;严重肝功能损害患者在血浆置换以后可适当补充凝血因子、纤维蛋白原等。

置换液(以患者置换血浆 3 000 mL 为例)主要有两种配方:①清蛋白 60 g、右旋糖酐-40 1 000 mL、706 代血浆 500 mL、平衡液 1 000 mL、5%或 10%葡萄糖 500 mL(注:清蛋白根据医嘱稀释于 5%或 10%葡萄糖溶液 500 mL)。②新鲜血浆 1 000 mL、706 代血浆 500 mL、右旋糖酐-40 500 mL、平衡液 500 mL、5%或 10%葡萄糖 500 mL。以上配方可根据患者病情或需要做适当调整。

2)抗凝剂:由于血浆置换患者大多为高危患者,故在抗凝剂的选择上首选低分子肝素。

3)葡萄糖酸钙:非选择性血浆置换时,在输入大量新鲜血浆的同时,枸橼酸钠也被输入体内,枸橼酸钠可以与体内钙离子结合,造成低血钙,患者出现抽搐,故可适当补充葡萄糖酸钙。

4)激素:由于血浆置换时输入了大剂量的异体蛋白,患者在接受治疗过程中可能出现变态反应。

(3)建立血管通路:采用深静脉留置导管或内瘘,动脉血流量应达到 150 mL/min。静脉回路必须畅通,采用双腔留置导管时注意防止再循环。

5.操作过程及护理

血浆置换是一种特殊的血液净化方法,操作治疗时应有一个独立的空间,并有专职护士对患者进行管理和监护。术前向患者和家属做好心理护理和治疗风险意识培训,取得患者的积极配合。

(1)打开总电源,打开血浆分离机电源,开机并自检。

(2)连接血路管、血浆分离器,建立通路循环。

(3)阅读说明书,按血浆分离器说明书上的预冲方法,进行管路及血浆分离器的预冲。预冲的血流量一般为 100~150 mL/min,预冲液体量为 1 500~2 000 mL。用 500 mL 生理盐水加入 2 500 U(20 mg)肝素,使血浆分离器和管路肝素化。

(4)设定各项治疗参数:每分钟血流量、每小时血浆分离量、置换总量、肝素量、治疗时间等。

(5)建立血管通路,静脉端注入抗凝剂(等待 3~5 分钟,充分体内肝素化),建立血液循环,引血时血流量应<100 mL/min。运转 5~10 分钟后患者无反应,加大血流量至 100~150 mL/min;启动弃浆泵及输液泵。要求保持进出液量平衡,可将弃浆泵及输液泵流量调节至 25~40 mL/min。

(6)观察血浆分离器及弃浆颜色,判断有无破膜现象发生。一旦出现破膜,立即更换血浆分离器。

(7)治疗过程中严密监测生命体征;随时观察跨膜压、静脉压、动脉压变化,防止破膜;观察变态反应及低钙反应;观察电解质及容量平衡。

(8)及时记录数据;及时处理各类并发症。

(9)下机前评估:患者生命体征、标本采集、抗凝剂总结、治疗目标值情况。

(10)书写记录,患者转运、交班;整理物品;处理好医疗废弃物及环境。

(二)选择性血浆置换

1.原理

选择性血浆置换也称为双重血浆置换。由血浆分离器分离血细胞和血浆,再将分离出的血浆引入血浆成分分离器(血浆成分分离器原则上按照分子量的大小进行选择,如胆红素分离器、血脂分离器等),能通过血浆成分分离器的小分子物质与清蛋白随血细胞回输入体内,大分子物质被滞留而弃去。根据弃去血浆量补充相应的清蛋白溶液,清蛋白的相对分子质量为 69 000,当致病物质分子量为清蛋白分子量10倍以上时,可采用选择性血浆置换。

2.适应证

多发性骨髓瘤、原发性巨球蛋白血症、家族性难治性高脂血症、难治性类风湿性关节炎、系统性红斑狼疮、血栓性血小板减少性紫癜、重症肌无力、多发性硬化症、多发性神经炎及移植前后的抗体去除等。

3.护理评估

同非选择性血浆置换。

4.操作准备

(1)物品准备:配套血路管、血浆分离机、血浆分离器、血浆成分分离器、心电监护仪等。

(2)药品和置换液准备:生理盐水 4 000 mL、清蛋白溶液 30 g(备用,根据丢弃量补充所需清蛋白)、激素等。

(3)血管通路:同非选择性血浆置换。

(4)抗凝剂应用:同非选择性血浆置换。

5.操作过程与护理

(1)打开总电源,打开血浆分离机电源,开机并自检。

(2)连接血路管、血浆分离器及血浆成分分离器,建立通路循环。

(3)按照说明书要求预冲血浆分离器、成分分离器及管路。预冲流量为100～150 mL/min,预冲液量为2 500～3 000 mL。最后用1 000 mL生理盐水加入2 500 U(40 mg)肝素使血浆分离器、血浆成分分离器和血路管肝素化。

(4)设定各项治疗参数:血流量 mL/min、血浆分离量 mL/h、成分分离器流量 mL/h、血浆置换总量、肝素量、治疗时间等。

(5)建立血管通路,注入抗凝剂,建立血液循环,引血时建议血流量<100 mL/min。运转5～10分钟后患者无不适反应,治疗血流量增至120～150 mL/min,启动血浆泵、弃浆泵及返浆泵。

(6)操作中严密监测动脉压、静脉压、跨膜压的变化,以防压力增高,引起破膜。

(7)观察血浆分离器、成分分离器及弃浆颜色,判断有无破膜发生。一旦发生破膜,及时更换。

(8)选择性血浆分离,根据患者体重和病情决定血浆置换总量,根据分子大小决定弃浆量,一次选择性血浆置换会丢弃含有大分子蛋白的血浆100～500 mL。

(9)治疗过程中严密监测T、P、R、BP;随时观察跨膜压、静脉压、动脉压变化,防止破膜;观察电解质及容量平衡。

(10)及时记录数据;及时处理各类并发症。

(11)达到治疗目标值,下机。

(12)完成护理记录;向患者所在病房交班;合理转运危重患者;整理物品;处理医疗废弃物。

三、并发症

血浆置换的并发症同常规血液净化的并发症、血管通路的相关并发症、抗凝的并发症等。与血浆置换特别相关的并发症如下。

(一)变态反应

新鲜冰冻血浆含有凝血因子、补体和清蛋白,但由于其成分复杂,常可诱发变态反应。据文献报道,变态反应发生率为0～12%。补充血液制品前,静脉给予地塞米松5～10 mg或10%葡萄糖酸钙20 mL并选择合适的置换液是预防和减少过敏的关键。

治疗过程中要严密观察,如出现皮肤瘙痒、皮疹、寒战、高热时不可随意搔抓皮肤,应及时给予激素、抗组胺药或钙剂,可摩擦皮肤以缓解瘙痒。治疗前认真执行三查七对,核对血型,血浆输入速度不宜过快。

(二)低血压

引起低血压的主要原因:置换液补充过缓,有效血容量减少;应用血制品引起变态反应;补充晶体溶液时,血浆胶体渗透压下降。血浆置换中应注意血浆等量置换,即血浆出量应与置换液输入量保持相等。当患者血压下降时可先输入胶体溶液,血压稳定时再输入晶体溶液。要维持水、电解质的平衡,保持血浆胶体渗透压稳定。当患者出现低血压时可延长血浆置换时间,血流量应控制在50～80 mL/min,血浆流速相应减低,血浆出量与输入的血浆和液体量保持平衡。

(三)低血钙

新鲜血浆含有枸橼酸钠,过多、过快输入新鲜血浆容易导致低血钙,患者会出现口麻、腿麻及小腿肌肉痉挛等低血钙症状,严重时发生心律失常。治疗前应常规静脉注射 10％葡萄糖酸钙 10 mL,注意控制枸橼酸钠输入速度,出现低钙反应时及时补充钙剂。

(四)出血

严密观察皮肤及黏膜、消化道等有无出血点,进行医疗护理操作时,动作轻柔、娴熟,熟练掌握静脉穿刺技巧,避免反复穿刺加重出血。一旦发生出血,立即通知医师采取措施,必要时用鱼精蛋白中和肝素,用无菌纱布加压包扎穿刺点,并观察血小板的变化。

(五)感染

当置换液含有致热源、血管通路发生感染、操作不严谨时,患者会出现感染、发热等。血浆置换是一种特殊的血液净化学治疗法,必须严格无菌操作,患者应置于单间进行治疗,要求治疗室清洁,操作前紫外线照射 30 分钟,家属及无关人员不得进入治疗场所。操作人员必须认真洗手、戴口罩、帽子,配置置换液时需认真核对、检查、消毒,同时做到现配现用。

(六)破膜

血浆分离的滤器因为制作工艺的原因而受到血流量及跨膜压的限制,如置换时血流量过大或置换量增大,往往会导致破膜。故应注意血流量在 100～150 mL/min,每小时分离血浆 <1 000 mL,跨膜压控制于 6.7 kPa(50 mmHg)。预冲分离器时注意不要用血管钳敲打,防止破膜。

四、选择性血浆分离和非选择性血浆分离的比较

(一)非选择性血浆分离

1.优点

可补充凝血因子(使用新鲜冰冻血浆时);排出含有致病物质的全部血浆成分。

2.缺点

因使用他人的血浆,有感染的可能性;因混入微小凝聚物,有产生相应不良反应的可能。必须选用新鲜血浆或清蛋白溶液。

(二)选择性血浆分离

1.优点

对患者血浆容量的改变较小、特异性高,故所用置换量少,约为常规血浆置换量的 1/4,有时甚至可完全不用。这既节省了开支,又减少了感染并发症的发生机会。选择性血浆分离法不但可选择使用不同孔径的血浆成分分离器,同时可根据血浆中致病介质的分子量,选择不同的膜滤过器治疗不同的疾病,如应用 0.02～0.04 μm 孔径的滤膜治疗冷球蛋白血症、家族性高胆固醇血症等。

2.缺点

因利用分子量大小进行分离(根据膜孔的不同分离),故可能会除去一些有用的蛋白质。

(刘红艳)

第五章

急诊内科疾病的诊疗

第一节 急性病毒性心肌炎

急性病毒性心肌炎是指因嗜心性病毒感染引起的,以心肌非特异性间质性炎症为主,伴有心肌细胞变性、溶解或坏死病变的心肌炎。病变可累及心脏传导和起搏系统,也可累及心包膜。临床上以肠道病毒(如柯萨奇病毒 B 组 2、4 两型最多见,其次为 5、3、1 型及 A 组的 1、4、9、16、23 型,艾柯病毒和脊髓灰质炎病毒等)和流感病毒较为常见。此外,麻疹、腮腺炎、乙型脑炎、肝炎和巨细胞病毒等也可引起心肌炎。

一、发病机制

病毒如何引起心肌损伤的机制迄今尚未阐明,可能途径包括以下 2 条。

(一)病毒直接侵犯心肌

病毒感染后可引起病毒血症,经血流直接侵犯心肌,导致心肌纤维溶解、坏死、水肿及炎性细胞浸润。有人认为,急性暴发性病毒性心肌炎和病毒感染后 1~4 周猝死者,病毒直接侵犯心肌可能是主要的发病机制。

(二)免疫变态反应

对于大多数病毒性心肌炎,尤其是慢性心肌炎,目前认为主要是通过免疫变态反应而致病。参与免疫反应可能是病毒本身,也可能是病毒-心肌抗体复合物。既有体液免疫参与,又有细胞免疫参与。此外,患者免疫功能低下在发病中也起重要作用。

二、诊断

(一)临床表现特点

(1)起病前 1~3 周常有上呼吸道或消化道感染史。

(2)心脏受累表现:心悸、气促、心前区疼痛等。体检表现为轻者心浊音界不扩大,重者心浊音界扩大,心率增快且与体温升高不相称,可出现舒张期奔马律,心律失常以频发期前收缩多见,也可表现为房室传导阻滞,以致出现心动过缓、心尖区第一心音低钝。可闻及收缩期吹风样杂音。重症患者可短期内出现心力衰竭或心源性休克,少数因严重心律失常而猝死。

(3)老幼均可发病,但以儿童和年轻人较易发病。

(二)实验室检查及其他辅助检查特点

(1)心电图常有各种心律失常表现,以心室性期前收缩最常见,其次为房室传导阻滞、束支及室内阻滞、心动过速等。心肌损害可表现为 ST 段降低、T 波低平或倒置、Q-T 间期延长等。暴发性病毒性心肌炎可有异常 Q 波、阵发性室性心动过速、高度房室传导阻滞,甚至心室颤动等。心电图改变对心肌炎的诊断并无特异性。

(2)血清酶学检查可有 CK 及其同工酶(CK-MB)、AST 或 LDH 及其同工酶(LDH1)增高。

(3)X 线、超声心动图检查示心脏轻至中度增大,搏动减弱,有时可伴有心包积液,此时称心肌心包炎。

(4)血白细胞可轻至中度增多,血沉加速。

(5)从咽拭、尿、粪、血液及心包穿刺液中分离出病毒,且在恢复期血清中同型病毒抗体滴度较初期或急性期(第一份)血清升高或下降 4 倍以上,可认为是新近有病毒感染。

诊断病毒性心肌炎必须排除可能引起心肌损害的其他疾病,如风湿性心肌炎、中毒性心肌炎、结缔组织和代谢性疾病、原发性心肌病等。

三、治疗

目前,对急性病毒性心肌炎尚缺乏特异性治疗方法,但多数患者经过一段时间休息及对症治疗后能自行痊愈,少数可演变为慢性心肌炎或遗留不同程度心律失常表现,个别暴发型重症患者可导致死亡。本病主要治疗措施如下。

(一)充分休息,防止过劳

本病一旦确诊,应卧床休息,进食易消化和富含维生素、蛋白质的食物。充分休息在急性期应列为主要治疗措施之一。早期不重视卧床休息,可能会导致心脏进行性增大和带来较多的后遗症,一般需休息 3 个月左右。心脏已经扩大或曾出现过心功能不全者应延长至半年,直至心脏不再缩小、心功能不全症状消失后,在密切观察下逐渐增加活动量,恢复期仍应适当限制活动3～6个月。

(二)酌情应用改善心肌细胞营养与代谢的药物

辅酶 A 50～100 U 或肌苷 200～400 mg,每天 1～2 次,肌内注射或静脉注射;细胞色素 C 15～30 mg,每天1～2 次,静脉注射,该药应先皮试,无过敏者才能注射。ATP 或三磷酸胞苷(CTP)20～40 mg,每天 1～2 次,肌内注射,前者尚有口服或静脉制剂,剂量相同。辅酶 Q_{10},每天 30～60 mg,口服;或 10 mg,每天 2 次,肌内注射及静脉注射。FDP 5～10 g,每天 1～2 次,静脉滴注,对重症病毒性心肌炎可能有效。一般情况下,上述药物视病情可适当搭配或联合应用 2 或 3 种即可,10～14 天为 1 个疗程。此外,极化液疗法:氯化钾 1.0～1.5 g、普通胰岛素 8～12 U,加入 10%葡萄糖液 500 mL 内,每天 1 次,静脉滴注,尤适用于频发室性期前收缩者。在极化液基础上再加入 25%硫酸镁 5～10 mL,对快速型心律失常疗效更佳,7～14 天为 1 个疗程。大剂量维生素 C,每天5～10 g 静脉滴注及丹参酮注射液40～80 mg,分 2 次加到 50%葡萄糖液 20 mL 内静脉注射或稀释后静脉滴注,连用 2 周,也有一定疗效。

(三)肾上腺皮质激素

激素有抑制炎性反应、降低血管通透性、减轻组织水肿及抗过敏作用,但可抑制免疫反应和干扰素的合成、促进病毒繁殖和炎症扩散、加重心肌损害,因此应用激素有利有弊。为此,多数学者主张病毒性心肌炎急性期,尤其是最初 2 周内,病情并非危重者不用激素。但短期内心脏急剧增大、高热不退、急性心力衰竭、严重心律失常、休克、全身中毒症状严重合并多脏器损害或高度房室传导阻滞者,可使用地塞米松,每天 10~30 mg,分次静脉注射,或用氢化可的松,每天200~300 mg,静脉滴注,连用 3~7 天,待病情改善后改口服,并迅速减量至停,一般疗程不宜超过 2 周。若用药 1 周仍无效,则停用。激素对重症病毒性心肌炎有效,其可能原因与抑制了心肌炎症、水肿,消除过度、强烈的免疫反应和减轻毒素作用有关。

(四)抗生素

急性病毒性心肌炎可使用广谱抗生素,如氨苄西林、头孢菌素等,以防止继发性细菌感染,因后者常是诱发病毒感染的条件,特别是流感、柯萨奇及腮腺炎病毒感染,且可加重病毒性心肌炎的病情。

(五)抗病毒药物

疗效不肯定,因为病毒性心肌炎主要是免疫反应的结果。即使是由于病毒直接侵犯所致,但抗病毒药物能否进入心肌细胞内杀灭病毒也尚有疑问。流感病毒所致心肌炎可试用吗啉胍(ABOB)100~200 mg,每天 3 次;金刚烷胺 100 mg,每天 2 次。疱疹病毒性心肌炎可试用阿糖胞苷和利巴韦林(三氮唑核苷),前者剂量为每天 50~100 mg,静脉滴注,连用 1 周;后者为100 mg,每天 3 次,视病情连用数天至 1 周,必要时也可静脉滴注,剂量为每天 300 mg。此外,中草药如板蓝根、连翘、大青叶、黄连、黄芩、虎杖等也具抗病毒作用。

(六)免疫调节剂

(1)人白细胞干扰素 1.5 万~2.5 万 U,每天 1 次,肌内注射,7~10 天为 1 个疗程,间隔2~3 天,视病情可再用 1~2 个疗程。

(2)应用基因工程制成的干扰素 100 万 U,每天 1 次,肌内注射,2 周为 1 个疗程。

(3)聚肌胞每天 1~2 mg,每 2~3 天 1 次,肌内注射,2~3 个月为 1 个疗程。

(4)简化胸腺素 10 mg,每天肌内注射 1 次,共 3 个月,以后改为 10 mg,隔天肌内注射 1 次,共半年。

(5)免疫核糖核酸(IRNA)3 mg,每 2 周 1 次,皮下注射或肌内注射,共 3 个月,以后每月肌内注射 3 mg,连续6~12 个月。

(6)转移因子(TF)1 mg,加盐水 2 mL,每周 1~2 次,于上臂内侧或两侧腋部皮下或臀部肌内注射。

(7)黄芪有抗病毒及调节免疫功能,对干扰素系统有激活作用,在淋巴细胞中可诱生 γ 干扰素,还能改善内皮细胞生长及正性肌力作用,可口服、肌内注射或静脉内给药。用量为黄芪口服液(每支含生黄芪 15 g)1 支,每天 2 次,口服;或黄芪注射液(每支含生黄芪 4 g/2 mL)2 支,每天1~2 次,肌内注射;或在 5% 葡萄糖液 500 mL 内加黄芪注射液 4~5 支,每天 1 次,3 周为 1 个疗程。

(七)纠正心律失常

基本上按一般心律失常治疗。对于室性期前收缩、快速型心房颤动可用胺碘酮 0.2 g,每天3 次,1~2 周后或有效后改为每天 0.1~0.2 g 维持。阵发性室性心动过速、心室扑动或颤动,应尽早采用直流电电击复律,也可迅速静脉注射利多卡因 50~100 mg,必要时隔 5~10 分钟后再注,有效后静脉滴注维持 24~72 小时。心动过缓可用阿托品治疗,也可加用激素。对于莫氏Ⅱ型和三度房室传导阻滞,尤其有脑供血不足表现或有阿-斯综合征发作者,应及时安置人工心脏起搏器。

(八)心力衰竭和休克的防治

重症急性病毒性心肌炎可并发心力衰竭或休克。有心力衰竭者应给予低盐饮食、供氧,视病情缓急可选用口服或静脉注射洋地黄类制剂,但剂量应控制在常规负荷量的 $1/2 \sim 2/3$,必要时可并用利尿剂、血管扩张剂和非洋地黄类正性肌力药物,同时注意水、电解质平衡。

(孔 平)

第二节 急性左心衰竭

急性左心衰竭(AHF)是临床医师面临的最常见的心脏急症之一。许多国家随着人口老龄化及急性心肌梗死患者存活率的升高,慢性心力衰竭患者的数量快速增长,同时也增加了心功能失代偿的患者数量。AHF 60%～70% 是由冠心病所致,尤其是老年人。在年轻患者,AHF 的原因更多见于扩张型心肌病、心律失常、先天性或瓣膜性心脏病、心肌炎等。

AHF 患者预后不良。急性心肌梗死伴有严重心力衰竭患者的病死率非常高,12 个月的病死率为 30%。据报道:急性肺水肿院内病死率为 12%,1 年病死率为 40%。

2008 年,欧洲心脏病学会更新了急性和慢性心力衰竭指南。2010 年,中华医学会心血管病分会发布了我国急性心力衰竭诊断和治疗指南。

一、急性心力衰竭的临床表现

AHF 是指由于心脏功能异常而出现的急性临床发作。无论既往有无心脏病病史,均可发生。心功能异常可以是收缩功能异常,也可为舒张功能异常,还可以是心律失常或心脏前负荷和后负荷失调。它通常是致命的,需要紧急治疗。

急性心力衰竭可以在既往没有心功能异常者中首次发病,也可以是患者慢性心力衰竭(CHF)的急性失代偿。以下为急性心力衰竭的患者的临床表现。

(一)基础心血管疾病的病史和表现

大多数患者有各种心脏病的病史,存在引起急性心力衰竭的各种病因。老年人中的主要病因为冠心病、高血压和老年性退行性心瓣膜病,而在年轻人中多由风湿性心瓣膜病、扩张型心肌病、急性重症心肌炎等所致。

(二)诱发因素

常见的诱因:①慢性心力衰竭药物治疗缺乏依从性。②心脏容量超负荷。③严重感染,尤其肺炎和败血症。④严重颅脑损害或剧烈的精神心理紧张与波动。⑤大手术后。⑥肾功能减退。⑦急性心律失常如室性心动过速(室速)、心室颤动(室颤)、心房颤动(房颤)或心房扑动(房扑)伴快速心室率、室上性心动过速及严重的心动过缓等。⑧支气管哮喘发作。⑨肺栓塞。⑩高心排血量综合征,如甲状腺功能亢进危象、严重贫血等。⑪应用负性肌力药物如维拉帕米、地尔硫草、β受体阻滞剂等。⑫应用非甾体抗炎药。⑬心肌缺血。⑭老年急性舒张功能减退。⑮吸毒。⑯酗酒。⑰嗜铬细胞瘤。以上这些诱因可使心功能原来尚可代偿的患者骤发心力衰竭,或者使已有心力衰竭的患者病情加重。

(三)早期表现

原来心功能正常的患者出现急性失代偿的心力衰竭(首发或慢性心力衰竭急性失代偿)伴有急性心力衰竭的症状和体征,出现原因不明的疲乏或运动耐力明显降低及心率增加 15～20 次/分,可能是左心功能降低的最早期征兆。继续发展可出现劳力性呼吸困难、夜间阵发性呼吸困难、睡觉需用枕头抬高头部等,检查可发现左心室增大、闻及舒张早期或中期奔马律、肺动脉第二心音亢进、两肺尤其肺底部有细湿啰音,还可有干啰音和哮鸣音,提示已有左心功能障碍。

(四)急性肺水肿

起病急骤,病情可迅速发展至危重状态。突发的严重呼吸困难、端坐呼吸、喘息不止、烦躁不安并有恐惧感,呼吸频率可达 30～50 次/分;频繁咳嗽并咯出大量粉红色泡沫样血痰;听诊心率快,心尖部常可闻及奔马律;双肺满布湿啰音和哮鸣音。

(五)心源性休克

(1)患者持续低血压,收缩压降至 12.0 kPa(90 mmHg)以下,或原有高血压的患者收缩压降幅≥8.0 kPa(60 mmHg),且持续 30 分钟以上。

(2)患者组织低灌注状态,可有以下表现:①皮肤湿冷、苍白和发绀,出现紫色条纹;②心动过速>110 次/分;③尿量显著减少(<20 mL/h),甚至无尿;④意识障碍,常有烦躁不安、激动焦虑、恐惧和濒死感;收缩压低于 9.3 kPa(70 mmHg),可出现抑制症状如神志恍惚、表情淡漠、反应迟钝,逐渐发展至意识模糊,甚至昏迷。

(3)血流动力学障碍:肺毛细血管楔压(PCWP)≥2.4 kPa(18 mmHg),心排血指数(CI)≤36.7 mL/(s·m²)[≤2.2 L/(min·m²)]。

(4)低氧血症和代谢性酸中毒。

二、急性左心衰竭严重程度分级

主要分级有 Killip 法(表 5-1)、Forrester 法(表 5-2)和临床程度分级(表 5-3)3 种。Killip 法主要用于急性心肌梗死患者,分级依据临床表现和胸部 X 线检查的结果。

表 5-1 急性心肌梗死的 Killip 法分级

分级	症状与体征
I	无心力衰竭
II	有心力衰竭,两肺中下部有湿啰音,占肺野下 1/2,可闻及奔马律。X 线胸片有肺淤血
III	严重心力衰竭,有肺水肿,细湿啰音遍布两肺(超过肺野下 1/2)
IV	心源性休克、低血压[收缩压<12.0 kPa(90 mmHg)]、发绀、出汗、少尿

注:1 mmHg=0.133 kPa。

表 5-2 急性左心衰竭的 Forrester 法分级

分级	PCWP(mmHg)	CI[mL/(s·m²)]	组织灌注状态
I	≤18	>36.7	无肺淤血,无组织灌注不良
II	>18	>36.7	有肺淤血
III	<18	≤36.7	无肺淤血,有组织灌注不良
IV	>18	≤36.7	有肺淤血,有组织灌注不良

注:PCWP,肺毛细血管楔压;CI,心排血指数,其法定单位[mL/(s·m²)]与旧制单位[L/(min·m²)]的换算因数为 16.67。1 mmHg=0.133 kPa。

表 5-3　急性左心衰竭的临床程度分级

分级	皮肤	肺部啰音
Ⅰ	干、暖	无
Ⅱ	湿、暖	有
Ⅲ	干、冷	无/有
Ⅳ	湿、冷	有

　　Forrester 分级依据临床表现和血流动力学指标,可用于急性心肌梗死后 AHF,最适用于首次发作的急性心力衰竭。临床程度的分类法适用于心肌病患者,主要依据临床发现,最适用于慢性失代偿性心力衰竭。

三、急性心力衰竭的诊断

　　AHF 的诊断主要依据症状和临床表现,同时辅以相应的实验室检查,如 ECG、胸片、生化标志物、多普勒超声心动图等,诊断的流程见下图 5-1。

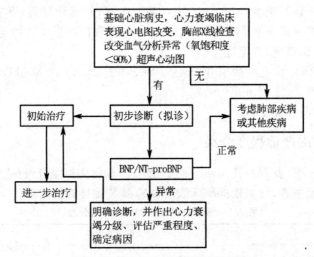

图 5-1　急性左心衰竭的诊断流程

　　急性心力衰竭患者发作时,需要系统地评估外周循环、静脉充盈、肢端体温。

　　在患者心力衰竭失代偿时,右心室充盈压通常可通过中心静脉压评估。AHF 时中心静脉压升高应谨慎分析,因为在静脉顺应性下降合并右心室顺应性下降时,即便右心室充盈压很低也会出现中心静脉压的升高。

　　左心室充盈压可通过对患者肺部听诊来评估,肺部存在湿啰音常提示左心室充盈压升高。进一步的确诊、严重程度的分级及随后可能出现的肺淤血、胸腔积液应进行胸片检查。左心室充盈压的临床评估常被迅速变化的临床征象所误导。应进行心脏的触诊和听诊,了解有无室性和房性奔马律(第三心音,第四心音)。

四、实验室检查及辅助检查

(一)心电图(ECG)检查

　　急性心力衰竭时 ECG 多有异常改变。ECG 可以辨别节律,可以帮助确定 AHF 的病因及了解患者心室的负荷情况。这在急性冠脉综合征中尤为重要。ECG 还可了解患者左右心室/心房的劳损情况、有无心包炎、既往存在的病变、左右心室的肥大情况等。心律失常时应分析 12 导联心电图,同时应进行连续的 ECG 监测。

(二)胸片及影像学检查

对于所有 AHF 的患者,胸片和其他影像学检查宜尽早完成,以便及时评估已经存在的肺部和心脏病变(心脏的大小及形状)及肺淤血的程度。它不但可以用于明确诊断,还可用于了解随后的治疗效果。胸片还可用作左心衰竭的鉴别诊断,除外肺部炎症或感染性疾病。胸部 CT 或放射性核素扫描可用于判断肺部疾病和诊断大的肺栓塞。CT、经食管超声心动图可用于诊断主动脉夹层。

(三)实验室检查

AHF 时应进行一些实验室检查。动脉血气分析可以评估氧合情况(氧分压 PaO_2)、通气情况(二氧化碳分压 $PaCO_2$)、酸碱平衡(pH)和碱缺失,严重 AHF 患者应进行此项检查。脉搏血氧测定及潮气末 CO_2 测定等无创性检测方法可以替代动脉血气分析,但不适用于低心排血量及血管收缩性休克状态。静脉血氧饱和度(如颈静脉内)的测定对于评价全身的氧供需平衡很有价值。

血浆脑钠尿肽(B 型钠尿肽,BNP)是在心室室壁张力增加和容量负荷过重时由心室释放的,现在已用于急诊室呼吸困难的患者作为排除或确立心力衰竭诊断的指标。BNP 对于排除心力衰竭有着很高的阴性预测价值。如果心力衰竭的诊断已经明确,升高的血浆 BNP 和 N 末端脑钠尿肽前体(NT-proBNP)可以预测患者预后情况。

(四)超声心动图检查

超声心动图对于评价基础心脏病变及与 AHF 相关的心脏结构和功能改变是极其重要的,同时对急性冠脉综合征也有重要的评估值。

多普勒超声心动图应用于评估左右心室的局部或全心功能改变、瓣膜结构和功能、心包病变、急性心肌梗死的机械性并发症和比较少见的占位性病变。通过多普勒超声心动图测定主动脉或肺动脉的血流时速曲线可以估测心排血量。多普勒超声心动图还可估计肺动脉压力(三尖瓣反流射速),同时可监测左心室前负荷。

(五)其他检查

在涉及与冠状动脉相关的病变,如不稳定型心绞痛或心肌梗死时,血管造影是非常重要的,现已明确血运重建能够改善患者预后。

五、急性心力衰竭患者的监护

急性心力衰竭患者应在进入急诊室后就应尽快地开始监护,同时给予相应的诊断性检查以明确基础病因。

(一)无创性监护

在所有的危重患者,必须监测的项目有血压、体温、心率、呼吸、心电图。有些实验室检查应重复做,如电解质、肌酐、血糖及有关感染和代谢障碍的指标。必须纠正低钾或高钾血症。如果患者情况恶化,这些指标的监测频率也应增加。

1.心电监测

患者在急性失代偿阶段 ECG 的监测是必需的(监测心律失常和 ST 段变化),尤其是心肌缺血或心律失常是导致急性心力衰竭的主要原因时。

2.血压监测

患者开始治疗时维持正常的血压很重要,其后也应定时测量(如每5分钟测量1次),直到血管活性药、利尿剂、正性肌力药剂量稳定时。在并无强烈的血管收缩和不伴有极快心率时,无创性自动袖带血压测量是可靠的。

3.血氧饱和度监测

脉搏血氧计是测量动脉氧与血红蛋白结合饱和度的无创性装置(SaO_2)。通常从联合血氧计测得的 SaO_2 的误差在 2% 之内,除非患者处于心源性休克状态。

4.心排血量和前负荷

患者心排血量和前负荷的测量可应用多普勒超声的方法监测。

(二)有创性监测

1.动脉置管

置入动脉导管的指征是因血流动力学不稳定需要连续监测动脉血压或需进行多次动脉血气分析。

2.中心静脉置管

中心静脉置管联通了中心静脉循环,所以可用于输注液体和药物,也可监测中心静脉压(CVP)及静脉氧饱和度(SvO_2)(上腔静脉或右心房处),后者用以评估氧的运输情况。

在分析患者右心房压时应谨慎,避免过分注重右心房压,因为右心房压几乎与左心房压无关,因此也与 AHF 时的左心室充盈压无关。CVP 也会受到重度三尖瓣关闭不全及呼气末正压通气(PEEP)的影响。

3.肺动脉导管

肺动脉导管(PAC)是一种漂浮导管,用于测量上腔静脉(SVC)、右心房、右心室、肺动脉压力、肺毛细血管楔压及心排血量。现代导管能够半连续性地测量心排血量及混合静脉血氧饱和度、右心室舒张末容积和射血分数。

虽然置入肺动脉导管用于急性左心衰竭的诊断通常不是必需的,但对于伴发有复杂心肺疾病的患者,它可以用来鉴别是心源性机制还是非心源性机制。对于二尖瓣狭窄、主动脉关闭不全、高气道压或左心室僵硬(如左心室肥厚、糖尿病、纤维化、使用正性肌力药、肥胖、缺血)的患者,肺毛细血管楔压并不能真实反映左心室舒张末压。

建议 PAC 用于对传统治疗未产生预期疗效的血流动力学不稳定的患者及合并淤血和低灌注的患者。在这些情况下,置入肺动脉导管以保证左心室最恰当的液体负荷量,并指导血管活性药物和正性肌力药物的使用。

六、急性心力衰竭的治疗

(一)临床评估

对患者均应根据上述各种检查方法及病情变化做出临床评估,包括以下几方面:①基础心血管疾病;②急性心力衰竭发生的诱因;③病情的严重程度和分级,并估计预后;④治疗的效果。此种评估应多次和动态进行,以调整治疗方案。

(二)治疗目标

(1)控制基础病因和矫治引起心力衰竭的诱因:应用静脉和/或口服降压药物以控制高血压;

选择有效抗生素控制感染;积极治疗各种影响血流动力学的快速性或缓慢性心律失常;应用硝酸酯类药物改善心肌缺血。糖尿病伴血糖升高者应有效控制血糖水平,同时,要防止出现低血糖。对血红蛋白低于 60 g/L 的严重贫血者,可输注浓缩红细胞悬液或全血。

(2)缓解各种严重症状:①低氧血症和呼吸困难采用不同方式的吸氧,包括鼻导管吸氧、面罩吸氧及无创或气管插管的呼吸机辅助通气治疗。②胸痛和焦虑应用吗啡。③呼吸道痉挛应用支气管解痉药物。④利尿剂有助于减轻肺淤血和肺水肿,也可缓解呼吸困难。

(3)稳定血流动力学状态,维持收缩压≥12.0 kPa(90 mmHg),纠正和防止低血压可应用各种正性肌力药物。血压过高者的降压治疗可选择血管扩张药物。

(4)纠正水、电解质紊乱和维持酸碱平衡。

(5)保护重要脏器如肺、肾、肝和大脑,防止功能损害。

(6)降低死亡危险,改善近期和远期预后。

(三)急性左心衰竭的处理流程

急性左心衰竭确诊后,即按图 5-2 的流程处理。初始治疗后症状未获明显改善或病情严重者应行进一步治疗。

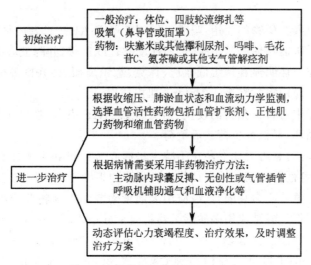

图 5-2　急性左心衰竭的处理流程

1.急性左心衰竭的一般处理

(1)体位:静息时明显呼吸困难者应半卧位或端坐位,双腿下垂以减少回心血量,降低心脏前负荷。

(2)四肢交换加压:患者四肢轮流绑扎止血带或血压计袖带,通常同一时间只绑扎三肢,每隔 15～20 分钟轮流放松一肢。血压计袖带的充气压力应较舒张压低 1.3 kPa(10 mmHg),使动脉血流仍可顺利通过,而静脉血回流受阻。此法可降低前负荷,减轻患者肺淤血和肺水肿。

(3)吸氧:适用于低氧血症和呼吸困难明显(尤其指端血氧饱和度＜90％)的患者。应尽早采用,使患者 SaO_2≥95％[伴阻塞性肺疾病(COPD)者 SaO_2＞90％]。可采用不同的方式:①鼻导管吸氧,低氧流量(1～2 L/min)开始,如仅为低氧血症,动脉血气分析未见二氧化碳潴留,可采用高流量给氧6～8 L/min。乙醇吸氧可使肺泡内的泡沫表面张力降低而破裂,改善肺泡的通气。方法是在氧气通过的湿化瓶中加 50％～70％乙醇或有机硅消泡剂,用于肺水肿患者。②面罩吸氧适用于伴呼吸性碱中毒患者。必要时还可采用无创性或气管插管呼吸机辅助通气治疗。

(4)做好患者救治的准备工作:至少开放 2 条静脉通道,并保持通畅。必要时可采用深静脉穿刺置管,以随时满足用药的需要。血管活性药物一般应用微量泵泵入,以维持稳定的速度和正确的剂量。固定和维护好漂浮导管、深静脉置管、心电监护的电极和导联线、鼻导管或面罩、导尿管及指端无创血氧仪测定电极等。保持室内适宜的温度、湿度,灯光柔和,环境幽静。

(5)患者饮食:进易消化食物,避免一次大量进食,在总量控制下,可少量多餐(6~8 次/天)。应用襻利尿剂情况下不要过分限制钠盐摄入量,以避免低钠血症,导致低血压。利尿剂应用时间较长的患者要补充多种维生素和微量元素。

(6)患者出入量管理:肺淤血、体循环淤血及水肿明显者应严格限制饮水量和静脉输液速度,对无明显低血容量因素(大出血、严重脱水、大汗淋漓等)者的每天摄入液体量一般宜在 1 500 mL 以内,不要超过 2 000 mL。保持每天水出入量负平衡约 500 mL/d,严重肺水肿者的水负平衡为 1 000~2 000 mL/d,甚至可达 3 000~5 000 mL/d,以减少水、钠潴留和缓解症状。3~5 天后,如淤血、水肿明显消退,应减少水负平衡量,逐渐过渡到出入水量大体平衡。在水负平衡下应注意防止发生低血容量、低血钾和低血钠等。

2.药物治疗

(1)AHF 时吗啡及其类似物的使用:吗啡一般用于严重 AHF 患者的早期阶段,特别是患者不安和呼吸困难时。吗啡能够使静脉扩张,也能使动脉轻度扩张,并降低心率。应密切观察疗效和呼吸抑制的不良反应。伴明显和持续低血压、休克、意识障碍、COPD 等患者禁忌使用。老年患者慎用或减量。也可应用哌替啶 50~100 mg 肌内注射。

(2)AHF 患者治疗中血管扩张药的使用:对大多数 AHF 患者,血管扩张药常作为一线药,它可以用来开放外周循环,降低前负荷或后负荷。

酸酯类药物:急性心力衰竭时此类药在不减少每搏心排血量和不增加心肌氧耗情况下能减轻肺淤血,特别适用于急性冠状动脉综合征伴心力衰竭的患者。临床研究已证实,硝酸酯类静脉制剂与呋塞米合用治疗急性心力衰竭有效;应用大剂量硝酸酯类药物联合小剂量呋塞米的疗效优于单纯大剂量的利尿剂。静脉应用硝酸酯类药物应十分小心滴注剂量,经常测量血压,防止血压过度下降。硝酸甘油静脉滴注起始剂量 5~10 μg/min,每 5~10 分钟递增 5~10 μg/min,最大剂量 100~200 μg/min;也可每 10~15 分钟喷雾 1 次(400 μg),或舌下含服每次 0.3~0.6 mg。硝酸异山梨酯静脉滴注剂量 5~10 mg/h,也可舌下含服每次 2.5 mg。

硝普钠(SNP):适用于严重心力衰竭患者。临床应用宜从小剂量 10 μg/min 开始,可酌情逐渐增加剂量至 50~250 μg/min。由于其强效降压作用,应用过程中要密切监测血压,根据血压调整合适的维持剂量。长期使用时其代谢产物(硫代氰化物和氰化物)会产生毒性反应,特别是严重肝肾衰竭的患者应避免使用。减量时,硝普钠应该缓慢减量,并加用口服血管扩张药,以避免反跳。AHF 时硝普钠的使用尚缺乏对照试验,而且在 AMI 时使用,病死率增高。在急性冠脉综合征所致的心力衰竭患者,因为 SNP 可引起冠脉窃血,故在此类患者中硝酸酯类的使用优于硝普钠。

奈西立肽:这是一类新的血管扩张药肽类,近期被用以治疗 AHF 患者。它是人脑钠尿肽(BNP)的重组体,是一种内源性激素物质。它能够扩张静脉、动脉、冠状动脉,由此降低前负荷和后负荷,在无直接正性肌力的情况下增加心排血量。慢性心力衰竭患者输注奈西立肽对血流动力学产生有益的作用,可以增加钠排泄,抑制肾素-血管紧张素-醛固酮和交感神经系统。它和静脉使用硝酸甘油相比,能更有效地促进血流动力学改善,并且不良反应更少。该药临床试验的结果尚不一致。根据近期的两项研究(VMAC 和 PROACTION)表明,该药的应用可以带来临床和血流动力学的改善,推荐应用于急性失代偿性心力衰竭。国内一项Ⅱ期临床研究提示,该药较硝酸甘油静脉制剂能够更显著降低 PCWP,缓解患者的呼吸困难。应用方法:先给予负荷剂量 1.500 $\mu g/kg$,静脉缓慢推注,继以 0.007 5~0.015 0 $\mu g/(kg \cdot min)$静脉滴注;也可不用负荷剂量而直接静脉滴注。疗程一般 3 天,不建议连续用药超过 7 天。

乌拉地尔:该药具有外周和中枢双重扩血管作用,可有效降低血管阻力,降低后负荷,增加心排血量,但不影响心率,从而减少心肌耗氧量。适用于高血压心脏病、缺血性心肌病(包括急性心肌梗死)和扩张型心肌病引起的急性左心衰竭患者;可用于 CO 降低、PCWP>2.4 kPa (18 mmHg)的患者。通常静脉滴注 100~400 $\mu g/min$,可逐渐增加剂量,并根据血压和临床状况予以调整。伴严重高血压者可缓慢静脉注射12.5~25.0 mg。

应用血管扩张药的注意事项:下列情况下患者禁用血管扩张药物:①收缩压<12.0 kPa (90 mmHg),或持续低血压并伴症状尤其有肾功能不全的患者,以避免重要脏器灌注减少;②严重阻塞性心瓣膜疾病患者,如主动脉瓣狭窄、二尖瓣狭窄患者,有可能出现显著的低血压,应慎用;③梗阻性肥厚型心肌病。

(3)急性心力衰竭时血管紧张素转化酶抑制剂(ACEI)的使用:ACEI 在急性心力衰竭中的应用仍存在诸多争议。急性心力衰竭的急性期、病情尚未稳定的患者不宜应用。急性心肌梗死后的急性心力衰竭可以试用,但须避免静脉应用,口服起始剂量宜小。在急性期病情稳定 48 小时后逐渐加量,疗程至少 6 周,不能耐受 ACEI 者可以应用 ARB 治疗。

在心排血量处于边缘状况时,ACE 抑制剂应谨慎使用,因为它可以明显降低肾小球滤过率。当联合使用非甾体抗炎药,出现双侧肾动脉狭窄时,不能耐受 ACE 抑制剂的风险增加。

(4)利尿剂。

适应证:AHF 和失代偿心力衰竭的急性发作,伴有液体潴留的情况是应用利尿剂的指征。利尿剂缓解症状的益处及其在临床上被广泛认可,无需再进行大规模的随机临床试验来评估。

作用效应:静脉使用襻利尿剂也有扩张血管效应,在使用早期(5~30 分钟)它除了降低肺阻抗外,同时也降低右心房压和肺毛细血管楔压。如果快速静脉注射大剂量(>1 mg/kg)时,就有反射性血管收缩的可能。它与慢性心力衰竭时使用利尿剂不同,在严重失代偿性心力衰竭使用利尿剂能使容量负荷恢复正常,可以在短期内减少神经内分泌系统的激活。特别是在急性冠脉综合征的患者,应使用低剂量的利尿剂,最好已给予扩血管治疗。

实际应用:静脉使用襻利尿剂(呋塞米、托拉塞米),它有强效快速的利尿效果,对 AHF 患者优先考虑使用。在入院以前就可安全使用,应根据利尿效果和淤血症状的缓解情况来选择剂量。开始使用负荷剂量,然后继续静脉滴注呋塞米或托拉塞米,静脉滴注比一次性静脉注射更有效。噻嗪类和螺内酯可以联合襻利尿剂使用,低剂量联合使用比高剂量使用一种药更有效,而且继发反应也更少。将襻利尿剂和多巴酚丁胺、多巴胺或硝酸盐联合使用也是一种治疗方法,它比仅仅增加利尿剂更有效,不良反应也更少。

不良反应、药物的相互作用:虽然利尿剂可安全地用于大多数患者,但它的不良反应也很常见,甚至可威胁生命。它们包括神经内分泌系统的激活,特别是肾素-血管紧张素-醛固酮系统和交感神经系统的激活;低血钾、低血镁和低氯性碱中毒可能导致严重的心律失常;可以产生肾毒性及加剧肾衰竭。过度利尿可过分降低静脉压、肺毛细血管楔压及舒张期灌注,由此导致每搏输出量和心排血量下降,特别见于严重心力衰竭和以舒张功能不全为主的心力衰竭或缺血所致的右心室功能障碍。

(5)β受体阻滞剂。

适应证和基本原理:目前尚无应用β受体阻滞剂治疗 AHF 患者,改善其症状的研究。相反,AHF 患者是禁止使用β受体阻滞剂的。急性心肌梗死后早期肺部啰音超过基底部的患者、低血压患者均被排除在应用β受体阻滞剂的临床试验之外。急性心肌梗死患者没有明显心力衰竭或低血压,使用β受体阻滞剂能限制心肌梗死范围,减少致命性心律失常,并缓解疼痛。

当患者出现缺血性胸痛对阿片制剂无效、高血压、心动过速或心律失常时,可考虑静脉使用β受体阻滞剂。在 Gothenburg 美托洛尔研究中发现,急性心肌梗死发作早期应静脉使用美托洛尔或安慰剂,接着口服治疗 3 个月。美托洛尔的研究发现使心力衰竭的患者明显减少。如果患者有肺底部啰音的肺淤血征象,联合使用呋塞米,美托洛尔治疗可产生更好的疗效,降低病死率和并发症。

实际应用:当患者伴有明显急性心力衰竭,肺部啰音超过基底部时,应慎用β受体阻滞剂。对出现进行性心肌缺血和心动过速的患者,可以考虑静脉使用美托洛尔。

但是,对急性心肌梗死伴发急性心力衰竭的患者,其病情稳定后,应早期使用β受体阻滞剂。对于慢性心力衰竭患者,在急性发作稳定后(通常 4 天后),应早期使用β受体阻滞剂。

在大规模临床试验中,比索洛尔、卡维地洛或美托洛尔的初始剂量很小,然后逐渐缓慢增加到目标剂量。应个体化增加剂量。β受体阻滞剂可能过度降低患者血压,减慢心率。一般原则是,在服用β受体阻滞剂的患者由于心力衰竭加重而住院,除非必须用正性肌力药物维持,否则应继续服用β受体阻滞剂。但如果疑为β受体阻滞剂剂量过大(如有心动过缓和低血压)时,可减量继续用药。

(6)正性肌力药:此类药物适用于低心排血量综合征患者,如伴症状性低血压或 CO 降低伴有循环淤血的患者,可缓解组织低灌注所致的症状,保证重要脏器的血液供应。血压较低和对血管扩张药物及利尿剂不耐受或反应不佳的患者尤其有效。使用正性肌力药有潜在的危害性,因为它能增加耗氧量、增加钙负荷,所以应谨慎使用。

对于失代偿的慢性心力衰竭患者,其症状、临床过程和预后很大程度上取决于血流动力学。所以,改善血流动力学参数成为治疗的目的。在这种情况下,正性肌力药可能对患者有效,甚至挽救生命。但它改善血流动力学参数的益处,部分被它增加心律失常的危险抵消了。而且在某些患者,由于过度增加能量消耗引起心肌缺血和心力衰竭的慢性进展。但正性肌力药使用时的利弊比率,不同的药结果并不相同。对于那些兴奋β_1受体的药物,可以增加心肌细胞胞内钙的浓度,可能有更高的危险性。有关正性肌力药用于急性心力衰竭治疗的对照试验研究较少,特别对预后的远期效应的评估更少。

洋地黄类:此类药物能轻度增加 CO 和降低左心室充盈压;对急性左心衰竭患者的治疗有一定帮助。一般应用毛花苷 C 0.2～0.4 mg,缓慢静脉注射,2～4 小时后,可以再用 0.2 mg,伴快速心室率的房颤患者可酌情适当增加剂量。

多巴胺:小剂量<2 μg/(kg·min)的多巴胺仅作用于外周多巴胺受体,直接或间接降低外周阻力。在此剂量下,对于肾脏低灌注和肾衰竭的患者,它能增加肾血流量、肾小球滤过率、利尿和增加钠的排泄,并增强对利尿剂的反应。>2 μg/(kg·min)的多巴胺直接或间接刺激β受体,增加心肌的收缩力和心排血量。当剂量>5 μg/(kg·min)时,它作用于α受体,增加外周血管阻力。此时,虽然它对低血压患者很有效,但它对 AHF 患者可能有害,因为它增加了左心室后负荷,增加了肺动脉压和肺阻力。

多巴胺可以作为正性肌力药[$>2\ \mu g/(kg\cdot min)$]用于 AHF 伴有低血压的患者。当静脉滴注低剂量$\leqslant 2\ \mu g/(kg\cdot min)$时,它可以使失代偿性心力衰竭伴有低血压和尿量减少的患者增加肾血流量,增加尿量。但如果无反应,则应停止使用。

多巴酚丁胺:主要作用在于,通过刺激 β_1 受体和 β_2 受体产生剂量依赖性的正性变时、正性变力作用,并反射性地降低交感张力和血管阻力,其最终结果依个体而不同。小剂量时,多巴酚丁胺能产生轻度的血管扩张反应,通过降低后负荷而增加射血量。大剂量时,它可以引起血管收缩。心率通常呈剂量依赖性增加,但增加的程度弱于其他儿茶酚胺类药物。但在房颤的患者,心率可能增加到难以预料的水平,因为它可以加速房室传导。全身收缩压通常轻度增加,但也可能不变或降低。心力衰竭患者静脉滴注多巴酚丁胺后,观察到尿量增多,这可能是它提高心排血量而增加肾血流量的结果。

多巴酚丁胺用于患者外周低灌注(低血压,肾功能下降)伴或不伴有淤血或肺水肿、使用最佳剂量的利尿剂和扩血管剂无效时。

多巴酚丁胺常用来增加患者心排血量。它的起始静脉滴注速度为 $2\sim 3\ \mu g/(kg\cdot min)$,可以逐渐增加到 $20\ \mu g/(kg\cdot min)$。无须负荷量。静脉滴注速度根据症状、尿量反应或血流动力学监测结果来调整。它的血流动力学作用和剂量成正比,在静脉滴注停止后,它的清除也很快。

在接受 β 受体阻滞剂治疗的患者,需要增加多巴酚丁胺的剂量,才能恢复它的正性肌力作用。

单从血流动力学看,多巴酚丁胺的正性肌力作用增加了磷酸二酯酶抑制剂(PDEI)作用。PDEI 和多巴酚丁胺的联合使用能产生比单一用药更强的正性肌力作用。

长时间地持续静脉滴注多巴酚丁胺(24~48 小时)会出现耐药,部分血流动力学效应消失。长时间应用应逐渐减量。

静脉滴注多巴酚丁胺常伴有心律失常发生率的增加,可来源于心室和心房。这种影响呈剂量依赖性,可能比使用 PDEI 时更明显。在使用利尿剂时应及时补钾。心动过速时使用多巴酚丁胺要慎重,多巴酚丁胺静脉滴注可以促发冠心病患者的胸痛。现在还没有关于 AHF 患者使用多巴酚丁胺的对照试验,一些试验显示它的增加不利心血管事件。

磷酸二酯酶抑制剂:米力农和依诺昔酮是两种临床上使用的Ⅲ型磷酸二酶抑制剂(PDEI)。在 AHF 患者使用时,它们能产生明显的正性肌力、松弛性及外周扩血管效应,由此增加心排血量和搏出量,同时伴随有肺动脉压、肺毛细血管楔压的下降,全身和肺血管阻力下降。它在血流动力学方面,介于纯粹的扩血管剂(如硝普钠)和正性肌力药(如多巴酚丁胺)之间。因为它们的作用部位远离 β 受体,所以在使用 β 受体阻滞剂的同时,PDEI 仍能够保留其效应。

Ⅲ型 PDEI 用于低灌注伴或不伴有淤血患者,其使用最佳剂量的利尿剂和扩血管剂无效时应用。

当患者在使用 β 受体阻滞剂时,和/或对多巴酚丁胺没有足够的反应时,Ⅲ型 PDEIs 可能优于多巴酚丁胺。

由于其过度的外周扩血管效应可引起的低血压,静脉推注较静脉滴注时更常见。有关 PDEI 治疗对 AHF 患者的远期疗效目前数据尚不充分,但人们已提高了对其安全性的重视,特别是对缺血性心脏病心力衰竭患者。

左西孟旦:这是一种钙增敏剂,通过结合于心肌细胞上的肌钙蛋白 C 促进心肌收缩,还通过介导 ATP 敏感的钾离子通道而发挥血管舒张作用和轻度抑制磷酸二酯酶的效应。其正性肌力作用独立于 β 肾上腺素能刺激,可用于正接受 β 受体阻滞剂治疗的患者。左西孟旦的乙酰化代谢产物,仍然具有药理活性,半衰期约 80 小时,停药后作用可持续 48 小时。

临床研究表明,急性心力衰竭患者应用本药静脉滴注可明显增加 CO 和每搏输出量,降低 PCWP、全身血管阻力和肺血管阻力;冠心病患者不会增加病死率。用法:首剂 12~24 μg/kg 静脉注射(大于 10 分钟),继以 0.1 μg/(kg·min)静脉滴注,可酌情减半或加倍。对于收缩压<13.3 kPa(100 mmHg)的患者,不需要负荷剂量,可直接用维持剂量,以防止发生低血压。

在比较左西孟旦和多巴酚丁胺的随机对照试验中,已显示左西孟旦能改善患者呼吸困难和疲劳等症状,并产生很好的结果。不同于多巴酚丁胺的是,当联合使用 β 受体阻滞剂时,左西孟旦的血流动力学效应不会减弱,甚至会更强。

在大剂量使用左西孟旦静脉滴注时,患者可能会出现心动过速、低血压,对收缩压低于 11.3 kPa(85 mmHg)的患者不推荐使用。在与其他安慰剂或多巴酚丁胺比较的对照试验中显示,左西孟旦并没有增加患者恶性心律失常的发生率。

3.非药物治疗

(1)IABP:临床研究表明,这是一种有效改善患者心肌灌注同时又降低心肌耗氧量和增加 CO 的治疗手段。

IABP 的适应证:①急性心肌梗死或严重心肌缺血并发心源性休克,且不能由药物治疗纠正;②伴血流动力学障碍的严重冠心病(如急性心肌梗死伴机械并发症);③心肌缺血伴顽固性肺水肿。

IABP 的禁忌证:①存在严重的外周血管疾病;②主动脉瘤;③主动脉瓣关闭不全;④活动性出血或其他抗凝禁忌证;⑤严重血小板缺乏。

(2)机械通气。急性心力衰竭患者行机械通气的指征:①出现心跳呼吸骤停而进行心肺复苏时;②合并 Ⅰ 型或 Ⅱ 型呼吸衰竭。机械通气的方式有以下两种。

无创呼吸机辅助通气:这是一种无需气管插管、经口/鼻面罩给患者供氧、由患者自主呼吸触发的机械通气治疗。分为持续气道正压通气(CPAP)和双相间歇气道正压通气(BiPAP)两种模式。

作用机制:通过气道正压通气可改善患者的通气状况,减轻肺水肿,纠正缺氧和二氧化碳潴留,从而缓解 Ⅰ 型或 Ⅱ 型呼吸衰竭。

适用对象:Ⅰ 型或 Ⅱ 型呼吸衰竭患者经常规吸氧和药物治疗仍不能纠正时应及早应用。主要用于呼吸频率≤25 次/分、能配合呼吸机通气的早期呼吸衰竭患者。在下列情况下患者应用受限:不能耐受和合作的患者、有严重认知障碍和焦虑的患者、呼吸急促(频率>25 次/分)、呼吸微弱和呼吸道分泌物多的患者。

气道插管和人工机械通气:应用指征为心肺复苏时、严重呼吸衰竭经常规治疗不能改善者,尤其是出现明显的呼吸性和代谢性酸中毒并影响到意识状态的患者。

(3)血液净化治疗。

机制:此法不仅可维持患者水、电解质和酸碱平衡,稳定内环境,还可清除尿毒症毒素(肌酐、尿素、尿酸等)、细胞因子、炎症介质及心脏抑制因子等。治疗中的物质交换可通过血液滤过(超滤)、血液透析、连续血液净化和血液灌流等来完成。

适应证:本法对急性心力衰竭有益,但并非常规应用的手段。患者出现下列情况之一时可以考虑采用:①高容量负荷如肺水肿或严重的外周组织水肿,且对襻利尿剂和噻嗪类利尿剂抵抗;②低钠血症(血钠<110 mmol/L)且有相应的临床症状,如神志障碍、肌张力减退、腱反射减弱或消失、呕吐及肺水肿等,在上述两种情况应用单纯血液滤过即可;③肾功能进行性减退,血肌酐>500 μmol/L或符合急性血液透析指征的其他情况。

患者不良反应和处理:建立患者体外循环的血液净化均存在与体外循环相关的不良反应,如生物不相容、出血、凝血、血管通路相关并发症、感染、机器相关并发症等。应避免出现新的内环境紊乱,连续血液净化治疗时应注意热量及蛋白的丢失。

(4)心室机械辅助装置:患者经常规药物治疗急性心力衰竭无明显改善时,有条件的可应用此种技术。此类装置有体外膜式氧合(ECMO)、心室辅助泵(如可置入式电动左心辅助泵、全人工心脏)。根据急性心力衰竭的不同类型,可选择应用心室辅助装置,在积极纠治基础心脏病的前提下,短期辅助心脏功能,可作为心脏移植或心肺移植的过渡。ECMO可以部分或全部代替心肺功能。临床研究表明,短期循环呼吸支持(如应用ECMO)可以明显改善预后。

(孔 平)

第三节 急性右心衰竭

急性右心衰竭又称急性右心功能不全,它是由于某些原因使患者的心脏在短时间内发生急性功能障碍,同时其代偿功能不能满足实际需要而导致的以急性右心排血量减低和体循环淤血为主要表现的临床综合征。该病很少单独出现,多见于急性大面积肺栓塞、急性右心室梗死等,或继发于急性左心衰竭及慢性右心功能不全者由于各种诱因病情加重所致。因临床较为多见,若处理不及时也可威胁患者生命,故需引起临床医师特别是心血管病专科医师的足够重视。

一、病因

(一)急性肺栓塞

在急性右心功能不全的病因中,急性肺栓塞占有十分重要的地位。患者由于下肢静脉曲张、长时间卧床、机体高凝状态及手术、创伤、肿瘤甚至矛盾性栓塞等原因,使右心或周围静脉系统内栓子(矛盾性栓塞除外)脱落,回心后突然阻塞主肺动脉或左右肺动脉主干,造成肺循环阻力急剧升高,心排血量显著降低,引起右心室迅速扩张,一般认为栓塞造成肺血流减少>50%时临床上即可发生急性右心衰竭。

(二)急性右心室梗死

在急性心肌梗死累及右心室时,可造成右心排血量下降,右心室充盈压升高,容量负荷增大。上述变化发生迅速,右心室尚无代偿能力,易出现急性右心衰竭。

(三)特发性肺动脉高压

特发性肺动脉高压的基本病变是致丛性肺动脉病,即由动脉中层肥厚、细胞性内膜增生、向心性板层性内膜纤维化、扩张性病变、类纤维素坏死和丛样病变形成等构成的疾病,迄今为止,其病因不明。该病存在广泛的动脉管腔狭窄和阻塞,导致肺循环阻力明显增加,可超过正常的12~

18倍,由于右心室后负荷增加,右心室肥厚和扩张,当心室代偿功能低下时,右心室舒张末期压和右心房压明显升高,心排血量逐渐下降,病情加重时即可出现急性右心功能不全。

(四)慢性肺源性心脏病急性加重

慢性阻塞性肺疾病(COPD)由于低氧性肺血管收缩、继发性红细胞增多、肺血管慢性炎症重构及血管床的破坏等原因可造成肺动脉高压,加重右心室后负荷,造成右心室肥大及扩张,形成肺源性心脏病。当存在感染、右心室容量负荷过重等诱因时,即可出现急性右心功能不全。

(五)瓣膜性心脏病

肺动脉瓣狭窄等造成患者右心室流出道受阻的疾病可增加右心室收缩阻力;三尖瓣大量反流增加右心室前负荷并造成体循环淤血;二尖瓣或主动脉病变使肺静脉压增高,间接增加肺血管阻力,加重右心后负荷。上述原因均可导致患者右心功能不全,严重时出现急性右心衰竭。

(六)继发于左心系统疾病

如冠心病急性心肌梗死、扩张型心肌病、急性心肌炎等这些疾病由于左心室收缩功能障碍,造成不同程度的肺淤血,使患者肺静脉压升高,晚期可引起不同程度的肺动脉高压,形成急性右心功能不全。

(七)心脏移植术后急性右心衰竭

急性右心衰竭是当前困扰心脏移植手术的一大难题。据报道,移植术前肺动脉高压是移植的高危因素,因此术前需常规经 Swan-Ganz 导管测定血流动力学参数。肺血管阻力 4 wu $(32 \times 10^3$ Pa $\cdot$ s/L$)$,肺血管阻力指数 6 wu/m^2 $[48 \times 10^3$ Pa $\cdot$ s/$(L \cdot m^2)]$,肺动脉峰压值 >8.0 kPa$(60$ mmHg$)$或跨肺压力差 2.0 kPa$(15$ mmHg$)$均是肯定的高危人群,而有不可逆肺血管阻力升高者其术后病死率较可逆者高4倍。术前正常的肺血管阻力并不绝对预示患者术后不发生右心衰竭。因为离体心脏的损伤,体外循环对心肌、肺血管的影响等,也可引起植入心脏不适应绝对或相对的肺动脉高压、肺血管高阻力而发生右心衰竭。右心衰竭所致心腔扩大,心肌缺血、肺循环血量减少及向左偏移的室间隔等又能干扰左心回血,从而诱发全心衰竭。

二、病理生理

正常肺循环包括右心室、肺动脉、毛细血管及肺静脉,其主要功能是进行气体交换,血流动力学有以下4个特点:第一,压力低,肺动脉压力约为正常主动脉压力的 1/10~1/7;第二,阻力小,正常人肺血管阻力为体循环阻力的 1/10~1/5;第三,流速快,肺脏接受心脏搏出的全部血液,但其流程远较体循环短,故流速快;第四,容量大,肺血管床面积大,可容纳 900 mL 血液,约占全身血量的 9%。由于肺血管有适应其生理需要的不同于体循环的自身特点,所以其血管的组织结构功能也与体循环血管不同。此外,右心室室壁较薄,心腔较小,心室顺应性良好,其解剖结构特点有利于右心室射血,适应高容量及低压力的肺循环系统,却不耐受高压力。同时右心室与左心室拥有共同的室间隔和心包,其过度扩张会改变室间隔的位置及心腔构形,影响左心室的容积和压力,从而使左心室回心血量及射血能力发生变化,因此左、右心室在功能上是相互依赖的。

当各种原因造成患者体循环重度淤血,右心室前/后负荷迅速增加,或原有的异常负荷在某种诱因下突然加重,右心室急性缺血功能障碍时,均可出现患者急性右心功能不全。临床常见如前负荷增加的急性水、钠潴留和三尖瓣大量反流,后负荷增加的急性肺栓塞、慢性肺动脉高压急性加重,急性左心衰竭致肺循环阻力明显升高及右心功能受损的急性右心室梗死等。急性右心衰竭发生时患者肺毛细血管楔压和左心房压可正常或升高,多数出现右心室肥厚和扩张,当超出心室代偿功能时(右心室梗死则为右心室本身功能下降),右心室舒张末期压和右心房压明显升高,表现为体循环淤血的体征,扩大的右心室还可压迫左心室造成心排血量逐渐下降,重症患者常低于正常的 50% 以下,同时体循环血压下降,收缩压常降至 $12.0\sim13.3\ kPa(90\sim100\ mmHg)$ 或更低,脉压变窄,组织灌注不良,甚至会出现周围性发绀。对于心脏移植的患者,术前均存在严重的心力衰竭,肺动脉压力可有一定程度的升高,受体心脏(尤其是右心室)已对其产生了部分代偿能力,而供体是一个完全正常的心脏,当开始工作时右心室对增加的后负荷无任何适应性,加之离体心脏的损伤,体外循环对心肌、肺血管的影响等,也可引起植入心脏不适应绝对或相对的肺动脉高压、肺血管高阻力而发生右心衰竭。

三、临床表现

(一)症状

1.胸闷气短,活动耐量下降

患者胸闷气短,活动耐量下降,可由于肺通气/血流比例失调,低氧血症造成,多见于急性肺栓塞、肺心病等。

2.上腹部胀痛

患者上腹部胀痛是右心衰竭较早的症状。常伴有食欲缺乏、恶心、呕吐,此多由于肝、脾及胃肠道淤血所引起,腹痛严重时可被误诊为急腹症。

3.周围性水肿

右心衰竭早期,由于体内先有水、钠潴留,故在水肿出现前先有体重的增加,随后可出现双下肢、会阴及腰骶部等下垂部位的凹陷性水肿,重症者可波及全身。

4.胸腔积液

患者急性右心衰竭时,由于静脉压的急剧升高,常出现胸腔积液及腹水,一般为漏出液。胸腔积液可同时见于左、右两侧胸腔,但以右侧较多,其原因不甚明了。由于壁层胸膜静脉回流至腔静脉,脏层胸膜静脉回流至肺静脉,因而胸腔积液多见于全心衰竭者。患者腹水大多发生于晚期,由于心源性肝硬化所致。

5.发绀

患者右心衰竭时可有不同程度的发绀,最早见于指端、口唇和耳郭,较左心衰竭者明显。其原因除血液中血红蛋白在肺部氧合不全外,常与血流缓慢,组织从毛细血管中摄取较多的氧而使血液中还原血红蛋白增加有关(周围型发绀)。严重贫血者发绀可不明显。

6.神经系统症状

患者可有神经过敏、失眠、嗜睡等症状,重者可发生精神错乱。其可能由于脑出血、缺氧或电解质紊乱等原因引起。

7.不同原发病各自的症状

如急性肺栓塞患者可有呼吸困难、胸痛、咯血、血压下降;右心室梗死可有胸痛;慢性肺心病可有咳嗽、咳痰、发热;瓣膜病可有活动耐力下降等表现。

(二)体征

1.皮肤及巩膜黄染

患者长期慢性肝淤血缺氧,可引起肝细胞变性、坏死,最终发展为心源性肝硬化,肝功能异常,胆红素异常升高,并出现黄疸。

2.颈静脉曲张

患者颈静脉曲张是右心衰竭的一个较明显征象。其出现较皮下水肿或肝大早,同时可见舌下、手臂等浅表静脉异常充盈,压迫充血肿大的肝脏时,颈静脉曲张更加明显,此称肝-颈静脉回流征阳性。

3.心脏体征

主要为原有心脏病表现,由于患者右心衰竭常继发于左心衰竭,因而左、右心室均可扩大。患者右心室扩大引起三尖瓣关闭不全时,在三尖瓣听诊可听到吹风性收缩期杂音,剑突下可有收缩期抬举性搏动。在肺动脉压升高时可出现肺动脉瓣区第二心音增强及分裂,有响亮收缩期喷射性杂音伴震颤,可有舒张期杂音,心前区可有奔马律,可有阵发性心动过速,心房扑动或颤动等心律失常。由左心衰竭引起的肺淤血症状和肺动脉瓣区第二心音亢进,可因右心衰竭的出现而减轻。

4.胸腔积液、腹水

患者胸腔积液、腹水可有单侧或双侧下肺呼吸音减低,叩诊呈浊音;腹水征可为阳性。

5.肝脾大

患者肝脏肿大、质硬并有压痛。若有三尖瓣关闭不全并存,触诊肝脏可感到有扩张性搏动。

6.外周水肿

患者由于体内水、钠潴留,可于下垂部位如双下肢、会阴及腰骶部等出现凹陷性水肿。

7.发绀

患者慢性右心功能不全急性加重时常因基础病的不同存在发绀,甚至可有杵状指。

四、实验室检查

(一)血常规

缺乏特异性。长期缺氧者可有红细胞、血红蛋白的升高,白细胞计数可正常或增高。

(二)血生化

患者血清丙氨酸氨基转移酶及胆红素常升高,乳酸脱氢酶、肌酸激酶也可增高,常伴有低蛋白血症、电解质紊乱等。

(三)凝血指标

患者血液多处于高凝状态,国际标准化比值(INR)可正常或缩短,急性肺栓塞时 D-二聚体明显升高。

(四)血气分析

患者动脉血氧分压、氧饱和度多降低,二氧化碳分压在急性肺栓塞时降低,在肺心病、先天性心脏病时可升高。

五、辅助检查

(一)心电图检查

多显示右心房、右心室的增大或肥厚。此外还可见肺型 P 波、电轴右偏、右束支传导阻滞和 Ⅱ、Ⅲ、aVF 及右胸前导联 ST-T 改变。急性肺栓塞时心电图变化由急性右心室扩张所致,常示电轴显著右偏,极度顺时针转位。Ⅰ 导联 S 波深、ST 段呈 J 点压低,Ⅲ 导联 Q 波显著和 T 波倒置,呈 $S_I Q_{III} T_{III}$ 波形。aVF 和 Ⅲ 导联相似,aVR 导联 R 波常增高,右胸导联 R 波增高、T 波倒置。可出现房性或室性心律失常。急性右心室 MI 时右胸导联可有 ST 段抬高。

(二)胸部 X 线检查

急性右心功能不全患者 X 线表现的特异性不强,可具有各自基础病的特征。肺动脉高压时可有肺动脉段突出(>3 mm),右下肺动脉横径增宽(>15 mm),肺门动脉扩张与外围纹理纤细形成鲜明的对比或呈"残根状";右心房、右心室扩大,心胸比率增加,右心回流障碍致奇静脉和上腔静脉扩张。肺栓塞在起病12～36 小时后肺部可出现肺下叶卵圆形或三角形浸润阴影,底部常与胸膜相连;也可有肋膈角模糊或胸腔积液阴影;膈肌提升及呼吸幅度减弱。

(三)超声心动图检查

患者急性右心功能不全时,UCG 检查可发现右心室收缩期和舒张期超负荷,表现为右心室壁增厚及运动异常,右心排血量减少,右心室增大(右心室舒张末面积/左心室舒张末面积比值>0.6),室间隔运动障碍,三尖瓣反流和肺动脉高压。常见的肺动脉高压征象:右心室肥厚和扩大,中心肺动脉扩张,肺动脉壁顺应性随压力的增加而下降,三尖瓣和肺动脉瓣反流。右心室梗死除右心室腔增大外,常出现左心室后壁或下壁运动异常。患者心脏瓣膜病或扩张型心肌病引起慢性左心室扩张时,不能通过测定心室舒张面积比率评价右心室扩张程度。某些基础性心脏病患者,如先心病、瓣膜病等心脏结构异常的,也可经超声心动图明确诊断。

(四)其他检查

肺部放射性核素通气/灌注扫描显示不匹配及肺血管增强 CT 对肺栓塞患者的诊断有指导意义。CT 检查也可帮助患者鉴别心肌炎、心肌病、COPD 等疾病,是临床常用的检查方法。做选择性肺动脉造影可准确地了解患者栓塞所在部位和范围,但此检查属有创伤性,存在一定的危险,只宜在有条件的医院及考虑手术治疗的患者中做术前检查。

六、鉴别诊断

急性右心功能不全是一组较为常见的临床综合征,包括腹胀、肝脾大、胸腔积液、腹水、下肢水肿等。由于患者病因的不同,其主要表现存在一定的差异。除急性右心衰竭表现外,如突然发病、呼吸困难、窒息、心悸、发绀、剧烈胸痛、晕厥和休克,尤其是发生于长期卧床或手术后的患者,应考虑大块肺动脉栓塞引起急性肺源性心脏病的可能;如胸骨后呈压榨性或窒息性疼痛并放射至左肩、臂,一般无咯血,心电图有右心导联 ST-T 特征性改变,伴心肌酶学或特异性标志物的升高,应考虑为急性右心室梗死;如患者既往有慢性支气管炎、肺气肿病史,此次为各种诱因病情加重,应考虑为慢性肺心病急性发作;如结合患者体格检查及超声心动图资料,发现有先天性心脏病或瓣膜病证据,应考虑为原有基础心脏病所致。限制型心肌病或缩窄性心包炎等疾病由于心室舒张功能下降或心室充盈受限,使得患者静脉回流障碍,在肺静脉压升高的同时体循环重度淤血,某些诱因下(如入量过多或出量不足)即出现肝脾大、下肢水肿等症状,也应与急性右心功能不全相鉴别。

七、治疗

(一)一般治疗

应卧床休息及吸氧,并严格限制入液量。若患者急性心肌梗死或肺栓塞剧烈胸痛时,可给予吗啡 3～5 mg 静脉推注或罂粟碱 30～60 mg 皮下或肌内注射以止痛及解痉。当患者存在低蛋白血症时应静脉输入清蛋白治疗,同时注意纠正电解质及酸碱平衡紊乱。

(二)强心治疗

患者心力衰竭时应使用直接加强心肌收缩力的洋地黄类药物,如将快速作用的去乙酰毛花苷注射液 0.4 mg 加到 5% 的葡萄糖溶液 20 mL 中,缓慢静脉注射,必要时 2～4 小时再给该药 0.2～0.4 mg;同时可给予地高辛 0.125～0.250 mg,每天 1 次治疗。

(三)抗休克治疗

患者出现心源性休克症状时可应用直接兴奋心脏 β-肾上腺素受体,增强心肌收缩力和心搏量的药物,如将多巴胺 20～40 mg 加入 200 mL 5% 葡萄糖溶液中静脉滴注,或 2～10 μg/(kg·min) 以微量泵静脉维持输入,依血压情况逐渐调整剂量;也可用多巴酚丁胺 2.5～15.0 μg/(kg·min) 微量泵静脉输入或滴注。

(四)利尿治疗

患者急性期多应用襻利尿剂,如呋塞米(速尿)20～80 mg、布美他尼(丁尿胺)1～3 mg、托拉塞米(特苏尼)20～60 mg 等静脉推注以减轻前负荷,并每天口服上述药物辅助利尿。同时可服用有醛固酮拮抗作用的保钾利尿剂,如螺内酯(安体舒通)20 mg,每天 3 次,以加强利尿效果,减少电解质紊乱。症状稳定后可应用噻嗪类利尿剂,如氢氯噻嗪 50～100 mg 与上述襻利尿剂隔天交替口服,减少耐药性。

(五)扩血管治疗

应从小剂量起谨慎应用,以免引起低血压。若合并左心衰竭可应用硝普钠 6.25 μg/min 微量泵静脉维持输入,依病情及血压数值逐渐调整剂量,起到同时扩张小动脉和静脉的作用,有效地减低心室前、后负荷;合并急性心肌梗死可应用硝酸甘油 5～10 μg/min 或硝酸异山梨酯 50～100 μg/min,静脉滴注或微量泵维持输入,以扩张静脉系统,降低心脏前负荷。口服硝酸酯类等药物的患者也可根据病情适当加用,剂量依个体调整。

(六)保肝治疗

对于肝脏淤血肿大,肝功能异常伴黄疸或腹水的患者,可将还原型谷胱甘肽 600 mg 加到 250 mL 5% 葡萄糖溶液中,每天 2 次,静脉滴注,或多烯磷脂酰胆碱(易善复)465 mg(10 mL)加到 250 mL 5% 葡萄糖溶液中,每天 1～2 次,静脉滴注,可同时静脉注射维生素 C 5～10 g,每天 1 次,并辅以口服葡醛内酯(肝太乐)、肌苷等药物,加强患者肝脏保护,逆转肝细胞损害。

(七)针对原发病的治疗

由于引起急性右心功能不全的原发疾病各不相同,治疗时需有一定的针对性。如急性肺栓塞应考虑 rt-PA 或尿激酶溶栓及抗凝治疗,必要时行急诊介入或外科手术;特发性肺动脉高压患者应考虑前列环素、内皮素-1 受体拮抗剂、磷酸二酯酶抑制剂、一氧化氮吸入等针对性降低肺动脉压及扩血管治疗;急性右心室梗死应考虑急诊介入或 rt-PA、尿激酶溶栓治疗;慢性肺源性心脏病急性发作患者应考虑抗感染及改善通气、稀释痰液等治疗;先心病、瓣膜性心脏病患者应考虑在心力衰竭症状改善后进一步进行外科手术治疗;心脏移植患者,术前应严格评价血流动力学参数,判断肺血管阻力及经扩血管治疗的可逆性,并要求患者术前肺血管处于最大限度的舒张状态,术后长时间应用血管活性药物,如前列环素等。

总之,随着诊断及治疗水平的提高,急性右心功能不全已在临床工作中得到广泛认识,且治疗效果明显改善,对患者整体病情的控制起到了一定的帮助。

(孔 平)

第四节 急性上呼吸道感染

急性上呼吸道感染是指鼻腔、咽或喉部急性炎症的概称。患者不分年龄、性别、职业和地区。全年皆可发病,冬春季节多发,可通过含有病毒的飞沫或被污染的用具传播,多数为散发性,但常在气候突变时流行。由于病毒的类型较多,人体对各种病毒感染后产生的免疫力较弱且短暂,并且无交叉免疫,同时在健康人群中有病毒携带者,故一个人一年内可有多次发病。

急性上呼吸道感染 70%～80%由病毒引起。主要有流感病毒(甲、乙、丙型)、副流感病毒、呼吸道合胞病毒、腺病毒、鼻病毒、埃可病毒、柯萨奇病毒、麻疹病毒、风疹病毒等。细菌感染可直接或继病毒感染之后发生,以溶血性链球菌为多见,其次为流感嗜血杆菌、肺炎链球菌和葡萄球菌等。偶见革兰阴性杆菌。其感染的主要表现为鼻炎、咽喉炎或扁桃体炎。

当有受凉、淋雨、过度疲劳等诱发因素,使全身或呼吸道局部防御功能降低时,原已存在于上呼吸道或从外界侵入的病毒或细菌可迅速繁殖,引起本病,尤其是老幼体弱或有慢性呼吸道疾病,如鼻旁窦炎、扁桃体炎、慢性阻塞性肺疾病患者更易罹患。

本病不仅具有较强的传染性,而且可引起严重并发症,应积极防治。

一、诊断标准

根据病史、流行情况、鼻咽部发生的症状和体征,结合周围血常规和胸部 X 线检查可做出临床诊断。进行细菌培养和病毒分离,或病毒血清学检查、免疫荧光法、酶联免疫吸附法、血凝抑制试验等,可能确定病因诊断。

(一)临床表现

根据病因不同,临床表现可有不同的类型。

1.普通感冒

普通感冒俗称"伤风",又称急性鼻炎或上呼吸道卡他,以鼻咽部卡他症状为主要表现。成人多为鼻病毒引起,其次为副流感病毒、呼吸道合胞病毒、埃可病毒、柯萨奇病毒等。起病较急,初期有咽干、咽痒或烧灼感,发病同时或数小时后,可有打喷嚏、鼻塞、流清水样鼻涕,2～3 天后变稠。可伴咽痛,有时由于耳咽管炎使听力减退,也可出现流泪、味觉迟钝、呼吸不畅、声嘶、轻微咳嗽等。一般无发热及全身症状,或仅有低热、不适、轻度畏寒和头痛。检查可见鼻腔黏膜充血、水肿、有分泌物,咽部轻度充血。如无并发症,一般5～7 天后痊愈。

2.流行性感冒

流行性感冒简称"流感",是由流行性感冒病毒引起。潜伏期 1～2 天,最短数小时,最长 3 天。起病多急骤,症状变化很多,主要以全身中毒症状为主,呼吸道症状轻微或不明显。临床表现和轻重程度差异颇大。

(1)单纯型:最为常见,先有畏寒或寒战、发热,继之全身不适,腰背发酸、四肢疼痛,头昏、头痛。部分患者可出现食欲缺乏、恶心、便秘等消化道症状。发热可达 39～40 ℃,一般持续 2～3 天。大部分患者有轻重不同的打喷嚏、鼻塞、流涕、咽痛、干咳或伴有少量黏液痰,有时有胸骨后烧灼感、紧压感或疼痛。年老体弱的患者,症状消失后体力恢复慢,常感软弱无力、多汗,咳嗽可持续 1～2 周或更长。体格检查:患者可呈重病容,衰弱无力,面部潮红,皮肤上偶有类似麻疹、猩红热、荨麻疹样皮疹,软腭上有时有点状红斑,鼻咽部充血水肿。本型中轻者,全身和呼吸道症状均不显著,病程仅 1～2 天,颇似一般感冒,单从临床表现颇难确诊。

(2)肺炎型:本型常发生在 2 岁以下的小儿,或原有慢性基础疾病,如二尖瓣狭窄、肺源性心脏病、免疫力低下及孕妇、年老体弱者。其特点是在发病后 24 小时内可出现高热、烦躁、呼吸困难、咯血痰和明显发绀。全肺可有呼吸音减低、湿啰音或哮鸣音,但无肺实变体征。X 线检查可见双肺广泛小结节性浸润,近肺门较多,肺周围较少。上述症状可进行性加重,抗生素无效。病程 1 周至 1 个月余,大部分患者可逐渐恢复,也可因呼吸循环衰竭在 5～10 天死亡。

(3)中毒型:较少见。肺部体征不明显,具有全身血管系统和神经系统损害,有时可有脑炎或脑膜炎表现。临床表现为高热不退、神志昏迷,成人常有谵妄,儿童可发生抽搐。少数患者由于血管神经系统紊乱或肾上腺出血,导致血压下降或休克。

(4)胃肠型:主要表现为恶心、呕吐和严重腹泻,病程 2～3 天,恢复迅速。

3.以咽炎为主要表现的感染

(1)病毒性咽炎和喉炎:由鼻病毒、腺病毒、流感病毒、副流感病毒及肠病毒、呼吸道合胞病毒等引起。临床特征为咽部发痒和灼热感,疼痛不持久,也不突出。当有吞咽疼痛时,常提示有链球菌感染,咳嗽少见。急性喉炎多为流感病毒、副流感病毒及腺病毒等引起,临床特征为声嘶、讲话困难、咳嗽时疼痛,常有发热、咽炎或咳嗽。体检可见喉部水肿、充血,局部淋巴结轻度肿大和触痛,可闻及喘鸣音。

(2)疱疹性咽峡炎:常由柯萨奇病毒 A 引起,表现为明显咽痛、发热,病程约为 1 周。检查可见咽充血,软腭、悬雍垂、咽及扁桃体表面有灰白色疱疹及浅表溃疡,周围有红晕。多于夏季发病,多见于儿童,偶见于成人。

(3)咽结膜热:主要由腺病毒、柯萨奇病毒等引起。临床表现有发热、咽痛、畏光、流泪、咽及结膜明显充血。病程 4～6 天,常发生于夏季,游泳中传播。儿童多见。

(4)细菌性咽-扁桃体炎:多由溶血性链球菌引起,次为流感嗜血杆菌、肺炎链球菌、葡萄球菌等引起。起病急,明显咽痛、畏寒、发热、体温可达 39 ℃。检查可见咽部明显充血,扁桃体肿大、充血,表面有黄色点状渗出物,颌下淋巴结肿大、压痛,肺部无异常体征。

(二)实验室检查

1.血常规

病毒性感染,白细胞计数多为正常或偏低,淋巴细胞比例升高。细菌感染者白细胞计数和中性粒细胞增多及核左移。

2.病毒和病毒抗原的测定

视需要可用免疫荧光法、酶联免疫吸附法、血清学诊断和病毒分离鉴定,以判断病毒的类型,区别病毒和细菌感染。细菌培养可判断细菌类型和进行药物敏感试验。

3.血清 PCT 测定

有条件的单位可检测血清 PCT,有助于鉴别病毒性和细菌性感染。

二、治疗原则

上呼吸道病毒感染目前尚无特殊抗病毒药物,通常以对症处理、休息、忌烟、多饮水、保持室内空气流通、防治继发细菌感染为主。

（一）对症治疗

可选用含有解热镇痛、减少鼻咽充血和分泌物、镇咳的抗感冒复合剂或中成药,如对乙酰氨基酚、双酚伪麻片、美扑伪麻片、银翘解毒片等。儿童忌用阿司匹林或含阿司匹林药物及其他水杨酸制剂,因为此类药物与流感的肝脏和神经系统并发症(Reye 综合征)相关,偶可致死。

（二）支持治疗

休息、多饮水、注意营养,饮食要易于消化,特别在儿童和老年患者更应重视。密切观察和监测并发症,抗生素仅在明确或有充分证据提示继发细菌感染时有应用指征。

（三）抗流感病毒药物治疗

现有抗流感病毒药物有两类:即离子通道 M_2 阻滞剂和神经氨酸酶抑制剂。其中 M_2 阻滞剂只对甲型流感病毒有效,治疗患者中约有 30% 可分离到耐药毒株,而神经氨酸酶抑制剂对甲、乙型流感病毒均有很好作用,耐药发生率低。

1.离子通道 M_2 阻滞剂

金刚烷胺和金刚乙胺。

（1）用法和剂量:见表 5-4。

表 5-4　金刚烷胺和金刚乙胺用法和剂量

药名	年龄（岁）			
	1～9	10～12	13～16	≥65
金刚烷胺	5 mg/(kg·d)(最高 150 mg/d),分 2 次	100 mg,每天 2 次	100 mg,每天 2 次	≤100 mg/d
金刚乙胺	不推荐使用	不推荐使用	100 mg,每天 2 次	100 mg 或 200 mg/d

（2）不良反应:金刚烷胺和金刚乙胺可引起中枢神经系统和胃肠不良反应。中枢神经系统不良反应有神经质、焦虑、注意力不集中和轻微头痛等,其中金刚烷胺较金刚乙胺的发生率高。胃肠道反应主要表现为恶心和呕吐,这些不良反应一般较轻,停药后大多可迅速消失。

（3）肾功能不全患者的剂量调整:金刚烷胺的剂量在肌酐清除率≤50 mL/min 时酌情减少,并密切观察其不良反应,必要时可停药,血透对金刚烷胺清除的影响不大。肌酐清除率<10 mL/min时,金刚乙胺推荐减为 100 mg/d。

2.神经氨酸酶抑制剂

目前有 2 个品种,即奥司他韦和扎那米韦。我国目前只有奥司他韦被批准临床使用。

（1）用法和剂量:①奥司他韦,成人 75 mg,每天 2 次,连服 5 天,应在症状出现 2 天内开始用药。儿童用法见表 5-5,1 岁以内不推荐使用。②扎那米韦,6 岁以上儿童及成人剂量均为每次吸入10 mg,每天2 次,连用 5 天,应在症状出现 2 天内开始用药。6 岁以下儿童不推荐作用。

表 5-5　儿童奥司他韦用量(mg)

药名	体重（kg）			
	≤15	16～23	24～40	>40
奥司他韦	30	45	60	75

（2）不良反应:奥司他韦不良反应少,一般为恶心、呕吐等消化道症状,也有腹痛、头痛、头晕、失眠、咳嗽、乏力等不良反应的报道。扎那米韦吸入后最常见的不良反应有头痛、恶心、咽部不适、眩晕、鼻出血等。个别哮喘和慢性阻塞性肺疾病(COPD)患者使用后可出现支气管痉挛和肺

功能恶化。

(3)肾功能不全的患者无须调整扎那米韦的吸入剂量。对肌酐清除率＜30 mL/min 的患者,奥司他韦减量至 75 mg,每天 1 次。

(四)抗生素治疗

通常不需要抗生素治疗。如有细菌感染,可根据病原菌选用敏感的抗生素。经验用药,常选青霉素、第一代和第二代头孢菌素、大环内酯类或氟喹诺酮类。

（孔　平）

第五节　急性气管-支气管炎

急性气管-支气管炎是由生物、物理、化学刺激或过敏等因素引起的急性气管-支气管黏膜炎症。常发生于寒冷季节或气候突变时,也可由急性上呼吸道感染迁延不愈所致。

一、病因

(一)微生物

病原体与上呼吸道感染类似。

(二)物理、化学因素

冷空气、粉尘、刺激性气体或烟雾。

(三)变态反应

常见的吸入致敏源包括化粉、有机粉尘、真菌孢子、动物毛皮排泄物;或对细菌蛋白质的过敏,钩虫、蛔虫的幼虫在肺内的移行均可引起气管-支气管急性炎症反应。

二、诊断

(一)症状

咳嗽、咳痰,先为干咳或少量黏液性痰,随后转为黏液脓性,痰量增多,咳嗽加剧,偶有痰中带血。伴有支气管痉挛时可有气促、胸骨后发紧感。可有发热(38 ℃左右)与全身不适等症状,但有自限性,3～5 天后消退。

(二)体征

粗糙的干啰音,局限性或散在湿啰音,常于咳痰后发生变化。

(三)实验室检查

(1)血常规检查:一般白细胞计数正常,细菌性感染较重时白细胞计数升高或中性粒细胞计数增多。

(2)痰涂片或培养可发现致病菌。

(3)胸部 X 线检查大多正常或肺纹理增粗。

(四)鉴别诊断

(1)流行性感冒:流行性感冒可引起咳嗽,但全身症状重,发热、头痛和全身酸痛明显,血白细胞数量减少。根据流行病史、补体结合试验和病毒分离可鉴别。

（2）急性上呼吸道感染：鼻咽部症状明显，咳嗽轻微，一般无痰。肺部无异常体征。胸部X线正常。

（3）其他：如支气管肺炎、肺结核、肺癌、肺脓肿等可表现为类似的咳嗽咳痰的多种疾病表现，应详细检查，以资鉴别。

三、治疗

（一）对症治疗

干咳无痰者可选用喷托维林（咳必清），25 mg，每天3次，或右美沙芬，15～30 mg，每天3次，或可待因，15～30 mg，每天3次，或用含中枢性镇咳药的合剂，如联邦止咳露、止咳糖浆，10 mL，每天3次。其他中成药如咳特灵、克咳胶囊等均可选用，痰多不易咳出者可选用祛痰药，如溴己新（必嗽平），16 mg，每天3次，或用盐酸氨溴索（沐舒坦），30 mg，每天3次，或桃金娘油提取物化痰，也可雾化帮助祛痰有支气管痉挛或气道反应性高的患者可选用茶碱类药物，如氨茶碱，100 mg，每天3次，或长效茶碱舒氟美200 mg，每天2次，或多索茶碱0.2 g，每天2次或雾化吸入异丙托品，或口服特布他林，1.25～2.50 mg，每天3次。头痛、发热时可加用解热镇痛药，如阿司匹林0.3～0.6 g，每6～8小时1次。

（二）有细菌感染时选用合适的抗生素

痰培养阳性，按致病菌及药物敏感试验选用抗菌药。在未得到病原菌阳性结果之前，可选用大环内酯类，如罗红霉素成人每天2次，每次150 mg，或β-内酰胺类，如头孢拉定成人1～4 g/d，分4次服，头孢克洛成人2～4 g/d，分4次口服。

四、疗效标准与预后

症状体征消失，化验结果正常为痊愈。

（孔　平）

第六节　急性呼吸衰竭

急性呼吸衰竭指的是短时间内（72小时内，个别情况下在一周内发生）出现的呼吸衰竭，表现为缺氧和/或高碳酸血症。最常见的急性呼吸衰竭包括重症肺炎导致的呼吸衰竭和急性呼吸窘迫综合征及急性气道阻塞。由于急性呼吸衰竭死亡率高，并发症多，是呼吸危重病救治的关键。发病原因包括肺炎、脓毒症、创伤、吸入性肺炎等。急性呼吸衰竭可分为三型，急性肺损伤和急性呼吸窘迫综合征属于I型呼吸衰竭。

一、病因

（1）意外事故：电击、溺水及意外事件如塌方、麻醉意外等。

（2）神经中枢及其传导系统的病变：如脑炎、脑外伤、肿瘤、中枢镇静药过量，急性中毒等直接或间接抑制呼吸中枢；脊髓病变如脊髓灰、白质炎、重症肌无力、多发性神经根炎等神经肌肉接头阻滞。

111

（3）胸廓病变：外伤、手术创伤、大量胸腔积液、气胸等。

（4）急性呼吸窘迫综合征（ARDS）：也为急性呼衰的一个类型，目前临床上日益增多。

（5）气道阻塞：会厌炎、异物梗阻、广泛细支气管炎、支气管哮喘等。

（6）肺血管病：肺栓塞（血块或脂肪栓塞）。

（7）肺实质浸润性疾病：肺炎、肺免疫学反应。

二、临床表现

因低氧血症和高碳酸血症所引起的症状和体征是急性呼吸衰竭时最主要的临床表现。由于造成呼吸衰竭的基础病因不同，各种基础疾病的临床表现自然十分重要，需要注意。

（一）呼吸困难

呼吸困难是呼吸衰竭最早出现的症状。可表现为频率、节律和幅度的改变。早期表现为呼吸困难，呼吸频率可增加，深大呼吸、鼻翼翕动，进而辅助呼吸肌肉运动增强（三凹征），呼吸节律紊乱，失去正常规则的节律。呼吸频率增加（30～40次/分）。中枢性呼吸衰竭，可使呼吸频率改变，如陈-施呼吸、比奥呼吸等。

（二）低氧血症

当动脉血氧饱和度低于90%，PaO_2低于$6.7\ kPa$（$50\ mmHg$）时，可在口唇或指甲出现发绀，这是缺氧的典型表现。但患者的发绀程度与体内血红蛋白含量、皮肤色素和心脏功能相关，所以发绀是一项可靠但不特异的诊断体征。因神经与心肌组织对缺氧均十分敏感，在机体出现低氧血症时常出现中枢神经系统和心血管系统功能异常的临床征象。如判断力障碍、运动功能失常、烦躁不安等中枢神经系统症状。缺氧严重时，可表现为谵妄、癫痫样抽搐、意志丧失以致昏迷、死亡。肺泡缺氧时，肺血管收缩，肺动脉压升高，使肺循环阻力增加，右心负荷增加，乃是低氧血症时血流动力学的一项重要变化。在心血管方面常表现为心率增快、血压升高。缺氧严重时则可出现各种类型的心律失常，进而心率减慢，周围循环衰竭，甚至心搏停止。

（三）高碳酸血症

由于急性呼吸衰竭时，二氧化碳蓄积进展很快，因此产生严重的中枢神经系统和心血管功能障碍。高碳酸血症出现中枢抑制之前的兴奋状态，如失眠，躁动，但禁忌给予镇静或安眠药。严重者可出现肺性脑病（"CO_2麻醉"），临床表现为头痛、反应迟钝、嗜睡，以致神志不清、昏迷。急性高碳酸血症主要通过降低脑脊液pH而抑制中枢神经系统的活动。扑翼样震颤也是二氧化碳蓄积的一项体征。二氧化碳蓄积引起的心血管系统的临床表现因血管扩张或收缩程度而异。如多汗，球结膜充血水肿，颈静脉充盈，周围血压下降等。

（四）其他重要脏器的功能障碍

严重的缺氧和二氧化碳蓄积损伤肝、肾功能，出现血清转氨酶增高，碳酸酐酶活性增加，胃壁细胞分泌增多，出现消化道溃疡、出血。当$PaO_2 < 5.3\ kPa$（$40\ mmHg$）时，肾血流减少，肾功能抑制，尿中可出现蛋白、血细胞或管型，血液中尿素氮、肌酐含量增高。

（五）水、电解质和酸碱平衡的失调

严重低氧血症和高碳酸血症常有酸碱平衡的失调，如缺氧而通气过度可发生急性呼吸性碱中毒；急性二氧化碳潴留可表现为呼吸性酸中毒。严重缺氧时无氧代谢引起乳酸堆积，肾脏功能障碍使酸性物质不能排出体外，二者均可导致代谢性酸中毒。代谢性和呼吸性酸碱失衡又可同时存在，表现为混合性酸碱失衡。

酸碱平衡失调的同时,将会发生体液和电解质的代谢障碍。酸中毒时钾从细胞内逸出,导致高血钾,pH 每降低 0.1 血清钾大约升高 0.7 mmol/L。酸中毒时发生高血钾,如同时伴有肾衰竭(代谢性酸中毒),易发生致命性高血钾症。在诊断和处理急性呼吸衰竭时均应予以足够的重视。

又如当测得的 PaO_2 的下降明显超过理论上因肺泡通气不足所引起的结果时,则应考虑存着除肺泡通气不足以外的其他病理生理学变化,因在实际临床工作中,单纯因肺泡通气不足引起呼吸衰竭并不多见。

三、诊断

一般说来,根据急慢性呼吸衰竭基础病史,如胸部外伤或手术后、严重肺部感染或重症革兰阴性杆菌败血症等,结合其呼吸、循环和中枢神经系统的有关体征及时做出呼吸衰竭的诊断是可能的。但对某些急性呼吸衰竭早期的患者或缺氧、二氧化碳蓄积程度不十分严重时,只依据上述临床表现做出诊断有一定困难。动脉血气分析的结果直接提供动脉血氧和二氧化碳分压水平,可作为诊断呼吸衰竭的直接依据。而且,它还有助于我们了解呼吸衰竭的性质和程度,指导氧疗,呼吸兴奋剂和机械通气的参数调节及纠正电解质、酸碱平衡失调有重要价值故血气分析在呼吸衰竭诊断和治疗上具有重要地位。

急性呼吸衰竭患者,只要动脉血气证实 $PaO_2 < 8.0$ kPa(60 mmHg),常伴 $PaCO_2$ 正常或 < 4.7 kPa(35 mmHg),则诊断为 Ⅰ 型呼吸衰竭,若伴 $PaCO_2 > 6.7$ kPa(50 mmHg),即可诊断为 Ⅱ 型呼吸衰竭。若缺氧程度超过肺泡通气不足所致的高碳酸血症,则诊断为混合型或 Ⅲ 型呼吸衰竭。

应当强调的是不但要诊断呼吸衰竭的存在与否,尚需要判断呼吸衰竭的性质,是急性呼吸衰竭还是慢性呼吸衰竭基础上的急性加重,更应当判别产生呼吸衰竭的病理生理学过程,明确为 Ⅰ 型或 Ⅱ 型呼吸衰竭,以利采取恰当的抢救措施。

此外还应注意在诊治过程中,应当尽快去除产生呼吸衰竭的基础病因,否则患者经氧疗或机械通气后因得到足够的通气量维持氧和二氧化碳分压在相对正常的水平后可再次发生呼吸衰竭。

四、治疗

急性呼吸衰竭其原则是保持呼吸道通畅、吸氧并维持适宜的肺泡通气量,以达到防止和缓解严重缺氧、二氧化碳潴留和酸中毒,为病因治疗赢得时间和条件。

(一)通畅气道

保持呼吸道通畅是治疗低氧血症和高碳酸血症的前提,在氧疗和改善通气之前,必须想尽一切措施,使呼吸道保持通畅,常采用支气管扩张剂治疗和雾化吸入治疗,必要时可采用气管插管或切开以建立人工气道。常采用以下药物治疗气道痰阻及痉挛症状。

1.盐酸氨溴索注射液

每次 30 mg 用 0.9%氯化钠溶液 10 mL 稀释后缓慢静脉推注,也可雾化吸入,每天 2~3 次,稀释痰液。

2.氨茶碱注射液

每次 0.125~0.250 g 用 50%葡萄糖溶液 20~40 mL 稀释后缓慢静脉推注,或每次 0.25~0.50 g,用 5%葡萄糖溶液 250 mL 稀释后缓慢静脉滴注,每天 1~2 次,为支气管解痉药。

3.沙丁胺醇

选择性 β_2 受体激动剂,扩张支气管平滑肌,其剂型有片剂、胶囊剂、气雾剂及注射剂等。根据剂型确定用法。

4.吸入用异丙托溴铵溶液

每次 1～2 mL,每天 2～3 次雾化吸入,扩张支气管平滑肌。

5.吸入用布地奈德混悬液

每次 0.5～1.0 mg,每天 2～3 次雾化吸入,缓解支气管痉挛。

(二)合理氧疗

氧气治疗是应用氧气纠正缺氧的一种治疗方法,简称氧疗。

1.氧疗适应证

理论上只要 PaO_2 低于正常就可给予氧疗,但实际应用中更严格,应根据患者情况灵活掌握。

2.氧疗方式

临床上最常用、简便的方法是应用鼻导管吸氧,其吸氧浓度(FiO_2)=21%+4%×吸入氧流量(L/min)。有条件者也可用面罩吸氧。

吸氧浓度:Ⅰ型呼吸衰竭者吸氧浓度可适当提高,尽快使 PaO_2>8.0 kPa(60 mmHg),但一般也不超过 40%。Ⅱ型呼吸衰竭者宜从低吸氧浓度开始,逐渐加大吸氧浓度,一般不超过 33%。

(三)呼吸兴奋剂的应用

缺氧伴有二氧化碳潴留患者若出现神经精神症状时,可以使用呼吸中枢兴奋剂。Ⅱ型呼吸衰竭患者当 $PaCO_2$>10.0 kPa(75 mmHg)时,即使无意识障碍也可酌情使用呼吸兴奋剂,增加通气量,促进二氧化碳排出。目前常用的呼吸兴奋剂有尼可刹米、洛贝林等,尼克刹米常规用量为 0.375～0.750 g 静脉缓慢推注,或 1.125～1.250 g 加入 250 mL 液体中缓慢静脉滴注。

(四)机械通气

机械通气是纠正严重低氧血症或二氧化碳潴留的最有效措施,合理应用机械通气可使呼吸衰竭患者起死回生。

1.机械通气的目的与应用指征

(1)目的:改善肺脏气体交换功能,纠正严重的低氧血症,缓解急性呼吸性酸中毒,以避免即时的生命危险,获得治疗肺、气道疾病及原发病的机会;缓解呼吸窘迫症状,减少呼吸做功和氧耗量,改善呼吸肌疲劳;预防和逆转肺不张,并根据压力-容量的关系改善肺顺应性,预防更进一步的肺损害;避免因呼吸衰竭而致的严重并发症。

(2)应用指征:在出现较为严重的呼吸功能障碍时,应使用机械通气。符合下述条件应实施机械通气:经积极治疗后病情仍继续恶化;意识障碍;呼吸形式严重异常,如呼吸频率每分钟>35 次或<8 次,节律异常,自主呼吸微弱或消失;血气分析提示严重通气和氧合障碍:PaO_2<6.7 kPa(50 mmHg),尤其是充分氧疗后仍<6.7 kPa(50 mmHg);$PaCO_2$ 进行性升高,pH 动态下降。下述情况行机械通气时可能使病情加重:如气胸及纵隔气肿未行引流,肺大泡和肺囊肿,低血容量性休克未补充血容量,严重肺出血,气管食管瘘等。但在出现致命性通气和氧合障碍时,应积极处理原发病(如尽快行胸腔闭式引流,积极补充血容量等),同时不失时机地应用机械通气。

2.无创机械通气(NPPV)

低氧血症在经过氧疗后仍难以纠正,或呼吸困难等症状改善不明显时,NPPV 是一个较好的选择。尤其是 COPD 急性加重期、急性心源性肺水肿所致的呼吸衰竭疗效是较为肯定的。

（1）适应证：患者出现较为严重的呼吸困难，动用辅助呼吸机，常规氧疗方法（鼻导管和面罩）不能维持氧合或氧合障碍，有恶化趋势时，应及时使用无创机械通气。但患者必须具备使用无创的基本条件：如较好的意识状态，咳痰能力，自主呼吸能力，血流动力学稳定，有良好的配合无创通气的能力。

（2）禁忌证：意识障碍，呼吸微弱或停止，无力排痰，严重的器官功能不全（上消化道大出血、血流动力学不稳定等），未经引流的气胸或纵隔气肿，严重腹胀，上气道或颌面部损伤、术后、畸形，不能配合无创或面罩不适等。

（3）呼吸机的选择：要求能提供双水平正压通气（BiPAP）模式，提供的吸气相气道压力（IPAP）可达 $1.96\sim2.94$ kPa（$20\sim30$ cmH$_2$O），能满足患者吸气需求的高流量气体（>每分钟 100 L）；若用于 I 型呼衰，要求能够提供较高的 FiO$_2$（>0.50）和更高的流速需求。

（4）通气模式与参数调节：持续气道正压通气（CPAP）和 BiPAP 是最常用的两种通气模式，后者最为常用。BiPAP 有两种工作方式：自主呼吸通气模式［S 模式，相当于压力支持通气（PSV）+PEEP］和后备控制通气模式（T 模式，相当于 PCV+PEEP）。急性心源性肺水肿者应首选 CPAP，如果存在高碳酸血症或呼吸困难不缓解时可考虑换用 BiPAP。IPAP/EPAP 均从较低水平开始，患者耐受后再逐渐上调，直到达满意的通气和氧合水平，或调至患者可能耐受的水平。IPAP $0.98\sim2.45$ kPa（$10\sim25$ cmH$_2$O），EPAP $0.29\sim0.49$ kPa（$3\sim5$ cmH$_2$O），吸气时间 $0.8\sim1.2$ 秒，后备控制通气频率（T 模式）每分钟 $10\sim20$ 次。

（5）转换时机：应用 NPPV $1\sim2$ 小时（短期），若动脉血气和病情不能改善应转为有创通气。

3.有创机械通气（IPPV）

在积极药物和 NPPV 治疗后，患者呼吸衰竭仍进行性恶化，出现危及生命的酸碱失衡和/或神志改变时宜用有创机械通气治疗。拔出气管插管后，根据情况可采用无创机械通气进行序贯治疗。

（1）通气模式的选择：使用最广泛的三种通气模式为辅助控制模式（A/C）、同步间歇指令通气（SIMV）与 PSV 联合模式、压力支持通气（PSV）。

（2）通气参数的调节：应采用保护性肺通气策略，包括小潮气量（每千克体重 $6\sim8$ mL）、维持气道平台压<2.94 kPa（30 cmH$_2$O）和/或气道峰压（PIP）不超过 3.92 kPa（40 cmH$_2$O）、允许高碳酸血症并配合最佳 PEEP［压力-容量曲线低拐点上 0.20 kPa（2 cmH$_2$O）］治疗。通气频率一般以每分钟 $10\sim15$ 次即可，流速设置为每分钟 $40\sim60$ L，吸/呼比为 1.0∶（$1.5\sim2.0$），压力触发常为 $-0.15\sim0.049$ kPa（$-1.5\sim-0.5$ cmH$_2$O），流速触发常为每分钟 $2\sim5$ L。机械通气初始阶段可给予高 FiO$_2$（100%）以迅速纠正严重缺氧，以后依据目标 PaO$_2$、PEEP、Pmean 水平和血流动力学状态，酌情降低 FiO$_2$ 至 50% 以下，并设法维持 SaO$_2$>90%。

（3）IPPV 的撤离：当患者满足以下条件时，可考虑进行撤机：①引起呼衰的诱发因素得到有效控制，这是撤机的先决条件，应仔细分析可能的诱发因素并加以处理；②意识清楚，可主动配合；③自主呼吸能力有所恢复；④通气及氧合功能良好：PaO$_2$/FiO$_2$>33.3 kPa（250 mmHg），PEEP <0.78 kPa（8 cmH$_2$O），pH>7.35，PaCO$_2$ 达缓解期水平；⑤血流动力学稳定：无活动性心肌缺血，未使用升压药治疗或升压药剂量较小。通常采用 SIMV+PSV，或者单纯 PSV 模式撤机。正确把握 IPPV 转为 NPPV 的切换点——"肺部感染控制窗"（PIC 窗），临床表现为痰液量减少、黏度变稀、痰色转白、体温下降、白细胞计数降低、X 线胸片上支气管-肺部感染影消退。

(五)抗感染治疗

肺部感染是引起急性呼吸衰竭最常见的原因,应结合患者肺部感染的类型(社区获得性或院内获得性)而选择适当抗生素,以求有效、快速控制感染。要做痰培养及药物敏感试验,尽量采集深部痰液,避免污染。注意针对药物敏感试验结果用药和经验用药相结合,注意个体化用药,尽量选用疗效好、毒性低的抗生素。对于严重感染必须联合使用抗生素,兼顾革兰阳性、革兰阴性和厌氧菌感染。常见的抗生素联合应用为一类杀菌药(β-内酰胺类)加二类杀菌药(氨基苷类)或喹诺酮药物。

(六)纠正酸碱平衡失调和电解质紊乱

1.酸碱平衡的治疗

首先要积极治疗支气管-肺部感染,解痉祛痰、通畅气道,解除二氧化碳潴留。强调尽快地通畅气道,解除二氧化碳潴留,呼酸及低氧血症随之纠正,因此原则上不需要补碱性药物。当 pH <7.20 时,可以适当补 5%碳酸氢钠,一次量为 $40\sim60$ mL,以后再根据动脉血气分析结果酌情补充。当呼酸并代谢性酸中毒时,补碱量可适当加大。而对于伴有严重低氧血症的呼吸性碱中毒,只要治疗肺部感染、通畅气道、吸氧纠正低氧血症等即可。应注意二氧化碳不要排出过快,特别是机械通气治疗时,避免二氧化碳排出后碱中毒的发生。

2.水电解质紊乱的纠正

患者酸碱失衡常同时存在严重水和电解质紊乱。其中水、钠异常较为常见;血 HCO_3^- 和 Cl^- 变化常与血 CO_2 变化有关;电解质紊乱特别是血 K^+、Cl^- 和酸碱失衡互为因果。注意针对不同情况,进行相应的预防与治疗。

(七)防治消化道出血

严重缺氧和二氧化碳潴留患者,应常规给予西咪替丁、雷尼替丁或奥美拉唑口服,预防消化道出血,出血时采用静脉注入。若出现大量呕血或柏油样大便,视程度予输血治疗。防治消化道出血的关键在于纠正缺氧和二氧化碳潴留。

(八)营养支持

急性呼吸衰竭患者应尽早给予营养支持,首先肠内营养,并采取充分的措施避免反流和误吸的发生,必要时添加促胃肠动力药物。此外,患者应避免过度喂养,特别是过多的碳水化合物补充,将增加二氧化碳的产生,增加呼吸熵,加重呼吸负荷。同时添加含鱼油与抗氧化剂的营养配方,可能成为呼吸衰竭患者更理想的营养支持方式。每天适量补充各种维生素及微量元素,依据临床情况调整电解质用量,特别注意会影响呼吸功能的钾、镁、磷等元素。

(孔 平)

第七节 急性胃炎

急性胃炎是由多种不同的病因引起的急性胃黏膜炎症,包括急性单纯性胃炎、急性糜烂出血性胃炎和吞服腐蚀物引起的急性腐蚀性胃炎与胃壁细菌感染所致的急性化脓性胃炎。其中,临床意义最大和发病率最高的是以胃黏膜糜烂、出血为主要表现的急性糜烂出血性胃炎。

一、流行病学

迄今为止,目前国内外尚缺乏有关急性胃炎的流行病学调查。

二、病因

急性胃炎的病因众多,大致有外源性和内源性两大类,包括急性应激、化学性损伤(如药物、酒精、胆汁、胰液)和急性细菌感染等。

(一)外源性因素

1.药物

各种非甾体抗炎药(NSAIDs),包括阿司匹林、吲哚美辛、吡罗昔康和多种含有该类成分复方药物。另外,糖皮质激素和某些抗生素及氯化钾等均可导致胃黏膜损伤。

2.酒精

主要是大量酗酒可致急性胃黏膜胃糜烂甚至出血。

3.生物性因素

沙门菌、嗜盐菌和葡萄球菌等细菌或其毒素可使胃黏膜充血水肿和糜烂。幽门螺杆菌感染可引起急、慢性胃炎,发病机制类似,将在慢性胃炎节中叙述。

4.其他

某些机械性损伤(包括胃内异物或胃柿石等)可损伤胃黏膜。放射疗法可致胃黏膜受损。偶可见因吞服腐蚀性化学物质(强酸或强碱或甲酚及氯化汞、砷、磷等)引起的腐蚀性胃炎。

(二)内源性因素

1.应激因素

多种严重疾病如严重创伤、烧伤或大手术及颅脑病变和重要脏器功能衰竭等可导致胃黏膜缺血、缺氧而损伤。通常称为应激性胃炎,如果是脑血管病变、头颅部外伤和脑手术后引起的胃十二指肠急性溃疡称为 Cushing 溃疡,而大面积烧灼伤所致溃疡称为 Curling 溃疡。

2.局部血供缺乏

局部血供缺乏主要是腹腔动脉栓塞治疗后或少数因动脉硬化致胃动脉的血栓形成或栓塞引起供血不足。另外,还可见于肝硬化门静脉高压并发上消化道出血者。

3.急性蜂窝织炎或化脓性胃炎

此两者甚少见。

三、病理生理学和病理组织学

(一)病理生理学

胃黏膜防御机制包括黏膜屏障、黏液屏障、黏膜上皮修复、黏膜和黏膜下层丰富的血流、前列腺素和肽类物质(表皮生长因子等)和自由基清除系统。上述结果破坏或保护因素减少,使胃腔中的 H^+ 逆弥散至胃壁,肥大细胞释放组胺,则血管充血甚或出血、黏膜水肿及间质液渗出,同时可刺激壁细胞分泌盐酸、主细胞分泌胃蛋白酶原。若致病因子损及腺颈部细胞,则胃黏膜修复延迟、更新受阻而出现糜烂。

严重创伤、大手术、大面积烧伤、脑血管意外和严重脏器功能衰竭及休克或者败血症等所致的急性应激的发生机制:急性应激→皮质-垂体前叶-肾上腺皮质轴活动亢进、交感-副交感神经系统失衡→机体的代偿功能不足→不能维持胃黏膜微循环的正常运行→黏膜缺血、缺氧→黏液和碳酸氢盐分泌减少及内源性前列腺素合成不足→黏膜屏障破坏和氢离子反弥散→降低黏膜内pH→进一步损伤血管与黏膜→糜烂和出血。

NSAIDs 所引起者则为抑制环加氧酶(COX)致使前列腺素产生减少,黏膜缺血缺氧。氯化钾和某些抗生素或抗肿瘤药等则可直接刺激胃黏膜引起浅表损伤。

乙醇可致上皮细胞损伤和破坏,黏膜水肿、糜烂和出血。另外,幽门关闭不全、胃切除(主要是 Billroth Ⅱ 式)术后可引起十二指肠-胃反流,则此时由胆汁和胰液等组成的碱性肠液中的胆盐、溶血磷脂酰胆碱、磷脂酶 A 和其他胰酶可破坏胃黏膜屏障,引起急性炎症。

门静脉高压可致胃黏膜毛细血管和小静脉扩张及黏膜水肿,组织学表现为只有轻度或无炎症细胞浸润,可有显性或非显性出血。

(二)病理学改变

急性胃炎主要病理和组织学表现以胃黏膜充血、水肿,表面有片状渗出物或黏液覆盖为主。黏膜皱襞上可见局限性或弥漫性陈旧性或新鲜出血与糜烂,糜烂加深可累及胃腺体。

显微镜下则可见黏膜固有层多少不等的中性粒细胞、淋巴细胞、浆细胞和少量嗜酸性粒细胞浸润,可有水肿。表面的单层柱状上皮细胞和固有腺体细胞出现变性与坏死。重者黏膜下层也有水肿和充血。

对于腐蚀性胃炎若接触了高浓度的腐蚀物质且长时间,则胃黏膜出现凝固性坏死、糜烂和溃疡,重者穿孔或出血甚至腹膜炎。

另外少见的化脓性胃炎可表现为整个胃壁(主要是黏膜下层)炎性增厚,大量中性粒细胞浸润,黏膜坏死。可有胃壁脓性蜂窝织炎或胃壁脓肿。

四、临床表现

(一)症状

部分患者可有上腹痛、腹胀、恶心、呕吐和嗳气及食欲缺乏等。如伴胃黏膜糜烂出血,则有呕血和/或黑便,大量出血可引起出血性休克。有时上腹胀气明显。细菌感染导致者可出现腹泻等。并有疼痛、吞咽困难和呼吸困难(由于喉头水肿)。腐蚀性胃炎可吐出血性黏液,严重者可发生食管或胃穿孔,引起胸膜炎或弥漫性腹膜炎。化脓性胃炎起病常较急,有上腹剧痛、恶心和呕吐、寒战和高热,血压可下降,出现中毒性休克。

(二)体征

上腹部压痛是常见体征,尤其多见于严重疾病引起的急性胃炎出血者。腐蚀性胃炎因口腔黏膜、食管黏膜和胃黏膜都有损害,口腔、咽喉黏膜充血、水肿和糜烂。化脓性胃炎有时体征酷似急腹症。

五、辅助检查

急性糜烂出血性胃炎的确诊有赖于急诊胃镜检查,一般应在出血后 24～48 小时内进行,可见到以多发性糜烂、浅表溃疡和出血灶为特征的急性胃黏膜病损。黏液糊或者可有新鲜或陈旧血液。一般急性应激所致的胃黏膜病损以胃体、胃底部为主,而 NSAIDs 或酒精所致的则以胃窦部为主。注意 X 线钡剂检查并无诊断价值。出血者做呕吐物或大便隐血试验,红细胞计数和血红蛋白测定。感染因素引起者,做白细胞计数和分类检查、大便常规检查和培养。

六、诊断和鉴别诊断

主要由病史和症状做出拟诊,经胃镜检查可得以确诊。但吞服腐蚀物质者禁忌胃镜检查。有长期服用 NSAIDs、酗酒及临床重危患者,均应想到急性胃炎的可能。对于鉴别诊断,腹痛为主者,应通过反复询问病史与急性胰腺炎、胆囊炎和急性阑尾炎等急腹症,甚至急性心肌梗死相鉴别。

七、治疗

(一)基础治疗

基础治疗包括给予镇静、禁食、补液、解痉、止吐等对症支持治疗。此后给予流质或半流质饮食。

(二)针对病因治疗

针对病因治疗包括去除 NSAIDs 或乙醇等诱因。

(三)对症处理

表现为反酸、上腹隐痛、烧灼感和嘈杂者,给予 H_2 受体拮抗剂或质子泵抑制剂。以恶心、呕吐或上腹胀闷为主者可选用甲氧氯普胺、多潘立酮或莫沙必利等促动力药。以痉挛性疼痛为主者,可给予莨菪碱等药物进行对症处理。

有胃黏膜糜烂、出血者,可用抑制胃酸分泌的 H_2 受体拮抗剂或质子泵抑制剂外,还可同时应用胃黏膜保护药如硫糖铝或铝碳酸镁等。

对于较大量的出血则应采取综合措施进行抢救。当并发大量出血时,可以冰水洗胃或在冰水中加去甲肾上腺素(每 200 mL 冰水中加 8 mL),或同管内滴注碳酸氢钠,浓度为 1 000 mmol/L,24 小时滴 1 L,使胃内 pH 保持在 5 以上。凝血酶是有效的局部止血药,并有促进创面愈合作用,大剂量时止血作用显著。常规的止血药,如卡巴克络、抗血栓溶芳酸和酚磺乙胺等可静脉应用,但效果一般。内镜下止血往往可收到较好效果。

八、并发症的诊断、预防和治疗

急性胃炎的并发症包括穿孔、腹膜炎、水、电解质紊乱和酸碱失衡等。为预防细菌感染者选用抗生素治疗,因过度呕吐致脱水者及时补充水和电解质,并适时检测血气分析,必要时纠正酸碱平衡紊乱。对于穿孔或腹膜炎者,则必要时行外科治疗。

九、预后

病因去除后,急性胃炎多在短期内恢复正常。相反病因长期持续存在,则可转为慢性胃炎。由于绝大多数慢性胃炎的发生与幽门螺杆菌(Hp)感染有关,而 Hp 自发清除少见,故慢性胃炎可持续存在,但多数患者无症状。流行病学研究显示,部分 Hp 相关性胃窦炎(<20%)可发生十二指肠溃疡。

(孔 平)

第六章

神经内科疾病的诊疗

第一节　蛛网膜下腔出血

蛛网膜下腔出血(subarachnoid hemorrhage,SAH)是指脑表面或脑底部的血管自发破裂,血液流入蛛网膜下腔,伴或不伴颅内其他部位出血的一种急性脑血管疾病。本病可分为原发性、继发性和外伤性。原发性 SAH 是指脑表面或脑底部的血管破裂出血,血液直接或基本直接流入蛛网膜下腔所致,称特发性蛛网膜下腔出血或自发性蛛网膜下腔出血(idiopathic subarachnoid hemorrhage,ISAH),占急性脑血管疾病的 15% 左右,是神经科常见急症之一;继发性 SAH 则为脑实质内、脑室、硬脑膜外或硬脑膜下的血管破裂出血,血液穿破脑组织进入脑室或蛛网膜下腔者;外伤引起的概称外伤性 SAH,常伴发于脑挫裂伤。SAH 临床表现为急骤起病的剧烈头痛、呕吐、精神或意识障碍、脑膜刺激征和血性脑脊液。SAH 的年发病率世界各国各不相同,中国约为 5/10 万,美国为 6/10 万~16/10 万,德国约为 10/10 万,芬兰约为 25/10 万,日本约为 25/10 万。

一、病因与发病机制

(一)病因

SAH 的病因很多,以动脉瘤为最常见,包括先天性动脉瘤、高血压动脉硬化性动脉瘤、夹层动脉瘤和感染性动脉瘤等,其他如脑血管畸形、脑底异常血管网、结缔组织病、脑血管炎等。75%~85% 的非外伤性 SAH 患者为颅内动脉瘤破裂出血,其中,先天性动脉瘤发病多见于中青年;高血压动脉硬化性动脉瘤为梭形动脉瘤,约占 13%,多见于老年人。脑血管畸形占第 2 位,以动静脉畸形最常见,约占 15%,常见于青壮年。其他如烟雾病、感染性动脉瘤、颅内肿瘤、结缔组织病、垂体卒中、脑血管炎、血液病及凝血障碍性疾病、妊娠并发症等均可引起 SAH。近年来发现约 15% 的 ISAH 患者病因不清,即使 DSA 检查也未能发现 SAH 的病因。

1.动脉瘤

近年来,对先天性动脉瘤与分子遗传学的多个研究支持 I 型胶原蛋白 α_2 链基因(COLIA$_2$)和弹力蛋白基因(FLN)是先天性动脉瘤最大的候补基因。颅内动脉瘤好发于 Willis 环及其主要分支的血管分叉处,其中位于前循环颈内动脉系统者约占 85%,位于后循环基底动脉系统者约占 15％。对此类动脉瘤的研究证实，血管壁的最大压力来自沿血流方向上的血管分叉处的尖部。随着年龄增长，在血压增高、动脉瘤增大，更由于血流湍流冲击和各种危险因素的综合因素作用下，出血的可能性也随之增大。颅内动脉瘤体积的大小与有无蛛网膜下腔出血相关，直径＜3 mm 的动脉瘤，SAH 的风险小；直径＞5 mm 的动脉瘤，SAH 的风险高。对于未破裂的动脉瘤，每年发生动脉瘤破裂出血的危险性介于 1％～2％。曾经破裂过的动脉瘤有更高的再出血率。

2.脑血管畸形

以动静脉畸形最常见，且 90％以上位于小脑幕上。脑血管畸形是胚胎发育异常形成的畸形血管团，血管壁薄，在有危险因素的条件下易诱发出血。

3.高血压动脉硬化性动脉瘤

长期高血压动脉粥样硬化导致脑血管弯曲多，侧支循环多，管径粗细不均，且脑内动脉缺乏外弹力层，在血压增高、血流湍流冲击等因素影响下，管壁薄弱的部分逐渐向外膨胀形成囊状动脉瘤，极易破裂出血。

4.其他病因

动脉炎或颅内炎症可引起血管破裂出血，肿瘤可直接侵袭血管导致出血。脑底异常血管网形成后可并发动脉瘤，一旦破裂出血可导致反复发生的脑实质内出血或 SAH。

(二)发病机制

蛛网膜下腔出血后，血液流入蛛网膜下腔淤积在血管破裂相应的脑沟和脑池中，并可下流至脊髓蛛网膜下腔，甚至逆流至第四脑室和侧脑室，引起一系列变化。①颅内容积增加：血液流入蛛网膜下腔使颅内容积增加，引起颅内压增高，血液流入量大者可诱发脑疝。②化学性脑膜炎：血液流入蛛网膜下腔后直接刺激血管，使白细胞崩解释放各种炎症介质。③血管活性物质释放：血液流入蛛网膜下腔后，血细胞破坏产生各种血管活性物质（氧合血红蛋白、5-羟色胺、血栓烷 A_2、肾上腺素、去甲肾上腺素）刺激血管和脑膜，使脑血管发生痉挛和蛛网膜颗粒粘连。④脑积水：血液流入蛛网膜下腔在颅底或逆流入脑室发生凝固，造成脑脊液回流受阻引起急性阻塞性脑积水和颅内压增高；部分红细胞随脑脊液流入蛛网膜颗粒并溶解，使其阻塞，引起脑脊液吸收减慢，最后产生交通性脑积水。⑤下丘脑功能紊乱：血液及其代谢产物直接刺激下丘脑引起神经内分泌紊乱，引起发热、血糖含量增高、应激性溃疡、肺水肿等。⑥脑-心综合征：急性高颅内压或血液直接刺激下丘脑、脑干，导致自主神经功能亢进，引起急性心肌缺血、心律失常等。

二、病理

肉眼可见脑表面呈紫红色，覆盖有薄层血凝块；脑底部的脑池、脑桥小脑角及小脑延髓池等处可见更明显的血块沉积，甚至可将颅底的血管、神经埋没。血液可穿破脑底面进入第三脑室和侧脑室。脑底大量积血或脑室内积血可影响脑脊液循环出现脑积水，约 5％的患者，由于部分红细胞随脑脊液流入蛛网膜颗粒并使其堵塞，引起脑脊液吸收减慢而产生交通性脑积水。蛛网膜及软膜增厚、色素沉着，脑与神经、血管间发生粘连。脑脊液呈血性。血液在蛛网膜下腔的分布，以出血量和范围分为弥散型和局限型。前者出血量较多，穹隆面与基底面蛛网膜下腔均有血液沉积；后者血液则仅存于脑底池。40％～60％的脑标本并发脑内出血。出血的次数越多，并发脑内出血的比例越大。并发脑内出血的发生率第 1 次约 39.6％，第 2 次约 55％，第 3 次达 100％。出血部位随动脉瘤的部位而定。动脉瘤好发于 Willis 环的血管上，尤其是动脉分叉处，可单发或多发。

三、临床表现

SAH 发生于任何年龄,发病高峰多在 30～60 岁;50 岁后,ISAH 的危险性有随年龄的增加而升高的趋势。男女在不同的年龄段发病不同,10 岁前男性的发病率较高,男女比为 4∶1;40～50 岁时,男女发病相等;70～80 岁时,男女发病率之比高达 1∶10。临床主要表现为剧烈头痛、脑膜刺激征阳性、血性脑脊液。在严重患者中,患者可出现意识障碍,从嗜睡至昏迷不等。

(一)症状与体征

1.先兆及诱因

先兆通常是不典型头痛或颈部僵硬,部分患者有眼眶痛、轻微头痛、动眼神经麻痹等表现,主要由少量出血造成;70% 的患者存在上述症状数天或数周后出现严重出血,但绝大部分患者起病急骤,无明显先兆。常见诱因有过量饮酒、情绪激动、精神紧张、剧烈活动、用力状态等,这些诱因均能增加 ISAH 的风险性。

2.一般表现

出血量大者,当天体温即可升高,可能与下丘脑受影响有关;多数患者于 2～3 天后体温升高,多属于吸收热;SAH 后患者血压增高,1～2 周病情趋于稳定后逐渐恢复病前血压。

3.神经系统表现

绝大部分患者有突发持续性剧烈头痛。头痛位于前额、枕部或全头,可扩散至颈部、腰背部;常伴有恶心、呕吐。呕吐可反复出现,是由颅内压急骤升高和血液直接刺激呕吐中枢所致。如呕吐物为咖啡色样胃内容物则提示上消化道出血,预后不良。头痛部位各异,轻重不等,部分患者类似眼肌麻痹型偏头痛。有 48%～81% 的患者可出现不同程度的意识障碍,轻者嗜睡,重者昏迷,多逐渐加深。意识障碍的程度、持续时间及意识恢复的可能性均与出血量、出血部位及有无再出血有关。

部分患者以精神症状为首发或主要的临床症状,常表现为兴奋、躁动不安、定向障碍,甚至谵妄和错乱;少数可出现迟钝、淡漠、抗拒等。精神症状可由大脑前动脉或前交通动脉附近的动脉瘤破裂引起,大多在病后 1～5 天出现,但多数在数周内自行恢复。癫痫发作较少见,多发生在出血时或出血后的急性期,国外发生率为 6.0%～26.1%,国内资料为 10.0%～18.3%。在一项 SAH 的大宗患者报道中,大约有 15% 的动脉瘤性 SAH 表现为癫痫。癫痫可为局限性抽搐或全身强直-阵挛性发作,多见于脑血管畸形引起者,出血部位多在天幕上,多由于血液刺激大脑皮质所致,患者有反复发作倾向。部分患者由于血液流入脊髓蛛网膜下腔可出现神经根刺激症状,如腰背痛。

4.神经系统体征

(1)脑膜刺激征:为 SAH 的特征性体征,包括头痛、颈强直、Kernig 征和 Brudzinski 征阳性。常于起病后数小时至 6 天内出现,持续 3～4 周。颈强直发生率最高(6%～100%)。另外,应当注意临床上有少数患者可无脑膜刺激征,如老年患者,可能因蛛网膜下腔扩大等老年性改变和痛觉不敏感等因素,往往使脑膜刺激征不明显,但意识障碍仍可较明显,老年人的意识障碍可达 90%。

(2)脑神经损害:以第 Ⅱ、Ⅲ 对脑神经最常见,其次为第 Ⅴ、Ⅵ、Ⅶ、Ⅷ 对脑神经,主要由于未破裂的动脉瘤压迫或破裂后的渗血、颅内压增高等直接或间接损害引起。少数患者有一过性肢体单瘫、偏瘫、失语,早期出现者多因出血破入脑实质和脑水肿所致;晚期多由于迟发性脑血管痉挛引起。

(3)眼症状:SAH 的患者中,17%有玻璃体膜下出血,7%～35%有视盘水肿。视网膜下出血及玻璃体下出血是诊断 SAH 有特征性的体征。

(4)局灶性神经功能缺失:如有局灶性神经功能缺失有助于判断病变部位,如突发头痛伴眼睑下垂者,应考虑载瘤动脉可能是后交通动脉或小脑上动脉。

(二)SAH 并发症

1.再出血

在脑血管疾病中,最易发生再出血的疾病是 SAH,国内文献报道再出血率为 24%左右。再出血临床表现严重,病死率远远高于第 1 次出血,一般发生在第 1 次出血后 10～14 天,2 周内再发生率占再发患者的 54%～80%。近期再出血病死率为 41%～46%,甚至更高。再发出血多因动脉瘤破裂所致,通常在病情稳定的情况下,突然头痛加剧、呕吐、癫痫发作,并迅速陷入深昏迷,瞳孔散大,对光反射消失,呼吸困难甚至停止。神经定位体征加重或脑膜刺激征明显加重。

2.脑血管痉挛

脑血管痉挛(CVS)是 SAH 发生后出现的迟发性大、小动脉的痉挛狭窄,以后者更多见。典型的血管痉挛发生在出血后 3～5 天,于 5～10 天达高峰,2～3 周逐渐缓解。在大多数研究中,血管痉挛发生率在 25%～30%。早期可逆性 CVS 多在蛛网膜下腔出血后 30 分钟内发生,表现为短暂的意识障碍和神经功能缺失。70%的 CVS 在蛛网膜下腔出血后 1～2 周发生,尽管及时干预治疗,但仍有约 50%有症状的 CVS 患者将会进一步发展为脑梗死。因此,CVS 的治疗关键在预防。血管痉挛发作的临床表现通常是头痛加重或意识状态下降,除发热和脑膜刺激征外,也可表现局灶性的神经功能损害体征,但不常见。尽管导致血管痉挛的许多潜在危险因素已经确定,但 CT 扫描所见的蛛网膜下腔出血的数量和部位是最主要的危险因素。基底池内有厚层血块的患者比仅有少量出血的患者更容易发展为血管痉挛。虽然国内外均有大量的临床观察和实验数据,但是 CVS 的机制仍不确定。蛛网膜下腔出血本身或其降解产物中的一种或多种成分可能是导致 CVS 的原因。

CVS 的检查常选择经颅多普勒超声(TCD)和数字减影血管造影(DSA)检查。TCD 有助于血管痉挛的诊断。TCD 血液流速峰值大于 200 cm/s 和/或平均流速大于 120 cm/s 时能很好地与血管造影显示的严重血管痉挛相符。值得提出的是,TCD 只能测定颅内血管系统中特定深度的血管段。测得数值的准确性在一定程度上依赖于超声检查者的经验。动脉插管血管造影诊断CVS 较 TCD 更为敏感。CVS 患者行血管造影的价值不仅用于诊断,更重要的目的是血管内治疗。动脉插管血管造影为有创检查,价格较昂贵。

3.脑积水

大约 25%的动脉瘤性蛛网膜下腔出血患者由于出血量大、速度快,血液大量涌入第三脑室、第四脑室并凝固,使第四脑室的外侧孔和正中孔受阻,可引起急性梗阻性脑积水,导致颅内压急剧升高,甚至出现脑疝而死亡。急性脑积水常发生于起病数小时至 2 周内,多数患者在 1～2 天内意识障碍呈进行性加重,神经症状迅速恶化,生命体征不稳定,瞳孔散大。颅脑 CT 检查可发现阻塞上方的脑室明显扩大等脑室系统有梗阻表现,此类患者应迅速进行脑室引流术。慢性脑积水是 SAH 后 3 周至 1 年内发生的脑积水,原因可能为蛛网膜下腔出血刺激脑膜,引起无菌性炎症反应形成粘连,阻塞蛛网膜下腔及蛛网膜绒毛而影响脑脊液的吸收与回流,以脑脊液吸收障碍为主,病理切片可见蛛网膜增厚纤维变性,室管膜破坏及脑室周围脱髓鞘改变。Johnston 认为脑脊液的吸收与蛛网膜下腔和上矢状窦的压力差及蛛网膜绒毛颗粒的阻力有关。当脑外伤后颅内压增高时,上矢状窦的压力随之升高,使蛛网膜下腔和上矢状窦的压力差变小,从而使蛛网膜绒毛微小管系统受压甚至关闭,直接影响脑脊液的吸收。脑脊液的积蓄造成脑室内静水压升高,致使脑室进行性扩大。因此,慢性脑积水的初期,患者的颅内压是高于正常的,以及至脑室扩大到一定程度之后,由于加大了吸收面,才逐渐使颅内压下降至正常范围,故临床上称为正常颅内压脑积水。但由于脑脊液的静水压已超过脑室壁所能承受的压力,脑室不断继续扩大、脑萎缩加重而致进行性痴呆。

4.自主神经及内脏功能障碍

其常因下丘脑受出血、脑血管痉挛和颅内压增高的损伤所致,临床可并发心肌缺血或心肌梗死、急性肺水肿、应激性溃疡。这些并发症被认为是交感神经过度活跃或迷走神经张力过高所致。

5.低钠血症

重症 SAH 常影响下丘脑功能,而导致有关水盐代谢激素的分泌异常。目前,关于低钠血症发生的病因有两种机制,即血管升压素分泌异常综合征(syndrome of inappropriate antidiuretic hormone,SIADH)和脑性耗盐综合征(cerebral salt-wasting syndrome,CSWS)。

SIADH 理论是 1957 年由 Bartter 等提出的,该理论认为,低钠血症产生的原因是由于各种创伤性刺激作用于下丘脑,引起血管升压素(ADH)分泌过多,或血管升压素渗透性调节异常,丧失了低渗对 ADH 分泌的抑制作用,而出现持续性 ADH 分泌。肾脏远曲小管和集合管重吸收水分的作用增强,引起水潴留、血钠被稀释及细胞外液增加等一系列病理生理变化。同时,促肾上腺皮质激素(ACTH)相对分泌不足,血浆 ACTH 降低,醛固酮分泌减少,肾小管排钾保钠功能下降,尿钠排出增多。细胞外液增加和尿、钠丢失的后果是血浆渗透压下降和稀释性低血钠,尿渗透压高于血渗透压,低钠而无脱水,中心静脉压增高的一种综合征。若进一步发展,将导致水分从细胞外向细胞内转移、细胞水肿及代谢功能异常。当血钠<120 mmol/L 时,可出现恶心、呕吐、头痛;当血钠<110 mmol/L 时可发生嗜睡、躁动、谵语、肌张力低下、腱反射减弱或消失,甚至昏迷。

但 20 世纪 70 年代末以来,越来越多的学者发现,发生低钠血症时,患者多伴有尿量增多和尿钠排泄量增多,而血中 ADH 并无明显增加。这使得脑性耗盐综合征的概念逐渐被接受。SAH 时,CSWS 的发生可能与脑钠肽(BNP)的作用有关。下丘脑受损时可释放出 BNP,脑血管痉挛也可使 BNP 升高。BNP 的生物效应类似心房钠尿肽(ANP),有较强的利钠和利尿反应。CSWS 时可出现厌食、恶心、呕吐、无力、直立性低血压、皮肤无弹性、眼球内陷、心率增快等表现。诊断依据:细胞外液减少,负钠平衡,水摄入与排出率<1,肺动脉楔压<1.1 kPa(8 mmHg),中央静脉压<0.8 kPa(6 mmHg),体重减轻。Ogawasara 提出每天对 CSWS 患者定时测体重和中央静脉压是诊断 CSWS 和鉴别 SIADH 最简单和实用的方法。

四、辅助检查

(一)脑脊液检查

目前,脑脊液(CSF)检查尚不能被 CT 检查所完全取代。由于腰椎穿刺(LP)有诱发再出血和脑疝的风险,在无条件行 CT 检查和病情允许的情况下,或颅脑 CT 所见可疑时才可考虑谨慎施行 LP 检查。均匀一致的血性脑脊液是诊断 SAH 的金标准,脑脊液压力增高,蛋白含量增高,糖和氯化物水平正常。起初脑脊液中红、白细胞比例与外周血基本一致(700∶1),12小时后脑脊液开始变黄,2～3天后因出现无菌性炎症反应,白细胞计数可增加,初为中性粒细胞,后为单核细胞和淋巴细胞。LP阳性结果与穿刺损伤出血的鉴别很重要。通常是通过连续观察试管内红细胞计数逐渐减少的三管试验来证实,但采用脑脊液离心检查上清液黄变及匿血反应是更灵敏的诊断方法。脑脊液细胞学检查可见巨噬细胞内吞噬红细胞及碎片,有助于鉴别。

(二)颅脑CT检查

CT检查是诊断蛛网膜下腔出血的首选常规检查方法。急性期颅脑CT检查快速、敏感,不但可早期确诊,还可判定出血部位、出血量、血液分布范围及动态观察病情进展和有无再出血迹象。急性期CT表现为脑池、脑沟及蛛网膜下腔呈高密度改变,尤以脑池局部积血有定位价值,但确定出血动脉及病变性质仍需借助DSA检查。发病距CT检查的时间越短,显示蛛网膜下腔出血病灶部位的积血越清楚。Adams观察发病当日CT检查显示阳性率为95%,1天后降至90%,5天后降至80%,7天后降至50%。CT显示蛛网膜下腔高密度出血征象,多见于大脑外侧裂池、前纵裂池、后纵裂池、鞍上池、和环池等。CT增强扫描可能显示大的动脉瘤和血管畸形。须注意CT阴性并不能绝对排除SAH。

部分学者依据CT扫描并结合动脉瘤好发部位推测动脉瘤的发生部位,如蛛网膜下腔出血以鞍上池为中心呈不对称向外扩展,提示颈内动脉瘤;外侧裂池基底部积血提示大脑中动脉瘤;前纵裂池基底部积血提示前交通动脉瘤;出血以脚间池为中心向前纵裂池和后纵裂池基底部扩散,提示基底动脉瘤。CT显示弥漫性出血或局限于前部的出血发生再出血的风险较大,应尽早行DSA检查确定动脉瘤部位并早期手术。MRA作为初筛工具具有无创、无风险的特点,但敏感性不如DSA检查高。

(三)DSA

确诊SAH后应尽早行DSA检查,以确定动脉瘤的部位、大小、形状、数量、侧支循环和脑血管痉挛等情况,并可协助排除其他病因如动静脉畸形、烟雾病和炎性血管瘤等。大且不规则、分成小腔(为责任动脉瘤典型的特点)的动脉瘤可能是出血的动脉瘤。如发病之初脑血管造影未发现病灶,应在发病1个月后复查脑血管造影,可能会有新发现。DSA可显示80%的动脉瘤及几乎100%的血管畸形,而且对发现继发性脑血管痉挛有帮助。脑动脉瘤大多数在2～3周内再次破裂出血,尤以病后6～8天为高峰,因此对动脉瘤应早检查、早期手术治疗,如在发病后2～3天内,脑水肿尚未达到高峰时进行手术则手术并发症少。

(四)MRI检查

MRI对蛛网膜下腔出血的敏感性不及CT。急性期MRI检查还可能诱发再出血。但MRI可检出脑干隐匿性血管畸形;对直径3～5 mm的动脉瘤检出率可达84%～100%,而由于空间分辨率较差,不能清晰显示动脉瘤颈和载瘤动脉,仍需行DSA检查。

(五)其他检查

心电图可显示T波倒置、Q-T间期延长、出现高大U波等异常;血常规、凝血功能和肝功能检查可排除凝血功能异常方面的出血原因。

五、诊断与鉴别诊断

(一)诊断

根据以下临床特点,诊断SAH一般并不困难,如突然起病,主要症状为剧烈头痛,伴呕吐;

可有不同程度的意识障碍和精神症状,脑膜刺激征明显,少数伴有脑神经及轻偏瘫等局灶症状;辅助检查 LP 为血性脑脊液,脑 CT 所显示的出血部位有助于判断动脉瘤。

临床分级:一般采用 Hunt-Hess 分级法(表 6-1)或世界神经外科联盟(WFNS)分级。前者主要用于动脉瘤引起 SAH 的手术适应证及预后判断的参考,Ⅰ~Ⅲ级应尽早行 DSA,积极术前准备,争取尽早手术;对Ⅳ~Ⅴ级先行血块清除术,待症状改善后再行动脉瘤手术。后者根据格拉斯哥昏迷评分(GCS)和有无运动障碍进行分级(表 6-2),即Ⅰ级的 SAH 患者很少发生局灶性神经功能缺损;GCS≤12 分(Ⅳ~Ⅴ级)的患者,不论是否存在局灶神经功能缺损,并不影响其预后判断;对于 GCS 13~14 分(Ⅱ~Ⅲ级)的患者,局灶神经功能缺损是判断预后的补充条件。

表 6-1　Hunt-Hess 分级法

分类	标准
0 级	未破裂动脉瘤
Ⅰ级	无症状或轻微头痛
Ⅱ级	中-重度头痛、脑膜刺激征、脑神经麻痹
Ⅲ级	嗜睡、意识混浊、轻度局灶性神经体征
Ⅳ级	昏迷、中或重度偏瘫,有早期去大脑强直或自主神经功能紊乱
Ⅴ级	深昏迷、去大脑强直,濒死状态

注:凡有高血压、糖尿病、高度动脉粥样硬化、慢性肺部疾病等全身性疾病,或 DSA 呈现高度脑血管痉挛的患者,则向恶化阶段提高 1 级。

表 6-2　WFNS 的 SAH 分级(1988 年)

分类	GCS	运动障碍
Ⅰ级	15	无
Ⅱ级	14~13	无
Ⅲ级	14~13	有局灶性体征
Ⅳ级	12~7	有或无
Ⅴ级	6~3	有或无

(二)鉴别诊断

1.脑出血

脑出血深昏迷时与 SAH 不易鉴别,但脑出血多有局灶性神经功能缺失体征,如偏瘫、失语等,患者多有高血压病史。仔细的神经系统检查及脑 CT 检查有助于鉴别诊断。

2.颅内感染

颅内感染发病较 SAH 缓慢。各类脑膜炎起病初均先有高热,脑脊液呈炎性改变而有别于SAH。进一步脑影像学检查,脑沟、脑池无高密度增高影改变。脑炎临床表现为发热、精神症状、抽搐和意识障碍,且脑脊液多正常或只有轻度白细胞数增高,只有脑膜出血时才表现为血性脑脊液;脑 CT 检查有助于鉴别诊断。

3.瘤卒中

依靠详细病史(如有慢性头痛、恶心、呕吐等)、体征和脑 CT 检查可以鉴别。

六、治疗

主要治疗原则:①控制继续出血,预防及解除血管痉挛,去除病因,防治再出血,尽早采取措施预防、控制各种并发症。②掌握时机尽早行 DSA 检查,如发现动脉瘤及动静脉畸形,应尽早行血管介入、手术治疗。

(一)一般处理

绝对卧床护理 4～6 周,避免情绪激动和用力排便,防治剧烈咳嗽,烦躁不安时适当应用止咳剂、镇静剂;稳定血压,控制癫痫发作。对于血性脑脊液伴脑室扩大者,必要时可行脑室穿刺和体外引流,但应掌握引流速度要缓慢。发病后应密切观察 GCS 评分,注意心电图变化,动态观察局灶性神经体征变化和进行脑功能监测。

(二)防止再出血

二次出血是本病的常见现象,故积极进行药物干预对防止再出血十分必要。蛛网膜下腔出血急性期脑脊液纤维素溶解系统活性增高,第 2 周开始下降,第 3 周后恢复正常。因此,选用抗纤维蛋白溶解药物抑制纤溶酶原的形成,具有防治再出血的作用。

1.6-氨基己酸

6-氨基己酸为纤维蛋白溶解抑制剂,可阻止动脉瘤破裂处凝血块的溶解,又可预防再破裂和缓解脑血管痉挛。每次 8～12 g 加到 10％葡萄糖盐水 500 mL 中静脉滴注,每天 2 次。

2.氨甲苯酸

氨甲苯酸又称抗血纤溶芳酸,能抑制纤溶酶原的激活因子,每次 200～400 mg,溶于葡萄糖注射液或 0.9％氯化钠注射液 20 mL 中缓慢静脉注射,每天 2 次。

3.氨甲环酸

氨甲环酸为氨甲苯酸的衍化物,抗血纤维蛋白溶酶的效价强于前两种药物,每次 250～500 mg 加到 5％葡萄糖注射液 250～500 mL 中静脉滴注,每天 1～2 次。

但近年的一些研究显示抗纤溶药虽有一定的防止再出血作用,但同时增加了缺血事件的发生,因此不推荐常规使用此类药物,除非凝血障碍所致出血时可考虑应用。

(三)降颅内压治疗

蛛网膜下腔出血可引起颅内压升高、脑水肿,严重者可出现脑疝,应积极进行脱水降颅内压治疗,主要选用 20％甘露醇静脉滴注,每次 125～250 mL,2～4 次/天;呋塞米入小壶,每次 20～80 mg,2～4 次/天;清蛋白 10～20 g/d,静脉滴注。药物治疗效果不佳或疑有早期脑疝时,可考虑脑室引流或颞肌下减压术。

(四)防治脑血管痉挛及迟发性缺血性神经功能缺损

目前认为脑血管痉挛引起迟发性缺血性神经功能缺损(delayed ischemic neurologic deficit,DIND)是动脉瘤性 SAH 最常见的死亡和致残原因。钙通道阻滞剂可选择性作用于脑血管平滑肌,减轻脑血管痉挛和 DIND。常用尼莫地平,每天 10 mg(50 mL),以每小时 2.5～5.0 mL 速度泵入或缓慢静脉滴注,5～14 天为 1 个疗程;也可选择尼莫地平,每次 40 mg,每天 3 次,口服。国外报道高血压-高血容量-血液稀释(hypertension-hypervolemia-hemodilution,3H)疗法可使大约 70％的患者临床症状得到改善。有数个报道认为与以往相比,“3H”疗法能够明显改善患者预后。增加循环血容量,提高平均动脉压(MAP),降低血细胞比容至 30％～50％,被认为能够使脑灌注达到最优化。3H 疗法必须排除已存在脑梗死、高颅内压,并已夹闭动脉瘤后才能应用。

(五)防治急性脑积水

急性脑积水常发生于病后 1 周内,发生率为 9%～27%。急性阻塞性脑积水患者脑 CT 显示脑室急速进行性扩大,意识障碍加重,有效的疗法是行脑室穿刺引流和冲洗。但应注意防止脑脊液引流过度,维持颅内压在 2.0～4.0 kPa(15～30 mmHg),因过度引流会突然发生再出血。长期脑室引流要注意继发感染(脑炎、脑膜炎),感染率为 5%～10%。同时常规应用抗生素防治感染。

(六)低钠血症的治疗

SIADH 的治疗原则主要是纠正低血钠和防止体液容量过多。可限制液体摄入量,1 天 <500 mL,使体内水分处于负平衡以减少体液过多与尿钠丢失。注意应用利尿剂和高渗盐水,纠正低血钠与低渗血症。当血浆渗透压恢复,可给予 5% 葡萄糖注射液维持,也可用抑制 ADH 药物,地美环素 1～2 g/d,口服。

CSWS 的治疗主要是维持正常水盐平衡,给予补液治疗。可静脉或口服等渗或高渗盐液,根据低钠血症的严重程度和患者耐受程度单独或联合应用。高渗盐液补液速度以每小时 0.7 mmol/L,24 小时 <20 mmol/L 为宜。如果纠正低钠血症速度过快可导致脑桥脱髓鞘病,应予特别注意。

七、预后与预防

(一)预后

临床常采用 Hunt 和 Kosnik 修改的 Botterell 的分级方案,对预后判断有帮助。Ⅰ～Ⅱ级患者预后佳,Ⅳ～Ⅴ级患者预后差,Ⅲ级患者介于两者之间。

首次蛛网膜下腔出血的死亡率为 10%～25%。死亡率随着再出血递增。再出血和脑血管痉挛是导致死亡和致残的主要原因。蛛网膜下腔出血的预后与病因、年龄、动脉瘤的部位、瘤体大小、出血量、有无并发症、手术时机选择及处置是否及时、得当有关。

(二)预防

蛛网膜下腔出血病情常较危重,死亡率较高,尽管不能从根本上达到预防目的,但对已知的病因应及早积极对因治疗,如控制血压、戒烟、限酒,以及尽量避免剧烈运动、情绪激动、过劳、用力排便、剧烈咳嗽等;对于长期便秘的个体应采取辨证论治思路长期用药(如麻仁润肠丸、芪蓉润肠口服液、香砂枳术丸、越鞠保和丸等);情志因素常为本病的诱发因素,对于已经存在脑动脉瘤、动脉血管夹层或烟雾病的患者,保持情绪稳定至关重要。

不少尸检材料证实,患者生前曾患动脉瘤但未曾破裂出血,说明存在危险因素并不一定完全会出血,预防动脉瘤破裂有着非常重要的意义。应当强调的是,蛛网膜下腔出血常在首次出血后 2 周再次发生出血且常常危及生命,故对已出血患者积极采取有效措施进行整体调节并及时给予恰当的对症治疗,对预防再次出血至关重要。

(李 宁)

第二节 脊神经疾病

脊神经疾病是指各种原因引起的脊神经支配区的疾病。主要临床表现是按照受损神经支配区分布的运动、感觉和自主神经功能障碍。根据病因分为外伤、卡压、感染、中毒、营养障碍、遗传等;根据损伤范围分为单神经病、多发神经病等。

一、单神经病

(一)定义
单神经病是单一神经受损产生与该神经分布一致的运动、感觉功能缺失症状和体征。

(二)病因和发病机制
单神经病可因局部性原因或全身性原因引起。局部性原因主要有急性创伤、缺血、机械性卡压、高温、电击和射线损伤等。全身性原因可为代谢性疾病和中毒,在这种情况下,神经对局部压迫更为敏感,受压后更易出现神经损害。

周围神经卡压综合征是指周围神经经过某些解剖上的特定部位受到卡压,如经过肌肉的腱性起点,穿过肌肉,绕过骨性隆起,或经过骨纤维鞘管及异常纤维束带处,因这些部位较硬韧,神经在这些部位反复摩擦造成局部水肿等炎症反应,引起血液循环障碍,发生髓鞘脱失,造成不同程度的感觉及运动功能障碍。

(三)临床表现及治疗
1.正中神经麻痹

正中神经由来自 $C_5 \sim T_1$ 的纤维组成,沿肱二头肌内侧沟伴肱动脉下降至前臂之后分支,支配旋前圆肌、桡侧腕屈肌、各指屈肌、掌长肌及拇对掌肌及拇短展肌。

正中神经的常见损伤原因是肘前区静脉注射时,药物外渗引起软组织损伤,肱骨或前臂骨折或腕部割伤,或腕管综合征的卡压所致。正中神经受损部位不同,表现不同:①正中神经受损部位在上臂时,前臂不能旋前,桡侧 3 个手指屈曲功能丧失,握拳无力,拇指不能对掌、外展。鱼际肌出现萎缩后手掌平坦,拇指紧靠示指而状如猿手。掌心、鱼际、桡侧 3 个半手指掌面和 2、3 指末节背面的皮肤感觉减退或丧失。由于正中神经富含自主神经纤维,损害后常出现灼性神经痛。②当损伤位于前臂中下部时,运动障碍仅有拇指的外展、屈曲与对指功能丧失。③腕管综合征:是临床上最常见的正中神经损害。正中神经在腕部经由腕骨与腕横韧带围成的骨纤维通道——腕管,到达手部。多见于中年女性,右侧多见。手和腕长期过度使用引起腕横韧带及内容肌腱慢性损伤性炎症,使管腔狭窄,导致正中神经受压,产生桡侧手掌及桡侧 3 个半指的疼痛、麻木、感觉减退、手指运动无力和鱼际肌麻痹、萎缩。腕管掌侧卡压点有压痛及放射痛,疼痛可放射到前臂甚至肩部。甩手后疼痛减轻或消失是其特点,有鉴别诊断价值。治疗轻症采用局部夹板固定制动,服用非甾体抗炎药,配合腕管内注射泼尼松龙可有效缓解症状;严重者需手术离断腕横韧带以解除正中神经受压。

2.尺神经麻痹

尺神经由 $C_7 \sim T_1$ 的纤维组成,初在肱动脉内侧下行,继而向后下进入尺神经沟,再沿前臂掌面尺侧下行,主要支配尺侧腕屈肌、指深屈肌尺侧半、小鱼际肌、拇收肌与骨间肌,还支配手掌面1个半指,背面2个半指的皮肤感觉。

尺神经损伤可由于腕、肘部外伤,尺骨鹰嘴部骨折、肘部受压等所致。尺神经损伤的主要表现如下。①运动障碍:手部小肌肉的运动丧失,精细动作困难;屈腕能力减弱并向桡侧偏斜;拇指不能内收,其余各指不能内收和外展;多数手肌萎缩,小鱼际平坦,骨间肌萎缩,骨间隙加深。拇指以外和各掌指关节过伸,第4、5指的指间关节弯曲,形成"爪形手"。②感觉障碍:以小指感觉减退或丧失最明显。

尺神经在肘管内受压的临床表现称为肘管综合征。肘管是由肱骨内上髁、尺骨鹰嘴和肘内侧韧带构成的纤维-骨性管道,其管腔狭窄,屈肘时内容积更小,加之位置浅表,尺神经易于此处受到嵌压。主要表现小指及环指尺侧感觉障碍,小肌肉萎缩,肘关节活动受限,肘部尺神经增粗及肘内侧压痛等。

腕部尺管内有尺神经和尺动、静脉通过,尺神经在其内受压引起"尺管综合征"。病因以腱鞘囊肿最多,常见于需要长期用手根部尺侧重压或叩击工具的职业人员和长时间手持鼠标操作电脑者。若尺神经浅支受累可引起尺神经支配区感觉障碍;深支卡压可致手的内侧肌萎缩,无力,手深部胀痛和灼痛,夜间痛显著,拇指内收及其他四指收展无力,环指、小指可表现为爪形畸形,夹纸试验阳性。以上症状极易与肘部尺管综合征相混淆,可检查小指掌背侧感觉,如小指背侧感觉正常,可以排除肘部尺神经压迫,因为手背皮支是在尺神经进入腕部尺管之前分出的。治疗主要包括关节制动、应用非甾体抗炎药及手术减压。

3.桡神经麻痹

桡神经源自 $C_5 \sim C_8$ 神经根,行于腋动脉后方,继而与肱深动脉伴行入桡神经沟,转向外下至肱骨外上髁上方,于肱桡肌与肱肌间分为浅、深两终支分布于前臂及手背。所支配各肌的主要功能是伸肘、伸腕及伸指。由于其位置浅表,是臂丛神经中最易受损的神经。

桡神经损伤的常见病因是骨折、外伤、炎症或睡眠时以手代枕手术中上肢长时间外展和受压上肢被缚过紧等。近年来,醉酒深睡导致的桡神经受压损伤发病率有所增加。桡神经损伤的典型表现是腕下垂,但受损伤部位不同,症状也有差异:①高位损伤时上肢所有伸肌瘫痪,肘关节、腕关节和掌指关节均不能伸直;上肢伸直的情况下前臂不能旋后,手呈旋前位,垂腕至腕关节不能固定,因而握力减弱;②在上臂中1/3以下损伤时,伸肘功能保留;③在前臂上部损伤时伸肘、伸腕功能保留;④前臂中1/3以下损伤时,仅出现伸指功能丧失而无垂腕;⑤腕关节部损伤时仅出现感觉障碍。桡神经损伤的感觉障碍一般轻微,多仅限于手的虎口区,其他部位因邻近神经的重叠支配而无明显症状。

4.腓总神经麻痹

腓总神经源自 $L_4 \sim S_3$ 神经根,在大腿下1/3从坐骨神经分出,是坐骨神经的两个主要分支之一。其下行至腓骨头处转向前方,分出腓肠外侧皮神经,支配小腿外侧面感觉,在腓骨颈前分为腓深和腓浅神经,前者支配胫骨前肌、踇长伸肌、踇短伸肌和趾短伸肌,后者支配腓骨长肌和腓骨短肌及足背2~5趾背面皮肤。在腓骨颈外侧,腓总神经位置浅表,又贴近骨面,因而最易受损。

腓总神经麻痹的最常见原因为各种原因的压迫,也可因腓骨头或腓骨颈部外伤、骨折等引起;糖尿病、感染、乙醇中毒和铅中毒也是致病的原因。临床表现包括足与足趾不能背屈,足下垂并稍内翻,行走时为使下垂的足尖抬离地面而用力抬高患肢,并以足尖先着地呈跨阈步态。不能用足跟站立和行走,感觉障碍在小腿前外侧和足背。

5.胫神经麻痹

胫神经由 $L_4 \sim S_3$ 神经根组成。在腘窝上角自坐骨神经分出,在小腿后方下行达内踝后方,在屈肌支持带深面踝管内,分为足底内、外侧两终末支,支配腓肠肌、比目鱼肌、腘窝、跖肌、趾长屈肌和蹈长屈肌及足底的所有短肌。其感觉分支分布于小腿下 1/3 后侧与足底皮肤。

胫神经麻痹多为药物、乙醇中毒,糖尿病等引起,也见于局部囊肿压迫及小腿损伤。主要表现是足与足趾不能屈曲,不能用足尖站立和行走,感觉障碍主要在足底。当胫神经及其终末支在踝管处受压时可引起特征性表现——足与踝部疼痛及足底部感觉减退,称为"踝管综合征"。其病因包括穿鞋不当、石膏固定过紧、局部损伤后继发的创伤性纤维化及腱鞘囊肿等。

6.臂丛神经痛

臂丛由 $C_5 \sim T_1$ 脊神经的前支组成,包含运动、感觉和自主神经纤维,主要支配上肢的运动和感觉。臂丛神经痛是由多种病因引起的臂丛支配区以疼痛、肌无力和肌萎缩为主要表现的综合征。常见的病因是臂丛神经炎、神经根型颈椎病、颈椎间盘突出、颈椎及椎管内肿瘤、胸廓出口综合征、肺尖部肿瘤及臂丛神经外伤。

(1)臂丛神经炎:也称为原发性臂丛神经病或神经痛性肌萎缩,多见于成人,男性多于女性。半数患者有前驱感染史,如上呼吸道感染、流感样症状,或接受免疫治疗,或接受外科手术。因而多数学者认为这是一种变态反应性疾病。少数患者有家族史。

本病起病呈急性或亚急性,主要是肩胛部和上肢的剧烈疼痛,常持续数小时至2周,肩与上肢的活动可明显加重疼痛,而后逐渐减轻,但肌肉无力则逐渐加重,在2~3周时达高峰。肌无力多限于肩胛骨区和上臂近端,臂丛完全损害者少见。数周后肌肉有不同程度的萎缩及皮肤感觉障碍。部分患者双侧臂丛受累。急性期治疗可用糖皮质激素,如口服泼尼松20~40 mg/d,连用1~2周或静脉滴注地塞米松5~10 mg/d,待病情好转后逐渐减量。可口服非甾体解热止痛剂,也可应用物理疗法或局部封闭疗法止痛。恢复期注意患肢功能锻炼,给予促进神经细胞代谢药物及针灸等。90%患者在3年内康复。

(2)神经根型颈椎病:是继发性臂丛神经病最常见的病因,因椎间盘退行性变及椎体骨质增生性病变,压迫颈神经根和/或脊髓导致的临床综合征,表现为颈痛及强迫头位、臂丛神经痛及脊髓压迫症状,可单独或先后合并出现,其中臂丛神经痛最常见。

颈椎病多在 40~50 岁起病,男性较多见,病程缓慢,常反复发作。表现为$C_5 \sim C_7$神经根受压引起臂丛神经痛,压迫运动神经根产生肌痛性疼痛,根性痛表现为发麻或触电样疼痛,位于上肢远端,与神经根支配节段分布一致,相应区域可有感觉减退。肌痛性疼痛常在上肢近端、肩部和/或肩胛等区域,表现持续性钝痛和/或短暂的深部钻刺样不适感,许多患者因疼痛引起肩部运动受限,病程较长可导致凝肩,肩部附近常有肌腱压痛,肱二头肌、肱三头肌反射可减低。颈椎X线侧位片可见生理前凸消失,椎间隙变窄,斜位片可见椎间孔变小狭窄。颈椎 CT 或 MR 可较清晰地显示神经根与周围解剖结构的关系,可为诊断与鉴别诊断提供重要依据。肌电图检查有助于确定根性受损的诊断,同侧椎旁肌可出现失神经支配现象。根据以上临床表现和辅助检查,神经根型颈椎病不难诊断,但需注意与周围神经卡压综合征相鉴别。

颈椎病引起的神经根损害大多数采用非手术综合治疗即可缓解,需注意平卧时枕头不宜过高,避免颈部过伸、过屈,不宜使头位固定在某一位置,时间太久等。局部理疗、针灸等措施,颈椎牵引及用颈托支架或吊带牵引以减少颈部活动,均有助于减轻病情及促进功能恢复。药物治疗可以口服非甾体消炎止痛药。疼痛较重者,可用局部麻醉剂加醋酸泼尼松龙 25 mg 在压痛点局部注射。有以下情况可考虑手术治疗:①临床与放射学证据提示伴有脊髓病变;②经适当地综合治疗疼痛不缓解;③受损神经根支配的肌群呈进行性无力。

(3)胸廓出口综合征:是指一组臂丛和锁骨下血管在由第一肋骨所形成的胸腔出口处遭受压迫所致的综合征,是臂丛神经受卡压的常见原因。在此部位可能产生致压作用的既有骨性的,如颈肋、第 1 肋;也有软组织性的,如前斜角肌、中斜角肌、锁骨下肌及连接颈肋和第 1 肋的纤维束带等。主要表现为患侧颈肩部疼痛不适,由于臂丛下干受压出现尺神经分布区麻木、疼痛,并向前臂及手部尺侧放射,小鱼际肌及骨间肌萎缩或瘫痪,有时累及正中神经可致动作失调,持物易落等,当同时伴锁骨下动脉受压时,可出现肢体怕冷、发凉,上举时苍白,脉细触摸不到等表现。检查发现患侧锁骨上区饱满,可触及前斜角肌紧张。存在颈肋时锁骨上窝可消失,触之有隆起感,并出现压痛及放射痛。过度外展试验阳性。但此征必须注意与颈椎疾病相鉴别。

7.肋间神经痛

肋间神经痛是肋间神经支配区的疼痛。原发性者罕见,继发性者可见于邻近组织感染(如胸椎结核、胸膜炎、肺炎)、外伤、肿瘤(如肺癌、纵隔肿瘤、脊髓肿瘤)、胸椎退行性变、肋骨骨折等。带状疱疹病毒感染也是常见原因。临床特点:①由后向前沿一个或多个肋间呈半环形的放射性疼痛;②呼吸、咳嗽、打喷嚏、打哈欠或脊柱活动时疼痛加剧;③相应肋骨边缘压痛;④局部皮肤感觉减退或过敏。水疱带状疱疹病毒引起者发病数天内在患处出现带状疱疹。胸部与胸椎影像学检查、腰穿检查可提示继发性肋间神经痛的部分病因。

治疗原则如下。①病因治疗:继发于带状疱疹者给予抗病毒治疗,如用阿昔洛韦 5~10 mg/kg 静脉滴注,8 小时 1 次;肿瘤、骨折等病因者按其治疗原则行手术、化学药物治疗及放射治疗。②镇静止痛:可用地西泮类药物、布洛芬、双氯芬酸等药物。③B 族维生素与血管扩张药物,如维生素 B_1、维生素 B_{12}、烟酸、地巴唑。④理疗:可改善局部血液循环,促进病变组织恢复,但结核和肿瘤病患者不宜使用。⑤局部麻醉药行相应神经的封闭治疗。

8.股外侧皮神经病

股外侧皮神经病也称为感觉异常性股痛,是临床最常见的皮神经炎。股外侧皮神经由 L_2~ L_3 脊神经后根组成,是纯感觉神经,分布于股前外侧皮肤。

股外侧皮神经病的主要病因是受压与外伤,长期用硬质腰带或盆腔肿瘤、妊娠子宫等均是可能的因素。其他,如感染、糖尿病、乙醇及药物中毒、动脉硬化等也是常见病因。临床表现为本病男性多于女性,起病可急可缓,多为单侧;大腿前外侧面皮肤感觉异常,包括麻木、针刺样疼痛、烧灼感,可有局部感觉过敏。行走、站立症状加重;查体可有髂前上棘内侧或其下方的压痛点,股外侧皮肤可有限局性感觉减退或缺失。对症状持续者应结合其他专业的检查及盆腔 X 线检查,以明确病因。

治疗除针对病因外,可给予口服 B 族维生素,也可给予止痛药物。局部理疗、封闭也有疗效。疼痛严重者可手术切开压迫神经的阔筋膜或腹股沟韧带。

9.坐骨神经痛

坐骨神经痛是沿着坐骨神经通路及其分布区域内以疼痛为主的综合征。坐骨神经是人体中最长的神经,由 L_4~S_3 的脊神经前支组成,在腘窝上角附近分为胫神经和腓总神经,支配大腿后侧和小腿肌群,并传递小腿与足部的皮肤感觉。

坐骨神经痛有原发性和继发性两类,原发性坐骨神经痛也称为坐骨神经炎,为感染或中毒等原因损害坐骨神经引起。继发性者临床更为多见，是因坐骨神经通路受病变的压迫或刺激所致。根据发病部位可分为根性、丛性和干性。根性坐骨神经痛病变主要在椎管内及脊椎，如腰椎间盘突出、椎管内肿瘤、脊椎骨结核与骨肿瘤，腰椎黄韧带肥厚、粘连性脊髓蛛网膜炎等；丛性、干性坐骨神经痛的病变主要在椎管外，常为腰骶神经丛及神经干邻近组织病变，如骶髂关节炎、盆腔疾病(肿瘤、子宫附件炎)、妊娠子宫压迫、臀部药物注射位置不当及梨状肌病变造成的坐骨神经卡压等。

临床表现：①青壮年男性多见，急性或亚急性起病。②沿坐骨神经走行区的疼痛，自腰部、臀部向大腿后侧、小腿后外侧和足部放射，呈持续性钝痛并阵发性加剧，也有呈刀割样或烧灼样疼痛者，夜间疼痛加剧。③患者为减轻疼痛，常采取特殊姿势：卧位时卧向健侧，患侧下肢屈曲；平卧位欲坐起时先使患侧下肢屈曲；坐下时以健侧臀部着力；站立时腰部屈曲，患侧屈髋屈膝，足尖着地；俯身拾物时，先屈曲患侧膝关节。以上动作均是为避免坐骨神经受牵拉而诱发疼痛加重所采取的强迫姿势。④直腿抬高试验(Lasègue 征)阳性。⑤根性坐骨神经痛以腰骶部疼痛明显，在咳嗽、打喷嚏和排便用力等产生 Valsalva 动作的状态时疼痛加重。在 L_4、L_5 棘突旁有明显压痛，于坐骨神经干走行区的臀点、股后点、腓点及踝点可有轻压痛；丛性坐骨神经痛以骶部疼痛明显，疼痛除沿坐骨神经放射外，还可放射至股前及会阴部，于坐骨神经干走行区各点压痛明显；干性坐骨神经痛以臀部以下疼痛为特点，沿坐骨神经干走行区各点压痛明显。⑥神经系统检查可有轻微体征，如患侧臀肌松弛、小腿轻度肌萎缩，踝反射减弱或消失。小腿外侧与足背外侧可有轻微感觉减退。辅助检查的主要目的是寻找病因。包括腰骶部 X 线、腰部脊柱 CT、MRI 等影像学检查；脑脊液常规、生化及动力学检查；肌电图与神经传导速度测定等。

坐骨神经痛的诊断根据疼痛的分布区域、加重的诱因、减痛的姿势、压痛部位、Lasègue 征阳性及踝反射改变一般无困难，同时应注意区分是神经根还是神经干受损。诊断中的重点是明确病因，应详细询问病史，全面进行体格检查，注意体内是否存在感染病灶，重点检查脊柱、骶髂关节、髋关节及盆腔内组织的情况，针对性地进行有关辅助检查。鉴别诊断主要区别局部软组织病变引起的腰、臀及下肢疼痛，如腰肌劳损、急性肌纤维组织炎、髋关节病变引起的局部疼痛。

治疗首先应针对病因。如局部占位病变者，应尽早手术治疗。结核感染患者需抗结核治疗，引起腰椎间盘突出者大多数经非手术治疗可获缓解。对症处理包括以下几种：①卧硬板床休息；②应用消炎止痛药物，如布洛芬；③B 族维生素；④局部封闭；⑤局部理疗可用于肺结核、肿瘤的患者；⑥在无禁忌的前提下可短期口服或静脉应用糖皮质激素治疗。

二、多发性神经病

(一)定义

多发性神经病曾称作末梢神经炎，是由不同病因引起的，以四肢末端对称性感觉、运动和自主神经功能障碍为主要表现的临床综合征。

(二)病因及病理

引起本病的病因都是全身性的。

1.代谢障碍与营养缺乏

糖尿病、尿毒症、血卟啉病、淀粉样变性等疾病由于代谢产物在体内的异常蓄积或神经滋养血管受损均可引起神经功能障碍；妊娠、慢性胃肠道疾病或胃肠切除术后，长期酗酒、营养不良等均可因维持神经功能所需的营养物质缺乏而致病。

2.各类毒物中毒

(1)药物：呋喃唑酮、呋喃西林、异烟肼、乙胺丁醇、甲硝唑、氯霉素、链霉素、胺碘酮、甲巯咪唑、丙米嗪、长春新碱、顺铂等。

(2)工业毒物：丙烯酰胺、四氯化碳、三氯乙烯、二硫化碳、正己烷、有机磷和有机氯农药、砷制剂、菊酯类农药等。

(3)重金属：铅、汞、铊、铂、锑等。

(4)生物毒素：白喉、伤寒、钩端螺旋体病等。

3.遗传性疾病

遗传性疾病有遗传性运动感觉性神经病(hereditary motor sensory neuropathy,HMSN)、遗传性共济失调性多发性神经病(Refsum病)、遗传性淀粉样变性神经病、异染色性脑白质营养不良等。

4.结缔组织病

结缔组织病有在系统性红斑狼疮、结节性多动脉炎、类风湿性关节炎、硬皮病和结节病,多发性神经病是疾病表现的组成部分,多因血管炎而致病。

5.其他

恶性肿瘤、麻风病、莱姆病与 POEMS 综合征等出现多发性神经病的机制与致病因子引起自身免疫反应有关。

病理改变无病因特异性,主要为轴突变性与节段性脱髓鞘,以轴突变性更为多见。通常轴突变性从远端开始,向近端发展,即逆死或称为远端轴突病。

(三)临床表现

多发性神经病可发生于任何年龄。由于病因不同,起病可表现为急性和慢性过程,部分患者呈缓解-复发的病程。常在数周至数月达到高峰。主要症状、体征如下。

1.感觉障碍

感觉障碍为肢体远端对称性感觉异常和深浅感觉缺失,呈手套袜子形分布。感觉异常可表现为刺痛、灼痛、蚁行感、麻木感等,常有感觉过敏。

2.运动障碍

肢体远端不同程度肌力减弱,呈对称性分布,肌张力减低。病程长者可有肌肉萎缩,常发生于骨间肌、蚓状肌、鱼际肌和小鱼际肌、胫前肌和腓骨肌。可有垂腕、垂足和跨阈步态。

3.腱反射减低或消失

以踝反射明显且较膝反射减低出现更早。上肢的桡骨膜、肱二头肌、肱三头肌反射也可减低或消失。

4.自主神经功能障碍

肢体远端皮肤变薄、干燥、苍白或发绀,皮温低。

由于病因不同,临床表现也略有不同,后面将分述部分常见的多发性神经病。

(四)辅助检查

1.电生理检查

肌电图与神经传导速度测定可鉴别神经源性损害与肌源性损害,鉴别轴突病变与节段性脱髓鞘,也可用于疗效观察及随访。轴突变性主要表现为运动诱发波幅的降低和失神经支配肌电图表现,脱髓鞘则主要表现神经传导速度减慢。

2.血生化检测

重点注意检查血糖、尿素氮、肌酐、T_3、T_4、维生素 B_{12} 等代谢物质及激素水平。可疑毒物中毒者需做相应的毒理学测定。

3.免疫检查

对疑有自身免疫性疾病者可做自身抗体系列检查,疑有生物性致病因子感染者,应做病原体或相应抗体测定。

4.脑脊液常规与生化检查

检查结果显示大多正常,偶有蛋白增高。

5.神经活组织检查

疑为遗传性疾病者可行周围神经活组织检查,可提供重要的诊断证据。

(五)诊断与鉴别诊断

根据四肢远端对称性运动、感觉和自主神经功能障碍可诊断。但应进一步寻找病因,这主要依靠详细的病史、病程特点、伴随症状和辅助检查结果。亚急性联合变性的发病早期表现与本病相似,应注意鉴别。该病的早期症状为四肢末端对称性感觉异常,如刺痛、麻木、烧灼感,感觉减退呈手套袜子形分布,随病情进展逐渐出现双下肢软弱无力,步态不稳,双手动作笨拙等。早期巴宾斯基征可为阴性,随病情进展转为阳性。深感觉性共济失调是其临床特点之一。肌张力增高、腱反射亢进、锥体束征阳性及深感觉性共济失调是区别于多发性神经病的主要鉴别点。

(六)治疗

1.病因治疗

(1)中毒性多发性神经病治疗原则:应尽快停止与毒物的接触,补液、应用解毒剂,促进体内毒物的清除;药物引起者应停药,异烟肼引起者如神经病变不重,可在应用大量维生素 B_6 治疗时继续使用。重金属砷中毒可应用二巯丙醇 3 mg/kg,肌内注射,4~6 小时 1 次,2~3 天后改为 2 次/天,连用 10 天;铅中毒用二巯丁二钠 1 g/d,加入 5% 葡萄糖液 500 mL 静脉滴注,5~7 天为 1 个疗程,可重复 2~3 个疗程;也可用依地酸钙钠 1 g/d,稀释后静脉滴注,3~4 天为 1 个疗程,停 2~4 天后重复应用,一般可用 3~4 个疗程。

(2)营养缺乏与代谢性多发性神经病治疗原则:积极治疗原发病,糖尿病应严格控制血糖;尿毒症可血液透析或肾移植;黏液性水肿用甲状腺素有效;肿瘤所致者可用手术、化学治疗、放射治疗等手段治疗;麻风性神经病可用砜类药物治疗;与自身免疫性疾病相关者需采用激素、免疫球蛋白治疗或血浆置换疗法。

2.药物治疗

(1)糖皮质激素:泼尼松 10 mg,3 次/天口服;地塞米松 0.75 mg,3 次/天口服,7~14 天后逐渐减量,1 个月为 1 个疗程。重症患者也可用地塞米松 10~20 mg/d,静脉滴注,连续 2~3 周后改为口服。

(2)B 族维生素药物及其他营养神经药物:补充水溶性维生素如维生素 B_1、甲钴胺或氰钴胺、维生素 B_6,适用于 B 族维生素缺乏及大部分原因引起的周围神经病,重症患者可合用辅酶 A、ATP 及神经生长因子等。

3.一般治疗

急性期应卧床休息;加强营养,调节饮食,多摄入富含维生素的蔬菜、水果、奶类、豆制品等;疼痛明显者可用各种止痛剂,严重者可用卡马西平或苯妥英钠;对重症患者须加强护理,四肢瘫痪的患者应定期翻身,维持肢体的功能位,预防瘫痪肢体的挛缩和畸形;恢复期可增加理疗、康复训练及针灸等综合治疗手段。

(七)几种常见多发性神经病的临床表现

1.糖尿病性周围神经病(diabetic neuropathy,DNP)

糖尿病性周围神经病是糖尿病的代谢障碍导致的周围神经病,此组病变是糖尿病最常见和最复杂的并发症。超过50%的糖尿病患者有糖尿病神经病变,最常见的是慢性感觉运动性的对称性DNP和糖尿病自主神经病变。以下主要介绍慢性感觉运动性的对称性糖尿病周围神经病变。

(1)临床分类:美国糖尿病学会(ADA)推荐将糖尿病神经病变分为以下几类。

1)全身对称性多发神经病。①急性感觉性神经病变:少见,主要见于急性并发症(如酮症酸中毒)或血糖急剧波动时,在胰岛素治疗时因血糖变化过大引起的特殊情况称为胰岛素性神经病变。急性感觉性神经病变的特点是症状严重,但往往无阳性的客观检查指标和体征。②慢性感觉运动性DNP:是糖尿病神经病变最常见类型。常见症状有烧灼样疼痛、电击或刀刺疼、麻木、感觉过敏和深部肌肉痛等,以下肢多见,夜间加剧。

2)局灶或多局灶神经病变:或称为单神经病变,主要累及正中神经、尺神经、桡神经和第Ⅲ、Ⅳ、Ⅵ、Ⅶ对脑神经。病因为微小血管梗死,大多数会在数月后自愈。

3)糖尿病自主神经病变:常见症状有静息时心动过速、运动耐受降低、直立性低血压、性功能低下、低血糖时缺乏自主神经反应等,有较高的致死率。

(2)病因及发病机制如下。

1)微血管病变学说:血糖过高及代谢障碍可能导致神经小动脉内膜及毛细血管基底膜增厚,血管内皮细胞增生。管壁内脂肪和多糖类沉积使管腔狭窄,血液黏滞度增高使血管易被纤维蛋白与血小板聚集堵塞,引起神经纤维缺血、营养障碍及神经变性等。

2)生化和代谢异常学说:①糖尿病患者体内持续高血糖抑制钠依赖性肌醇转运,使神经组织磷脂酰肌醇和神经磷酸肌醇代谢紊乱,磷酸肌醇减少,Na^+-K^+-ATP酶活性降低,引起轴索变性,运动神经传导速度减慢;②在胰岛素不足的情况下,葡萄糖在醛糖还原酶作用下转化为山梨醇和果糖,神经组织内山梨醇、果糖含量增高和大量沉积,使细胞内渗透压增高,导致神经节段性脱髓鞘;③施万细胞髓鞘蛋白合成障碍,轴索内逆向转运减少导致周围神经远端轴索变性。

(3)临床表现:本病表现为感觉、运动、自主神经功能障碍,通常感觉障碍较突出,如出现四肢末端自发性疼痛呈隐痛、刺痛、灼痛,可伴有麻木、蚁行感,夜间症状更重,影响睡眠。症状以下肢更多见。也可出现肢体远端对称性感觉消失、营养不良性足跖溃疡、沙尔科关节。肢体无力通常较轻。查体可有手套袜套样痛觉障碍,部分患者振动觉与关节位置觉消失。瞳孔和泪腺功能异常,瞳孔缩小及光反射减弱,瞳孔光反射潜伏期延长可作为糖尿病性自主神经病的早期诊断指标。发汗和血管反射异常,常见腰部以下少汗或无汗,足底皮肤干燥无汗,头部、躯干上部大汗淋漓,可出现胃肠蠕动减慢、恶心、呕吐、尿便失禁,以及阳痿、弛缓性膀胱,逼尿肌无力和残余尿增多易导致尿路感染。50%慢性DNP患者无症状,10%~20%的患者存在轻微的症状。诊断DNP不能单凭一个简单的症状、体征,至少需要两项不正常表现(症状、体征、神经传导异常、感觉和自主神经的定量检查异常)。

(4)治疗方法如下。

1)控制血糖:用胰岛素严格控制血糖可以延迟发生糖尿病神经病变,但过量应用胰岛素可引起反复低血糖及痛性神经病。近年来研究发现,长期慢性高血糖的患者,当血糖戏剧性下降且伴有糖化血红蛋白突然降低时,患者会出现糖尿病神经病变,或原有症状加重,应该寻找最佳的血糖控制速度,在合理的时间窗内以适当的速度降低糖化血红蛋白。

2)病因治疗。①营养神经药物:甲钴胺是蛋氨酸合成酶辅酶,促进细胞内核酸、蛋白和脂质的合成,从而修复受损的神经组织,并促进髓鞘形成和轴突再生,临床证实可改善 DNP 的症状。轻者可口服,每次 500 mg,3 次/天;重者肌内注射,500 μg/d,两周或更长为 1 个疗程。神经节苷脂是神经细胞膜正常组分,40 mg 肌内注射,每周注射 5 天,共 6 周。②改善神经血液微循环药物:前列腺素 E_1 及其类似物可增加神经内膜血流,如前列地尔 10 μg 静脉注射,2 次/天,10 天为 1 个疗程。血管紧张素转换酶抑制剂和钙通道阻滞剂等可增加神经血流量及神经内毛细血管密度,改善神经缺血、缺氧。阿司匹林、噻氯匹定等具有抗血小板聚集及血管扩张作用。③抗氧化药物:α-硫辛酸可增加周围神经血流量,改善血供;清除自由基,减少自由基对神经损伤;减少山梨醇,避免神经纤维水肿、坏死;促进神经元生长,减少神经功能病变。④中药:很多具有抗凝、扩血管、降低血小板黏附性作用的活血化瘀类中药,如川芎嗪、复方丹参、葛根素、刺五加等。

3)疼痛治疗。①抗惊厥药物:主要有苯妥英和卡马西平,但疗效不理想。目前广泛应用的是加巴喷丁,需注意不良反应的发生。拉莫三嗪是谷氨酸受体阻滞剂,起始剂量为 25 mg/d,逐渐加至最大维持剂量 400 mg/d,可有效改善 DNP 的症状,且不良反应少,安全性好。②三环类抗抑郁药:如丙米嗪、阿米替林通常有效,常规剂量 50~150 mg/d,但可加重直立性低血压;5-羟色胺再摄取抑制剂舍曲林、氟西汀等耐受性较好。

预防糖尿病性神经病并发症糖尿病足给予足部护理,感觉缺失的患者应注意保护,以防发生足无痛性溃疡。

2.尿毒症性多发性神经病

尿毒症性多发性神经病是慢性肾衰竭最常见并发症。病因尚不清楚,可能与甲基胍嘧啶、肌醇等毒素聚集有关。表现为无痛性、进展性和对称性感觉运动麻痹,通常先累及下肢,然后累及上肢。有些患者最初出现足部烧灼样感觉障碍或下肢蚁走感、瘙痒感,症状在夜间加重,活动时减轻,颇似不安腿综合征。病情继续进展则出现双下肢麻木、感觉缺失、肌力减弱,严重者可有四肢远端肌肉萎缩。神经病变通常在数月内缓慢进展,偶可为亚急性。经长期血液透析后,神经病变的症状和体征可趋于稳定,但仍有少数患者病情进展加快。患者成功接受肾脏移植后,通常经6~12 个月周围神经功能可望得到完全恢复。

3.营养缺乏性多发性神经病

消化系统疾病引起的吸收功能障碍、长期酗酒、剧烈的妊娠呕吐、慢性消耗性疾病、甲状腺功能亢进症等导致营养缺乏,主要是维生素 B_1 的缺乏。表现为两腿沉重感、腓肠肌压痛或痛性痉挛。可有双足踝部刺痛、灼痛及蚁行感,呈袜套样改变。病情进展可出现小腿肌肉无力,表现为垂足,行走时呈跨阈步态。腱反射早期亢进,后期减弱或消失。

乙醇营养障碍性神经病是长期大量酗酒导致营养障碍,引起慢性对称性感觉运动性多发性神经病。与 B 族维生素尤其是维生素 B_1 的缺乏有关。慢性乙醇中毒患者起病缓慢,症状及体征下肢较上肢重,以感觉障碍为主,深感觉常常受累,表现为双足踝部灼痛、刺痛及蚁行感,呈袜套样改变,部分患者腓肠肌压痛较明显,下肢位置觉、振动觉减退或消失,出现走路踩棉花感和共济失调等。传导深感觉的神经纤维对慢性乙醇毒性较敏感,其受累引起的振动觉的改变可出现在没有临床症状的长期饮酒的人群中。运动神经受累较晚,表现为下肢末端无力,腱反射减弱或消失,跟腱反射改变比膝反射早,病变严重者可有肌萎缩。偶有患者出现脑神经受损,如动眼、外展及前庭神经损害,也可有自主神经调节功能异常。电生理检查,运动神经传导速度(MCV)、感觉神经传导速度(SCV)可有不同程度减慢。本病应于戒酒同时补充大剂量 B 族维生素,症状及体征可有缓解。

4.呋喃类药物中毒

常见的呋喃类药物有呋喃唑酮、呋喃妥因等。肾功能障碍者可因血药浓度增高而发病。症状常在用药后 5~14 天出现,首先表现为肢体远端感觉异常、感觉减退和肢端疼痛。肢端皮肤多汗,可有色素沉着。肌肉无力与肌萎缩相对轻微。应用此类药物时应密切观察周围神经症状。尤应注意不可超过正常剂量及长时间使用此类药物。

5.异烟肼中毒

本病多发生于长期服用异烟肼的患者。临床表现以双下肢远端感觉异常和感觉缺失为主,可有肌力减弱与腱反射消失。其发病机制与异烟肼干扰维生素 B_6 的正常代谢有关。病情严重者应停药,服用维生素 B_6。异烟肼引起者如神经病变不重,可在应用维生素 B_6 治疗时继续服用异烟肼。

6.正己烷中毒性周围神经病

正己烷是一种常用工业有机溶剂,用于工业粘胶配制、油脂萃取、制鞋等多个行业。作业人员长期接触低浓度正己烷且缺乏有效地防护可诱发正己烷中毒性周围神经病。其发病机制可能与轴索骨架蛋白、能量代谢障碍及神经生长因子信号转导通路等有关。

本病潜伏期 8 个月,接触程度高时潜伏期较短。前驱症状有头痛、头昏、食欲缺乏、体重减轻等,然后四肢远端缓慢出现上行性的感觉障碍和运动障碍,表现为四肢末端麻木、触电样、蚁走样或"胀大变厚"感,肢体远端痛、触觉减弱或消失、音叉振动觉减弱或消失。多数患者出现肌腱反射减弱或消失,跟腱反射异常出现最早。肌力减退多见于下肢,患者行走呈跨阈步态。可以出现肌萎缩,以鱼际肌和掌骨间肌萎缩最常见,部分患者伴小腿及前臂肌群萎缩。可伴有自主神经功能障碍,如心率增快和手足湿冷等。偶有患者出现眼底异常和视力障碍。神经肌电图检查即可显示神经源性损害,潜伏期减慢、波幅下降、MCV 及 SCV 减慢,可呈典型失神经支配现象,表明损伤主要在轴索。病理检查也发现损害以轴索肿胀和轴索变性为特征。

正己烷在体内主要代谢产物之一为 2,5-己二酮,其尿中浓度只反映人体近期接触正己烷的程度,不能作为慢性正己烷中毒的诊断依据。慢性正己烷中毒的诊断应结合接触史、临床表现和神经肌电图结果。治疗应用 B 族维生素、神经生长因子,辅以理疗和四肢运动功能锻炼等,多数患者可以痊愈。部分患者脱离接触后 3~4 个月内病情仍继续恶化,然后进入恢复。该病病程长达数月或 1 年以上。

7.POEMS 综合征

POEMS 综合征是一组以多发性周围神经病和单克隆浆细胞增生为主要表现的临床综合征。病名由 5 种常见临床表现的英文字头组成,即多发性神经病、脏器肿大、内分泌病、M 蛋白和皮肤损害。多中年以后起病,男性较多见。起病隐袭、进展慢。依照症状、体征出现频率可有下列表现:①慢性进行性感觉运动性多神经病,脑脊液蛋白含量增高。②皮肤改变:因色素沉着变黑,并有皮肤增厚与多毛。③内分泌改变:男性出现阳痿、女性化乳房,女性出现闭经、痛性乳房增大和溢乳,可合并糖尿病。④内脏肿大:肝、脾大,周围淋巴结肿大。⑤水肿:视盘水肿;胸腔积液、腹水、下肢指凹性水肿。⑥异常球蛋白血症:血清蛋白电泳出现 M 蛋白,尿检可有本周蛋白。⑦骨骼改变：可在脊柱、骨盆、肋骨及肢体近端发现骨硬化性改变，为本病影像学特征，也可有溶骨性病变，骨髓检查可见浆细胞增多或骨髓瘤。⑧低热、多汗、杵状指。治疗用皮质激素、免疫抑制剂，近期对水肿、内脏肿大、内分泌改变等效果较好，但周围神经损害改善不明显，骨髓瘤的化疗＋放射治疗（简称放射治疗）、手术切除，各症状可有所改善。

（李　宁）

第三节　脑　梗　死

脑梗死是缺血性脑血管病的最主要类型，是指局部脑组织由于血液供应缺乏导致脑组织缺血缺氧性坏死，出现相应神经功能缺损。脑梗死约占全部脑血管病的 70%。依据脑梗死的发病机制和临床表现，通常将脑梗死分为脑血栓形成、脑栓塞、腔隙性脑梗死。不同类型的脑梗死的病因既有共性，又存在一定的差异。脑梗死最常见的病因：动脉粥样硬化、动脉迂曲、动脉炎、心源性和非心源性栓子、高血压、血液成分改变、血流动力学改变等。

脑梗死的诊断主要根据病史、临床症状和体征、神经影像学检查。脑梗死的临床症状及体征与脑缺血损伤部位及缺血损伤范围有关。不同类型脑梗死的治疗和预防：急性期治疗方法主要是根据发病时间、疾病的严重程度、伴发的基础疾病及出现的并发症的不同进行选择，实施个体化治疗方案。脑梗死的预防性治疗也应依据梗死的类型、危险因素的种类，给予个体化的治疗，根据病情变化及时调整治疗措施。

一、脑血栓形成

脑血栓形成是脑梗死的主要类型，在各种病因引起的血管壁病变基础上，脑动脉管腔狭窄、闭塞或血栓形成，引起局部脑血流减少或中断，导致脑组织缺血缺氧性坏死，出现局灶性神经功能缺损的症状和体征。

（一）病因及发病机制

1.动脉粥样硬化

年龄、高血压病、糖尿病和血脂异常可加速动脉粥样硬化的发展。动脉粥样硬化主要波及颅内外管径 $500~\mu m$ 以上的动脉，其斑块导致管腔狭窄或血栓形成。颈内动脉和椎-基底动脉系统动脉粥样硬化常见部位为颈动脉窦部、大脑中动脉、椎动脉起始部、椎动脉颅内段、基底动脉。

2.动脉炎

结缔组织病、细菌、病毒、螺旋体感染均可导致动脉炎，使动脉管腔狭窄或闭塞。

3.其他病因

其他病因包括药源性（如可卡因、苯丙胺、海洛因）；血液疾病（如红细胞增多症、血小板增多症、血栓栓塞性血小板减少性紫癜、弥散性血管内凝血、镰状细胞病、抗凝血酶Ⅲ缺乏、纤溶酶原激活物不全释放伴发的高凝状态、蛋白 C 和蛋白 S 异常）；脑淀粉样血管病、烟雾病、肌纤维发育不良和动脉夹层等。另外尚有极少数不明原因者。

(二)病理及病理生理

1.病理

脑血栓形成发生率在颈内动脉系统约占80%,椎-基底动脉系统约占20%。好发的血管依次为颈内动脉、大脑中动脉、大脑后动脉、大脑前动脉及椎-基底动脉等。闭塞血管内可见动脉粥样硬化或血管炎改变、血栓形成或栓子。大面积脑梗死常继发出血,出现出血性脑梗死。缺血缺氧性损害表现为神经细胞坏死和凋亡两种形式。

脑缺血性病变的病理分期如下。①超早期(1~6小时):病变脑组织变化不明显,可见部分血管内皮细胞、神经细胞及星形胶质细胞肿胀,线粒体肿胀空化;②急性期(6~24小时):缺血区脑组织苍白伴轻度肿胀,神经细胞、胶质细胞及内皮细胞呈明显缺血改变;③坏死期(24~48小时):大量神经细胞脱失,胶质细胞坏变,中性粒细胞、淋巴细胞、巨噬细胞浸润,脑组织明显水肿;④软化期(3天至3周):病变脑组织液化变软;⑤恢复期(3周后):液化坏死脑组织被格子细胞清除,脑组织萎缩,小病灶形成胶质瘢痕,大病灶形成中风囊,此期持续数月至2年。

2.病理生理

神经元对缺血缺氧性损害非常敏感。脑血流中断30秒发生脑代谢改变,超过5分钟即可造成脑组织坏死。不同神经元对缺血损伤耐受程度不同,轻度缺血时仅有某些神经元坏死,完全持久缺血将导致缺血区各种神经元、胶质细胞及内皮细胞全部坏死。

急性脑梗死病灶由中心坏死区及周围的缺血半暗带组成。缺血半暗带是指围绕在梗死不可逆损伤周边的区域,表现为神经电生理活动消失,但尚能维持自身离子平衡的脑组织。坏死区中神经元死亡,但缺血半暗带由于存在侧支循环,尚有大量存活的神经元。如果能在短时间内迅速恢复缺血半暗带血流供应,则该区脑组织损伤是可逆的,神经元可存活并恢复功能。缺血半暗带神经元损伤的可逆性是缺血性脑卒中患者急诊溶栓的病理学基础。

缺血半暗带神经元损伤的可逆性是有时间限制的,即治疗时间窗。如果脑血流再通超过治疗时间窗,脑损伤可继续加剧,甚至产生缺血再灌注损伤。研究证实,脑缺血超早期治疗时间窗一般不超过6小时。目前认为,缺血再灌注损伤主要是通过引起各种自由基的过度产生及其"瀑布式"连锁反应、神经细胞内钙超载及兴奋性氨基酸细胞毒性作用等一系列变化导致神经元损伤。

(三)临床表现

1.一般特点

中老年脑梗死多由动脉粥样硬化造成,中青年脑梗死则常见于动脉夹层、动脉炎。脑梗死常在安静或睡眠中发病,部分患者有TIA前驱症状,神经系统局灶性体征多在发病后十余小时或1~2天达到高峰,临床表现取决于梗死灶的大小和部位。当发生大面积脑梗死或基底动脉闭塞梗死时,患者病情危重,可出现意识障碍,严重时危及生命。

2.脑血管不同部位闭塞的临床特点

(1)颈内动脉闭塞:因有颈内-外动脉吻合支、大脑动脉环(Willis环)等侧支循环的存在,颈内动脉闭塞所致脑梗死的临床严重程度差异较大。颈内动脉闭塞常发生在颈内动脉分叉后,30%~40%的患者可无症状。症状性闭塞可出现单眼一过性黑矇,偶见永久性失明(视网膜动脉缺血)或Horner征(颈上交感神经节后纤维受损)。远端大脑中动脉血液供应不良,可以出现对侧偏瘫、偏身感觉障碍和/或同向性偏盲等,优势半球受累可伴失语症,非优势半球受累可有体象障碍。体检可闻及颈动脉搏动减弱或血管杂音。

(2)大脑中动脉闭塞。

1)主干闭塞:出现"三偏"症状,即病灶对侧偏瘫(中枢性面舌瘫和肢体瘫痪)、偏身感觉障碍及偏盲,伴头、眼向病灶侧凝视,优势半球受累出现失语,非优势半球受累出现体象障碍,患者可以出现意识障碍。

2)皮质支闭塞:①上部分支闭塞导致病灶对侧面部、上下肢瘫痪和感觉缺失,但下肢瘫痪较上肢轻,而且足部不受累,头、眼向病灶侧凝视程度轻,伴 Broca 失语(优势半球)和体象障碍(非优势半球),通常不伴意识障碍。②下部分支闭塞较少单独出现,导致对侧同向性上 1/4 视野缺损,伴 Wernicke 失语(优势半球),急性意识模糊状态(非优势半球),无偏瘫。

3)深穿支闭塞:最常见的是纹状体内囊梗死,表现为病灶对侧中枢性偏瘫、对侧偏身感觉障碍,可伴对侧同向性偏盲。优势半球病变出现皮质下失语,常为底节性失语,表现自发性言语受限,音量小,语调低。

(3)大脑前动脉闭塞:单侧大脑前动脉闭塞,可不出现临床症状,也可以导致对侧下肢的感觉和运动障碍;可因旁中央小叶缺血受损出现尿失禁,额极与胼胝体受损出现淡漠、反应迟钝、欣快和缄默、病变对侧强握及吸吮反射和痉挛性强直。双侧大脑前动脉起始部闭塞可造成双侧大脑半球的前、内侧梗死,导致意识缺失、运动性失语综合征和额叶人格改变等。

(4)大脑后动脉闭塞:单侧皮质支闭塞可引起对侧同向性偏盲,上部视野较下部视野受累常见,黄斑区视力不受累。优势半球受累可出现失读(伴或不伴失写)、命名性失语、失认等。双侧皮质支闭塞可导致完全型皮质盲,有时伴有不成形的视幻觉、记忆受损(累及颞叶)、不能识别熟悉面孔(面容失认症)等。

大脑后动脉起始段的脚间支闭塞:可引起垂直性凝视麻痹,同侧动眼神经麻痹和对侧偏瘫,或对侧共济失调、震颤。大脑后动脉深穿支闭塞可导致丘脑穿通动脉闭塞产生红核丘脑综合征,可表现为病灶侧舞蹈样不自主运动等症状和体征;丘脑膝状体动脉闭塞产生丘脑综合征可表现为对侧深感觉障碍、自发性疼痛和舞蹈-手足徐动症等。

(5)椎-基底动脉闭塞:血栓性闭塞多发生于基底动脉中部,栓塞性通常发生在基底动脉尖。基底动脉或双侧椎动脉闭塞是危及生命的严重脑血管事件,引起脑干梗死,出现眩晕、呕吐、延髓麻痹、四肢瘫痪和昏迷等。脑桥病变出现针尖样瞳孔。①脑桥腹内侧综合征:基底动脉的旁中央支闭塞,同侧周围性面瘫、对侧偏瘫和双眼向病变同侧同向运动不能。②脑桥腹外侧综合征:基底动脉短旋支闭塞,表现为同侧面神经、展神经麻痹和对侧偏瘫。③闭锁综合征:基底动脉的脑桥支闭塞致双侧脑桥基底部梗死。④基底动脉尖综合征:基底动脉尖端分出小脑上动脉和大脑后动脉,闭塞后导致眼球运动障碍及瞳孔异常、觉醒和行为障碍、肢体瘫痪,可伴有记忆力丧失、对侧偏盲或皮质盲。中老年患者突发意识障碍,出现瞳孔改变、动眼神经麻痹、垂直凝视麻痹,偏瘫或四肢瘫,应考虑基底动脉尖综合征。⑤延髓背外侧综合征:由小脑后下动脉或椎动脉供应延髓外侧的分支动脉闭塞所致,表现为眩晕、言语含混不清、吞咽困难、患侧软腭声带麻痹、患侧小脑性共济失调、患侧面部麻木、痛觉减退、对侧肢体痛觉减退、眼球震颤、患侧 Horner 征。

3.特殊类型的脑梗死

(1)大面积脑梗死:通常由颈内动脉主干、大脑中动脉主干闭塞或皮质支完全性卒中所致,表现为病灶对侧完全性偏瘫、偏身感觉障碍及向病灶对侧凝视麻痹。病程呈进行性加重,易出现明显的脑水肿和颅内压增高征象,甚至发生脑疝死亡。

(2)分水岭脑梗死:由相邻血管供血区交界处或分水岭区局部缺血导致,也称边缘带脑梗死,多因血流动力学原因所致。典型患者发生于颈内动脉严重狭窄或闭塞伴全身血压降低时，也可源于心源性或动脉源性栓塞。

分水岭脑梗死可分为以下类型。①皮质前型：见于大脑前、中动脉分水岭脑梗死，病灶位于额中回，可沿前后中央回上部带状走行，直达顶上小叶。②皮质后型：见于大脑中、后动脉或大脑前、中、后动脉皮质支分水岭区梗死，病灶位于顶、枕、颞交界区。③皮质下型：见于大脑前、中、后动脉皮质支与深穿支分水岭区梗死或大脑前动脉回返支与大脑中动脉豆纹动脉分水岭区梗死，病灶位于大脑深部白质、壳核和尾状核等。

（3）出血性脑梗死：由于脑梗死病灶内动脉血管壁损伤，脑血流恢复后血液从损伤血管壁渗出，常见于大面积脑梗死后。

（4）多发性脑梗死：指两个或两个以上不同供血系统脑血管闭塞引起的梗死，一般由反复多次发生脑梗死所致。

（四）辅助检查

1.实验室血液检查

血常规、血流变、血脂、血糖、肾功能、肝功能等。

2.影像学检查

头颅 CT/MRI、头颈部 CTA/MRA 等检查可以直观显示脑梗死的范围、部位、头颈部血管情况、有无出血、病灶的新旧等。

发病后及时行头颅 CT 检查，排除脑出血。头颅 CT 检查多数患者发病 24 小时后逐渐显示低密度梗死灶，发病后 2～15 天可见均匀片状或楔形的明显低密度灶。大面积脑梗死有脑水肿和占位效应，出血性梗死呈混杂密度。增强扫描有诊断意义，梗死后 5～6 天出现增强现象，1～2 周最明显，约 90% 的梗死灶显示不均匀强化。

MRI 可清晰显示早期脑梗死，梗死灶 T_1 呈低信号、T_2 呈高信号，出血性脑梗死时 T_1 相有高信号混杂。MRI 弥散加权成像（DWI）可发现超早期缺血病灶（发病 2 小时内），结合 PWI，可初步判断缺血半暗带区，为早期治疗提供重要信息。

CTA、MRA 和血管造影（DSA）可以发现闭塞血管、血管狭窄及其他血管病变，如动脉炎、脑底异常血管网病、动脉瘤和动静脉畸形等，可以为卒中的血管内治疗提供依据。其中 DSA 是脑血管病变检查的金标准。

3.TCD

对评估颅内外血管血流动力学变化及治疗提供依据。

4.超声心动图检查

可发现心脏附壁血栓、心房黏液瘤和二尖瓣脱垂，对脑梗死不同类型间鉴别诊断有意义。

（五）诊断及鉴别诊断

1.诊断

中年以上的高血压及动脉粥样硬化患者，静息状态下或睡眠中急性起病，一至数天内出现局灶性脑损伤的症状和体征，并能用某一动脉供血区功能损伤来解释，临床应考虑急性脑梗死可能。CT 或 MRI 检查发现梗死灶可明确诊断。

2.鉴别诊断

（1）脑出血：脑出血常于活动中起病、病情进展快、发病当时血压明显升高，CT 检查发现出血灶可明确诊断（表 6-3）。

表 6-3 脑梗死与脑出血的鉴别要点

鉴别项目	脑梗死	脑出血
起病状态	休息或睡眠中	活动或情绪激动时
起病速度	十余小时或 1～2 天症状达到高峰	10 分钟至数小时症状达到高峰
一般情况	轻或无	常出现嗜睡、头痛、恶心、呕吐
意识障碍	无或较轻	多见且较重
神经体征	多为非均等性偏瘫	多为均等性偏瘫
CT 检查	早期无明显异常密度影，或低密度影	颅内高密度影

(2)脑栓塞：常有栓子来源的基础疾病，如心脏疾病(心房纤颤、风湿性心脏病、冠心病、心肌梗死、亚急性细菌性心内膜炎等)、骨折外伤史(空气、脂肪滴等)、动脉粥样硬化症。

(3)颅内其他病变：颅内肿瘤、硬膜下血肿和脑脓肿可呈卒中样发病，出现偏瘫等局灶性体征，颅内压增高征象不明显时易与脑梗死混淆，头颅 CT/MRI 检查有助确诊。

(六)治疗

治疗原则是发病后及时就诊，尽早选用超早期溶栓治疗，同时进行对症、支持治疗(控制血压、血糖、防治并发症)和早期康复治疗。

1.一般治疗

(1)吸氧和通气支持：轻症、无低氧血症的卒中患者无须常规吸氧，对脑卒中和大面积梗死等病情危重患者或有气道受累者，需要气道支持和辅助通气。

(2)控制血压：脑梗死急性期血压应控制在正常范围以内，血压不能控制太低，若原有高血压病者，当血压>29.3/16.0 kPa(220/120 mmHg)，可给予降压处理，血压下降幅度不能过快，发病 24 小时内血压下降幅度控制在 15%～25%。如口服降压效果不好，可选用静脉降压药物。如果出现持续性的低血压，首先寻找发生低血压的原因，可以使用生理盐水补充血容量和增加心排血量，如上述措施无效时可酌情使用升压药。急性脑梗死发病 24 小时内尽量避免使用葡萄糖注射液。

(3)控制血糖：脑卒中急性期高血糖较常见，可以是原有糖尿病的表现或应激反应。应常规检查血糖，将血糖控制在 8.3 mmol/L 以下。

2.溶栓治疗

(1)静脉溶栓治疗。

1)适应证：①年龄 18～80 岁；②临床明确诊断缺血性卒中，并且造成明确的神经功能障碍(NIHSS>4 分)；③症状开始出现至静脉干预时间<3 小时；④卒中症状持续至少 30 分钟，且治疗前无明显改善。

2)禁忌证：①CT 证实颅内出血；②神经功能障碍非常轻微或迅速改善；③发病超过 3 小时或无法确定；④伴有明确癫痫发作；⑤既往有颅内出血、动静脉畸形或颅内动脉瘤病史；⑥最近 3 个月内有颅内手术、头外伤或卒中史；最近 21 天内有消化道、泌尿系统等内脏器官活动性出血史；最近 14 天内有外科手术史；最近 7 天内有腰穿或动脉穿刺史；⑦有明显出血倾向：血小板计数<100×10⁹/L；48 小时内接受肝素治疗并且 APTT 高于正常值上限；近期接受抗凝治疗(如华法林)并且 INR>1.5；⑧血糖<2.7 mmol/L，收缩压>24.0 kPa(180 mmHg)或舒张压

＞13.3 kPa(100 mmHg)或需要积极的降压来达到要求范围。

3)常用溶栓药物包括以下几种。①重组组织型纤溶酶原激活物:一次用量 0.9 mg/kg,最大剂量＜90 mg,先予 10%的剂量静脉推注,其余剂量在约 60 分钟内持续静脉滴注。②尿激酶:常用 100 万～150 万 IU 加到 0.9% 生理盐水 100～200 mL 中,持续静脉滴注 30 分钟。

4)溶栓并发症:①梗死灶继发性出血或身体其他部位出血;②再灌注损伤和脑水肿;③溶栓后再闭塞。

(2)动脉溶栓及取栓:对颈内动脉、大脑中动脉等大动脉闭塞引起的严重卒中患者,如果发病时间在 6 小时内(椎-基底动脉血栓可适当放宽治疗时间窗至 12 小时),可进行动脉内溶栓治疗。常用药物为重组组织型纤溶酶原激活物和尿激酶。动脉溶栓与静脉溶栓相比,可将微导管直接送入闭塞血管处,溶栓效果更好,但是需要在神经介入中心的 DSA 操作下进行。若血管闭塞严重,经动静脉溶栓处理仍不能再通者,可考虑进行动脉内取栓。动脉溶栓的适应证、禁忌证及并发症与静脉溶栓基本相同。

3.抗血小板聚集治疗

未能进行溶栓的急性脑梗死患者应及时服用阿司匹林,100 mg/d,或氯吡格雷,75 mg/d,但一般不在溶栓后 24 小时内应用,以免增加出血风险。不建议将氯吡格雷与阿司匹林联合应用治疗急性脑梗死。

4.抗凝与降纤治疗

主要包括肝素、低分子肝素和华法林。一般不推荐急性脑梗死后急性期应用抗凝药来预防卒中复发、阻止病情恶化或改善预后。但对于长期卧床,特别是合并高凝状态有形成深静脉血栓和肺栓塞趋势者,可以使用低分子肝素预防治疗。对于心房纤颤的患者可以应用华法林治疗。降纤治疗疗效尚不明确。可选药物有巴曲酶和降纤酶等,使用中应注意出血并发症。

5.脑水肿的治疗

脑水肿的治疗多见于大面积梗死,脑水肿常于发病后 3～5 天达高峰。治疗目标是降低颅内压、维持足够脑灌注和预防脑疝发生。可应用 20%甘露醇每次 125～250 mL 静脉滴注,6～8 小时 1 次;对心、肾功能不全患者可改用呋塞米 20～40 mg 静脉注射,6～8 小时 1 次;可酌情同时应用甘油果糖每次 250～500 mL 静脉滴注,1～2 次/天;还可用清蛋白进行脱水治疗。

6.并发症的处理

(1)控制感染:急性脑梗死患者在急性期容易发生呼吸道、泌尿系统感染,导致病情加重。因此患者采用适当的体位,经常翻身叩背及防止误吸是预防呼吸道感染的重要措施。呼吸道感染的治疗主要是呼吸支持和抗生素;尿路感染主要继发于尿失禁和留置导尿管,尽可能避免留置导尿管,间歇导尿和酸化尿液可减少尿路感染,一旦发生应及时根据细菌培养和药物敏感试验应用敏感抗生素。

(2)上消化道出血的处理:高龄和重症脑卒中患者急性期容易发生应激性溃疡,建议常规应用静脉抑酸剂;对已发生消化道出血患者,应暂时禁食,进行冰盐水洗胃,局部应用止血药(如口服或鼻饲云南白药、凝血酶等);出血量过多引起失血性休克者,及时输注新鲜全血或红细胞成分。

(3)维持水电解质平衡紊乱:急性脑梗死时由于神经内分泌功能紊乱、禁食、进食减少、呕吐及脱水治疗常并发水电解质紊乱,主要包括低钾血症、低钠血症和高钠血症。应对脑卒中患者常规进行水电解质监测并及时加以纠正,纠正低钠不宜过快,24 小时内血钠上升速度不应超过

24 mmol/L,以 12 mmol/L 为佳,防止脑桥中央髓鞘溶解症。

（4）防治心脏疾病：主要包括急性心肌缺血、心肌梗死、心律失常及心力衰竭。急性脑梗死急性期应密切观察心脏情况,必要时进行动态心电监测和心肌酶谱检查,及时发现心脏病变,给予及时治疗。处理措施包括：减轻心脏负荷,慎用增加心脏负担的药物;注意输液速度及输液量;对高龄患者或原有心脏病患者甘露醇用量减半或改用其他脱水剂;积极处理心肌缺血、心肌梗死、心律失常或心力衰竭等心脏损伤。

（5）深静脉血栓形成的防治：高龄、严重瘫痪和心房纤颤均增加深静脉血栓形成的危险性,同时 DVT 增加了发生肺栓塞的风险。应鼓励患者尽早活动,下肢抬高,避免下肢静脉输液（尤其是瘫痪侧）。对有发生 DVT 和 PE 风险的患者可预防性药物治疗,首选低分子肝素 4 000 IU 皮下注射,1～2 次/天;对发生近端 DVT、抗凝治疗症状无缓解者应给予溶栓治疗。

7.神经元保护治疗

神经元保护剂包括自由基清除剂、阿片受体阻滞剂、钙通道阻滞剂、兴奋性氨基酸受体阻滞剂和镁离子等,可通过降低脑代谢、干预缺血引发细胞毒性机制减轻缺血性脑损伤。大多数神经元保护剂在动物实验中显示有效,尚缺乏多中心、随机双盲的临床试验研究证据。

8.外科手术治疗

幕上大面积脑梗死伴有严重脑水肿、占位效应明显和脑疝形成征象者,可行去骨瓣减压术;小脑梗死使脑干受压导致病情恶化时,可行抽吸梗死小脑组织和颅后窝减压术以挽救患者生命。

9.康复治疗

应早期进行,制定短期和长期治疗计划,分阶段、因地制宜地选择治疗方法,对患者进行针对性体能和技能训练,降低致残率,增进神经功能恢复,提高生活质量。

10.动脉狭窄支架介入治疗及颈动脉内膜剥脱术

对于颈动脉、椎动脉狭窄＞70％,而神经功能缺损与之相关者,可考虑行动脉狭窄支架介入治疗及颈动脉内膜剥脱术。

（七）预后

急性脑梗死的病死率约为 10％,致残率达 50％。存活者中 40％以上可复发,且复发次数越多病死率和致残率越高。

二、脑栓塞

脑栓塞是指由于因各种原因形成的栓子（固体、液体、气体）随血流循环进入颅内动脉或供应脑部血液的颈部动脉导致血管内血流急性阻塞引起相应供血区脑组织缺血性坏死及神经功能障碍,占脑梗死的 15％～20％。

（一）病因及发病机制

栓子来源可分为心源性、非心源性和来源不明性三种。

1.心源性脑栓塞

心源性脑栓塞占脑栓塞的 60％～75％,心源性脑栓塞患者中约 1/2 为慢性风湿性心脏病伴二尖瓣狭窄,栓子在心内膜和瓣膜产生,脱落入脑后致病。主要见于以下几种情况。①心房颤动：是心源性脑栓塞最常见的原因,其中瓣膜病性房颤占 20％,非瓣膜病性房颤占 70％,其余10％无心脏病。心房颤动时左心房收缩性降低,血流缓慢淤滞,易导致附壁血栓,栓子脱落入脑动脉而引起脑栓塞。②心脏瓣膜病：先天性发育异常或后天疾病引起的心脏瓣膜病变,可以影响血流动力学,累及心房或心室内膜即可导致附壁血栓的形成。③心肌梗死:面积较大的心肌梗死或合并慢性心功能衰竭,可导致血液循环淤滞形成附壁血栓。④其他:心房黏液瘤、二尖瓣脱垂、心内膜纤维变性、先心病或瓣膜手术等均可形成附壁血栓。

2.非心源性脑栓塞

由于心脏以外的栓子随血流进入脑内造成脑栓塞。常见病因有以下几种:①动脉粥样硬化斑块脱落性栓塞:主动脉弓或颈动脉粥样硬化斑块脱落形成栓子,沿颈内动脉或椎-基底动脉入脑。②脂肪栓塞:常见于长骨骨折或手术后。③空气栓塞:主要见于大静脉穿刺、潜水减压、人工气胸等。④癌栓塞:浸润性生长的恶性肿瘤,可以破坏血管壁,癌细胞入血形成癌栓。⑤其他:少见的感染性脓栓、寄生虫栓和异物栓等也可引起脑栓塞。

3.来源不明性脑栓塞

少数患者在临床检查甚至尸检时,仍查不到栓子的来源。

(二)病理

脑栓塞的神经病理变化与脑血栓形成基本相同,但由于栓塞是突然发生,机体没有时间建立侧支循环,因此栓塞性脑梗死较脑血栓形成起病急、发展快、病变范围更大。脑栓塞引起的脑组织坏死分为缺血性、出血性和混合性梗死,其中出血性更常见,占30%~50%,推测与栓塞血管的栓子破碎后向远端前移,恢复血流后栓塞区缺血坏死的血管壁在血压作用下发生出血。患者除脑梗死外,还可在身体其他部位如肺、脾、肾、肠系膜、四肢、皮肤和巩膜等发现栓塞病灶。

(三)临床表现

脑栓塞可发生于任何年龄,以青壮年多见。多在活动中急骤发病,无前驱症状,局灶性神经体征在数秒至数分钟达到高峰,多表现为完全性卒中。大多数患者伴有风湿性心脏病、冠心病和严重心律失常等,或存在心脏手术、长骨骨折、血管内介入治疗等栓子来源病史。有些患者同时并发肺栓塞(气急、发绀、胸痛、咯血和胸膜摩擦音等)、肾栓塞(腰痛、血尿等)、肠系膜栓塞(腹痛、便血等)和皮肤栓塞(出血点或瘀斑)等疾病表现。有无意识障碍取决于栓塞血管的大小和梗死的面积。不同部位血管栓塞会造成相应的血管闭塞综合征(详见脑血栓形成部分)。与脑血栓形成相比,脑栓塞易导致多发性梗死和出血。病情波动较大,病初严重,但因为血管的再通,部分患者临床症状可迅速缓解;有时因并发出血,临床症状可急剧恶化;有时因栓塞再发,稳定或一度好转的局灶性体征可再次加重。本病如因感染性栓子栓塞所致,若并发颅内感染则多病情危重。

(四)辅助检查

1.神经影像学检查

CT/MRI检查可显示缺血性梗死或出血性梗死改变,合并出血性梗死高度支持脑栓塞诊断。CT检查在发病后24~48小时可见病变部位呈低密度改变,发生出血性梗死时可见低密度梗死区出现1个或多个高密度影。MRI可清晰显示早期缺血灶,缺血部位T_1呈低信号、T_2呈高信号,出血性梗死时T_1相有高信号混杂。头颈部CTA/MRA可发现病变部位血管闭塞。

2.心电图检查

每位患者均应将心电图作为常规检查,作为确定心肌梗死和心律失常的依据。脑栓塞作为心肌梗死首发症状并不少见,更需注意无症状性心肌梗死。超声心动图检查可证实是否存在心源性栓子,CTA和颈部血管超声检查可评价颈部动脉管腔狭窄程度及动脉硬化斑块情况,对证实颈动脉源性栓塞有意义。

(五)诊断及鉴别诊断

1.诊断

根据骤然出现偏瘫、失语等局灶性神经功能缺损,病情在数秒至数分钟达高峰,既往有栓子来源的基础疾病如心脏病、动脉粥样硬化、严重的骨折等病史,基本可做出临床诊断,如合并其他脏器栓塞更支持诊断。CT/MRI检查可确定脑栓塞部位、数目及是否伴发出血,进一步明确诊断。

2.鉴别诊断

注意与脑血栓形成、脑出血鉴别,迅速的起病过程和栓子来源可提供脑栓塞的诊断证据。

(六)治疗

1.脑栓塞治疗原则

脑栓塞治疗原则与脑血栓形成治疗原则基本相同,主要是改善循环、减轻脑水肿、防止出血、减小梗死范围。注意在合并出血性梗死时,应停用溶栓、抗凝和抗血小板药,防止出血加重。

2.原发病治疗

针对性治疗原发病有利于脑栓塞病情控制和防止复发。对感染性栓塞应当使用抗生素,并禁用溶栓和抗凝治疗,防止感染扩散;对脂肪栓塞,可采用肝素、5%碳酸氢钠及脂溶剂,有助于脂肪颗粒溶解;有心律失常者,予以纠正;空气栓塞者可进行高压氧治疗。

3.抗凝治疗

心房纤颤或有再栓塞风险的心源性疾病、颈动脉和椎动脉夹层或高度狭窄的患者可用肝素预防再栓塞或栓塞继发血栓形成。最近研究证据表明,脑栓塞患者抗凝治疗导致脑梗死区出血对最终转归带来的不良影响较小,治疗中要定期监测凝血功能并调整剂量。抗凝药物用法见前述,抗血小板聚集药阿司匹林也可试用。本病由于易并发出血,因此溶栓治疗应严格掌握适应证。

(七)预后

脑栓塞预后与被栓塞血管大小、栓子数目及栓子性质有关。脑栓塞急性期病死率为5%～15%,多死于严重脑水肿、脑疝、肺部感染和心力衰竭。心肌梗死所致脑栓塞预后较差,存活的脑栓塞患者多数会遗留严重后遗症。如栓子来源不能消除,10%～20%的脑栓塞患者可能在病后1～2周再发,再发病死率高。

三、腔隙性脑梗死

腔隙性脑梗死是缺血性脑梗死的常见亚型,是指大脑半球或脑干深部的深穿支动脉,在长期高血压基础上,血管壁发生病变,最终管腔闭塞,导致缺血性脑梗死,形成小腔隙软化灶,病灶直径多在2.0～15.0 mm,最大不超过20 mm。主要累及脑的深部白质、基底节、丘脑和脑桥等部位,形成腔隙状脑梗死灶。部分患者的病灶位于脑的相对静区,无明显的神经缺损症状,神经影像学检查或尸体解剖时才得以证实,故称为静息性梗死或无症状性梗死。腔隙性脑梗死占全部脑梗死的20%～30%。腔隙性脑梗死的发病率存在明显的人种差异,亚洲黄种人的发病率明显高于欧洲、北美白种人,黑种人的发病率也明显高于白种人。

(一)病因及发病机制

病因为高血压导致小动脉及微小动脉壁脂质透明变性,管腔闭塞产生腔隙性病变,有资料认为舒张压增高对于多发性腔隙性梗死的形成更为重要。病变血管多为直径100～200 μm的深穿支,如豆纹动脉、丘脑穿通动脉及基底动脉旁中央支,多为终末动脉,侧支循环差。高血压性小动脉硬化引起管腔狭窄时,继发血栓形成或脱落的栓子阻断血流,会导致脑供血区的梗死。多次发病后脑内可形成多个病灶。

(二)病理

腔隙性脑梗死灶呈不规则圆形、卵圆形或狭长形,直径多在 2.0～20.0 mm。病灶常位于脑深部核团(壳核约 37%、丘脑 14%、尾状核 10%)、脑桥(16%)和内囊后肢(10%)、内囊前肢和小脑较少发生。

病理解剖大体标本可见腔隙为含液体小腔洞样软化灶;镜下可见腔内有纤细的结缔组织小梁、吞噬细胞和微血管瘤,病变血管可见透明变性玻璃样脂肪变、玻璃样小动脉坏死、血管壁坏死和小动脉硬化等。

(三)临床表现

1.一般特点

腔隙性脑梗死多见于中老年患者,男性多于女性,半数以上的患者有高血压病史。多数患者可无临床症状及体征,常由神经影像学检查而发现。通常症状较轻,体征单一,预后较好。

2.常见的腔隙综合征

(1)单纯运动性轻偏瘫:为最常见类型,约占 60%,病变多位于内囊、放射冠或脑桥。表现为对侧面部及上下肢大体相同程度轻偏瘫,无感觉障碍、视觉障碍和皮质功能障碍如失语等;若为脑干病变不出现眩晕、耳鸣、眼震、复视及小脑性共济失调等,通常突然发病,数小时内进展,患者可遗留受累肢体的笨拙或运动缓慢。

(2)单纯感觉性卒中:较常见,特点是偏身感觉缺失,可伴感觉异常,如麻木、烧灼或沉重感、刺痛、僵硬感等;病变主要位于对侧丘脑腹后外侧核。

(3)共济失调性轻偏瘫:病变对侧轻偏瘫伴小脑性共济失调,偏瘫下肢重于上肢,共济失调不能用无力来解释,可伴锥体束征。病变位于脑桥基底部、内囊或皮质下白质。

(4)构音障碍-手笨拙综合征:约占 20%,起病突然,症状迅速达高峰,表现为构音障碍、吞咽困难、病变对侧中枢性面舌瘫、面瘫同侧手肌力下降和精细动作笨拙(书写时易发现)、指鼻试验完成困难、轻度平衡障碍。病变位于脑桥基底部、内囊前肢及膝部。

(5)感觉运动性卒中:以偏身感觉障碍起病,再出现轻偏瘫,病灶位于丘脑腹后核及邻近内囊后肢,是丘脑膝状体动脉分支或脉络膜后动脉丘脑支闭塞所致。

腔隙状态是本病反复发作引起多发性腔隙性梗死,累及双侧皮质脊髓束和皮质脑干束,出现严重精神障碍、认知功能下降、假性延髓性麻痹、双侧锥体束征、类帕金森综合征和尿便失禁等。

(四)辅助检查

CT 可见内囊基底节区、皮质下白质单个或多个圆形、卵圆形或长方形低密度病灶,边界清晰,无占位效应。

MRI 呈 T_1 低信号、T_2 高信号,可较 CT 更为清楚地显示腔隙性脑梗死病灶。

(五)诊断及鉴别诊断

1.诊断

中老年发病,有长期高血压病史。急性起病,可出现局灶性神经功能缺损症状。CT 或 MRI 检查证实有与神经功能缺失一致的脑部腔隙病灶。患者可隐匿起病,无明显临床症状,仅在影像学检查时发现。

2.鉴别诊断

与脑出血、颅内感染、多发性硬化、脑囊虫病、烟雾病、脑脓肿和颅内转移瘤等鉴别。

(六)治疗

临床症状体征明显的患者可参照脑血栓形成治疗原则。主要是控制脑血管病危险因素,防止脑血栓形成。积极控制高血压,可以应用抗血小板聚集剂如阿司匹林,也可用钙通道阻滞剂如尼莫地平等治疗,目前没有证据表明抗凝治疗有效。

(七)预后

腔隙性脑梗死临床表现较轻,近期预后较好。

(赵栋军)

第七章

心内科疾病的诊疗

第一节 继发性高血压

继发性高血压也称症状性高血压,是指由一定的基础疾病引起的高血压,占所有高血压患者的1‰~5‰。由于继发性高血压的出现与某些确定的疾病和原因有关,一旦治愈这些原发病(如原发性醛固酮增多症、嗜铬细胞瘤、肾动脉狭窄等)后,高血压即可消失。所以临床上,对一个高血压患者(尤其是初发患者),应给予全面详细评估,以发现有可能的继发性高血压的病因,以利于进一步治疗。

一、继发性高血压的基础疾病

(一)肾性高血压
(1)肾实质性:急、慢性肾小球肾炎,多囊肾,糖尿病肾病,肾积水。

(2)肾血管性:肾动脉狭窄、肾内血管炎。

(3)肾素分泌性肿瘤。

(4)原发性钠潴留(Liddles 综合征)。

(二)内分泌性高血压
(1)肢端肥大症。

(2)甲状腺功能亢进症。

(3)甲状腺功能减退症。

(4)甲状旁腺功能亢进症。

(5)肾上腺皮质:库欣综合征、原发性醛固酮增多症、嗜铬细胞瘤。

(6)女性长期口服避孕药。

(7)绝经期综合征等。

(三)血管病变
主动脉缩窄、多发性大动脉炎。

(四)颅脑病变
脑肿瘤、颅内压增高、脑外伤、脑干感染等。

（五）药物

如糖皮质激素、拟交感神经药、甘草等。

（六）其他

高原病、红细胞增多症、高血钙等。

二、常见的继发性高血压几种类型的特点

（一）肾实质性疾病所致的高血压

1.急性肾小球肾炎

（1）多见于青少年。

（2）起病急。

（3）有链球菌感染史。

（4）发热、血尿、水肿等表现。

2.慢性肾小球肾炎

应注意与高血压引起的肾脏损害相鉴别。

（1）反复水肿史。

（2）贫血明显。

（3）血浆蛋白低。

（4）蛋白尿出现早而血压升高相对轻。

（5）眼底病变不明显。

3.糖尿病肾病

无论是胰岛素依赖型糖尿病（1 型）或非胰岛素依赖型糖尿病（2 型），均可发生肾损害而有高血压，肾小球硬化、肾小球毛细血管基膜增厚为主要的病理改变，早期肾功能正常，仅有微量蛋白尿，血压也可能正常；病情发展，出现明显蛋白尿及肾功能不全时血压升高。

对于肾实质病变引起的高血压，可以应用 ACEI 治疗，对肾脏有保护作用，除降低血压外，还可减少蛋白尿，延缓肾功能恶化。

（二）嗜铬细胞瘤

肾上腺髓质或交感神经节等嗜铬细胞肿瘤，间歇或持续分泌过多的肾上腺素和去甲肾上腺素，出现阵发性或持续性血压升高。其临床特点包括以下几个方面。

（1）有剧烈头痛，心动过速、出汗、面色苍白、血糖增高、代谢亢进等特征。

（2）对一般降压药物无效。

（3）血压增高期测定血或尿中儿茶酚胺及其代谢产物香草基杏仁酸（VMA），显著增高。

（4）超声、放射性核素、CT、磁共振显像可显示肿瘤的部位。

（5）大多数肿瘤为良性，可做手术切除。

（三）原发性醛固酮增多症

此病是由于肾上腺皮质增生或肿瘤分泌过多醛固酮所致。其特征包括以下几点。

（1）长期高血压伴顽固的低血钾。

（2）肌无力、周期性瘫痪、烦渴、多尿等。

（3）血压多为轻、中度增高。

（4）实验室检查：有低血钾、高血钠、代谢性碱中毒、血浆肾素活性降低、尿醛固酮排泄增多。

(5)螺内酯(安体舒通)试验(＋)具有诊断价值。

(6)超声、放射性核素、CT可做定位诊断。

(7)大多数原发性醛固酮增多症是由单一肾上腺皮质腺瘤所致,手术切除是最好的治疗方法。

(8)螺内酯是醛固酮拮抗剂,可使血压降低,血钾升高,症状减轻。

(四)库欣综合征(库欣综合征)

由于肾上腺皮质肿瘤或增生,导致皮质醇分泌过多。其临床特点表现为以下几点。

(1)水、钠潴留,高血压。

(2)向心性肥胖、满月脸,多毛、皮肤纹、血糖升高。

(3)24小时尿中17-羟类固醇或17-酮类固醇增多。

(4)肾上腺皮质激素兴奋者试验阳性。

(5)地塞米松抑制试验阳性。

(6)颅内蝶鞍X线检查、肾上腺CT扫描及放射性碘化胆固醇肾上腺扫描可用于病变定位。

(五)肾动脉狭窄

(1)可为单侧或双侧。

(2)青少年患者的病变性质多为先天性或炎症性,老年患者多为动脉粥样硬化性。

(3)高血压进展迅速或高血压突然加重,呈恶性高血压表现。

(4)舒张压中、重度升高。

(5)四肢血压多不对称,差别大,有时呈无脉症。

(6)体检时可在上腹部或背部肋脊角处闻及血管杂音。

(7)眼底呈缺血性进行性改变。

(8)对各类降压药物疗效较差。

(9)大剂量断层静脉肾盂造影,放射性核素肾图有助诊断。

(10)肾动脉造影可明确诊断。

(11)药物治疗可选用ACEI或钙通道阻滞剂,但双侧肾动脉狭窄者不宜应用,以避免可能使肾小球滤过率进一步降低,肾功能恶化。

(12)经皮肾动脉成形术(PTRA)手术简便,疗效好,为首选治疗。

(13)必要时,可行血流重建术、肾移植术、肾切除术。

(六)主动脉缩窄

主动脉缩窄为先天性血管畸形,少数为多发性大动脉炎引起。其临床特点表现为以下几点。

(1)上肢血压增高而下肢血压不高或降低,呈上肢血压高于下肢的反常现象。

(2)肩胛间区、胸骨旁、腋部可有侧支循环动脉的搏动和杂音或腹部听诊有血管杂音。

(3)胸部X线片可显示肋骨受侧支动脉侵蚀引起的切迹。

(4)主动脉造影可确定诊断。

(张翠娥)

第二节 二尖瓣狭窄

一、病因与病理

(一)风湿热

虽然近年来风湿性心脏瓣膜病的发生率逐年降低,但仍是临床上二尖瓣狭窄(mitral stenosis,MS)的常见病因。风湿性心脏病患者中约 25% 为单纯二尖瓣狭窄,40% 为二尖瓣狭窄并二尖瓣关闭不全。其中女性患者占 2/3。一般而言,从急性风湿热发作到形成重度二尖瓣狭窄,至少需 2 年,在温带气候大多数患者能保持十年以上的无症状期。风湿热反复多次发作者易罹患二尖瓣狭窄。

风湿性二尖瓣损害,早期病理变化为瓣膜交界处和基底部发生水肿、炎症及赘生物形成,随后由于纤维蛋白的沉积和纤维性变,发生瓣叶交界处粘连、融合、瓣膜增粗、硬化、钙化,腱索缩短并相互粘连,限制瓣膜的活动与开放,致使瓣口狭窄,与鱼嘴或钮孔相似。一般后瓣病变程度较前瓣重,后瓣显著增厚、变硬、钙化、缩短,甚至完全丧失活动能力,而前瓣仍能上下活动者并不罕见。

(二)二尖瓣环及环下区钙化

常见于老年人退行性变。尸检发现,50 岁以上人群中约 10% 有二尖瓣环钙化,其中糖尿病患者尤为多见,女性比男性高 2～3 倍,超过 90 岁的女性患者二尖瓣环钙化率高达 40%。偶见于年轻人,可能与合并 Maffan 氏综合征或钙代谢异常有关。

瓣环钙化可影响二尖瓣的正常启闭,引起狭窄和/或关闭不全。钙化通常局限于二尖瓣的瓣环处,多累及后瓣。然而,最近研究表明,老年人二尖瓣环钙化,其钙质沉着主要发生于二尖瓣环的前方及后方,而非真正的瓣环处,钙化延伸至膜部室间隔或希氏束及束支时,可引起心脏传导功能障碍。

(三)先天性发育异常

单纯先天性二尖瓣狭窄甚为少见。

(四)其他罕见病因

如结缔组织病、恶性类肿瘤、多发性骨髓瘤等。

二、病理生理

正常人二尖瓣开放时瓣口面积为 $4～6 cm^2$,当瓣口面积小于 $2.5 cm^2$ 时,才会出现不同程度的临床症状。临床上根据瓣口面积缩小程度不同,将二尖瓣狭窄分为轻度($2.5～1.5 cm^2$)、中度($1.5～1.0 cm^2$)、重度($<1.0 cm^2$)狭窄。根据二尖瓣狭窄程度和代偿状态分为如下 3 期(见图 7-1)。

(一)左心代偿期

轻度二尖瓣狭窄时,只需在心室快速充盈期、心房收缩期存在压力梯度,血液便可由左心房充盈左心室。因此左心房发生代偿性扩张及肥大以增强收缩力,延缓左心房压的升高。此期内,临床上可在心尖区闻及典型的舒张中、晚期递减型杂音,收缩期前增强(左心房收缩引起)。患者无症状,心功能完全代偿,但有二尖瓣狭窄的体征(心尖区舒张期杂音)和超声心动图改变。

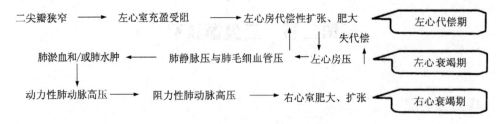

图 7-1　二尖瓣狭窄血流动力学图解

(二)左心衰竭期

随着二尖瓣狭窄程度的加重,左心房代偿性扩张、肥大及收缩力增强难以克服瓣口狭窄所致血流动力学障碍时,房室压力梯度必须存在于整个心室舒张期,房室压力阶差在 2.7 kPa(20 mmHg)以上,才能维持安静时心排血量,因此左心房压升高。由于左心房与肺静脉之间无瓣膜存在,当左心房压升至 3.3~4.0 kPa(25~30 mmHg)时,肺静脉与肺毛细血管压力也升至 3.3~4.0 kPa(25~30 mmHg),超过血液胶体渗透压水平,引起肺毛细血管渗出。若肺毛细血管渗出速度超过肺淋巴管引流速度,可引起肺顺应性下降,发生呼吸功能障碍和低氧血症,同时,血浆及血细胞渗入肺泡内,可引起急性肺水肿,出现急性左心衰竭表现。本期患者可出现劳力性呼吸困难,甚至端坐呼吸、夜间阵发性呼吸困难,听诊肺底可有湿啰音,胸部 X 线检查常有肺淤血和/或肺水肿征象。

(三)右心衰竭期

长期肺淤血可使肺顺应性下降。早期,由于肺静脉压力升高,可反射性引起肺小动脉痉挛、收缩,肺动脉被动性充血而致动力性肺动脉高压,尚可逆转。晚期,因肺小动脉长期收缩、缺氧,致内膜增生、中层肥厚,肺血管阻力进一步增高,加重肺动脉高压。肺动脉高压虽然对肺毛细血管起着保护作用,但明显增加了右心负荷,使右心室壁肥大、右心腔扩大,最终引起右心衰竭。此时,肺淤血和左心衰竭的症状反而减轻。

三、临床表现

(一)症状

1.呼吸困难和乏力

当二尖瓣狭窄进入左心衰竭期时,可产生不同程度的呼吸困难和乏力,是二尖瓣狭窄的主要症状。前者为肺淤血所引起,后者是心排血量减少所致。早期仅在劳动、剧烈运动或用力时出现呼吸困难,休息即可缓解,常不引起患者注意。随狭窄程度的加重,日常生活甚至静息时也感气促,夜间喜高枕,甚至不能平卧,须采取半卧位或端坐呼吸,上述症状常因感染(尤其是呼吸道感染)、心动过速、情绪激动、心房颤动诱发或加剧。

2.心悸

心慌和心前区不适是二尖瓣狭窄的常见早期症状。早期与偶发的房性期前收缩有关,后期发生心房颤动时心慌常是患者就诊的主要原因。自律性或折返活动引起的房性期前收缩,可刺激左心房易损期而引起心房颤动,由阵发性逐渐发展为持续性。而心房颤动又可引起心房肌的弥漫性萎缩。导致心房增大及不应期、传导速度的更加不一致,最终导致不可逆心房颤动。快心室率心房颤动时,心室舒张期缩短,左心室充盈减少,左心房压升高,可诱发急性肺水肿的发生。

3.胸痛

15%的患者主诉胸痛,其产生原因如下:①心排血量下降,引起冠状动脉供血不足,或伴冠状动脉粥样硬化和/或冠状动脉栓塞。②右心室压升高,冠状动脉灌注受阻,致右心室缺血。③肺动脉栓塞,常见于右心衰竭患者。

4.咯血

咯血发生于10%患者。二尖瓣狭窄并发的咯血有如下几种。

(1)突然出血,出血量大,有时称为肺卒中,却很少危及生命。因为大出血后,静脉压下降,出血可自动停止。此种咯血是由于突然升高的左心房和肺静脉压,传至薄而扩张的支气管静脉壁使其破裂所致,一般发生于病程早期。晚期,因肺动脉压力升高,肺循环血流量有所减少,该出血情况反而少见。

(2)痰中带血,二尖瓣狭窄患者,因支气管水肿罹患支气管炎的机会增多,若支气管黏膜下层微血管破裂,则痰中带有血丝。

(3)粉红色泡沫痰,急性肺水肿的特征性表现,是肺泡毛细血管破裂,血液、血浆与空气互相混合的缘故。

(4)暗红色血液痰,病程晚期,周围静脉血栓脱落引起肺栓塞时的表现。

5.血栓栓塞

左心房附壁血栓脱落引起动脉栓塞,是二尖瓣狭窄常见的并发症。在抗凝治疗和手术治疗时代前,二尖瓣病变患者中,约1/4死亡继发于栓塞,其中80%见于心房颤动患者。若为窦性心律,则应考虑一过性心房颤动及潜在感染性心内膜炎的可能。35岁以上的患者合并心房颤动,尤其伴有心排血量减少和左心耳扩大时是形成栓子的最危险时期,主张接受预防性抗凝治疗。

6.吞咽困难、声嘶

增大的左心房压迫食管,扩张的左肺动脉压迫左喉返神经所致。

7.感染性心内膜炎

增厚、钙化的瓣膜少发。

8.其他

肝大、体静脉压增高、水肿、腹水,均为重度二尖瓣狭窄伴肺血管阻力增高及右心衰竭的症状。

(二)体征

重度二尖瓣狭窄患者常有"二尖瓣面容"-双颧呈绀红色。右心室肥大时,心前区可扪及抬举性搏动。

1.二尖瓣狭窄的心脏体征

(1)心尖冲动正常或不明显。

(2)心尖区 S_1 亢进是二尖瓣狭窄的重要特点之一,二尖瓣狭窄时,左心房压力升高,舒张末期左心房室压力阶差仍较大,且左心室舒张期充盈量减少,二尖瓣前叶处于心室腔较低位置,心室收缩时,瓣叶突然快速关闭,可产生亢进的拍击样 S_1。S_1 亢进且脆,说明二尖瓣前叶活动尚好,若 S_1 亢进且闷,则提示前叶活动受限。

(3)开瓣音,也称二尖瓣开放拍击音,由二尖瓣瓣尖完成开放动作后瓣叶突然绷紧而引起,发生在二尖瓣穹隆进入左心室的运动突然停止之际。

（4）心尖部舒张中、晚期递减型隆隆样杂音，收缩期前增强，是诊断二尖瓣狭窄的重要体征。心室舒张二尖瓣开放的瞬间，左心房和左心室压梯度最大，产生杂音最响，随着左心房血液充盈到左心室，房室压力梯度逐渐变小，杂音响度也逐渐减轻，最后左心房收缩将 15%～25% 的血液灌注于左心室，产生杂音的收缩期前增强部分。心房颤动患者，杂音收缩期前增强部分消失。但据 Criley 氏报道，此时若左心房压超过左心室压 1.3 kPa(10 mmHg) 或更高，则可有收缩期前增强部分。

二尖瓣狭窄的舒张期杂音于左侧卧位最易听到，对于杂音较轻者，可嘱运动、咳嗽、用力呼气或吸入亚硝酸异戊酯等方法使杂音增强。拟诊二尖瓣狭窄而又听不到舒张期杂音时，可嘱患者轻微运动(仰卧起坐 10 次)后左侧卧位，或左侧卧位后再深呼吸或干咳数声，杂音可于最初 10 个心动周期内出现。杂音响度还与瓣口狭窄程度及通过瓣口的血流量和血流速度有关。在一定限度内，狭窄越重，杂音越响，但若狭窄超过某一范围，以致在左心室形成漩涡不明显或不引起漩涡，反而使杂音减轻或消失，后者即所谓的"无声性二尖瓣狭窄"。

2.肺动脉高压和右心室肥大的体征

（1）胸骨左缘扪及抬举性搏动。

（2）P_2 亢进、S_2 分裂，肺动脉高压可引起 S_2 的肺动脉瓣成分亢进，肺动脉压进一步升高时，右心室排血时间延长，S_2 分裂。

（3）肺动脉扩张，于胸骨左上缘可闻及短的收缩期喷射性杂音和递减型高调哈气性舒张早期杂音（Graham Steell 杂音）。

（4）右心室肥大伴三尖瓣关闭不全时，胸骨左缘四五肋间有全收缩期吹风样杂音，吸气时增强。

四、辅助检查

（一）心电图检查

中、重度二尖瓣狭窄，可显示特征性改变。左心房肥大(P 波时限大于 0.12 秒，并呈双峰波形，即所谓"二尖瓣型 P 波"，见图 7-2)，是二尖瓣狭窄的主要心电图特征，可见于 90% 的显著二尖瓣狭窄伴窦性心律者。心房颤动时，V_1 导联颤动波幅超过 0.1 mV，也提示存在心房肥大。

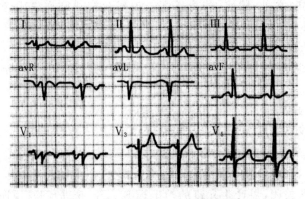

图 7-2 左心房肥大：二尖瓣型 P 波

右心室收缩压低于 9.3 kPa(70 mmHg) 时右心室肥大少见；介于 9.3～13.3 kPa(70～100 mmHg) 之间时，约 50% 患者可有右心室肥大的心电图表现；超过 13.3 kPa(100 mmHg) 时，右心室肥大的心电图表现一定出现（见图 7-3）。

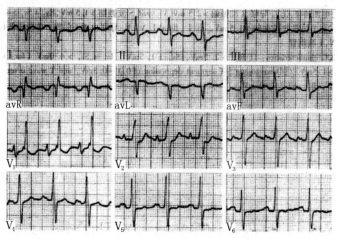

图 7-3　左心房肥大,右心室肥大

心律失常在二尖瓣狭窄患者早期可表现为房性期前收缩,频发和多源房性期前收缩往往是心房颤动的先兆,左心房肥大的患者容易出现心房颤动。

（二）X 线检查

轻度二尖瓣狭窄心影可正常。

左心房肥大时,正位片可见增大的左心房在右心室影后面形成一密度增高的圆形阴影,使右心室心影内有双重影。食管吞钡检查,在正位和侧位分别可见食管向右向后移位。

肺动脉高压和右心室肥大时,正位片示心影呈"梨形",即"二尖瓣型"心,尚可见左主支气管上抬。肺部表现主要为肺淤血,肺门阴影加深。由于肺静脉血流重新分布,常呈肺上部血管阴影增多而下部减少。肺淋巴管扩张,在正位及左前斜位可见右肺外下野及肋膈角附近有水平走向的纹状影,即 Kerley B 线,偶见 Kerley A 线（肺上叶向肺门斜行走行的纹状影）。此外,长期肺淤血尚可引起肺野内含铁血黄素沉积点状影。

严重二尖瓣狭窄和老年性瓣环及环下区钙化者,胸片相应部位可见钙化影。

（三）超声心动图（UCG）检查

UCG 是诊断二尖瓣狭窄较有价值的无创伤性检查方法,有助于了解二尖瓣的解剖和功能情况。

（1）M 型 UCG:①直接征象,二尖瓣前叶活动曲线和 EF 斜率减慢,双峰消失,前后叶同向运动,形成所谓"城墙样"图形。②间接征象,左心房肥大,肺动脉增宽,右心房、右心室肥大。

（2）二维 UCG:①直接征象,二尖瓣叶增厚,回声增强,活动僵硬,甚至钙化,二尖瓣舒张期开放受限,瓣口狭窄,交界处粘连。②间接征象:瓣下结构钙化,左心房附壁血栓。

（3）多普勒 UCG:二尖瓣口可测及舒张期高速射流频谱,左心室内可有湍流频谱,测定跨二尖瓣压力阶差可判定狭窄的严重程度。彩色多普勒检查可显示舒张期二尖瓣口高速射流束及多色镶嵌的反流束。

（4）经食道 UCG:采用高频探头,直接在左心房后方探查,此法在探查左心房血栓方面更敏感,可达 90%。

（四）心导管检查

仅在决定是否行二尖瓣球囊扩张术或外科手术治疗前,需要精确测量二尖瓣口面积及跨瓣压差时才做心导管检查。

（五）其他检查

抗链球菌溶血素 O（ASO）滴度 1∶400 以上、血沉加快、C 反应蛋白阳性等，尤见于风湿活动患者。长期肝淤血患者可有肝功能指标异常。

二尖瓣狭窄的临床表现及实验室检查与血流动力学变化密切相关，血流动力学发展的每一阶段，均可引起相应的临床表现及实验室检查结果。

五、并发症

（一）心房颤动

见于晚期患者，左心房肥大是心房颤动持续存在的解剖学基础。出现心房颤动后，心尖区舒张期隆隆样杂音可减轻，且收缩期前增强消失。心房颤动早期可能是阵发性的，随着病程发展多转为持续性心房颤动。

（二）栓塞

多见于心房颤动患者，以脑梗死多见，栓子也可到达全身其他部位。

（三）急性肺水肿

这是重度二尖瓣狭窄严重而紧急的并发症，病死率高。往往由于剧烈体育活动、情绪激动、感染、妊娠或分娩、快心室率心房颤动等诱发，可导致左心室舒张充盈期缩短，左心房压升高，进一步引起肺毛细血管压升高，致使血浆渗透到组织间隙或肺泡，引起急性肺水肿。患者突发呼吸困难、不能平卧、发绀、大汗、咳嗽及咯粉红色泡沫样浆液痰，双肺布满湿啰音，严重者可昏迷或死亡。

（四）充血性心力衰竭

晚期 50%～75% 患者发生右心充血性心力衰竭，是此病常见的并发症及主要致死原因。呼吸道感染为心力衰竭常见诱因，年轻女性妊娠、分娩常为主要诱因。临床上主要表现为肝区疼痛、食欲缺乏、黄疸、水肿、尿少等症状，体检有颈静脉曲张、肝大、腹水及下肢水肿等。

（五）呼吸道感染

二尖瓣狭窄患者，常有肺静脉高压、肺淤血，因此易合并支气管炎、肺炎。

（六）感染性心内膜炎

单纯二尖瓣狭窄较少发生。风湿性瓣膜病患者在行牙科手术或其他能引起菌血症的手术时，应行抗生素预防治疗。

六、诊断与鉴别诊断

根据临床表现，结合有关实验室检查，尤其是超声心动图检查多能做出诊断。但应与其他引起心尖部舒张期杂音的疾病相鉴别（见表 7-1）。

七、治疗

狭窄程度轻无明显临床症状者，无须治疗，应适当避免剧烈运动，风湿热后遗症者应预防风湿热复发。有症状的二尖瓣患者，应予以积极治疗。

表 7-1　其他疾病引起的心尖部舒张期杂音特点

相对性二尖瓣狭窄	严重的二尖瓣关闭不全左向右分流的先天性心脏病,如 VSD,PDA 等此杂音的产生是由于血容量增加,致二尖瓣相对狭窄所致
Carey-Coombs 杂音	急性风湿热时活动性二尖瓣瓣膜炎征象该杂音柔和,发生于舒张早期,变化较大,比器质性二尖瓣狭窄的音调高可能由严重的二尖瓣反流通过非狭窄的二尖瓣口所致,也可能是一短的紧随 S_3 的杂音
Austin-Flint 杂音	见于主动脉瓣关闭不全等疾病该杂音历时短,性质柔和,吸入亚硝酸异戊酯后杂音减轻应用升压药后杂音可增强
三尖瓣狭窄	慢性肺心病患者,由于右心室肥大,心脏顺时针转位可在心尖部听到三尖瓣相对性狭窄所致的杂音
左心房黏液瘤	左心房黏液瘤部分堵塞二尖瓣口所致,与体位有关

(一)内科治疗

1.一般治疗

适当休息,限制钠盐入量(2 g/d),使用利尿剂,通过减轻心脏前负荷改善肺淤血症状。

急性肺水肿的处理:洋地黄的应用需谨慎,因洋地黄可增强右心室收缩力,有可能使右心室射入肺动脉内的血量增多,导致肺水肿的加重,但可应用常规负荷量的 $1/2\sim2/3$,其目的是减慢心率而非增加心肌收缩力,以延长舒张期,改善左心室充盈,提高左心室搏出量。适合于合并快心室率心房颤动和室上性心动过速者。

栓塞性并发症的处理:有体循环栓塞而不能手术治疗的患者,可口服抗凝剂,如华法林等。对于有栓塞危险的患者,包括心房颤动、40 岁以上伴巨大左心房者,也应接受口服抗凝药治疗。

心律失常的处理:快心室率心房颤动应尽快设法减慢心室率,可使用洋地黄类药物,若疗效不满意,可联合应用地尔硫草、维拉帕米或 β 受体阻滞剂。对于轻度二尖瓣狭窄患者不伴巨大左心房,心房颤动<6 个月,可考虑药物复律或电复律治疗。

2.介入治疗

经皮球囊二尖瓣成形术(PBMV)是治疗二尖瓣狭窄划时代的进展,患者无须开胸手术,痛苦小,康复快,且具有成功率高、疗效好的特点。

(1)PBMV 的适应证:①中、重度单纯二尖瓣狭窄,瓣叶柔软,无明显钙化,心功能 Ⅱ、Ⅲ 级是 PBMV 最理想的适应证;轻度二尖瓣狭窄有症状者也可考虑;心功能 Ⅳ 级者需待病情改善,能平卧时才考虑。②瓣叶轻、中度钙化并非禁忌,但若严重钙化且与腱索、乳头肌融合者,易并发二尖瓣关闭不全,因此宜做瓣膜置换手术。③合并慢性心房颤动患者,心腔内必须无血栓。④合并重度肺动脉高压,不宜外科手术者。⑤合并轻度二尖瓣关闭不全,左心室无明显肥大者。⑥合并轻度主动脉瓣狭窄或关闭不全,左心室无明显肥大者。

(2)PBMV 禁忌证:①合并中度以上二尖瓣关闭不全。②心腔内有血栓形成。③严重钙化,尤其瓣下装置病变者。④风湿活动。⑤合并感染性心内膜炎。⑥妊娠期,因放射线可影响胎儿,除非心功能 Ⅳ 级危及母子生命安全。⑦全身情况差或合并其他严重疾病。⑧合并中度以上的主动脉狭窄和/或关闭不全。

(二)外科治疗

目的在于解除瓣口狭窄,增加左心排血量,改善肺血液循环。

(1)手术指征:凡诊断明确,心功能 Ⅱ 级以上,瓣口面积小于 1.2 cm^2 而无明显禁忌证者,均适合手术治疗。严重二尖瓣狭窄并发急性肺水肿患者,如内科治疗效果不佳,可行急诊二尖瓣扩张术。

(2)手术方式:包括闭式二尖瓣分离术、直视二尖瓣分离术、瓣膜修补术或人工瓣膜替换术。

八、预后

疾病的进程差异很大,从数年至数十年不等。预后主要取决于狭窄程度及心脏肥大程度,是否多瓣膜损害及介入、手术治疗的可能性等。

一般而言,首次急性风湿热发作后,患者可保持 10～20 年无症状。然而,出现症状后如不积极进行治疗,其后 5 年内病情进展非常迅速。研究表明,有症状的二尖瓣狭窄患者 5 年死亡率为 20%,10 年死亡率为 40%。

（李希强）

第三节　二尖瓣关闭不全

一、病因

二尖瓣关闭不全(mitral incompetence,MI)严格来说不是一种原发病而是一种临床综合征。任何引起二尖瓣复合装置包括二尖瓣环、瓣膜、腱索、乳头肌病变的因素都可导致二尖瓣关闭不全,其诊断容易但确定病因难。按病程进展的速度和病程的长短可分为急性和慢性。

(一)慢性病变

慢性二尖瓣关闭不全进展缓慢、病程较长,病因包括以下几点。

(1)风湿性心脏病,在不发达国家风湿性心脏病引起者占首位,其中半数以上合并二尖瓣狭窄。

(2)退行性变,在发达国家,二尖瓣脱垂为最多见原因;二尖瓣黏液样退行性变、二尖瓣环及环下区钙化等退行性变也是常见原因。

(3)冠心病,常见于心肌梗死致乳头肌功能不全。

(4)其他少见原因,先天性畸形、系统性红斑狼疮、风湿性关节炎、心内膜心肌纤维化等。

(二)急性病变

急性二尖瓣关闭不全进展快、病情严重、病程短,病因包括以下几点。

(1)腱索断裂,可由感染性心内膜炎、二尖瓣脱垂、急性风湿热及外伤等原因引起。

(2)乳头肌坏死或断裂,常见于急性心肌梗死致乳头肌缺血坏死而牵拉作用减弱。

(3)瓣膜毁损或破裂,多见于感染性心内膜炎。

(4)心瓣膜替换术后人工瓣膜裂开。

二、病理生理

由于风湿性炎症使二尖瓣瓣膜纤维化、增厚、萎缩、僵硬、畸形,甚至累及腱索和乳头肌使之变粗、粘连、融合缩短,致使瓣膜在心室收缩期不能正常关闭,血液由左心室向左心房反流,病程长者尚可见钙质沉着。

(一)慢性病变

慢性二尖瓣关闭不全者,依病程进展可分为左心室代偿期、左心室失代偿期和右心衰竭期3个阶段(图7-4)。

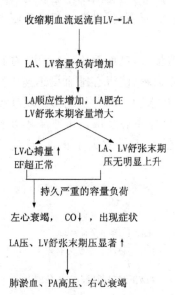

图 7-4　慢性二尖瓣关闭不全血流动力学图解

二尖瓣关闭不全时,在心室收缩期左心室内的血流存在两条去路,即通过主动脉瓣流向主动脉和通过关闭不全的二尖瓣流向左心房。这样,在左心房舒张期,左心房血液来源除通过四条肺静脉回流外,还包括左心室反流的血液而使其容量和压力负荷增加。由于左心房顺应性好,在反流血液的冲击下,左心房肥大,缓解了左心房压力的增加,且在心室舒张期,左心房血液迅速注入左心室而使容量负荷迅速下降,延缓了左心房压力的上升,这实际上是左心房的一种代偿机制,体积增大而压力正常(见图7-5),可使肺静脉与肺毛细血管压长期维持正常。与急性二尖瓣关闭不全相比,肺淤血发生晚、较轻,患者主述乏力而呼吸困难。

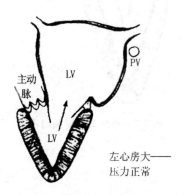

图 7-5　慢性二尖瓣关闭不全

对于左心室,在心室收缩期由于反流,使得在舒张期时由左心房流入左心室的血液除了正常肺循环回流外还包括反流的部分,从而增加了左心室的容量负荷。早期左心室顺应性好,代偿性扩大而使左心室舒张末期压力上升不明显,且收缩时左心室压力迅速下降,减轻了室壁紧张度和能耗而有利于代偿。左心室这种完善的代偿机制,可在相当长时间(大于 20 年)无明显左心房肥大和肺淤血,左心排血量维持正常而无临床症状。但一旦出现临床症状说明病程已到一定阶段,心排血量迅速下降而致头昏、困倦、乏力,迅速出现左心衰竭、肺水肿、肺动脉高压和右心衰竭,心功能达Ⅳ级,成为难治性心力衰竭,病死率高,患者出现呼吸困难、体循环淤血症状。

(二)急性病变

急性二尖瓣关闭不全早期反流量大,进展迅速,左心房、左心室容量和压力负荷迅速增加,没有经过充分的代偿即出现急性左心衰竭,使得心排血量迅速下降,心室压力上升,左心房及肺静脉压迅速上升,导致肺淤血和肺间质水肿。患者早期即出现呼吸困难、咯血等左心衰竭和肺淤血症状,病程进展迅速,多较快死于急性左心衰竭。由于来不及代偿,左心房、左心室肥大不明显(见图 7-6、图 7-7),X 线检查示左心房、左心室大小正常,反流严重者可见肺淤血和肺间质水肿征象。

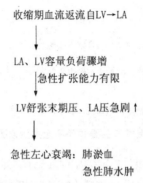

图 7-6　急性二尖瓣关闭不全血流动力学图解

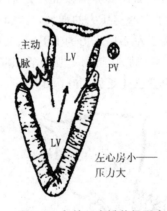

图 7-7　急性二尖瓣关闭不全

三、临床表现

(一)症状

1.慢性病变

患者由于左心良好的代偿功能而使病情有无症状期长,有症状期短的特点。

(1)代偿期:左心代偿功能良好,心排血量维持正常,左心房压及肺静脉压也无明显上升,患者可多年没有明显症状,偶有因左心室舒张末期容量增加而引起的心悸。

（2）失代偿期：患者无症状期长，通常情况下，从初次感染风湿热到出现明显二尖瓣关闭不全的症状，时间可长达 20 年之久。但一旦出现临床症状即说明已进入失代偿期。随着左心功能的失代偿，心排血量迅速下降，患者出现疲劳、头昏、乏力等症状。左心室舒张末期压力迅速上升，左心房、肺静脉及肺毛细血管压上升，引起肺淤血及间质水肿，出现劳力性呼吸困难，开始为重体力劳动或剧烈运动时出现，随着左心衰竭的加重，出现夜间阵发性呼吸困难及端坐呼吸等。

（3）右心衰竭期：肺淤血及肺水肿使肺小动脉痉挛硬化而出现肺动脉高压，继而引起右心衰竭，患者出现体循环淤血症状，如肝大、上腹胀痛、下肢水肿等。

2.急性病变

轻度二尖瓣反流仅有轻度劳力性呼吸困难。严重反流，病情常短期内迅速加重，患者出现呼吸困难，不能平卧，咯粉红色泡沫痰等急性肺水肿症状，随后可出现肺动脉高压及右心衰竭征象。处理不及时，则心排血量迅速下降出现休克，患者常迅速死亡。

（二）体征

1.慢性病变

（1）代偿期。

心尖冲动：呈高动力型，左心室肥大时向左下移位。

心音：①瓣叶缩短所致的重度关闭不全（如风湿性心脏病），S_1 常减弱。②S_2 分裂，代偿期无肺动脉高压时，由于左心室射血时间缩短，主动脉提前关闭，产生 S_2 分裂，吸气时明显；失代偿产生肺动脉高压后，肺动脉瓣延迟关闭可加重 S_2 分裂。③心尖区可闻及 S_3，出现在第二心音后 0.10～0.18 秒，是中重度二尖瓣关闭不全的特征性体征，卧位时明显，其产生是由于血液大量快速流入左心室使之充盈过度，引起肥大的左心室壁振动所致。

心脏杂音：心尖区全收缩期吹风样杂音，是二尖瓣关闭不全的典型体征。其强度取决于瓣膜损害程度、反流量及左心房、室压差，可以是整个收缩期强度均等，也可以是收缩中期最强，然后减弱。杂音在左心衰竭致反流量小时可减弱，在吸气时由于膈下降，心脏顺时针转位，回左心血流量减少，杂音相应减弱，呼气时相反。

杂音一般音调高、粗糙、呈吹风样、时限长，累及腱索或乳头肌时呈乐音样。其传导与前后瓣的解剖位置结构和血液反流方向有关，在前交界和前瓣损害时，血液反流至左心房的左后方，杂音可向左腋下和左肩胛间区传导；后交界区和后瓣损害时，血液冲击左心房的右前方，杂音可传导至肺动脉瓣区和主动脉瓣区；前后瓣均损害时，血液反流至左心房前方和左右侧，杂音向整个心前区和左肩胛间部传导。

心尖区舒张中期杂音，是由于发生相对性二尖瓣狭窄所致。通过变形的二尖瓣口血液的速度和流量增加，产生一短促、低调的舒张中期杂音，多在 S_3 之后，无舒张晚期增强，S_3 和它的出现提示二尖瓣关闭不全为中至重度。

（2）失代偿期（左心衰竭期）：心前区可触及弥散性搏动，心尖区可闻及舒张期奔马律，全收缩期杂音减弱。

（3）右心衰竭期：三尖瓣区可闻及收缩期吹风样杂音。由于右心衰竭，体静脉血回流障碍产生体循环淤血，患者可有颈静脉曲张、搏动，肝大，肝颈静脉回流征阳性，腹水及下垂性水肿等。

2.急性病变

患者迅速出现左心衰竭,甚至出现肺水肿或心源性休克,常迅速死亡。

四、辅助检查

(一)心电图检查

病情轻者无明显异常,重者 P 波延长,可有双峰,同时左心室肥大、电轴左偏,病程长者心房颤动较常见。急性者,心电图可正常,窦性心动过速常见。

(二)X 线检查

慢性二尖瓣关闭不全早期,左心房、左心室形态正常,晚期左心房、左心室显著增大且与病变严重程度成比例,有不同程度肺淤血及间质水肿,严重者有巨大左心房,肺动脉高压和右心衰竭征象。偶可见瓣膜瓣环钙化,随心脏上下运动,透视可见收缩时左心房膨胀性扩大。

急性者心脏大小正常,反流严重者可有肺淤血及间质水肿征象,1~2 周左心房、左心室开始扩大,一年还存活者,其左心房、左心室扩大已达慢性患者程度。

(三)超声心动图检查

(1)M 型 UCC:急性者心脏大小正常,慢性者可见左心房、左心室肥大,左心房后壁与室间隔运动幅度增强。

(2)二维 UCG 检查:可确定左心室容量负荷,评价左心室功能和确定大多数病因,可见瓣膜关闭不全,有裂隙,瓣膜增厚变形、回声增强,左心房、左心室肥厚,肺动脉增宽。

(3)多普勒 UCG 检查:可见收缩期血液反流,并可测定反流速度,估计反流量。

(四)心导管检查

一般没有必要,但可评估心功能和二尖瓣关闭不全的程度,确定大多数病因。

五、并发症

急性者较快出现急性左心衰竭,慢性者与二尖瓣狭窄相似,以左心衰竭为主,但出现晚,一旦出现则进展迅速。感染性心内膜炎较常发生(>20%),体循环栓塞少见,常由感染性心内膜炎引起,心房颤动发生率高达 75%,此时栓塞较常见。

六、诊断与鉴别诊断

(一)诊断

根据典型的心尖区全收缩期吹风样杂音伴有左心房、左心室肥大,诊断应不困难。但应结合起病急缓、患者年龄、病情严重程度、房室肥大情况及相应辅助检查来确定诊断及明确病因。

(二)鉴别诊断

1.相对性二尖瓣关闭不全

由扩大的左心室及二尖瓣环所致,但瓣叶本身活动度好,无增厚、粘连等。杂音柔和,多出现在收缩中晚期。常有高血压、各种原因的主动脉关闭不全或扩张型心肌病、心肌炎、贫血等病因。

2.二尖瓣脱垂

可出现收缩中期喀喇音-收缩晚期杂音综合征。喀喇音是由于收缩中期,拉长的腱索在二尖瓣脱垂到极点时骤然拉紧，瓣膜活动突然停止所致。杂音是由于收缩晚期，瓣叶明显突向左心房，不能正常闭合所致。轻度脱垂时可仅有喀喇音，较重时喀喇音和杂音均有，严重时可只有杂音而无喀喇音。

3.生理性杂音

杂音一般为 1～2 级，柔和，短促，位于心尖和胸骨左缘。二尖瓣关闭不全的临床表现及实验室检查与血流动力学变化密切相关，血流动力学发展的每一阶段，均可引起相应的临床表现及实验室检查结果。

七、治疗

(一)内科治疗

急性者一旦确诊，经药物改善症状后应立即采取人工瓣膜置换术，以防止变为慢性而影响预后，积极的内科治疗仅为手术争取时间。

慢性患者由于长期无症状，一般仅需定期随访，避免过度的体力劳动及剧烈运动，限制钠盐摄入，保护心功能，对风心病患者积极预防链球菌感染与风湿活动及感染性心内膜炎。如出现心功能不全的症状，应合理应用利尿剂、ACE 抑制剂、洋地黄、β 受体阻滞剂和醛固酮受体拮抗剂。血管扩张剂，特别是减轻后负荷的血管扩张剂，通过降低左心室射血阻力，可减少反流量，增加前向心排血量，从而产生有益的血流动力学作用。慢性患者可用 ACE 抑制剂，急性者可用硝普钠、硝酸甘油或酚妥拉明静脉滴注。洋地黄类药物宜用于心功能 Ⅱ、Ⅲ、Ⅳ 级的患者，对伴有快心室率心房颤动者更有效。晚期的心力衰竭患者可用抗凝药物防止血栓栓塞。

(二)外科治疗

人工瓣膜替换术是几乎所有二尖瓣关闭不全患者的首选治疗。对慢性患者，应在左心室功能尚未严重损害和不可逆改变之前考虑手术，过分推迟可增加手术死亡率和并发症。手术指征如下：①心功能 Ⅲ～Ⅳ 级，Ⅲ 级为理想指征，Ⅳ 级死亡率高，预后差，内科疗法准备后应行手术。②心功能 Ⅱ 级或以下，缺乏症状者，若心脏进行性肥大，左心功能下降，应行手术。③EF＞50％，左心室舒张末期直径＜8.0 cm，收缩末期直径＜5.0 cm，心排指数＞2.0 L/(min·m²)，左心室舒张末压＜1.6 kPa(12 mmHg)，收缩末容积指数＜50 mL/m² 患者，适于手术，效果好。④中度以上二尖瓣反流。

八、预后

慢性二尖瓣关闭不全患者代偿期较长，可达 20 年。一旦失代偿，病情进展迅速，心功能恶化，成为难治性心力衰竭。

内科治疗后 5 年生存率为 80％，10 年生存率近 60％，而心功能 Ⅳ 级患者，内科治疗 5 年生存率仅 45％。

急性二尖瓣关闭不全患者多较快死于急性左心衰竭。

(李希强)

第四节　三尖瓣狭窄

一、病因

三尖瓣狭窄病变较少见,几乎均由风湿病所致,小部分病因有三尖瓣闭锁、右心房肿瘤。临床特征为症状进展迅速,类癌综合征常同时伴有三尖瓣反流;偶尔,右心室流出道梗阻可由心包缩窄、心外肿瘤及赘生物引起。

风湿性三尖瓣狭窄几乎均同时伴有二尖瓣病变,在多数患者中主动脉瓣也可受累。

二、病理生理

风湿性二尖瓣狭窄的病理变化与二尖瓣狭窄相似,腱索有融合和缩短,瓣叶尖端融合,形成一隔膜样孔隙。

当运动或吸气使三尖瓣血流量增加时及当呼气使三尖瓣血流减少时,右心房和右心室的舒张期压力阶差即增大。若平均舒张期压力阶差超过 0.7 kPa(5 mmHg)时,即足以使平均右心房压升高而引起体静脉淤血,表现为颈静脉充盈、肝大、腹水和水肿等体征。

三、临床表现

(一)症状

三尖瓣狭窄致低心排血量可引起疲乏,体静脉淤血可引起恶心呕吐、食欲缺乏等消化道症状及全身不适感,由于颈静脉搏动的巨大"a"波,使患者感到颈部有搏动感。

(二)体征

主要体征为胸骨左下缘低调隆隆样舒张中晚期杂音,也可伴舒张期震颤,可有开瓣拍击音。增加体静脉回流方法可使之更明显,呼气及 Valsalva 动作使之减弱。

四、辅助检查

(一)X 线检查

主要表现为右心房明显扩大,下腔静脉和奇静脉扩张,但无肺动脉扩张。

(二)心电图检查

示 II、V_1 导电压增高;由于多数二尖瓣狭窄患者同时合并有二尖瓣狭窄,故心电图也常提示双侧心房肥大。

(三)超声心动图检查

其变化与二尖瓣狭窄时观察到的相似,M 型超声心动图常显示瓣叶增厚,前叶的 EF 斜率减慢,舒张期与隔瓣示矛盾运动、三尖瓣钙化和增厚;二维超声心动图对诊断三尖瓣狭窄较有帮助,其特征为舒张期瓣叶呈圆顶状,增厚、瓣叶活动受限。

五、诊断及鉴别诊断

根据典型杂音、心房扩大及体循环淤血的症状和体征,一般即可做出诊断,对诊断有困难者可行右心导管检查,若三尖瓣平均跨瓣舒张压差低于 0.3 kPa(2 mmHg),即可诊断为三尖瓣狭窄。应注意与右心房黏液瘤、缩窄性心包炎等疾病相鉴别。

六、治疗

限制钠盐摄入及应用利尿剂,可改善体循环淤血的症状和体征;如狭窄显著,可行三尖瓣分离术或经皮球囊扩张瓣膜成形术。

(李希强)

第五节   三尖瓣关闭不全

一、病因

三尖瓣关闭不全多为功能性,常继发于左心瓣膜病变致肺动脉高压和右心室扩张,器质性病变者多见于风湿性心脏病,常为联合瓣膜病变。单纯性三尖瓣关闭不全非常少见,见于先天性三尖瓣发育不良、外伤、右心感染性心内膜炎等。

二、病理生理

先天性三尖瓣关闭不全可有以下病变:①瓣叶发育不全或缺如。②腱索、乳头肌发育不全、缺如或延长。③瓣叶、腱索发育尚可,瓣环过大。

后天性单独的三尖瓣关闭不全可发生于类癌综合征。

三尖瓣关闭不全引起的病理变化与二尖瓣关闭不全相似,但代偿期较长;病情若逐渐进展,最终可导致右心室、右心房肥大,右心衰竭。如肺动脉高压显著,则病情发展较快。

三、临床表现

(一)症状

二尖瓣关闭不全合并肺动脉高压时,才出现心排血量减少和体循环淤血的症状。三尖瓣关闭不全合并二尖瓣疾病者,肺淤血的症状可由于三尖瓣关闭不全的发展而减轻,但乏力和其他心排血量减少的症状可更为加重。

(二)体征

主要体征为胸骨左下缘全收缩期杂音,吸气及压肝后可增强;如不伴肺动脉高压,杂音难以闻及。反流量很大时,有第三心音及三尖瓣区低调舒张中期杂音。颈静脉脉波图 V 波(又称回流波,为右心室收缩时,血液回到右心房及大静脉所致)增大;可扪及肝脏搏动。瓣膜脱垂时,在三尖瓣区可闻及非喷射性喀喇音。其淤血体征与右心衰竭相同。

四、辅助检查

(一)X 线检查

可见右心室、右心房增大。右心房压升高者,可见奇静脉扩张和胸腔积液;有腹水者,横膈上抬。透视时可看到右心房收缩期搏动。

(二)心电图检查

无特征性改变。可示右心室肥厚、劳损右心房肥大;并常有右束支阻滞。

(三)超声心动图检查

可见右心室、右心房增大,上下腔静脉增宽及搏动;二维超声心动图声学造影可证实反流,多普勒可判断反流程度。

五、诊断及鉴别诊断

根据典型杂音,右心室右心房增大及体循环淤血的症状及体征,一般不难做出诊断。应与二尖瓣关闭不全、低位室间隔缺损相鉴别。超声心动图声学造影及多普勒可确诊,并可帮助做出病因诊断。

六、治疗

(1)针对病因的治疗。

(2)由于右心压力低,三尖瓣口血流缓慢,易产生血栓,且三尖瓣置换有较高的手术病死率并且远期存活率低,一般尽量采用三尖瓣成形术来纠正三尖瓣关闭不全。如单纯瓣环扩大、瓣叶病变轻、外伤性乳头肌断裂等可行三尖瓣成形术治疗。成形方法包括瓣环成形术和瓣膜成形术。

(李希强)

第六节 主动脉瓣狭窄

一、病理生理

正常主动脉瓣口面积超过 3.5 cm²,当瓣口面积减小 1.5 cm² 时,为轻度狭窄;1.0 cm² 时为中度狭窄;<1.0 cm² 时为重度狭窄。主动脉瓣狭窄引起的基本血流动力学改变是收缩期左心室血液流出受阻,进而左心室压增高,严重时左心房压、肺动脉压、肺毛细血管楔嵌压及右心室压均可上升,心排血量减少,造成心力衰竭和心肌缺血。

(一)左心室壁增厚

主动脉瓣严重狭窄时收缩期左心室血液流出受阻,左心室压负荷增加,左心室代偿性通过进行性室壁向心性肥厚以平衡左心室收缩压升高,维持正常收缩期室壁应力和左心排血量。

(二)左心房肥厚

左心室舒张末压进行性升高后,左心房后负荷增加,左心房代偿性肥厚,肥厚的左心房在舒张末期的强有力收缩有利于左心室的充盈,使左心室舒张末容量增加,达到左心室有效收缩时所需水平,以维持每搏输出量正常。左心房有力收缩也可使肺静脉和肺毛细血管内压力避免持续性增高。

(三)左心室功能衰竭

主动脉瓣狭窄晚期,左心室壁增厚失代偿,左心室舒张末容量增加,最终由于室壁应力增高,心肌缺血和纤维化等导致左心室功能衰竭。

(四)心肌缺血

严重主动脉瓣狭窄引起心肌缺血,机制如下:①左心室壁增厚、心室收缩压升高和射血时间延长,增加心肌耗氧。②左心室肥厚,心肌毛细血管密度相对减少。③舒张期心腔内压力增高,压迫心内膜下冠状动脉。④左心室舒张末压升高致舒张期主动脉-左心室压差降低,减少冠状动脉灌注压。

二、临床表现

(一)症状

主动脉瓣狭窄症状出现晚,由于左心室代偿能力较强,相当长的时间内患者可无明显症状,直至瓣口面积小于 1 cm^2 才出现临床症状,主要表现为呼吸困难、心绞痛、晕厥三联征,有15%～20%发生猝死。

1.呼吸困难

劳力性呼吸困难为晚期肺淤血引起的常见首发症状,见于90%的有症状患者,主要由于左心室顺应性降低和左心室扩大,左心室舒张期末压力和左心房压上升,引起肺毛细血管楔嵌压和肺动脉高压所致,以后随着病程发展,可发生夜间阵发性呼吸困难、端坐呼吸和急性肺水肿。

2.心绞痛

见于60%有症状患者,常由运动诱发,休息后缓解,多为劳力性心绞痛。主要由于瓣口严重狭窄,心排血量下降,平均动脉压降低,使冠状动脉血流量减少,活动时不足以代偿增加的耗氧量,造成心肌缺血缺氧。极少数由瓣膜的钙质栓塞冠状动脉引起。

3.晕厥

轻者为黑矇,可为首发症状。多发生于直立、运动中或运动后即刻,由于脑缺血引起。机制为:运动时周围血管扩张,而狭窄的主动脉瓣口限制心排血量的增加;运动致心肌缺血加重,使左心室收缩功能降低,心排血量减少;运动时左心室收缩压急剧上升,过度激活心室内压力感受器,通过迷走神经传入纤维兴奋血管减压反应,导致外周血管阻力降低;运动停止后回心血量减少,左心室充盈量及心排血量进一步减少;休息后由于心律失常导致心排血量骤减也可导致晕厥。

4.其他症状

主动脉瓣狭窄晚期可出现心排血量降低的各种表现,如明显的疲乏、虚弱、周围性发绀。血栓栓塞及胃肠道出血主要多见于老年退行性主动脉瓣钙化男性患者,妇女少见。

(二)体征

1.视诊

心尖冲动位置正常或在腋中线以内,为缓慢的抬举样心尖冲动,若心尖冲动很活跃,则提示同时合并有主动脉瓣或二尖瓣关闭不全。

2.触诊

心尖区可触及收缩期抬举样搏动,左侧卧位时可呈双重搏动,第1次为心房收缩以增加左心室充盈,第2次为心室收缩,持续而有力。心底部可触及收缩期震颤,在坐位、胸部前倾、深呼气后屏气时易触及,胸骨上窝、颈动脉和锁骨下动脉处也可触及。

脉搏较特殊,为细脉或迟脉,与强有力的心尖冲动不相称,脉率较低,在心力衰竭时可低于70 次/分。

3.叩诊

心浊音界正常,心力衰竭时向左扩大。

4.听诊

(1)胸骨右缘第2肋间可听到低调、粗糙、响亮的喷射性收缩期杂音,呈递增、递减型,第一心音后出现,收缩中期达到最响,以后逐渐减弱,主动脉瓣关闭前终止。胸骨右缘第2肋间或胸骨左缘第3肋间最响,杂音向颈动脉及锁骨下动脉传导,有时向胸骨下端或心尖区传导。通常杂音越长、越响,收缩高峰出现越迟,主动脉瓣狭窄越严重。合并心力衰竭时,通过瓣口的血流速度减慢,杂音变轻而短促。主动脉瓣狭窄杂音在吸入亚硝酸异戊酯或平卧时增强,在应用升压药或站立时减轻。

(2)瓣膜活动受限或钙化明显时,主动脉瓣第二心音减弱或消失,也可出现第二心音逆分裂。

(3)左心室扩大和左心衰竭时可闻及第三心音(舒张期奔马律)。

(4)左心室肥厚和舒张期末压力升高时,肥厚的左心房强有力收缩产生心尖区明显的第四心音。

三、辅助检查

(一)X线检查

左心缘圆隆,心影不大。升主动脉根部发生狭窄后扩张,透视下可见主动脉瓣钙化。晚期心力衰竭时左心室明显扩大,左心房扩大,肺动脉主干突出,肺静脉增宽及肺淤血的征象。

1.左心室增大

心尖部下移和/或左心室段圆隆是左心室增大的轻度早期征象。由于左心室增大,心脏向右呈顺钟向转位,心脏呈"主动脉"型。

2.升主动脉扩张

升主动脉根部因长期血流的急促喷射而发生狭窄后梭形扩张,使右上纵隔膨凸,侧位透视下可见主动脉钙化。

3.肺淤血征象

晚期心力衰竭可出现左心室明显扩大,左心房扩大,肺动脉主干突出,肺静脉增宽及肺淤血的征象,表现为肺纹理普遍增多、增粗、边缘模糊,以中下肺野明显;肺门影增大,上肺门影增宽明显;肺野透光度降低;肺内含铁血黄素沉着、钙化。

(二)心电图检查

大约85%患者有左心室肥厚的心电图表现,伴有继发性ST-T改变,左心房肥厚、房室阻滞、室内阻滞(左束支传导阻滞或左前分支阻滞)、心房颤动及室性心律失常。

多数患者左胸导联中T波倒置,并有轻度ST段压低,是左心室收缩期负荷过重的表现。左胸导联中的S-T段压低超过0.3 mV,提示存在严重的左心室肥厚。左心房肥厚心电图表现为V_1导联P波的负性部分明显延迟(图7-8)。其他心电图表现如房室阻滞主要是钙化浸润范围从主动脉瓣扩大到传导系统,在男性主动脉瓣钙化中较多见。

(三)超声心动图检查

M型超声诊断此病不敏感和缺乏特异性。二维超声心动图探测主动脉瓣异常敏感,有助于显示瓣叶数目、大小、增厚、钙化、瓣环大小、瓣口大小和形状等。彩色多普勒测定通过主动脉瓣的最大血流速度,可计算平均和跨膜压差及瓣口面积,对瓣膜狭窄程度进行评价。

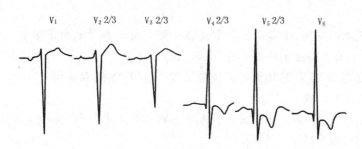

图 7-8　主动脉狭窄时心电图改变

$V_{4\sim6}$ 导联 R 波异常增大；ST 段呈下斜型下降；T 波倒置

1.M 型超声检查

可见主动脉瓣叶增厚、钙化、开放受限，瓣膜开放幅度＜15 mm，瓣叶回声增强提示瓣膜钙化。

2.二维超声检查

可观察左心室向心性肥厚，主动脉瓣收缩呈向心性穹形运动，并能明确先天性瓣膜畸形、鉴别瓣膜狭窄原因。

3.多普勒超声检查

多普勒超声可准确测定主动脉瓣口流速，计算跨瓣压力阶差，评价瓣膜狭窄程度。彩色多普勒超声可帮助区别二尖瓣反流和主动脉狭窄的血流。连续多普勒超声提示主动脉瓣流速超过 2 m/s，又无过瓣血流增加（如主动脉瓣反流、动脉导管未闭等）时，是诊断主动脉瓣狭窄的根据之一。

（四）心导管检查

当超声心动图不能确定狭窄程度并考虑人工瓣膜置换时，应行心导管检查。将导管经股动脉置于主动脉根部及左心室，可探测左心室腔与主动脉收缩期压力阶差，并可推算出主动脉瓣口面积，从而明确狭窄程度。但对于重度主动脉瓣狭窄患者，应将导管经股静脉送入右心，经房间隔穿刺进入左心室，测左心室-主动脉收缩期峰压差。如怀疑合并冠状动脉病变，应同时行冠脉造影。

四、诊断及鉴别诊断

发现主动脉瓣狭窄典型的心底部喷射样收缩期杂音及震颤，即可诊断主动脉瓣狭窄。超声心动图检查可明确诊断。

（一）主动脉瓣收缩期杂音与下列疾病相鉴别

1.二尖瓣关闭不全

心尖区全收缩期吹风样杂音，向左腋下传导；吸入亚硝酸异戊酯后杂音减弱。第一心音减弱，主动脉瓣第二心音正常。

2.三尖瓣关闭不全

胸骨左缘下端闻及高调的全收缩期杂音，吸气时回心血量增加可使杂音增强，呼气时减弱。

3.肺动脉瓣狭窄

于胸骨左缘第 2 肋间可闻及粗糙响亮的收缩期杂音，常伴收缩期喀喇音，肺动脉瓣区第二心音减弱并分裂，主动脉瓣区第二心音正常。

4.主动脉扩张

见于各种原因如高血压、梅毒所致的主动脉扩张。可在胸骨右缘第2肋间闻及短促的收缩期杂音，主动脉瓣区第二心音正常或亢进，无第二心音分裂。

（二）主动脉瓣狭窄还应与其他左心室流出道梗阻性疾病相鉴别

1.先天性主动脉瓣上狭窄

杂音最响在右锁骨下，杂音和震颤明显传导至胸骨右上缘和右颈动脉，喷射音少见。

2.先天性主动脉瓣下狭窄

常合并轻度主动脉瓣关闭不全，无喷射音，第二心音非单一性。

3.肥厚梗阻性心肌病

杂音为收缩中晚期喷射性杂音，胸骨左缘最响，不向颈部传导。

五、并发症

（一）感染性心内膜炎

多见于先天性二叶式主动脉瓣狭窄，老年妇女钙化性主动脉瓣狭窄发病率较男性低，合并感染性心内膜炎危险性也较低。

（二）心律失常

10％患者可发生心房颤动，致左心房压升高和心排血量明显减少，可致严重低血压、晕厥或肺水肿。左心室肥厚、心内膜下心肌缺血或冠状动脉栓塞可致室性心律失常。

（三）充血性心力衰竭

50％～70％的患者死于心力衰竭。发生左心衰竭后，自然病程明显缩短，因此终末期的右心衰竭少见。

（四）心脏性猝死

多发生于先前有症状者，无症状者发生猝死少见。

（五）胃肠道出血

15％～25％的患者有胃肠道血管发育不良，可合并胃肠道出血。多见于老年患者，出血为隐匿性或慢性。人工瓣膜置换术后出血停止。

六、治疗

无症状的轻度狭窄患者每2年复查一次，应包括超声心动图定量测定，中重度狭窄的患者应避免体力活动，每6～12个月复查一次。

（一）内科并发症治疗

1.心律失常

因左心房增大，约10％患者可发生房性心律失常，如有频发房性期前收缩，应积极给予抗心律失常药物以预防心房颤动的发生。主动脉瓣狭窄的患者不能耐受心房颤动，一旦出现，病情会迅速恶化，发生低血压、心绞痛或心电图显示心肌缺血，故应及时用电转复或药物转复为窦性心律。其他有症状或影响血流动力学的心律失常也应积极治疗。

2.感染性心内膜炎

对于风湿性心脏病患者，应积极预防风湿热。如已合并亚急性或急性感染性心内膜炎，治疗同二尖瓣关闭不全。

3.心力衰竭

应限制钠盐摄入,使用洋地黄制剂和利尿剂。利尿剂使用需慎重,因过度利尿使血容量减少,降低主动脉瓣狭窄患者心排血量,导致严重的直立性低血压。扩张小动脉药物也应慎用,以防血压过低。

(二)介入治疗——经皮球囊主动脉瓣成形术

由于经皮球囊主动脉瓣成形术(PBAV)操作死亡率3%,1年死亡率45%,故临床上应用远远不如PBMV,它主要治疗对象为高龄、有心力衰竭和手术高危患者,对于不适于手术治疗的严重钙化性主动脉瓣狭窄的患者仍可改善左心室功能和症状。

适应证:①儿童和青年的先天性主动脉瓣狭窄。②不能耐受手术者。③重度狭窄危及生命;④明显狭窄伴严重左心功能衰竭的手术过渡。⑤手术禁忌的老年主动脉瓣狭窄钙化不重的患者。

常用方法是经皮股动脉穿刺后将球囊导管沿动脉逆行送至主动脉瓣,用生理盐水与造影剂各半的混合液体充盈球囊,裂解钙化结节,伸展主动脉瓣环和瓣叶,撕裂瓣叶和分离融合交界处,减轻狭窄和症状。成形术后主动脉瓣口面积一般可比术前增加 $0.2\sim0.4~cm^2$,术后再狭窄率为 $42\%\sim83\%$。

(三)外科治疗

治疗关键是解除主动脉瓣狭窄,降低跨瓣压力阶差。常用有两种手术方法:一是人工瓣膜置换术;二是直视下主动脉瓣交界分离术。

1.人工瓣膜置换术

人工瓣膜置换术为治疗成人主动脉瓣狭窄的主要方法。重度狭窄[瓣口面积 $<0.75~cm^2$ 或平均跨瓣压差 $6.7~kPa(50~mmHg)$]伴心绞痛、晕厥或心力衰竭症状为手术的主要指征。无症状的重度狭窄患者,如伴有进行性心脏增大和明显左心室功能不全,也应考虑手术。术前多常规做冠状动脉造影,如合并冠心病,需同时做冠状动脉旁路移植术(CABG)。

手术适应证:①有症状,重度主动脉瓣狭窄,或跨瓣压差 $>6.7~kPa(50~mmHg)$。②重度主动脉瓣狭窄合并冠心病需冠状动脉旁路移植术治疗。③重度主动脉瓣狭窄,同时合并升主动脉或其他心脏瓣膜病变需手术治疗。④冠心病、升主动脉或心脏瓣膜病变需手术治疗,同时合并中度主动脉瓣狭窄[平均压差 $4.0\sim6.7~kPa(30\sim50~mmHg)$,或流速 $3\sim4~m/s$](分级Ⅱa)。⑤无症状,重度主动脉瓣狭窄,同时有左心室收缩功能受损表现(分级Ⅱa)。⑥无症状,重度主动脉瓣狭窄,但活动后有异常表现,如低血压(分级Ⅱa)。

手术禁忌证:晚期合并重度右心衰竭,经内科治疗无效;心功能4级及75岁以上高龄患者;严重心力衰竭合并冠状动脉病变者。

手术死亡率小于2%,主动脉瓣机械瓣替换术后,患者平均年龄57岁时,5年生存率80%左右,10年生存率为60%。生物瓣替换术后,患者平均年龄74岁时,5年生存率70%,10年生存率35%。术后的远期预后优于二尖瓣疾病和主动脉瓣关闭不全的换瓣患者。

2.直视下主动脉瓣交界分离术

适用于儿童和青少年先天性主动脉瓣狭窄且无钙化者。妇女主动脉瓣狭窄患者多行介入治疗及换瓣术,行直视下主动脉瓣交界分离术者少见。

(李希强)

第七节　主动脉瓣关闭不全

一、病理生理

主动脉瓣关闭不全引起的基本血流动力学障碍是舒张期左心室内压力大大低于主动脉,故大量血液反流回左心室,使左心室舒张期负荷加重,左心室舒张期末容积逐渐增大,容量负荷过度。早期收缩期左心室每搏输出量增加,射血分数正常,晚期左心室进一步扩张,心肌肥厚,当左心室收缩减弱时,每搏输出量减少,左心室舒张期末压力升高,最后导致左心房、肺静脉和肺毛细血管压力升高,出现肺淤血。主动脉瓣反流明显时,主动脉舒张压明显下降,冠脉灌注压降低,心肌供血减少,进一步使心肌收缩力减弱。

(一)左心室容量负荷过度

主动脉瓣关闭不全时,左心室在舒张期除接纳从左心房流入的血液外,还接受从主动脉反流的血液,造成左心室舒张期充盈量过大,容量负荷过度。左心室的代偿能力是影响病理生理改变的重要因素,也决定了急、慢性主动脉瓣关闭不全血流动力学障碍的明显差异。

1.急性主动脉瓣关闭不全

左心室顺应性及心腔大小正常,面对舒张期急剧增加的充盈量,左心室来不及发生代偿性扩张和肥大,导致舒张期充盈压显著增高,迫使左心房压、肺静脉和肺毛细血管压力升高,引起呼吸困难和肺水肿,并导致肺动脉高压和右心功能障碍,此时患者表现出体循环静脉压升高和右心衰竭的症状和体征。

当左心室舒张末期压力超过 4.0～5.3 kPa(30～40 mmHg)时,可使二尖瓣提前关闭,对肺循环有一定的保护作用,但效力有限。由于急性者左心室舒张末容量仅能有限的增加,即使左心室收缩功能正常或增加,并有代偿性心动过速,心排血量仍减少。

2.慢性主动脉瓣关闭不全

主动脉反流量逐渐增大,左心室充分发挥代偿作用,通过 Frank-Starling 定律调节左心室容量-压力关系,使总的左心室每搏输出量增加。长期左心室舒张期充盈过度,使心肌纤维被动牵张,刺激左心室发生离心性心肌肥大,心脏重量明显增加,心腔明显扩大。

代偿期扩张肥大的心肌收缩力增强,能充分将心腔内血液排出,每搏输出量明显增加,前向血流量、射血分数及收缩末期容量正常。

由于主动脉反流血量过大及肥大心肌退行性变和纤维化,左心室舒张功能受损。当左心室容量负荷超过心肌的代偿能力时,进入失代偿期。此时,心肌顺应性降低,心室舒张速度减慢,左心室舒张末压升高,左心房压和肺循环压力升高,引起肺淤血和呼吸困难。同时,心肌收缩力减弱,每搏输出量减少,前向血流量及射血分数降低。左心室收缩末期容量增加是左心收缩功能障碍的敏感指标之一。

(二)脉压增宽

慢性主动脉瓣关闭不全时,因左心室充盈量增加,每搏输出量增加,主动脉收缩压升高,而舒张期血液向左心室反流又使主动脉舒张压降低,压差增大。当主动脉舒张压<6.7 kPa (50 mmHg)

时,提示有严重的主动脉瓣关闭不全。急性主动脉瓣关闭不全时,因心肌收缩功能受损,主动脉收缩压不高甚至降低,而左心室舒张末压明显升高,主动脉舒张压正常或轻度降低,压差可接近正常。

(三)心肌供血减少

由于主动脉舒张压降低和左心室舒张压升高,冠状动脉灌注压降低;左心室壁张力增加压迫心肌内血管,使心肌供血减少。交感神经兴奋反射性引起心率加快及心肌肥大和室壁张力增加又再次增加心肌耗氧量,故主动脉瓣关闭不全患者可出现心肌缺血和心绞痛,多出现在主动脉瓣关闭不全的晚期。

二、临床表现

(一)症状

主动脉瓣关闭不全患者一旦出现症状(表 7-2),往往有不可逆的左心功能不全。

表 7-2　重度主动脉瓣关闭不全典型体征

视诊及触诊	
de Musset's sign	伴随每次心搏的点头征,由于动脉搏动过强所致
Muller's sign	腭垂的搏动或摆动
Quincke's sign	陷落脉或水冲脉,即血管突然短暂的充盈及塌陷
听诊	
Hill's sign	袖带测压时,上下肢收缩压相差 8.0 kPa(60 mmHg),正常时<2.7 kPa(20 mmHg)
Traube's sign	股动脉收缩音及舒张音增强,即枪击音
Duroziez's sign	用听诊器轻压股动脉产生的杂音
De tambour 杂音	第二心音增强,带有铃声特点,常见于梅毒性主动脉瓣反流

1.心悸和头部搏动

心脏冲动的不适感可能是最早的主诉,由于左心室明显增大,左心室每搏输出量明显增加,患者常感受到强烈的心悸。情绪激动或体力活动引起心动过速时,每搏输出量增加明显,此时症状更加突出。由于脉压显著增大,患者常感身体各部有强烈的动脉搏动感,尤以头颈部为甚。

2.呼吸困难

劳力性呼吸困难出现表示心脏储备能力已经降低,以后随着病情进展,可出现端坐呼吸和夜间阵发性呼吸困难,在合并二尖瓣病变时此症状更加明显。

3.胸痛

由于冠脉灌注主要在舒张期,所以主动脉舒张压决定了冠脉流量。重度主动脉瓣关闭不全患者舒张压明显下降,特别是夜间睡眠时心率减慢,舒张压下降进一步加重,冠脉血流更加减少。此外,胸痛发作还可能与左心室射血时引起升主动脉过分牵张或心脏明显增大有关。

4.眩晕

当快速变换体位时,可出现头晕或眩晕,晕厥较少见。

5.其他

如疲乏、过度出汗,尤其在夜间心绞痛发作时出现,可能与自主神经系统改变有关。晚期右心衰竭时可出现食欲缺乏、腹胀、下肢水肿、胸腔积液、腹水等。

(二)体征

1.视诊

颜面较苍白,头部随心脏搏动频率上下摆动;指(趾)甲床可见毛细血管搏动征;心尖冲动向左下移位,范围较广,且可见有力的抬举样搏动;右心衰竭时可见颈静脉曲张。

2.触诊

(1)颈动脉搏动明显增强,并呈双重搏动。

(2)主动脉瓣区及心底部可触及收缩期震颤,并向颈部传导。胸骨左下缘可触及舒张期震颤。

(3)颈动脉、桡动脉可触及水冲脉,即脉搏呈现高容量并迅速下降的特点,尤其是将患者前臂突然高举时更为明显。

(4)肺动脉高压和右心衰竭时,可触及增大的肝脏,肝颈静脉回流征可阳性,下肢指凹性水肿。

3.叩诊

心界向左下扩大。

4.听诊

(1)主动脉舒张期杂音:与第二心音同时开始的高调叹气样递减型舒张早期杂音,坐位并前倾和深呼气时明显。一般主动脉瓣关闭不全越严重,杂音的时间越长,响度越大。轻度反流时,杂音限于舒张早期,音调高。中度或重度反流时,杂音粗糙,为全舒张期。杂音为音乐时,提示瓣叶脱垂、撕裂或穿孔。

(2)心底部及主动脉瓣区常可闻及收缩期喷射性杂音:较粗糙,强度2/6～4/6级,可伴有震颤,向颈部及胸骨上凹传导,为极大的每搏输出量通过畸形的主动脉瓣膜所致,并非由器质性主动脉瓣狭窄所致。

(3)Austin-Flint杂音:心尖区常可闻及一柔和、低调的隆隆样舒张中期或收缩前期杂音,即Austin-Flint杂音,此乃由于主动脉瓣大量反流,冲击二尖瓣前叶,使其振动和移位,引起相对性二尖瓣狭窄;同时主动脉瓣反流与左心房回流血液发生冲击、混合,产生湍流所致。此杂音在用力握拳时增强,吸入亚硝酸异戊酯时减弱。

(4)当左心室明显扩大时,由于乳头肌外移引起功能性二尖瓣反流,可在心尖区闻及全收缩期吹风样杂音,向左腋下传导。

(5)心音:第一心音减弱,第二心音主动脉瓣成分减弱或缺如,但梅毒性主动脉炎时常亢进。由于舒张早期左心室快速充盈增加,心尖区常有第三心音。

(6)周围血管征听诊:股动脉枪击音;股动脉收缩期和舒张期双重杂音;脉压增大。

三、辅助检查

(一)X线检查

急性期心影多正常,常有肺淤血或肺水肿征。慢性主动脉瓣关闭不全常有以下特点。

(1)左心室明显增大,心脏呈主动脉型。

(2)升主动脉普遍扩张,可以波及主动脉弓。

(3)透视下主动脉搏动明显增强,与左心室搏动配合呈"摇椅样"摆动。

(4)左心房可增大,肺动脉高压或右心衰竭时,右心室增大并可见肺静脉充血、肺间质水肿。

（二）心电图检查

轻度主动脉瓣关闭不全者心电图可正常。严重者可有左心室肥大和劳损，电轴左偏。Ⅰ、aVL、$V_{5\sim6}$ 导联 Q 波加深，ST 段压低和 T 波倒置；晚期左心房增大，也可有束支阻滞（图 7-9）。

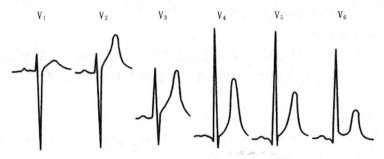

图 7-9 主动脉关闭不全示心电图改变

V_5、V_6 导联出现深 Q 波，R 波增大，S-T 段抬高，T 波增大

（三）超声心动图检查

对主动脉瓣关闭不全及左心室功能评价很有价值，还可显示二叶式主动脉瓣、瓣膜脱垂、破裂或赘生物形成及升主动脉夹层等，有助于病因的判断。

1.M 型超声检查

显示舒张期二尖瓣前叶和室间隔纤细扑动，为主动脉瓣关闭不全的可靠诊断征象。但敏感度低。

2.二维超声检查

可显示瓣膜和升主动脉根部的形态改变，可见主动脉瓣增厚，舒张期关闭对合不佳，有助于病因确定。

3.彩色多普勒超声

由于舒张早期主动脉压和左心室舒张压间的高压差，主动脉瓣反流导致很高流速（超过 4 m/s）的全舒张期湍流。彩色多普勒超声探头在主动脉瓣的心室侧可探及全舒张期高速血流，为最敏感的确定主动脉瓣反流方法，并可通过计算反流量与每搏输出量的比例，判断其严重程度。

（四）主动脉造影

当无创技术不能确定反流程度并且考虑外科治疗时，可行选择性主动脉造影，可半定量反流程度。

升主动脉造影提示：舒张期造影剂反流至左心室，可以显示左心室扩大。根据造影剂反流量可以估计关闭不全的程度。①Ⅰ度：造影剂反流仅限于主动脉口附近，一次收缩即可排出。②Ⅱ度：造影剂反流于左心室中部，一次收缩即可排出。③Ⅲ度：造影剂反流于左心室全部，一次收缩不能全部排出。

（五）磁共振显像

诊断主动脉疾病如主动脉夹层极准确。可目测主动脉瓣反流射流，可半定量反流程度，并能定量反流量和反流分数。

四、诊断和鉴别诊断

发现典型的主动脉瓣关闭不全的舒张期杂音伴周围血管征即可诊断，超声心动图可明确诊断。主动脉瓣舒张早期杂音应与下列杂音和疾病鉴别。

(一)Graham Steell 杂音

见于严重肺动脉高压伴肺动脉扩张所致肺动脉瓣关闭不全,常有肺动脉高压体征,如胸骨左缘抬举样搏动、第二心音肺动脉瓣成分亢进等。

(二)肺动脉瓣关闭不全

胸骨左缘舒张期杂音吸气时增强,用力握拳时无变化。颈动脉搏动正常,肺动脉瓣区第二心音亢进,心电图示右心房和右心室肥大,X线检查示肺动脉主干突出。多见于二尖瓣狭窄及房间隔缺损。

(三)冠状动静脉瘘

可闻及主动脉瓣区舒张期杂音,但心电图及 X 线检查多正常,主动脉造影可见主动脉与右心房、冠状窦或右心室之间有交通。

(四)主动脉窦瘤破裂

杂音与主动脉瓣关闭不全相似,但有突发性胸痛,进行性右心衰竭,主动脉造影及超声心动图检查可确诊。

五、并发症

(1)充血性心力衰竭:为主动脉瓣关闭不全的主要死亡原因。一旦出现心功能不全的症状,往往在2～3年死亡。

(2)感染性心内膜炎:较常见。

(3)室性心律失常:较常见。

六、治疗

(一)内科治疗

1.预防感染性心内膜炎

避免上呼吸道感染及全身感染,防止发生心内膜炎。

2.控制充血性心力衰竭

避免过度的体力劳动及剧烈运动,限制钠盐摄入。无症状患者出现左心室扩大,特别是 EF 降低时,应给予地高辛。

3.控制高血压

控制高血压至关重要,因为它可加重反流程度。当伴发升主动脉根部扩张时,高血压也可促进主动脉夹层的发生。目前研究证实,应用血管扩张药特别是血管紧张素转换酶抑制药(ACEI)能防止或延缓左心扩大,逆转左心室肥厚,防止心肌重构。

(二)外科治疗

主动脉瓣关闭不全,一旦心脏失去代偿功能,病情将急转直下,多数在出现心力衰竭后 2 年内死亡。主动脉瓣关闭不全的彻底治疗方法是主动脉瓣置换术。最佳的手术时机为左心室功能衰竭刚刚开始即严重心力衰竭发生之前手术,或虽无症状,但左心室射血分数低于正常和左心室舒张末期内径>60 mm,应进行手术治疗。

对于左心室功能正常而无症状的患者,心脏结构改变不明显的应密切随诊,每 6 个月复查超声心动图及时发现手术时机。一旦出现症状或出现左心衰竭或左心室明显增大应及时手术。

1.人工瓣膜置换术

风湿性和绝大多数其他病因引起的主动脉瓣关闭不全均宜施行瓣膜置换术。分机械瓣和生物瓣两种。心脏明显扩大、长期左心功能不全的患者,手术死亡率约为10%,尽管如此,由于药物治疗的预后较差,即使有左心衰竭也应考虑手术治疗。

2.瓣膜修复术

较少用,通常不能完全消除主动脉瓣反流,仅适用于感染性心内膜炎主动脉瓣赘生物或穿孔、主动脉瓣与其瓣环撕裂。由于升主动脉动脉瘤使瓣环扩张所致的主动脉瓣关闭不全,可行瓣环紧缩成形术。

3.急性主动脉瓣关闭不全的治疗

严重急性主动脉瓣关闭不全迅速发生急性左心功能不全、肺水肿和低血压,极易导致死亡,故应在积极内科治疗的同时,及早采用手术治疗,以挽救患者的生命。术前应静脉滴注正性肌力药物如多巴胺或多巴酚丁胺和血管扩张药如硝普钠,以维持心功能和血压。

(李希强)

第八节　肺动脉瓣关闭不全

一、病理生理

因原发性或继发性肺动脉高压,肺动脉瓣环性损伤引起的器质性肺动脉瓣关闭不全相对较少。肺动脉瓣关闭不全者,由于反流发生于低压低阻力的肺循环,故血流动力学改变通常不严重。若瓣口反流量增大可致右心室容量负荷增加。肺动脉瓣关闭不全的基本血流动力学改变是舒张期肺动脉瓣反流使右心室容量负荷增大,严重时引起右心室扩大、肥厚,最后导致右心衰竭。伴发肺动脉高压、出现急性反流或反流程度严重者,病情发展较快。

二、临床表现

(一)症状

肺动脉瓣关闭不全患者,在未发生右心衰竭前,临床上无症状。严重反流引起右心衰竭时,可有腹胀、尿少、水肿等症状。

(二)体征

1.视诊

胸骨左缘第2肋间隙可见肺动脉收缩期搏动。

2.触诊

胸骨左缘第2肋间隙可扪及肺动脉收缩期搏动,有时可伴收缩或舒张期震颤。胸骨左下缘可扪及右心室高动力性收缩期搏动。

3.叩诊

心界向右扩大。

4.听诊

(1)胸骨左缘第2～4肋间隙有随第二心音后立即开始的舒张早期叹气性高调递减型杂音，吸气时增强，称为Graham Steell杂音，系继发于肺动脉高压所致。

(2)合并肺动脉高压时，肺动脉瓣区第二心音亢进、分裂。反流量大时，三尖瓣区可闻及收缩期杂音，也可能有收缩期前低调杂音（右Austin-Flint杂音）。如瓣膜活动度好，可听到肺动脉喷射音。肺动脉高压者，第二心音肺动脉瓣成分增强。由于右心室每搏输出量增多，射血时间延长，第二心音呈宽分裂。有每搏输出量增多致已扩大的肺动脉突然扩张产生收缩期喷射音，在胸骨左缘第2肋间隙最明显。胸骨左缘第4肋间隙常有右心室第三和第四心音，吸气时增强。

三、辅助检查

(一)X线检查
右心室增大，伴肺动脉高压时有肺动脉段凸出，肺门阴影增宽，尤其是右下肺动脉增宽（＞10 mm），胸透可见肺门动脉搏动。

(二)心电图检查
继发于肺动脉高压者可有右束支阻滞和/或右心室肥厚图形。

(三)超声心动图检查
1.M型超声检查

主要呈右心室舒张期容量负荷改变。

2.二维超声检查

可明确病因。

3.彩色超声检查

多普勒右心室流出道内，于舒张期可测得源于肺动脉口的逆向血流束。

四、诊断和鉴别诊断

根据肺动脉瓣区舒张早期杂音，吸气时增强，可做出肺动脉瓣关闭不全的诊断。多普勒超声可明确诊断并可帮助与主动脉瓣关闭不全的鉴别。

五、治疗

继发于肺动脉高压的肺动脉瓣关闭不全者，主要应治疗其原发疾病。对原发于瓣膜的病变应进行病因治疗。如反流量大或右心室容量负荷进行性加重者，可施行人工心脏瓣膜置换术。

（李希强）

第九节　限制型心肌病

限制型心肌病（restrictive cardiomyopathy，RCM）以一侧或双侧心室充盈受限和舒张期容量降低为特征，收缩功能和室壁厚度正常或接近正常，可见间质纤维化。其病因为特发性、心肌淀粉样变性、心内膜病变伴或不伴嗜酸性粒细胞增多症。无论在西方国家或我国，RCM都是少见的。男女之比为 3∶1,发病年龄多在 15～50 岁。

一、病因

RCM 的病因目前仍未阐明,可能与非化脓性感染、体液免疫反应异常、变态反应和营养代谢不良等有关。最近报道本病可以呈家族性发病,可伴有骨骼肌疾病和房室传导阻滞。心肌淀粉样变性是继发性限制型心肌病的常见原因。

二、病理

在疾病早期阶段,心肌活检可见心内膜增厚,内膜下心肌细胞排列紊乱、间质纤维化。随着病情的进展,患者的心内膜明显增厚,外观呈珍珠样白色,质地较硬,致使心室壁轻度增厚。这种损害首先累及心尖部,继而向心室流出道蔓延,可伴有心室内附壁血栓形成。患者心脏的心室腔可无增大,心房增大与心室顺应性减低有关。冠状动脉很少受累。在病变发展到严重阶段,心内膜增厚和间质纤维化显著,组织学变化为非特异性。

三、临床表现

临床表现可分为左心室型、右心室型和混合型,以左心室型最常见。在早期阶段,患者可无症状,随着病情进展出现运动耐量降低、倦怠、乏力、劳力性呼吸困难和胸痛等症状,这主要是由于 RCM 患者心排血量不能随着心率加快而增加所致。左心室型早期可出现左心功能不全的表现,如易疲劳、呼吸困难、咳嗽及肺部湿啰音等。右心室型及混合型则以右心功能不全为主,如颈静脉曲张、吸气时颈静脉压增高(Kussmaul 征)、肝大、腹水、下肢或全身水肿。心脏可闻及第三心音奔马律。当二尖瓣或三尖瓣受累时,可出现相应部位的收缩期反流性杂音,心房压力增高和心房扩大可导致心房颤动。发生栓塞者并非少见。此外,血压常偏低,脉压小。除有心力衰竭和栓塞表现外,可发生猝死。

四、辅助检查

(一)心电图

ST 段及 T 波非特异性改变。部分患者可见 QRS 波群低电压、病理性 Q 波、束支传导阻滞、心房颤动和病窦综合征等心律失常。

(二)X 线胸片

心影正常或轻中度增大,可有肺淤血表现,偶见心内膜钙化影。

(三)超声心动图

心室壁增厚和重量增加,心室腔大致正常,心房扩大。约 1/3 的患者有少量心包积液。较严重的患者可有附壁血栓形成。Doppler 心动图的典型表现是舒张期快速充盈随之突然终止。

(四)心导管检查

心房压力曲线出现右心房压升高和快速的 Y 下陷;左心充盈压高于右心充盈压;心室压力曲线上表现为舒张早期下降和中晚期高原波;肺动脉高压。

(五)心内膜心肌活检

右心室活检可证实嗜酸性粒细胞增多症患者的心内膜心肌损害,对心内膜弹力纤维增生症和原发性限制型心肌病的组织学诊断具有重要价值。

五、诊断和鉴别诊断

RCM 临床诊断比较困难。对于出现倦怠、乏力、劳力性呼吸困难、胸痛、腹水、水肿等症状，心室没有明显扩大而心房扩大的患者，应考虑本病。心内膜心肌活检有助于确定限制型心肌病，属原发性和继发性。本病主要与缩窄性心包炎鉴别诊断。

六、治疗

限制型心肌病缺乏特异性治疗方法，其治疗原则包括缓解临床症状，改善心脏舒张功能，纠正心力衰竭，针对原发病的治疗。

(一)对症治疗

1.改善心室舒张功能

钙通道阻滞剂可以防止心肌细胞钙超负荷引起的细胞僵直，改善心室舒张期顺应性，降低心室舒张末压，从而改善心室舒张功能。可试用地尔硫䓬 30 mg，每天 3 次；或氨氯地平 5 mg，每天 1 次；或尼群地平 10 mg，每天 2 次。

β受体阻滞剂能减慢心率，延长心室充盈时间，减少心肌耗氧量，降低室壁张力，从而有利于改善心室舒张功能。美托洛尔从小剂量开始(6.25 mg，每天 2 次)，酌情逐渐增加剂量。

ACEI 可以常规应用，如卡托普利 12.5 mg，每天 2 次；培哚普利 4 mg，每天 1 次；或贝那普利5～10 mg，每天 1 次。

利尿剂能有效地降低心脏前负荷，减轻肺循环和体循环淤血，降低心室充盈压，改善患者气急和易疲乏等症状。

2.洋地黄类药物

对于伴有快速性房颤或心力衰竭的患者，可选用洋地黄制剂，使用时必须小剂量和谨慎观察。

3.抗心律失常治疗

发生房颤者较常见，可选用胺碘酮转复和维持心律。对于严重的缓慢性心律失常患者，可置入永久性心脏起搏器。

4.抗凝治疗

为防止血栓形成，应给予阿司匹林抗血小板药物治疗。心腔内附壁血栓形成者，应尽早给予华法林或肝素治疗。

(二)特殊治疗

对嗜酸性粒细胞增多症及其引起的心内膜心肌病变，皮质激素(泼尼松)和羟基脲或其他细胞毒性药物，能有效地减少嗜酸性粒细胞，阻止内膜心肌纤维化进展。最近报道，联合应用左旋苯丙氨酸氮芥、泼尼松和秋水仙碱对淀粉样变性有一定疗效，心、肾功能损害较小。

(三)手术治疗

对严重的内膜心肌纤维化可行心内膜剥脱术，切除纤维性心内膜。伴有瓣膜反流者，可行人工瓣膜置换术。对于附壁血栓者，行血栓切除术。

七、预后

本病预后不良。有报道认为，手术后难治性心力衰竭可显著好转，术后随访 2～7 年未见纤维化病变复发。

(李希强)

第十节 右心室心肌病

这是近年来提出的另一种原因不明的心肌病。Fontaine 在 1976 年首先报道右心室心肌病，以后欧洲等地及我国都有患者报道，目前，已逐渐受到临床医师的重视。

一、病因

本病病因尚未阐明。有人认为是先天性右心室发育异常所致，在一组大系列的报道中，约 35％的患者是家族性的，家系调查呈常染色体显性遗传。也有人认为，本病并非发生在新生儿和婴儿，患者的心肌萎缩并非胚胎发生异常所致，可能是后天获得的疾病。化学性毒素，特别是病毒感染都被提出过为致病因素。

二、病理生理

病理所见均来自尸检报告。右心室心肌部分或全部缺如，由纤维、脂肪组织代替，肌小梁变平，心壁变薄，心内膜可贴近心外膜。病变广泛地累及右心室，更多地集中在三尖瓣和肺动脉瓣下及心尖部。镜下见心肌灶性坏死和退行性变，伴有纤维组织增生和脂肪浸润，坏死心肌细胞周围有单核细胞浸润，但并不多见。

心肌病变使右心室心肌收缩力明显减弱，每搏输出量减低，右心室收缩末期和舒张末期容量增多，射血分数减少，右心室腔扩大，以后发生右心衰竭，部分患者发生起源于右心室的室性心律失常，多为折返机制引起，可致猝死。

三、临床表现

由于病情轻重不同，临床表现差异很大。80％患者发生在 7～40 岁，未见新生儿或婴儿的报道。轻者心脏不增大，也无症状，死后尸检才发现患本病；也有心脏增大但症状不明显，仅在活动时感觉心悸不适，在体格检查或尸检时才被发现。重者心脏增大，发生室性心律失常，可因反复出现室性心动过速而多次晕厥以致猝死。也有以猝死为首发表现的患者。无论有无心律失常，本病患者均发生右心衰竭，在病变广泛的患者中尤为如此，心力衰竭前常有乏力，易疲劳等不适。

本病体征不多，近半数患者体检无异常发现，部分患者肺动脉瓣区第二心音呈固定分裂，很少听到病理性杂音，偶可闻及右心室奔马律。右心室显著增大者，心浊音界增大，心前区可隆起，有室性心律失常者听诊或触诊脉搏时可以发现。

四、实验室检查

(一)X 线检查

可见心影正常或增大。右心室已经增大的患者，X 线检查未必能显示心影的增大，有时可呈球形。

(二)心电图检查

胸导联 T 波倒置，多局限于 V_1 至 V_3 导联，也可波及 V_4～V_6 导联。可有右束支传导阻滞，但不多见。出现室性心律失常者,其室早或室速的 QRS 波群多呈左束支传导阻滞,偶有呈右束支传导阻滞者,后者反映左心室受累。病变累及其他部位的患者也可出现窦性或房性心律失常和窦房或房室传导阻滞。严重者发生心室颤动。心脏不增大也无症状的患者,运动试验常有诱发室性心动过速的可能。

(三)超声心动图检查

可见右心室扩大或局限性扩张,伴随运动幅度减低,肌小梁排列紊乱;右心室射血分数减低。而左心室功能正常。

(四)心导管检查和选择性心血管造影

多数患者右心房和右心室压在正常范围,少数患者右心室舒张压增高,右心房 α 波压力读数增高。右心室造影见心腔扩大,肌小梁消失,室壁活动减弱或室壁节段性运动异常,甚至呈室壁瘤样突出。

(五)心内膜心肌活体组织检查

可见心肌组织变性坏死、纤维化、脂肪浸润和单核细胞浸润等,该项检查对心脏不增大、无明显症状或仅有室性心动过速发作的患者,诊断价值更大。

五、诊断和鉴别诊断

主要依据右心室扩大,发生右心衰竭或晕厥、有室性期前收缩或室性心动过速、右胸导联心电图 T 波倒置、室速发作时心电图 QRS 波群呈左束支传导阻滞型、超声心动图、放射性核素或选择性心血管造影检查示右心室扩大、右心室收缩力减弱或节段性运动异常、左心室功能正常,心内膜心肌活检有助于进一步确诊。凡有不明原因的晕厥或阵发性心动过速患者,宜考虑本病可能,并做进一步检查以确诊。鉴别诊断要注意排除冠状动脉粥样硬化性心脏病和其他类型的心肌病和右心室明显受累的疾病,尤其是三尖瓣病变等。

六、治疗

在心功能代偿期中,宜避免劳累和呼吸道感染以预防发生心力衰竭。有室性心律失常的患者,宜避免剧烈的运动、焦虑或过度兴奋,因为这些情况可导致血中儿茶酚胺浓度的增高而诱发室性心动过速。对有频发的室性期前收缩者应予抗心律失常药物治疗。β 受体阻滞剂及胺碘酮的有效率各为 33%,如联合使用两种药,有效率可达 83%。通过心脏电生理检查诱发室性心律失常来选择药物,疗效会更好。药物治疗无效时,通过电生理检查确定室性心律失常的起源部位,可施行手术切除或分离病灶,也可用直流电击、射频波或激光消蚀。发生心室颤动时应立即进行电除颤和其他心肺复苏的措施。

(李希强)

第十一节　未定型心肌病

未定型心肌病(unclassified cardiomyopathy,UCM)是指不适合归类于扩张型心肌病、肥厚型心肌病、限制型心肌病和右心室心肌病等类型的心肌病,如弹性纤维增生症、非致密性心肌病、线粒体受累、心室扩张甚轻而收缩功能减弱等。

一、心室肌致密化不全

心室肌致密化不全(noncompaction of ventricular myocardium,NVM)是一种先天性心室肌发育不全性心肌病,主要特征为左心室和/或右心室,腔内存在大量粗大突起的肌小梁及深陷隐窝,常伴或不伴有心功能不全、心律失常及血栓栓塞。1984年德国的 Engberding 等通过心血管造影和二维超声检查首次发现一成年女性患者左心室肌发育异常,心肌肌束间如海绵状的血液窦状隙持续存在;1985年德国的 Goebel 等提出此类患者病变可能为一种新型疾病,从而引起人们关注。随着类似患者的不断发现,研究者们曾一度将此病称为"海绵样心肌病",直至1990年美国的 Chin 等将其正式命名为"心室肌致密化不全"。我国于2000年首次报道,其后3年陆续发现三十余例,近年来有增多趋势。

(一)病因

NVM病因迄今不明,儿童患者多呈家族性。近年基因学研究认为,它可能与 Xq28 染色体上的 G415 基因突变有关,另有报道基因 *RKBP*12、11*p*15、*LMNA* 等也可能与本病相关。通常在胚胎早期,心肌为由心肌纤维形成的肌小梁和深陷的小梁间隙(即隐窝)交织成的"海绵"样网状结构,其中小梁间隙与心室腔相通,血液通过此通道供应心肌。胚胎发育4~6周后,心肌逐渐致密化,大部分隐窝压缩成毛细血管,形成冠状动脉微循环系统。心肌致密化过程是从心外膜向心内膜、从基底部向心尖部进行的,在此过程中,若某区域心肌致密化停止,将造成相应区域的致密化心肌减少,而由多个粗大的肌小梁取代,导致心肌供血失常,影响心肌收缩功能;而粗大的肌小梁又可使心室壁顺应性下降、舒张功能障碍。另外,心肌结构的变异、血流的紊乱易致心律失常和附壁血栓形成,甚至发生猝死。

(二)病理

病理学特征为心室腔内有大量粗大突起的肌小梁和与心室腔交通的深陷隐窝,组织学表现为隐窝表面覆以内皮细胞并与心外膜相延续。随着病程进展,心脏逐渐扩大,类似于DCM,发展到此阶段仍然可见扩大的心室腔内有大量粗大突起肌小梁和与心室腔交通深陷的隐窝,在心脏超声检查中应当注意这种病变的识别。

(三)临床表现

本病起病隐匿,有些患者出生即发病,有些直至中年时才出现症状,也有终身无症状者。病程的进展由非致密化心肌范围和慢性缺血程度决定,临床表现为进行性收缩和/或舒张功能障碍、各种类型的心律失常(以快速室性心律失常多见)和系统性血栓栓塞,少数患儿患者可伴有面部畸形,前额突出、低位耳和高颚弓等。

(四)诊断

由于其临床表现无特异性,冠状动脉造影显示正常,X线和心电图检查很难将其与DCM鉴别,而超声心动图则可显示本病心室肌的异常结构特征与功能。

2001年Jenni等总结提出以下超声心动图诊断标准:①心室壁异常增厚并呈现两层结构,即薄且致密的心外膜层和厚而非致密的心内膜层,后者由粗大突起的肌小梁和小梁间的隐窝构成,且隐窝与左心室腔交通而具有连续性。成人非致密化的心内膜层最大厚度/致密化的心外膜层厚度>0.2,幼儿则>1.4(心脏收缩末期胸骨旁短轴)。②主要受累心室肌(>80%)为心尖部、心室下壁和侧壁。③小梁间的深陷隐窝充满直接来自左心室腔的血液(彩色多普勒显示),但不与冠状动脉循环交通。④排除其他先天性或获得性心脏病的存在。

少数 DCM 患者和正常心脏心室腔内也可能存在粗大的肌小梁（通常不超过 3 个），此时若无高质量的超声心动图识别，可通过磁共振成像提供更清晰的形态结构和更高的空间分辨率，心血管造影也可明确诊断。此外，这些影像学检查还可有助本病与肥厚型心肌病、心律失常型心肌病、心脏肿瘤和心室附壁血栓的鉴别。

NVM 在成年人多因心力衰竭就诊时，超声心动图检查表现为左心室扩大，薄且致密的心外膜层和厚而非致密的心内膜层，后者由粗大突起的肌小梁和小梁间的隐窝构成，隐窝与左心室腔交通具有连续性，主要累及心尖部、心室下壁和侧壁，小梁间的深陷隐窝充满直接来自左心室腔的血液。在诊断扩张型心肌病时应当注意病因诊断与鉴别诊断。

（五）治疗与预后

目前尚无有效治疗方法。目前主要针对心力衰竭、各种心律失常和血栓栓塞等各种并发症治疗。药物可选用 β 受体阻滞剂和血管紧张素转化酶抑制药等抗心力衰竭；同时可使用辅酶 Q_{10} 和 B 族维生素等改善心肌能量代谢；应用阿司匹林或华法林行抗栓治疗；必要时安置 ICD 控制恶性室性心律失常。Oechslin 等对 34 例有症状成人 NVM 患者随访（44±39）个月，18 例（53%）因心力衰竭住院，12 例（35%）死亡（心力衰竭死亡和猝死各 6 例），14 例（41%）出现室性心律失常，8 例（24%）发生血栓栓塞事件，提示本病预后不良。关注超声心动图对 NVM 特征性病变的识别，提高本病早期诊断水平，有助于延缓患者寿命。由于本病为心室肌发育不良，心脏移植是终末阶段的主要治疗方法。

二、线粒体病累及心脏

线粒体病是指编码线粒体基因出现致病突变或与线粒体疾病相关的核 DNA 损害，导致 ATP 电子传递链酶的缺陷，ATP 产生障碍，线粒体的形态发生改变而出现的一组多系统疾病。该疾病主要累及神经肌肉系统，心肌组织也是最易受累的组织之一。患者在心脏表现为心肌病，包括肥厚型心肌病、扩张型心肌病及左心室致密化不全。廖玉华曾收治一例 16 岁男性线粒体病患者，主要表现为显著的 LVH、心肌酶水平持续升高、静息及运动时乳酸及丙酮酸水平增高，乳酸与丙酮酸比值>20，肌肉与心肌活检显示心肌纤维间大量异型的线粒体堆积，见图 7-10。

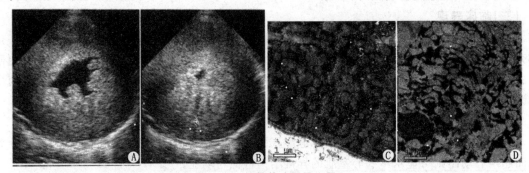

图 7-10　线粒体病累及心肌

二维超声心动图切面：A.左心室大小无明显增大，左心室后壁 3.4 cm，侧壁 3.2 cm；B.左心室在收缩末期几乎闭塞，内径 1.2 cm。透射电镜：C.股四头肌活检，骨骼肌肌膜下肌原纤维间大量异型线粒体堆积，糖原含量增多；D.心内膜心肌活检，心肌细胞肌纤维排列紊乱粗细不等，肌原纤维间也可见大量异型线粒体堆积，糖原含量增多

（李希强）

第十二节　围生期心肌病

围生期心肌病是指在妊娠末期或产后 5 个月内,首次发生以累及心肌为主的一种心脏病,以往曾称产后心脏病。其临床表现为呼吸困难、血痰、肝大、水肿等心力衰竭症状,类似于扩张型心肌病。

一、定义

妊娠与心力衰竭的关系早在 1849 年已经被认识,1930 年才将它完整地描述为一个病种。围生期心肌病是一种以充血性心力衰竭为主要表现的心肌病,但是围生期心肌病与妊娠伴发心力衰竭不是同一概念。1971 年,Demakis 等提出围生期心肌病的诊断标准:①心力衰竭发生在产前 1 个月或产后 5 个月内;②缺乏确定的心力衰竭原因;③在产前 1 个月之前缺乏心脏病证据;④超声心动图证实左心室收缩功能损害。在诊断围生期心肌病时,必须排除其他与围生期心力衰竭有关的原因,如感染性、中毒性、代谢性疾病,缺血性和瓣膜性心脏病及妊娠晚期并发症,包括妊娠毒血症、羊膜腔动脉或肺动脉栓塞。

二、流行病学

围生期心肌病发病率尚未明确,发病率占分娩者的 1/15 000～1/1 300。Cunningham 等回顾分析 106 000 例孕妇,发现初诊为围生期心肌病 28 例,其中 21 例(75%)先前有潜在的疾病,如高血压、二尖瓣狭窄、甲状腺毒症、感染或先兆子痫。Burch 等对初诊 34 例围生期心肌病进行回顾性分析,其中 11 例是败血症,18 例有贫血,23 例有妊娠中毒症。由于上述回顾性分析均提示围生期心肌病诊断不够严谨,故认为围生期心肌病发病率可能低于 1/15 000。

三、病因及危险因素

(一)围生期心肌病的危险因素

围生期心肌病多见于 30 岁以上孕妇,并且以多产妇发病率为高。最初认为,营养不良与本病的发生有关,但是在许多营养良好的妇女中也发生围生期心肌病。双胞胎妊娠妇女发生围生期心肌病的危险性更高(7%～10%),其他危险因素包括妊娠中毒症、产后高血压、母亲有可卡因恶习、病毒感染或硒缺乏。

(二)围生期心肌病的病因

围生期心肌病作为一个独特病种,资料主要来源于流行病学,病因尚不明确,其发病因素可能是多方面的。本病发生在妊娠分娩期前后的年轻妇女,然而,在年轻妇女中,特发性扩张型心肌病罕见。目前,多数学者认为,本病心肌病变可能为病毒感染。1982 年,Melvin 提出心肌炎作为围生期心肌病的病因,因在围生期心肌病患者右心室心内膜心肌中发现有弥漫性淋巴细胞浸润和大量肌细胞水肿、坏死及纤维化。1990 年 Midei 再次强调围生期心力衰竭的发生与心肌炎有关,对 18 例围生期心肌病患者进行心内膜心肌活检,其中 14 例(78%)是心肌炎,4 例有慢性心力衰竭症状的围生期心肌病患者中 3 例心肌活检标本表现为持续性心肌炎,而 5 例心力衰竭改善患者的心肌活检,4 例结果阴性。有学者以心肌活检诊断心肌炎将本病与特发性扩张型心肌病比较,发现围生期心肌病心肌炎的发生率(29%)比特发性扩张型心肌病(9%)更高。最近,Rizeq 报道本病与特发性扩张型心肌病比较,围生期心肌病患者心肌炎发生率很低(8.8%)。在病毒与围生期心肌病关系的研究中,Cenac 用补体结合试验检测 38 例围生期心肌病患者血中肠病毒,并设置同等条件的对照组,结果两组柯萨奇病毒和埃柯病毒检出率没有差别。

目前,心肌炎与围生期心肌病发病学的关系还不能确立,尚需进一步研究。有人试图用免疫学机制来解释围生期心肌病的病因,但目前尚缺乏母亲或胎儿免疫应答的证据。Cenac 报道一组尼日尔围生期心肌病患者没有自身体液免疫的证据。有关围生期心肌病免疫学也有待继续研究。

四、病理

围生期心肌病患者的心脏扩大,心肌呈苍白色,常见心室腔附壁血栓,心脏没有明显结构损坏,心内膜增厚和心包积液不常见。显微镜检查心肌纤维肥大,肌纤维变性,纤维化,心肌间质水肿,偶见淋巴细胞浸润。

五、临床表现

围生期心肌病 78% 起病发生于产后 0~4 个月,9% 发生在产前 1 个月,其他时间起病约 13%。围生期心肌病的症状:劳力性呼吸困难,端坐呼吸、夜间阵发性呼吸困难,疲劳,心悸,咳嗽、咯血,胸痛,腹痛。

体征:颈静脉充盈,心脏增大,病理性第三心音,P_2 亢进,二尖瓣、三尖瓣反流性杂音、肺部啰音、水肿、腹水、心律失常、栓塞、肝大。

六、辅助检查

(一)心电图

大多数患者表现为窦性心动过速,极少数表现为心房颤动,肢体导联低电压,左心室肥厚。常有非特异性 ST-T 波改变,偶见前间壁 Q 波,PR 间期和 QRS 时限延长,束支阻滞。

(二)X 线胸片

心脏扩大和双侧少量胸腔积液。

(三)超声心动图

左心室扩大和左心室收缩功能损害,室壁局部收缩增厚不均匀,二尖瓣反流,左心房扩大,少量心包积液。

(四)心内膜心肌活检

有助于排除心肌感染性病因。

(五)血清学检查

可行细菌培养和病毒培养,柯萨奇 B 病毒抗体测定。

七、诊断与鉴别诊断

妊娠末期或产后 5 个月内,首次发生以累及心肌为主的心脏病,其临床表现为呼吸困难、血痰、肝大、水肿等心力衰竭症状,可以诊断围生期心肌病。围生期心肌病与扩张型心肌病的鉴别,围生期心肌病的临床表现与扩张型心肌病一样,主要表现为充血性心力衰竭,但栓塞现象较常见。心电图、超声心动图和X线胸片检查均为非特异性变化,对两种疾病的鉴别诊断没有意义。血清抗心肌自身抗体检查对扩张型心肌病诊断有重要价值,也有助于与围生期心肌病鉴别。肠病毒 RNA 在扩张型心肌病心肌检出率为30%~49%,CVB-IgM 在 7%~33%扩张型心肌病患者血清中持续存在。心内膜心肌病原学检查、血清病原学和免疫学检查对围生期心肌病与扩张型心肌病的诊断与鉴别诊断价值还需要进一步研究。

八、治疗

本病的治疗与其他心脏病引起的充血性心力衰竭相似,主要是应用地高辛、利尿剂、限制钠盐和减轻后负荷。地高辛的作用是增加心室肌收缩和减慢心房颤动的心室率,通过胎盘屏障治疗子宫内胎儿过速性心律失常,还可以通过乳汁分泌,但婴儿摄入剂量非常小,对婴儿没有不良影响。由于围生期心肌病患者对地高辛特别敏感,宜小剂量使用。利尿剂应用是心力衰竭治疗的基础,可以缓解呼吸困难症状。血管扩张药治疗减轻后负荷,降低左心室舒张末压,增加心排血量。血管紧张素转换酶抑制药(ACEI)可以延长非妊娠心力衰竭患者的生命。然而,卡托普利与动物和人类产期病死率增加有关,故不宜应用。ACEI通过乳汁分泌,对新生儿较安全。最近资料认为,ACEI 对胎儿有危险。

围生期心肌病栓塞发生率为 53%,妊娠晚期凝血因子Ⅱ、Ⅶ、Ⅷ和纤维蛋白原浓度增加,血小板黏附性增加,这种高凝状态可以持续到产后 4~6 周。产期患者可以短期选用肝素抗凝治疗。卧床休息易导致静脉血栓形成,最近不主张围生期心肌病患者长期卧床,应进行适当的主动或被动的肢体活动。

心脏移植已在围生期心肌病患者中成功地进行,对难治性围生期心肌病是一线生机。

九、预后

围生期心肌病可因心力衰竭进行性恶化而死亡,也可因肺栓塞或室性心律失常而猝死。多数围生期心肌病患者经过临床治疗得以恢复,心脏大小可恢复正常;少数患者遗留心脏扩大,可在数年内死于心力衰竭或猝死。

(李希强)

第十三节　稳定型心绞痛

稳定型心绞痛是由于劳力引起心肌耗氧量增加,而病变的冠状动脉不能及时调整和增加血流量,从而引起可逆性心肌缺血,但不引起心肌坏死。这是由于心肌供氧与耗氧之间暂时失去平衡而发生心肌缺血的临床症状,是在一定条件下冠状动脉所供应的血液和氧不能满足心肌需要的结果。本病多见于男性,多数患者年龄在 40 岁以上,常合并高血压、吸烟、糖尿病、脂质代谢异常等心血管疾病危险因子。大多数为冠状动脉粥样硬化导致血管狭窄引起,还可由主动脉瓣病变、梅毒性主动脉炎、肥厚型心肌病、先天性冠状动脉畸形、风湿性冠状动脉炎、心肌桥等引起。

一、发病机制

心肌内没有躯体神经分布,因此机械性刺激并不引起疼痛。心肌缺血时产生痛觉的机制仍不明确。当冠状动脉的供氧与心肌的氧耗之间发生矛盾时,心肌急剧的、暂时的缺血缺氧,导致心肌的代谢产物如乳酸、丙酮酸、磷酸等酸性物质及一些类似激肽的多肽类物质在心肌内大量积聚,刺激心脏内自主神经传入纤维末梢,经第1~5胸交感神经节和相应的脊髓段,传至大脑,产生疼痛感觉。因此,与心脏自主神经传入处于相同水平脊髓段的脊神经所分布的区域,如胸骨后、胸骨下段、上腹部、左肩、左上肢内侧等部位可以出现痛觉,这就是牵涉痛产生的可能原因。由于心绞痛并非躯体神经传入,所以常不是锐痛,不能准确定位。

心肌产生能量的过程需要大量的氧供,心肌耗氧量(MVO_2)的增加是引起稳定型心绞痛发作的主要原因之一。心肌耗氧量由心肌张力、心肌收缩强度和心率所决定,常用心率与收缩压的乘积作为评估心肌耗氧程度的指标。在正常情况下,冠状循环有强大的储备力量,在剧烈运动时,其血流量可增加到静息时的6~7倍,在缺氧状况下,正常的冠状动脉可以扩张,也能使血流量增加4~5倍。动脉粥样硬化而致冠状动脉狭窄或部分分支闭塞时,冠状动脉对应激状态下血流的调节能力明显减弱。在稳定型心绞痛患者,虽然冠状动脉狭窄,心肌的血液供应减少,但在静息状态下,仍然可以满足心脏的需要,故安静时患者无症状;当心脏负荷突然增加,如劳力、激动、寒冷刺激、饱食等,使心肌张力增加(心腔容积增加、心室舒张末期压力增高)、心肌收缩力增加(收缩压增高、心室压力曲线最大压力随时间变化率增加)或心率增快,均可引起心肌耗氧量增加,引起心绞痛的发作。

在其他情况下,如严重贫血、肥厚型心肌病、主动脉瓣狭窄/关闭不全等,由于血液携带氧的能力下降,或心肌肥厚致心肌氧耗增加,或心排血量过少/舒张压过低,均可以造成心肌氧供和氧耗之间的失平衡,心肌血液供给不足,遂引起心绞痛发作。在多数情况下,稳定型心绞痛常在同样的心肌耗氧量的情况下发生,即患者每次在某一固定运动强度的诱发下发生症状,因此症状的出现很具有规律性。当发作的规律性在短期内发生显著变化时(如诱发症状的运动强度明显减低),常提示患者出现了不稳定型心绞痛。

二、病理和病理生理

一般来说,至少1支冠状动脉狭窄程度>70%才会导致心肌缺血。

(一)心肌缺血、缺氧时的代谢与生化改变

在正常情况下,心肌主要通过脂肪氧化的途径获得能量,供能的效率比较高。但相对于对糖的利用供能来说,对脂肪的利用需要消耗更多的氧。

1.心肌的缺氧代谢及其对能量产生和心肌收缩力的影响

缺血缺氧引起心肌代谢的异常改变。心肌在缺氧状态下无法进行正常的有氧代谢,从三磷酸腺苷(ATP)或肌酸磷酸(CP)产生的高能磷酸键减少,导致依赖能源的心肌收缩和膜内外离子平衡发生障碍。缺血时由于乳酸和丙酮酸不能进入三羧酸循环进行氧化,无氧糖酵解增强,乳酸在心肌内堆积,冠状静脉窦乳酸含量增高。由于无氧酵解供能效率较低,而且乳酸的堆积限制了无氧糖酵解的进行,心肌能量产生障碍及乳酸积聚引起心肌内的乳酸性酸中毒,均可导致心肌收缩功能的下降。

2.心肌细胞离子转运的改变对心肌收缩及舒张功能的影响

正常心肌细胞受激动而除极时,细胞内钙离子浓度增高,钙离子与原肌凝蛋白上的肌钙蛋白C结合后,解除了肌钙蛋白Ⅰ的抑制作用,促使肌动蛋白和肌浆球蛋白合成肌动球蛋白,引起心肌收缩。当心肌细胞缺氧时,细胞膜对钠离子的渗透性异常增高,细胞内钠离子增多及细胞内的酸中毒,使肌浆网内的钙离子流出障碍,细胞内钙离子浓度降低并妨碍钙离子与肌钙蛋白的结合,使心肌收缩功能发生障碍。缺氧也使心肌松弛发生障碍,可能因心肌高能磷酸键的储备降低,导致细胞膜上钠-钙离子交换系统功能的障碍及肌浆网钙泵对钙离子的主动摄取减少,因此钙离子与肌钙蛋白的解离缓慢,心肌舒张功能下降,左心室顺应性减低,心室充盈的阻力增加。

3.心肌缺氧对心肌电生理的影响

肌细胞受缺血性损伤时,钠离子在细胞内积聚而钾离子向细胞外漏出,使细胞膜在静止期处于部分除极化状态,当心肌细胞激动时,由于除极不完全,从而产生损伤电流。在心电图上表现为ST段的偏移。由于心腔内的压力,在冠状动脉血供不足的情况下,心内膜下的心肌更容易发生急性缺血。受急性缺血性损伤的心内膜下心肌,其静息电位较外层为高(部分除极化状态),而在心肌除极后其电位则较外层为低(除极不完全);因此,在左心室表面记录的心电图上出现ST段的压低。当心肌缺血发作时主要累及心外膜下心肌,则心电图可以表现为ST段抬高。

(二)左心室功能及血流动力学改变

缺血部位心室壁的收缩功能,在心肌缺血发生时明显减弱甚至暂时完全丧失,而正常心肌区域代偿性收缩增强,可以表现为缺血部位收缩期膨出。但存在大面积的心肌缺血时,可影响整个左心室的收缩功能,心室舒张功能受损,充盈阻力增加。在稳定型心绞痛患者,各种心肌代谢和功能障碍是暂时、可逆性的,心绞痛发作时患者自动停止活动,使缺血部位心肌的血液供应恢复平衡,从而减轻或缓解症状。

三、临床表现

稳定型心绞痛通常均为劳力性心绞痛,其发作的性质通常在3个月内并无改变,即每天和每周疼痛发作次数大致相同,诱发疼痛的劳力和情绪激动程度相同,每次发作疼痛的性质和部位无改变,用硝酸甘油后,也在相同时间内发生疗效。

(一)症状

稳定型心绞痛的发作具有其较为特征性的临床表现,对临床的冠心病诊断具有重要价值,可以通过仔细的病史询问获得这些有价值的信息。心绞痛以发作性胸痛为主要临床表现,疼痛的特点有以下几点。

1.性质

心绞痛发作时,患者常无明显的疼痛,而表现为压迫、发闷或紧缩感,也可有烧灼感,但不尖锐,非针刺样或刀割样痛,偶伴濒死、恐惧感。发作时,患者往往不自觉地停止活动,至症状缓解。

2.部位

主要位于心前区、胸骨体上段或胸骨后,界限不清楚,约有手掌大小。常放射至左肩、左上肢内侧达无名指和小指、颈、咽或下颌部,也可以放射至上腹部甚至下腹部。

3.诱因

常由体力劳动或情绪激动(如愤怒、焦急、过度兴奋等)、饱食、寒冷、吸烟、心动过速等诱发。疼痛发生于劳力或激动的当时,而不是在劳累以后。典型的稳定型心绞痛常在类似活动强度的情况下发生。早晨和上午是心肌缺血的好发时段,可能与患者体内神经体液因素在此阶段的激活有关。

4.持续时间和缓解因素

心绞痛出现后常逐步加重,在患者停止活动后 3～5 分钟逐渐消失。舌下含服硝酸甘油症状也能在2～3分钟内缓解。如果患者在含服硝酸甘油后 10 分钟内无法缓解症状,则认为硝酸甘油无效。

5.发作频率

稳定型心绞痛可数天或数星期发作一次,也可一日内发作多次。一般来说,发作频率固定,如短时间内发作频率较以前明显增加,应该考虑不稳定型心绞痛(恶化劳力型)。

(二)体征

稳定型心绞痛患者在心绞痛发作时常见心率增快、血压升高。通常无其他特殊发现,但仔细的体格检查可以明确患者存在的心血管病危险因素。体格检查对鉴别诊断有很大的意义,例如,在胸骨左缘闻及粗糙的收缩期杂音应考虑主动脉瓣狭窄或肥厚梗阻型心肌病的可能。在胸痛发作期间,体格检查可能发现乳头肌缺血和功能失调引起的二尖瓣关闭不全的收缩期杂音;心肌缺血发作时可能出现左心室功能障碍,听诊时有时可闻及第四或第三心音奔马律、第二心音逆分裂或出现交替脉。

四、辅助检查

(一)心电图检查

心电图是发现心肌缺血、诊断心绞痛最常用、最便宜的检查方法。

1.静息心电图检查

稳定型心绞痛患者静息心电图多数是正常的,所以静息心电图正常并不能除外冠心病。一些患者可以存在 ST-T 改变,包括 ST 段压低(水平型或下斜型),T 波低平或倒置,可伴有或不伴有陈旧性心肌梗死的表现。单纯、持续的 ST-T 改变对心绞痛并无显著的诊断价值,可以见于高血压、心室肥厚、束支传导阻滞、糖尿病、心肌病变、电解质紊乱、抗心律失常药物或化学治疗药物治疗、吸烟、心脏神经官能症患者。因此,单纯根据静息心电图诊断心肌缺血很不可靠。虽然冠心病患者可以出现静息心电图 ST-T 异常,并可能与冠状动脉病变的严重程度相关,但绝对不能仅根据心电图存在 ST-T 的异常即诊断冠心病。

心绞痛发作时特征性的心电图异常是 ST-T 较发作前发生明显改变,在发作以后恢复至发作前水平。由于心绞痛发作时心内膜下心肌缺血常见,心电图改变多表现为 ST 段压低(水平型或下斜型)0.1 mV 以上,T 波低平或倒置,ST 段改变往往比 T 波改变更具特异性;少数患者在发作时原来低平、倒置的 T 波变为直立(假性正常化),也支持心肌缺血的诊断。虽然 T 波改变对心肌缺血诊断的特异性不如 ST 段改变,但如果发作时的心电图与发作之前比较有明显差别,发作后恢复,也具有一定的诊断意义。部分稳定型心绞痛患者可以表现为心脏传导系统功能异常,最常见的是左束支传导阻滞和左前分支传导阻滞。此外,心绞痛发作时还可以出现各种心律失常。

2.心电图负荷试验

心电图负荷试验是对疑有冠心病的患者,通过给心脏增加负荷(运动或药物)而激发心肌缺血来诊断冠心病。运动试验的阳性标准为运动中出现典型心绞痛,运动中或运动后出现 ST 段水平或下斜型下降≥1 mm(J点后60～80毫秒),或运动中出现血压下降者。心电图负荷试验检查的指征为:临床上怀疑冠心病,为进一步明确诊断;对稳定型心绞痛患者进行危险分层;冠状动脉搭桥及心脏介入治疗前后的评价;陈旧性心肌梗死患者对非梗死部位心肌缺血的监测。禁忌证包括急性心肌梗死;高危的不稳定型心绞痛;急性心肌、心包炎;严重高血压[收缩压≥26.7 kPa (200 mmHg)和(或)舒张压≥14.7 kPa(110 mmHg)]心功能不全;严重主动脉瓣狭窄;肥厚型梗阻性心肌病;静息状态下有严重心律失常;主动脉夹层。负荷试验终止的指标为ST-T降低或抬高≥0.2 mV;心绞痛发作;收缩压超过29.3 kPa(220 mmHg);血压较负荷前下降;室性心律失常(多源性、连续3个室性期前收缩和持续性室性心动过速)。

通常,运动负荷心电图的敏感性可达到70%,特异性70%～90%。有典型心绞痛并且负荷心电图阳性,诊断冠心病的准确率达95%。运动负荷试验为最常用的方法,运动方式主要为分级踏板或蹬车,其运动强度可逐步分期升级。目前,通常是以达到按年龄预计的最大心率(HR$_{max}$)或85%～90%的最大心率为目标心率,前者为极量运动试验,后者为次极量运动试验。运动中应持续监测心电图、血压的改变并记录,运动终止后即刻和此后每2分钟均应重复心电图记录,直至心率恢复运动前水平。

Duke活动平板评分是可以用来进行危险分层的指标。

Duke评分=运动时间(min)-5×ST段下降(mm)-(4×心绞痛指数)

心绞痛指数:0.运动中无心绞痛;1.运动中有心绞痛;2.因心绞痛需终止运动试验。

Duke评分≥5分低危,1年病死率0.25%;-10～+4分中危,1年病死率1.25%;≤-11高危,1年病死率5.25%。Duke评分系统适用于75岁以下的冠心病患者。

3.心电图连续监测(动态心电图)

连续记录24小时的心电图,可从中发现心电图ST-T改变和各种心律失常,通过将ST-T改变出现的时间与患者症状的对照分析,从而确定患者症状与心电图改变的意义。心电图中显示缺血性ST-T改变而当时并无心绞痛发作者称为无痛性心肌缺血,诊断无痛性心肌缺血时,ST段呈水平或下斜型压低≥0.1 mV,并持续1分钟以上。进行12导联的动态心电图监测对心肌缺血的诊断价值较大。

(二)超声心动图检查

稳定型心绞痛患者的静息超声心动图检查大部分无异常表现,但在心绞痛发作时,如果同时进行超声心动图检查,可以发现节段性室壁运动异常,并可以出现一过性心室收缩与舒张功能障碍的表现。超声心动图负荷试验是诊断冠心病的手段之一,可以帮助识别心肌缺血的范围和程度,敏感性和特异性均高于心电图负荷试验。超声心动图负荷试验按负荷的性质可分为药物负荷试验(常用多巴酚丁胺)、运动负荷试验、心房调搏负荷试验及冷加压负荷试验。根据负荷后室壁的运动情况,可将室壁运动异常分为运动减弱、运动消失、矛盾运动及室壁瘤。

(三)放射性核素检查

^{201}Tl-静息和负荷心肌灌注显像:^{201}Tl(铊)随冠状动脉血流很快被正常心肌所摄取。静息时铊显像所示灌注缺损主要见于心肌梗死后瘢痕部位;而负荷心肌灌注显像可以在运动诱发心肌缺血时,显示出冠状动脉供血不足导致的灌注缺损。不能运动的患者可做双嘧达莫试验,静脉注射双嘧达莫使正常或较正常的冠状动脉扩张,引起"冠状动脉窃血",产生狭窄血管供应的局部心肌缺血,可取得与运动试验相似的效果。近年,还用腺苷或多巴酚丁胺做药物负荷试验。近年用^{99m}Tc-MIBI做心肌显像取得良好效果,并已推广,它在心肌内分布随时间变化相对固定,无明显

再分布,显像检查可在数小时内进行。

(四)多层 CT 或电子束 CT 平扫

多层 CT 或电子束 CT 平扫可检出冠状动脉钙化并进行积分。人群研究显示钙化与冠状动脉病变的高危人群相联系,但钙化程度与冠状动脉狭窄程度却并不一致。因此,不推荐将钙化积分常规用于心绞痛患者的诊断。

CT 冠状动脉造影(CTA)为显示冠状动脉病变及形态的无创检查方法,具有较高的阴性预测价值,若 CTA 未见狭窄病变,一般无须进行有创检查。但 CT 冠状动脉造影对狭窄部位病变程度的判断仍有一定局限性,特别当存在明显的钙化病变时,会显著影响狭窄程度的判断,而冠状动脉钙化在冠心病患者中相当普遍。因此,CTA 对冠状动脉狭窄程度的显示仅能作为参考。

(五)左心导管检查

左心导管检查主要包括冠状动脉造影术和左心室造影术,是有创性检查方法,前者目前仍然是诊断冠心病的金标准。左心导管检查通常采用穿刺股动脉(Judkins 技术)、肱动脉(Sones 技术)或桡动脉的方法。选择性冠状动脉造影将导管插入左、右冠状动脉口,注射造影剂使冠状动脉主支及其分支显影,可以较准确地反映冠状动脉狭窄的程度和部位。左心室造影术是将导管送入左心室,用高压注射器将造影剂以 $12\sim15$ mL/s 的速度注入左心室以评价左心室整体收缩功能及局部室壁运动状况。心导管检查的风险与疾病的严重程度及术者经验直接相关,并发症大约为 0.1%。根据冠状动脉的灌注范围,将冠状动脉分为左冠状动脉优势型、右冠状动脉优势型和均衡型。"优势型"是指哪一支冠状动脉供应左心室间隔和左心室后壁;85% 为右冠状动脉优势型,7% 为右冠状动脉和左冠的回旋支共同支配,即均衡型,8% 为左冠状动脉优势型。

五、危险分层

通过危险分层,定义出发生冠心病事件的高危患者,对采取个体化治疗,改善长期预后具有重要意义。根据以下各个方面对稳定型心绞痛患者进行危险分层。

(一)临床评估

患者病史、症状、体格检查及实验室检查可为预后提供重要信息。冠状动脉病变严重、有外周血管疾病、心力衰竭者预后不良。心电图有陈旧性心肌梗死、完全性左束支传导阻滞、左心室肥厚、二至三度房室传导阻滞、心房颤动、分支阻滞者,发生心血管事件的危险性也增高。

(二)负荷试验

Duke 活动平板评分可以用来进行危险分层。此外,运动早期出现阳性(ST 段压低 >1 mm)、试验过程中 ST 段压低 >2 mm、出现严重室律失常时,预示患者高危。超声心动图负荷试验有很好的阴性预测价值,年死亡或心肌梗死发生率 $<0.5\%$。而静息时室壁运动异常、运动引发更严重的室壁运动异常者高危。

核素检查显示运动时心肌灌注正常则预后良好,年心脏性猝死、心肌梗死的发生率 $<1\%$,与正常人群相似;运动灌注明显异常提示有严重的冠状动脉病变,预示患者高危,应动员患者行冠状动脉造影及血运重建治疗。

(三)左心室收缩功能

左心室射血分数(LVEF) $<35\%$ 的患者年病死率 $>3\%$。男性稳定型心绞痛伴心功能不全者 5 年存活率仅 58%。

（四）冠状动脉造影

冠状动脉造影显示的病变部位和范围决定患者预后。CASS 注册登记资料显示正常冠状动脉 12 年的存活率 91％，单支病变 74％，双支病变 59％，三支病变 50％，左主干病变预后不良，左前降支近端病变也能降低存活率，但血运重建可以降低病死率。

六、诊断和鉴别诊断

（一）诊断

根据典型的发作特点，结合年龄和存在的其他冠心病危险因素，除外其他疾病所致的胸痛，即可建立诊断。发作时典型的心电图改变为：以 R 波为主的导联中，ST 段压低，T 波平坦或倒置，发作过后数分钟内逐渐恢复。心电图无改变的患者可考虑做心电图负荷试验。发作不典型者，诊断要依靠观察硝酸甘油的疗效和发作时心电图的变化，如仍不能确诊，可以考虑做心电图负荷试验或 24 小时的动态心电图连续监测。诊断困难者可考虑行超声心动图负荷试验、放射性核素检查和冠状动脉 CTA。考虑介入治疗或外科手术者必须行选择性冠状动脉造影。在有 CTA 设备的医院，单纯进行冠心病的诊断已经很少使用选择性冠状动脉造影检查。

（二）鉴别诊断

稳定型心绞痛尤其需要与以下疾病进行鉴别。

1.心脏神经症

患者胸痛常为短暂（几秒钟）的刺痛或持久（几小时）的隐痛，胸痛部位多在左胸乳房下心尖部附近，部位常不固定。症状多在劳力之后出现，而不在劳力的当时发生。患者症状多在安静时出现，体力活动或注意力转移后症状反而缓解，常可以耐受较重的体力活动而不出现症状。含服硝酸甘油无效或在十多分钟后才"见效"，常伴有心悸、疲乏及其他神经衰弱的症状，常喜欢叹息性呼吸。

2.不稳定型心绞痛和急性心肌梗死不稳定型心绞痛

不稳定型心绞痛和急性心肌梗死不稳定型心绞痛包括初发型心绞痛、恶化劳力型心绞痛、静息型心绞痛等。通常疼痛发作较频繁、持续时间延长、对药物治疗反应差，常伴随出汗、恶心呕吐、濒死感等症状。

3.肋间神经痛

本病疼痛常累及 1～2 个肋间，沿肋间神经走向，疼痛性质为刺痛或灼痛，持续性而非发作性，咳嗽、用力呼吸和身体转动可使疼痛加剧，局部有压痛。

4.其他疾病

其他疾病包括主动脉严重狭窄或关闭不全、冠状动脉炎引起的冠状动脉口狭窄或闭塞、肥厚型心肌病、X 综合征等疾病均可引起心绞痛，要根据其他临床表现来鉴别。此外，还需与胃食管反流、食管动力障碍、食管裂孔疝等食管疾病及消化性溃疡、颈椎病等鉴别。

七、治疗

治疗有两个主要目的：一是预防心肌梗死和猝死，改善预后；二是减轻症状，提高生活质量。

（一）一般治疗

症状出现时立刻休息，在停止活动后 3～5 分钟症状即可消除。应尽量避免各种确知的诱发因素，如过度的体力活动、情绪激动、饱餐等，冬天注意保暖。调节饮食，特别是一次进食不宜过饱,避免油腻饮食,禁绝烟酒。调整日常生活与工作量;减轻精神负担;同时治疗贫血、甲状腺功能亢进等相关疾病。

(二)药物治疗

药物治疗的目的是预防心肌梗死和猝死,改善生存率;减轻症状和缺血发作,改善生活质量。在选择治疗药物时,应首先考虑预防心肌梗死和死亡。此外,应积极处理心血管病危险因素。

1.预防心肌梗死和死亡的药物治疗

(1)抗血小板治疗:冠状动脉内血栓形成是急性冠心病事件发生的主要特点,而血小板的激活和白色血栓的形成,是冠状动脉内血栓的最早期形式。因此,在冠心病患者,抑制血小板功能对于预防事件、降低心血管死亡具有重要意义。

阿司匹林:通过抑制血小板环氧化酶从而抑制血栓素 A_2（TXA_2）诱导的血小板聚集,防止血栓形成。研究表明,阿司匹林治疗能使稳定型心绞痛患者心血管不良事件的相对危险性降低33%,在所有缺血性心脏病的患者,无论有否症状,只要没有禁忌证,应常规、终身服用阿司匹林75～150 mg/d。阿司匹林不良反应主要是胃肠道症状,并与剂量有关。阿司匹林引起消化道出血的年发生率为1‰～2‰,禁忌证包括过敏、严重未经治疗的高血压、活动性消化性溃疡、局部出血和出血体质。因胃肠道症状不能耐受阿司匹林的患者,在使用氯吡格雷代替阿司匹林的同时,应使用质子泵抑制剂（如奥美拉唑）。

二磷酸腺苷（ADP）受体拮抗剂:通过 ADP 受体抑制血小板内 Ca^{2+} 活性,从而发挥抗血小板作用,主要抑制 ADP 诱导的血小板聚集。常用药物包括氯吡格雷和噻氯匹定,氯吡格雷的应用剂量为75 mg,每天1次;噻氯匹定为250 mg,1～2次/天。由于噻氯匹定可以引起白细胞计数、中性粒细胞和血小板计数减少,因此要定期做血常规检查,目前已经很少使用。在使用阿司匹林有禁忌证时可口服氯吡格雷。在稳定型心绞痛患者,目前尚无足够证据推荐联合使用阿司匹林和氯吡格雷。

(2)β肾上腺素能受体阻滞剂（β受体阻滞剂）:β受体阻滞剂对冠心病病死率影响的荟萃分析显示,心肌梗死后患者长期接受β受体阻滞剂治疗,可以使病死率降低24%。而具有内在拟交感活性的β受体阻滞剂心脏保护作用较差,故推荐使用无内在拟交感活性的β受体阻滞剂（如美托洛尔、比索洛尔、阿罗洛尔、普萘洛尔等）。β受体阻滞剂的使用剂量应个体化,从较小剂量开始,逐级增加剂量,以达到缓解症状、改善预后的目的。β受体阻滞剂治疗过程中,以清醒时静息心率不低于50次/分为宜。

β受体阻滞剂长期应用可以显著降低冠心病患者心血管事件的患病率和病死率,为冠心病二级预防的首选药物,应终身服用。如果必须停药时应逐步减量,突然停用可能引起症状反跳,甚至诱发急性心肌梗死。对慢性阻塞性肺部/支气管哮喘、心力衰竭、外周血管病患者,应谨慎使用β受体阻滞剂,对显著心动过缓（用药前清醒时心率<50次/分）或高度房室传导阻滞者不用为宜。

(3)HMG-CoA 还原酶抑制药（他汀类药物）:他汀类药物通过抑制胆固醇合成,在治疗冠状动脉粥样硬化中起重要作用,大量临床研究和荟萃分析均证实,降低胆固醇（主要是低密度脂蛋白胆固醇,LDL-C）治疗与冠心病病死率和总病死率的降低有明显的相关性。他汀类药物还可以改善血管内皮细胞的功能、抑制炎症反应、稳定斑块、促使动脉粥样硬化斑块消退,从而发挥调脂以外的心血管保护作用。稳定型心绞痛的患者（高危）应长期接受他汀类治疗,建议将 LDL-C 降低至2.6 mmol/L（100 mg/dL）以下,对合并糖尿病者（极高危）,应将 LDL-C 降低至2.1 mmol/L（80 mg/dL）以下。

(4)血管紧张素转换酶抑制药(ACEI):ACEI 治疗在降低稳定型冠心病缺血性事件方面有重要作用。ACEI 能逆转左心室肥厚、血管增厚,延缓动脉粥样硬化进展,能减少斑块破裂和血栓形成,另外有利于心肌氧供/氧耗平衡和心脏血流动力学,并降低交感神经活性。推荐用于冠心病患者的二级预防,尤其是合并高血压、糖尿病和心功能不全的患者。HOPE、PEACE 和 EUROPA 研究的荟萃分析显示,ACEI 用于稳定型心绞痛患者,与安慰剂相比,可以使所有原因导致的死亡降低 14%、非致死性心肌梗死降低 18%、所有原因导致的卒中降低 23%。下述情况不应使用:收缩压<12.0 kPa(90 mmHg)、肾衰竭、双侧肾动脉狭窄和过敏者。其不良反应包括干咳、低血压和罕见的血管性水肿。

2.抗心绞痛和抗缺血治疗

(1)β 受体阻滞剂:通过阻断儿茶酚胺对心率和心收缩力的刺激作用。减慢心率、降低血压、抑制心肌收缩力,从而降低心肌氧耗量,预防和缓解心绞痛的发作。由于心率减慢后心室射血时间和舒张期充盈时间均延长,舒张末心室容积(前负荷)增加,在一定程度上抵消了心率减慢引起的心肌耗氧量下降,因此与硝酸酯类药物联合可以减少舒张期静脉回流,而且 β 受体阻滞剂可以抑制硝酸酯给药后对交感神经系统的兴奋作用,获得药物协同作用。

(2)硝酸酯类药物:这类药物通过扩张容量血管、减少静脉回流、降低心室容量、心腔内压和心室壁张力,同时对动脉系统有轻度扩张作用,降低心脏后负荷,从而降低心肌耗氧量。此外,硝酸酯可以扩张冠状动脉,增加心肌供氧,从而改善心肌氧供和氧耗的失平衡,缓解心绞痛症状。近期研究发现,硝酸酯还具有抑制血小板聚集的作用,其临床意义有待于进一步证实。

硝酸甘油:为缓解心绞痛发作,可使用起效较快的硝酸甘油舌下含片,1～2 片(0.3～0.6 mg),舌下含化,通过口腔黏膜迅速吸收,给药后 1～2 分钟即开始起作用,约 10 分钟后作用消失。大部分患者在给药3 分钟内见效,如果用药后症状仍持续 10 分钟以上,应考虑舌下硝酸甘油无效。延迟见效或无效时,应考虑药物是否过期或未溶解,或应质疑患者的症状是否为稳定型心绞痛。硝酸甘油口腔气雾剂也常用于缓解心绞痛发作,作用方式同舌下含片。用 2% 硝酸甘油油膏或贴片(含 5～10 mg)涂或贴在胸前或上臂皮肤而缓慢吸收,适用于预防心绞痛发作。

二硝酸异山梨酯:二硝酸异山梨酯口服 3 次/天,每次 5～20 mg,服后半小时起作用,持续 3～5 小时。本药舌下含化后 2～5 分钟见效,作用维持 2～3 小时,每次 5～10 mg。口服二硝酸异山梨酯肝脏首过效应明显,生物利用度仅 20%～30%。气雾剂通过黏膜直接吸收,起效迅速,生物利用度相对较高。

5-单硝酸异山梨酯:为二硝酸异山梨酯的两种代谢产物之一,半衰期长达 4～6 小时,口服吸收完全,普通剂型每天给药 2 次,缓释剂型每天给药 1 次。

硝酸酯药物持续应用的主要问题是产生耐药性,其机制尚未明确,可能与体内巯基过度消耗、肾素-血管紧张素-醛固酮(RAS)系统激活等因素有关。防止发生耐药的最有效方法是偏心给药,保证每天足够长(8～10 小时)的无硝酸酯期。硝酸酯药物的不良作用有头晕、头胀痛、头部跳动感、面红、心悸等,偶有血压下降(静脉给药时相对多见)。

(3)钙通道阻滞剂:本类药物抑制钙离子进入心肌内,抑制心肌细胞兴奋收缩偶联中钙离子的作用。因而抑制心肌收缩;扩张周围血管,降低动脉压,降低心脏后负荷,因此减少心肌耗氧量。钙通道阻滞剂可以扩张冠状动脉,解除冠状动脉痉挛,改善心内膜下心肌的供血。此外,实验研究发现钙通道阻滞剂还可以降低血黏度,抑制血小板聚集,改善心肌的微循环。常用制剂包括二氢吡啶类钙通道阻滞剂(氨氯地平、硝苯地平等)和非二氢吡啶类钙通道阻滞剂(硫氮䓬酮等)。

钙通道阻滞剂在减轻心肌缺血和缓解心绞痛方面,与β受体阻滞剂疗效相当。在单用β受体阻滞剂症状控制不满意时,二氢吡啶类钙通道阻滞剂可以与β受体阻滞剂合用,获得协同的抗心绞痛作用。与硝酸酯联合使用,也有助于缓解症状。应避免将非二氢吡啶类钙通道阻滞剂与β受体阻滞剂合用,以免两类药物的协同作用导致对心脏的过度抑制。

推荐使用控释、缓释或长效剂型,避免使用短效制剂,以免明显激活交感神经系统。常见的不良反应包括胫前水肿、便秘、头痛、面色潮红、嗜睡、心动过缓和房室传导阻滞等。

(三)经皮冠状动脉介入治疗

经皮冠状动脉介入治疗(PCI)包括经皮冠状动脉球囊成形术(PTCA)、冠状动脉支架植入术和粥样斑块销蚀技术。自1977年首例PTCA应用于临床以来,PCI术成为冠心病治疗的重要手段之一。COURAGE研究显示,与单纯理想的药物治疗相比,PCI+理想药物治疗能减少血运重建的次数,提高患者的生活质量(活动耐量增加),但是心肌梗死的发生和病死率与单纯药物治疗无显著差异。对COURAGE研究进一步分析显示,对左心室缺血面积>10%的患者,PCI+理想药物治疗对硬终点的影响优于单纯药物治疗。随着新技术的出现,尤其是药物洗脱支架(DES)及新型抗血小板药物的应用,远期疗效明显提高。冠状动脉介入治疗不仅可以改善生活质量,而且可明显降低高危患者的心肌梗死发生率和病死率。

(四)冠状动脉旁路手术

冠状动脉旁路手术(CABG)是使用患者自身的大隐静脉、内乳动脉或桡动脉作为旁路移植材料,一端吻合在主动脉,另一端吻合在有病变的冠状动脉段的远端,通过引流主动脉血流以改善病变冠状动脉所供血心肌区域的血流供应。CABG术前进行选择性冠状动脉造影,了解冠状动脉病变的程度和范围,以供制订手术计划(包括决定移植血管的根数)的参考。目前,在发达的国家和地区,CABG已成为最普通的择期心脏外科手术,对缓解心绞痛、改善冠心病长期预后有很好效果。随着动脉化旁路手术的开展,极大提高了移植血管桥的远期开通率;微创冠状动脉手术及非体外循环的CABG均在一定程度上减少创伤及围手术期并发症的发生,患者能够很快恢复。目前,CABG总的手术死亡率为1%~4%。

对于低危(年病死率<1%)的患者,CABG并不比药物治疗给患者更多的预后获益。因此,CABG的适应证主要包括以下几种:①冠状动脉多支血管病变,尤其是合并糖尿病的患者。②冠状动脉左主干病变。③不适合于行介入治疗的严重冠状血管病变患者。④心肌梗死后合并室壁瘤,需要进行室壁瘤切除的患者。⑤闭塞段的远段管腔通畅,血管供应区有存活心肌。

八、预后

稳定型心绞痛患者在接受规律的冠心病二级预防后,大多数患者的冠状动脉粥样斑块能长期保持稳定,患者能够长期存活。决定稳定型心绞痛患者预后的主要因素包括冠状动脉病变的部位和范围、左心室功能、合并的心血管危险因子(如吸烟、糖尿病、高血压等)控制情况、是否坚持规律的冠心病二级预防治疗。一旦患者心绞痛发作在短期内变得频繁、程度严重、对药物治疗反应差,应考虑发生急性冠脉综合征,应采取更积极的药物治疗和血运重建治疗。

(张翠娥)

第十四节　不稳定型心绞痛

一、定义

临床上,将原来的初发型心绞痛、恶化型心绞痛和各型自发性心绞痛广义地统称为不稳定型心绞痛(UAP)。其特点是疼痛发作频率增加、程度加重、持续时间延长、发作诱因改变,甚至休息时也出现持续时间较长的心绞痛。含化硝酸甘油效果差,或无效。本型心绞痛介于稳定型心绞痛和急性心肌梗死之间,易发展为心肌梗死,但无心肌梗死的心电图及血清酶学改变。

不稳定型心绞痛是介于稳定型心绞痛和急性心肌梗死之间的一组临床心绞痛综合征。有学者认为除了稳定的劳力性心绞痛为稳定型心绞痛外,其他所有的心绞痛均属于不稳定型心绞痛,包括初发劳力型心绞痛、恶化劳力型心绞痛、卧位型心绞痛、夜间发作的心绞痛、变异型心绞痛、梗死前心绞痛、梗死后心绞痛和混合型心绞痛。如果劳力性和自发性心绞痛同时发生在一个患者身上,则称为混合型心绞痛。

不稳定型心绞痛具有独特的病理生理机制及临床预后,如果得不到恰当及时的治疗,可能发展为急性心肌梗死。

二、病因及发病机制

目前认为有 5 种因素与产生不稳定型心绞痛有关,它们相互关联。

(一)冠脉粥样硬化斑块上有非阻塞性血栓

其为最常见的发病原因,冠脉内粥样硬化斑块破裂诱发血小板聚集及血栓形成,血栓形成和自溶过程的动态不平衡过程,导致冠脉发生不稳定的不完全性阻塞。

(二)动力性冠脉阻塞

在冠脉器质性狭窄基础上,病变局部的冠脉发生异常收缩、痉挛导致冠脉功能性狭窄,进一步加重心肌缺血,产生不稳定型心绞痛。这种局限性痉挛与内皮细胞功能紊乱、血管收缩反应过度有关,常发生在冠脉粥样硬化的斑块部位。

(三)冠状动脉严重狭窄

冠脉以斑块导致的固定性狭窄为主,不伴有痉挛或血栓形成,见于某些冠脉斑块逐渐增大、管腔狭窄进行性加重的患者,或 PCI 术后再狭窄的患者。

(四)冠状动脉炎症

近年来研究认为斑块发生破裂与其局部的炎症反应有十分密切的关系。在炎症反应中感染因素可能也起一定作用,其感染物可能是巨细胞病毒和肺炎衣原体。这些患者炎症递质标志物水平检测常有明显增高。

(五)全身疾病加重的不稳定型心绞痛

在原有冠脉粥样硬化性狭窄基础上,由于外源性诱发因素影响冠脉血管导致心肌氧的供求失衡,心绞痛恶化加重。常见原因如下:①心肌需氧增加,如发热、心动过速、甲状腺功能亢进等。②冠脉血流减少,如低血压、休克。③心肌氧释放减少,如贫血、低氧血症。

三、临床表现

(一)症状

临床上,不稳定型心绞痛可表现为新近发生(1个月内)的劳力性心绞痛,或原有稳定型心绞痛的主要特征近期内发生了变化,如心前区疼痛发作更频繁、程度更严重、时间也延长,轻微活动甚至在休息也发作。少数不稳定型心绞痛患者可无胸部不适表现,仅表现为颌、耳、颈、臂或上胸部发作性疼痛不适,或表现为发作性呼吸困难,其他还可表现为发作性恶心、呕吐、出汗和不能解释的疲乏症状。

(二)体格检查

一般无特异性体征。心肌缺血发作时可发现反常的左心室心尖冲动,听诊有心率增快和第一心音减弱,可闻及第三心音、第四心音或二尖瓣反流性杂音。当心绞痛发作时间较长,或心肌缺血较严重时,可发生左心室功能不全的表现,如双肺底细小水泡音,甚至急性肺水肿或伴低血压。也可发生各种心律失常。

体检的主要目的是努力寻找诱发不稳定型心绞痛的原因,如难以控制的高血压、低血压、心律失常、梗阻性肥厚型心肌病、贫血、发热、甲状腺功能亢进、肺部疾病等,并确定心绞痛对患者血流动力学的影响,如对生命体征、心功能、乳头肌功能或二尖瓣功能等的影响,这些体征的存在高度提示预后不良。

体检对胸痛患者的鉴别诊断至关重要,有几种疾病状态如得不到及时准确诊断,即可能出现严重后果。如背痛、胸痛、脉搏不整,心脏听诊发现主动脉瓣关闭不全的杂音,提示主动脉夹层破裂,心包摩擦音提示急性心包炎,而奇脉提示心脏压塞,气胸表现为气管移位、急性呼吸困难、胸膜疼痛和呼吸音改变等。

(三)临床类型

1.静息心绞痛

心绞痛发生在休息时,发作时间较长,含服硝酸甘油效果欠佳,病程1个月以内。

2.初发劳力型心绞痛

新近发生的严重心绞痛(发病时间在1个月以内),CCS(加拿大心脏病学会的劳力型心绞痛分级标准,表7-3)分级,Ⅲ级以上的心绞痛为初发性心绞痛,尤其注意近48小时内有无静息心绞痛发作及其发作频率变化。

表 7-3　加拿大心脏病学会的劳力型心绞痛分级标准

分级	特点
Ⅰ级	一般日常活动例如走路、登楼不引起心绞痛,心绞痛发生在剧烈、速度快或长时间的体力活动或运动后
Ⅱ级	日常活动轻度受限,心绞痛发生在快步行走、登楼、餐后行走、冷空气中行走、逆风行走或情绪波动后活动
Ⅲ级	日常活动明显受限,心绞痛发生在路一般速度行走时
Ⅳ级	轻微活动即可诱发心绞痛患者不能做任何体力活动,但休息时无心绞痛发作

3.恶化劳力型心绞痛

既往诊断的心绞痛,最近发作次数频繁、持续时间延长或痛阈降低(CCS分级增加Ⅰ级以上或CCS分级Ⅲ级以上)。

4.心肌梗死后心绞痛

急性心肌梗死24小时以后至1个月内发生的心绞痛。

5.变异型心绞痛

休息或一般活动时发生的心绞痛,发作时 ECG 显示暂时性 ST 段抬高。

四、辅助检查

(一)心电图检查

不稳定型心绞痛患者中,常有伴随症状而出现的短暂的 ST 段偏移伴或不伴有 T 波倒置,但不是所有不稳定型心绞痛患者都发生这种 ECG 改变。ECG 变化随着胸痛的缓解而常完全或部分恢复。症状缓解后,ST 段抬高或降低,或 T 波倒置不能完全恢复,是预后不良的标志。伴随症状产生的 ST 段、T 波改变持续超过 12 小时者可能提示非 ST 段抬高心肌梗死。此外,临床表现拟诊为不稳定型心绞痛的患者,胸导联 T 波呈明显对称性倒置($\geqslant 0.2$ mV),高度提示急性心肌缺血,可能由前降支严重狭窄所致。胸痛患者 ECG 正常也不能排除不稳定型心绞痛可能。若发作时倒置的 T 波呈伪性改变(假正常化),发作后 T 波恢复原倒置状态;或以前心电图正常者近期内出现心前区多导联 T 波深倒,在排除非 Q 波性心肌梗死后结合临床也应考虑不稳定型心绞痛的诊断。

不稳定型心绞痛患者中有 75%~88% 的一过性 ST 段改变不伴有相关症状,为无痛性心肌缺血。动态心电图检查不仅有助于检出上述心肌缺血的动态变化,还可用于不稳定型心绞痛患者常规抗心绞痛药物治疗的评估及是否需要进行冠状动脉造影和血管重建术的参考指标。

(二)心脏生化标志物

心脏肌钙蛋白:肌钙蛋白复合物包括 3 个亚单位,即肌钙蛋白 T(TnT)、肌钙蛋白 I(TnI)和肌钙蛋白 C(TnC),目前只有 TnT 和 TnI 应用于临床。约有 35% 不稳定型心绞痛患者显示血清 TnT 水平增高,但其增高的幅度与持续的时间与急性心肌梗死(AMI)有差别。AMI 患者 TnT >3 ng/mL 者占 88%,非 Q 波心肌梗死中仅占 17%,不稳定型心绞痛中无 TnT>3.0 ng/mL 者。因此,TnT 升高的幅度和持续时间可作为不稳定型心绞痛与 AMI 的鉴别诊断之参考。

不稳定型心绞痛患者 TnT 和 TnI 升高者较正常者预后差。临床怀疑不稳定型心绞痛者 TnT 定性试验为阳性结果者表明有心肌损伤(相当于 TnT>0.05 μg/L),但如为阴性结果并不能排除不稳定型心绞痛的可能性。

(三)冠状动脉造影

目前仍是诊断冠心病的金标准。在长期稳定型心绞痛的基础上出现的不稳定型心绞痛常提示为多支冠脉病变,而新发的静息心绞痛可能为单支冠脉病变。冠脉造影结果正常提示可能是冠脉痉挛、冠脉内血栓自发性溶解、微循环系统异常等原因引起,或冠脉造影病变漏诊。

不稳定型心绞痛有以下情况时应视为冠脉造影强适应证:①近期内心绞痛反复发作,胸痛持续时间较长,药物治疗效果不满意者可考虑及时行冠状动脉造影,以决定是否急诊介入性治疗或急诊冠状动脉旁路移植术(CABG)。②原有劳力性心绞痛近期内突然出现休息时频繁发作者。③近期活动耐量明显减低,特别是低于 BruceⅡ级或 4METs 者。④梗死后心绞痛。⑤原有陈旧性心肌梗死,近期出现由非梗死区缺血所致的劳力性心绞痛。⑥严重心律失常、LVEF$<40\%$ 或充血性心力衰竭。

(四)螺旋 CT 血管造影(CTA)

近年来,多层螺旋 CT 尤其是 64 排螺旋 CT 冠状动脉成像(CTA)在冠心病诊断中正在推广应用。CTA 能够清晰显示冠脉主干及其分支狭窄、钙化、开口起源异常及桥血管病变。有资料显示,CTA 诊断冠状动脉病变的灵敏度 96.33%、特异度 98.16%,阳性预测值 97.22%,阴性预测值97.56％。其中对左主干、左前降支病变及＞75％的病变灵敏度最高，分别达到100％和94.4％。CTA对冠状动脉狭窄病变、桥血管、开口畸形、支架管腔、斑块形态均显影良好，对钙化病变诊断率优于冠状动脉造影，阴性者可排除冠心病，阳性者应进一步行冠状动脉造影检查。另外，CTA也可以作为冠心病高危人群无创性筛选检查及冠脉支架术后随访手段。

(五)其他

其他非创伤性检查包括运动平板试验、运动放射性核素心肌灌注扫描、药物负荷试验、超声心动图等，也有助于诊断。通过非创伤性检查可以帮助决定冠状动脉造影单支临界性病变是否需要做介入性治疗，明确缺血相关血管，为血运重建治疗提供依据。同时可以提供有否存活心肌的证据，也可作为经皮腔内冠状动脉成形术(PTCA)后判断有否再狭窄的重要对比资料。但不稳定型心绞痛急性期应避免做任何形式的负荷试验，这些检查宜放在病情稳定后进行。

五、诊断

(一)诊断依据

对同时具备下述情形者，应诊断为不稳定型心绞痛。

(1)临床新出现或恶化的心肌缺血症状表现(心绞痛、急性左心衰竭)或心电图心肌缺血图形。

(2)无或仅有轻度的心肌酶(肌酸激酶同工酶)或TnT、TnI增高(未超过2倍正常值)，且心电图无ST段持续抬高。应根据心绞痛发作的性质、特点、发作时体征和发作时心电图改变及冠心病危险因素等，结合临床综合判断，以提高诊断的准确性。心绞痛发作时心电图ST段抬高或压低的动态变化或左束支阻滞等具有诊断价值。

(二)危险分层

不稳定型心绞痛的诊断确立后，应进一步进行危险分层，以便于对其进行预后评估和干预措施的选择。

1.中华医学会心血管分会关于不稳定型心绞痛的危险度分层

根据心绞痛发作情况，发作时ST段下移程度及发作时患者的一些特殊体征变化，将不稳定型心绞痛患者分为高、中、低危险组(表7-4)。

表7-4　不稳定型心绞痛临床危险度分层

组别	心绞痛类型	发作时ST降低幅/mm	持续时间/min	肌钙蛋白T或I
低危险组	初发、恶化劳力型，无静息时发作	≤1	<20	正常
中危险组	1个月内出现的静息心绞痛，但48小时内无发作者(多数由劳力型心绞痛进展而来)或梗死后心绞痛	>1	<20	正常或轻度升高
高危险组	48小时内反复发作静息心绞痛或梗死后心绞痛	>1	>20	升高

注：①陈旧性心肌梗死患者其危险度分层上调一级，若心绞痛是由非梗死区缺血所致时，应视为高危险组。②左心室射血分数(LVEF)＜40％，应视为高危险组。③若心绞痛发作时并发左心功能不全、二尖瓣反流、严重心律失常或低血压[SBP≤12.0 kPa(90 mmHg)]，应视为高危险组。④当横向指标不一致时，按危险度高的指标归类。例如：心绞痛类型为低危险组，但心绞痛发作时ST段压低＞1 mm，应归入中危险组。

2.美国 ACC/AHA 关于不稳定型心绞痛/非 ST 段抬高心肌梗死危险分层
其见表 7-5。

表 7-5 ACC/AHA 关于不稳定型心绞痛/非 ST 段抬高心肌梗死的危险分层

危险分层	高危（至少有下列特征之一）	中危（无高危特点但有以下特征之一）	低危（无高中危特点 但有下列特点之一）
①病史	近 48 小时内加重的缺血性胸痛发作	既往 MI、外围血管或脑血管病，或 CABG，曾用过阿司匹林	近 2 周内发生的 CCS 分级Ⅲ级或以上伴有高、中度冠脉病变可能者
②胸痛性质	静息心绞痛＞20 分钟	静息心绞痛＞20 分钟，现已缓解，有高、中度冠脉病变可能性，静息心绞痛＜20 分钟，经休息或含服硝酸甘油缓解	无自发性心绞痛＞20 分钟持续发作
③临床体征或发现	第三心音、新的或加重的奔马律，左心室功能不全（EF＜40%），二尖瓣反流，严重心律失常或低血压[SBP≤12.0 kPa（90 mmHg）]或存在与缺血有关的肺水肿，年龄＞75 岁	年龄＞75 岁	
④ECG 变化	休息时胸痛发作伴 ST 段变化＞0.1 mV；新出现 Q 波，束支传导阻滞；持续性室性心动过速	T 波倒置＞0.2 mV，病理性 Q 波	胸痛期间 ECG 正常或无变化
⑤肌钙蛋白监测	明显增高（TnT 或 TnI＞0.1 μg/mL）	轻度升高（即 TnT＞0.01，但＜0.1 μg/mL）	正常

六、鉴别诊断

在确定患者为心绞痛发作后，还应对其是否稳定做出判断。

与稳定型心绞痛相比，不稳定型心绞痛症状特点是短期内疼痛发作频率增加、无规律，程度加重、持续时间延长、发作诱因改变或不明显，甚至休息时也出现持续时间较长的心绞痛，含化硝酸甘油效果差，或无效，或出现了新的症状如呼吸困难、头晕，甚至昏厥等。不稳定型心绞痛的常见临床类型包括初发劳力性心绞痛、恶化劳力性心绞痛、卧位性心绞痛、夜间发作的心绞痛、变异型心绞痛、梗死前心绞痛、梗死后心绞痛和混合型心绞痛。

临床上，常将不稳定型心绞痛和非 ST 段抬高心肌梗死（NSTEMI）及 ST 段抬高心肌梗死（STEMI）统称为急性冠脉综合征。

不稳定型心绞痛和非 ST 段抬高心肌梗死（NSTEMI）是在病因和临床表现上相似、但严重程度不同而又密切相关的两种临床综合征，其主要区别在于缺血是否严重到导致足够量的心肌损害，以至于能检测到心肌损害的标志物肌钙蛋白（TnI、TnT）或肌酸激酶同工酶（CK-MB）水平升高。如果反映心肌坏死的标志物在正常范围内或仅轻微增高（未超过 2 倍正常值），就诊断为不稳定型心绞痛，而当心肌坏死标志物超过正常值 2 倍时，则诊断为 NSTEMI。

不稳定型心绞痛和 ST 段抬高心肌梗死（STEMI）的区别，在于后者在胸痛发作的同时出现典型的ST段抬高并具有相应的动态改变过程和心肌酶学改变。

七、治疗

　　不稳定型心绞痛的治疗目标是控制心肌缺血发作和预防急性心肌梗死。治疗措施包括内科
药物治疗、冠状动脉介入治疗(PCI)和外科冠状动脉旁路移植手术(CABG)。

　　不稳定型心绞痛的危险分层和治疗过程可以参考图7-11。

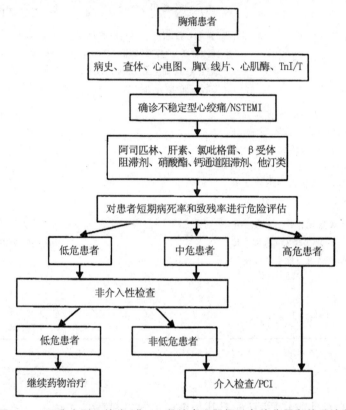

图 7-11　不稳定型心绞痛/非 ST 段抬高心肌梗死危险分层和处理流程

(一)一般治疗

　　对于符合不稳定型心绞痛诊断的患者应及时收住院治疗(最好收入监护病房),急性期卧床
休息1~3天,吸氧,持续心电监测。对于低危险组患者留观期间未再发生心绞痛,心电图也无缺
血改变,无左心衰竭的临床证据,留观12~24小时期间未发现有CK-MB升高,TnT或TnI正常
者,可在留观24~48小时后出院。对于中危或高危组的患者特别是TnT或TnI升高者,住院时
间相对延长,内科治疗也应强化。

(二)药物治疗

1.控制心绞痛发作

　　(1)硝酸酯类:硝酸甘油主要通过扩张静脉,减轻心脏前负荷来缓解心绞痛发作。心绞痛发
作时应舌下含化硝酸甘油,初次含硝酸甘油的患者以先含 0.5 mg 为宜。对于已有含服经验的患
者,心绞痛发作时若含0.5 mg无效,可在 3~5 分钟追加 1 次,若连续含硝酸甘油1.5~2.0 mg仍
不能控制疼痛症状,需应用强镇痛药以缓解疼痛,并随即采用硝酸甘油或硝酸异山梨酯静脉滴

注,硝酸甘油的剂量以 5 $\mu g/min$ 开始,以后每5～10 分钟增加 5 $\mu g/min$,直至症状缓解或收缩压降低 1.3 kPa(10 mmHg),最高剂量一般不超过80～100 $\mu g/min$,一旦患者出现头痛或血压降低[SBP<12.0 kPa(90 mmHg)]应迅速减少静脉滴注的剂量。维持静脉滴注的剂量以 10～30 $\mu g/min$ 为宜。对于中危和高危险组的患者,硝酸甘油持续静脉滴注 24～48 小时即可,以免产生耐药性而降低疗效。

常用口服硝酸酯类药物:心绞痛缓解后可改为硝酸酯类口服药物。常用药物有硝酸异山梨酯(消心痛)和 5-单硝酸异山梨酯。硝酸异山梨酯作用的持续时间为 4～5 小时,故以每天 3～4 次口服为妥,对劳力性心绞痛患者应集中在白天给药。5-单硝酸异山梨酯可采用每天 2 次给药。若白天和夜间或清晨均有心绞痛发作者,硝酸异山梨酯可每 6 小时给药 1 次,但宜短期治疗以避免耐药性。对于频繁发作的不稳定型心绞痛患者口服硝酸异山梨酯短效药物的疗效常优于服用 5-单硝类的长效药物。硝酸异山梨酯的使用剂量可以从每次 10 mg 开始,当症状控制不满意时可逐渐加大剂量,一般不超过每次 40 mg,只要患者心绞痛发作时口含硝酸甘油有效,即是增加硝酸异山梨酯剂量的指征,若患者反复口含硝酸甘油不能缓解症状,常提示患者有极为严重的冠状动脉阻塞病变,此时即使加大硝酸异山梨酯剂量也不一定能取得良好效果。

(2)β 受体阻滞剂:通过减慢心率、降低血压和抑制心肌收缩力而降低心肌耗氧量,从而缓解心绞痛症状,对改善近、远期预后有益。

对不稳定型心绞痛患者控制心绞痛症状及改善其近、远期预后均有好处,除有禁忌证外,主张常规服用。首选具有心脏选择性的药物,如阿替洛尔、美托洛尔和比索洛尔等。除少数症状严重者可采用静脉推注 β 受体阻滞剂外,一般主张直接口服给药。剂量应个体化,根据症状、心率及血压情况调整剂量。阿替洛尔常用剂量为 12.5～25.0 mg,每天 2 次,美托洛尔常用剂量为25～50 mg,每天 2 或 3 次,比索洛尔常用剂量为 5～10 mg,每天 1 次,不伴有劳力性心绞痛的变异性心绞痛不主张使用。

(3)钙通道阻滞剂:通过扩张外周血管和解除冠状动脉痉挛而缓解心绞痛,也能改善心室舒张功能和心室顺应性。非二氢吡啶类有减慢心率和减慢房室传导作用。常用药物有两类。①二氢吡啶类钙通道阻滞剂:硝苯地平对缓解冠状动脉痉挛有独到的效果,故为变异性心绞痛的首选用药,一般剂量为10～20 mg,每 6 小时 1 次,若仍不能有效控制变异性心绞痛的发作还可与地尔硫䓬合用,以产生更强的解除冠状动脉痉挛的作用,当病情稳定后可改为缓释和控释制剂。对合并高血压病者,应与 β 受体阻滞剂合用。②非二氢吡啶类钙通道阻滞剂:地尔硫䓬有减慢心率、降低心肌收缩力的作用,故较硝苯地平更常用于控制心绞痛发作。一般使用剂量为30～60 mg,每天 3～4 次。该药可与硝酸酯类合用,也可与 β 受体阻滞剂合用,但与后者合用时需密切注意心率和心功能变化。

如心绞痛反复发作,静脉滴注硝酸甘油不能控制时,可试用地尔硫䓬短期静脉滴注,使用方法为5～15 $\mu g/(kg \cdot min)$,可持续静脉滴注 24～48 小时,在静脉滴注过程中需密切观察心率、血压的变化,如静息心率低于 50 次/分,应减少剂量或停用。

钙通道阻滞剂用于控制下列患者的进行性缺血或复发性缺血症状:①已经使用足量硝酸酯类和 β 受体阻滞剂的患者。②不能耐受硝酸酯类和 β 受体阻滞剂的患者。③变异性心绞痛的患者。因此,对于严重不稳定型心绞痛患者常需联合应用硝酸酯类、β 受体阻滞剂和钙通道阻滞剂。

2.抗血小板治疗

阿司匹林为首选药物。急性期剂量应在150～300 mg/d,可达到快速抑制血小板聚集的作用,3 天后可改为小剂量即50～150 mg/d维持治疗,对于存在阿司匹林禁忌证的患者,可采用氯吡格雷替代治疗,使用时应注意经常检查血常规,一旦出现明显白细胞或血小板计数降低应立即停药。

(1)阿司匹林:阿司匹林对不稳定型心绞痛治疗目的是通过抑制血小板的环氧化酶快速阻断血小板中血栓素 A_2 的形成。因小剂量阿司匹林(50～75 mg)需数天才能发挥作用。故目前主张:①尽早使用,一般应在急诊室服用第一次。②为尽快达到治疗性血药浓度,第一次应采用咀嚼法,促进药物在口腔颊部黏膜吸收。③剂量300 mg,每天 1 次,3 天后改为 100 mg,每天 1 次,很可能需终身服用。

(2)氯吡格雷:为第二代抗血小板聚集的药物,通过选择性地与血小板表面腺苷酸环化酶偶联的 ADP 受体结合而不可逆地抑制血小板的聚集,且不影响阿司匹林阻滞的环氧化酶通道,与阿司匹林合用可明显增加抗凝效果,对阿司匹林过敏者可单独使用。噻氯匹定的最严重不良反应是中性粒细胞减少,见于连续治疗 2 周以上的患者,易出现血小板减少和出血时间延长,也可引起血栓性血小板减少性紫癜,而氯吡格雷则不明显,目前在临床上已基本取代噻氯匹定。目前,对于不稳定型心绞痛患者和接受介入治疗的患者多主张强化血小板治疗,即二联抗血小板治疗,在常规服用阿司匹林的基础上立即给予氯吡格雷治疗至少 1 个月,也可延长至 9 个月。

(3)血小板糖蛋白Ⅱb/Ⅲa 受体抑制药:为第三代血小板抑制药,主要通过占据血小板表面的糖蛋白Ⅱb/Ⅲa 受体,抑制纤维蛋白原结合而防止血小板聚集。但其口服制剂疗效及安全性令人失望。静脉制剂主要有阿昔单抗和非抗体复合物替洛非班、拉米非班、塞米非班等,其在注射停止后数小时作用消失。目前,临床常用药物有盐酸替罗非班注射液,是一种非肽类的血小板糖蛋白Ⅱb/Ⅲa受体的可逆性拮抗剂,能有效地阻止纤维蛋白原与血小板表面的糖蛋白Ⅱb/Ⅲa受体结合,从而阻断血小板的交联和聚集。盐酸替罗非班对血小板功能的抑制的时间与药物的血浆浓度相平行,停药后血小板功能迅速恢复到基线水平。在不稳定型心绞痛患者盐酸替罗非班静脉输注可分两步,在肝素和阿司匹林应用条件下,可先给予负荷量 0.4 $\mu g/(kg \cdot min)$(30 分钟),而后以 0.1 $\mu g/(kg \cdot min)$维持静脉滴注48 小时。对于高度血栓倾向的冠脉血管成形术患者盐酸替罗非班两步输注方案为负荷量 10 $\mu g/kg$ 于 5 分钟内静脉推注,然后以 0.15 $\mu g/(kg \cdot min)$维持16～24 小时。

3.抗凝血酶治疗

目前,临床使用的抗凝药物有普通肝素、低分子肝素和水蛭素,其他人工合成或口服的抗凝药正在研究或临床观察中。

(1)普通肝素:是常用的抗凝药,通过激活抗凝血酶而发挥抗栓作用,静脉滴注肝素会迅速产生抗凝作用,但个体差异较大,故临床需化验部分凝血活酶时间(APTT)。一般将 APTT 延长至 60～90 秒作为治疗窗口。多数学者认为,在 ST 段不抬高的急性冠状动脉综合征,治疗时间为 3～5 天,具体用法为75 U/kg体重,静脉滴注维持,使 APTT 在正常的 1.5～2 倍。

(2)低分子肝素:低分子肝素是由普通肝素裂解制成的小分子复合物,相对分子量 2 500～7 000,具有以下特点:抗凝血酶作用弱于肝素,但保持了抗因子Ⅹa 的作用,因而抗因子Ⅹa 和凝血酶的作用更加均衡;抗凝效果可以预测,不需要检测 APTT;与血浆和组织蛋白的亲和力弱,生物利用度高;皮下注射,给药方便;促进更多的组织因子途径抑制物生成,更好地抑制因子Ⅶ和组织因子复合物,从而增加抗凝效果等。许多研究均表明低分子肝素在不稳定型心绞痛和非 ST

段抬高心肌梗死的治疗中起作用至少等同或优于经静脉应用普通肝素。低分子肝素因生产厂家不同而规格各异,一般推荐量按不同厂家产品以千克体重计算皮下注射,连用一周或更长。

(3)水蛭素:是从药用水蛭唾液中分离出来的第一个直接抗凝血酶制药,通过重组技术合成的是重组水蛭素。重组水蛭素理论上优点有:无须通过 AT-Ⅲ 激活凝血酶;不被血浆蛋白中和;能抑制凝血块黏附的凝血酶;对某一剂量有相对稳定的 APTT,但主要经肾脏排泄,在肾功能不全者可导致不可预料的蓄积。多数试验证实水蛭素能有效降低死亡与非致死性心肌梗死的发生率,但出血危险有所增加。

(4)抗血栓治疗的联合应用。①阿司匹林加 ADP 受体拮抗剂:阿司匹林与 ADP 受体拮抗剂的抗血小板作用机制不同,一般认为,联合应用可以提高疗效。CURE 试验表明,与单用阿司匹林相比,氯吡格雷联合使用阿司匹林可使致死性和非致死性心肌梗死降低 20%,减少冠状动脉重建需要和心绞痛复发。②阿司匹林加肝素:RISC 试验结果表明,男性非 ST 段抬高心肌梗死患者使用阿司匹林明显降低死亡或心肌梗死的危险,单独使用肝素没有受益,阿司匹林加普通肝素联合治疗的最初 5 天事件发生率最低。目前资料显示,普通肝素或低分子肝素与阿司匹林联合使用疗效优于单用阿司匹林;阿司匹林加低分子肝素等同于甚至可能优于阿司匹林加普通肝素。③肝素加血小板 GPⅡb/Ⅲa 抑制药:PUR-SUTT 试验结果显示,与单独应用血小板 GPⅡb/Ⅲa 抑制药相比,未联合使用肝素的患者事件发生率较高。目前,多主张联合应用肝素与血小板 GPⅡb/Ⅲa 抑制药。由于两者连用可延长 APTT,肝素剂量应小于推荐剂量。④阿司匹林加肝素加血小板 GPⅡb/Ⅲa 抑制药:目前,合并急性缺血的非 ST 段抬高心肌梗死的高危患者,主张三联抗血栓治疗,是目前最有效地抗血栓治疗方案。持续性或伴有其他高危特征的胸痛患者及准备做早期介入治疗的患者,应给予该方案。

4.调脂治疗

血脂增高的干预治疗除调整饮食、控制体重、体育锻炼、控制精神紧张、戒烟、控制糖尿病等非药物干预手段外,调脂药物治疗是最重要的环节。近代治疗急性冠脉综合征的最大进展之一就是 3-羟基-3 甲基戊二酰辅酶 A(HMGCoA)还原酶抑制药(他汀类)药物的开发和应用,该类药物除降低总胆固醇(TC)、低密度脂蛋白胆固醇(LDL-C)、甘油三酯(TG)和升高高密度脂蛋白胆固醇(HDL-C)外,还有缩小斑块内脂质核、加固斑块纤维帽、改善内皮细胞功能、减少斑块炎性细胞数目、防止斑块破裂等作用,从而减少冠脉事件,另外还能通过改善内皮功能减弱凝血倾向,防止血栓形成,防止脂蛋白氧化,起到了抗动脉粥样硬化和抗血栓作用。随着长期的大样本的实验结果出现,已经显示他汀类强化降脂治疗和 PTCA 加常规治疗可同样安全有效地减少缺血事件。所有他汀类药物均有相同的不良反应,即胃肠道功能紊乱、肌痛及肝损害,儿童、孕妇及哺乳期妇女不宜应用。常见他汀类降调脂药见表 7-6。

表 7-6 临床常见他汀类药物剂量

药 物	常用剂量/mg	用法
阿托伐他汀(立普妥)	10~80	每天 1 次,口服
辛伐他汀(舒将之)	10~80	每天 1 次,口服
洛伐他汀(美将之)	20~80	每天 1 次,口服
普伐他汀(普拉固)	20~40	每天 1 次,口服
氟伐他汀(来适可)	40~80	每天 1 次,口服

5.溶血栓治疗

国际多中心大样本的临床试验(TIMI ⅢB)业已证明采用 AMI 的溶栓方法治疗不稳定型心绞痛反而有增加 AMI 发生率的倾向,故已不主张采用。至于小剂量尿激酶与充分抗血小板和抗凝血酶治疗相结合是否对不稳定型心绞痛有益,仍有待临床进一步研究。

6.经皮冠状动脉介入治疗和外科手术治疗

在高危险组患者中如果存在以下情况之一则应考虑行紧急介入性治疗或 CABG。

(1)虽经内科加强治疗,心绞痛仍反复发作。

(2)心绞痛发作时间明显延长超过 1 小时,药物治疗不能有效缓解上述缺血发作。

(3)心绞痛发作时伴有血流动力学不稳定,如出现低血压、急性左心功能不全或伴有严重心律失常等。

不稳定型心绞痛的紧急介入性治疗的风险一般高于择期介入性治疗,故在决定之前应仔细权衡。紧急介入性治疗的主要目标是以迅速开通"罪犯"病变的血管,恢复其远端血流为原则,对于多支病变的患者,可以不必一次完成全部的血管重建。对于血流动力学不稳定的患者最好同时应用主动脉内球囊反搏,力求稳定高危患者的血流动力学。除以上少数不稳定型心绞痛患者外,大多数不稳定型心绞痛患者的介入性治疗宜放在病情稳定至少 48 小时后进行。

目前认为,当不稳定型心绞痛患者经积极的药物治疗或 PCI 治疗效果不满意,或由于各种原因不能进行 PCI 时,可考虑冠脉搭桥术(CABG)治疗。对严重的多支病变和严重的主干病变、特别是左心室功能严重障碍的患者,应首先考虑 CABG。

7.不稳定型心绞痛出院后的治疗

不稳定心绞痛患者出院后仍需定期门诊随诊。低危险组的患者 1~2 个月随访 1 次,中、高危险组的患者无论是否行介入性治疗都应 1 个月随访 1 次,如果病情无变化,随访半年即可。

UA 患者出院后仍需继续服阿司匹林、β 受体阻滞剂。阿司匹林宜采用小剂量,每天 50~150 mg 即可,β 受体阻滞剂宜逐渐增量至最大可耐受剂量。在冠心病的二级预防中阿司匹林和降胆固醇治疗是最重要的。降低胆固醇的治疗应参照国内降血脂治疗的建议,即血清胆固醇>4.68 mmol/L(180 mg/dL)或低密度脂蛋白胆固醇>2.6 mmol/L(100 mg/dL)均应服他汀类降胆固醇药物,并达到有效治疗的目标。血浆甘油三酯>2.26 mmol/L(200 mg/dL)的冠心病患者一般也需要服降低甘油三酯的药物。其他二级预防的措施包括向患者宣教戒烟、治疗高血压和糖尿病、控制危险因素、改变不良的生活方式、合理安排膳食、适度增加活动量、减少体重等。

八、影响不稳定型心绞痛预后的因素

(1)左心室功能为最强的独立危险因素,左心室功能越差,预后也越差,因为这些患者的心脏很难耐受进一步的缺血或梗死。

(2)冠状动脉病变的部位和范围:左主干病变和右冠开口病变最具危险性,三支冠脉病变的危险性大于双支或单支者,前降支病变危险大于右冠或回旋支病变,近段病变危险性大于远端病变。

(3)年龄是一个独立的危险因素,主要与老年人的心脏储备功能下降和其他重要器官功能降低有关。

(4)合并其他器质性疾病或危险因素:不稳定型心绞痛患者如合并肾衰竭、慢性阻塞性肺疾病、糖尿病、高血压、高血脂、脑血管病及恶性肿瘤等,均可影响不稳定型心绞痛患者的预后。其中肾功能状态还明显与 PCI 术预后有关。

(张翠娥)

第十五节 肺动脉高压

肺动脉高压(pulmonary hypertention,PH)是不同病因导致的,以肺动脉压力和肺血管阻力升高为特点的一组临床病理生理综合征,肺动脉高压可导致右心室负荷增加,最终右心衰竭。临床常见、多发且致残、致死率均很高。目前肺动脉高压的诊断标准采用美国国立卫生研究院规定的血流动力学标准,即右心导管测得的肺动脉平均压力在静息状态下≥3.3 kPa(25 mmHg),运动状态下≥4.0 kPa(30 mmHg)(高原地区除外)。

依据肺动脉高压的病理生理、临床表现及治疗策略的不同将肺动脉高压进行分类。最新的肺动脉高压的分类是 2003 年在意大利威尼斯举行的第三届世界肺动脉高压大会上制定的(表 7-7)。

表 7-7 肺动脉高压分类(2003 年,威尼斯)

1.动脉型肺动脉高压(pulmonary arterial hypertention,PAH)

(1)特发性肺动脉高压

(2)家族性肺动脉高压

(3)相关因素所致的肺动脉高压

结缔组织病

先天性体-肺分流

门静脉高压

HIV 感染

药物/毒素

其他:甲状腺疾病,戈谢病,糖原蓄积症,遗传性出血性毛细血管扩张症,血红蛋白病,脾切除术,骨髓增生异常

(4)肺静脉或毛细血管病变:肺静脉闭塞症,肺毛细血管瘤

(5)新生儿持续性肺动脉高压

2.左心疾病相关性肺动脉高压

(1)主要累及左心房或左心室性的心脏疾病

(2)二尖瓣或主动脉瓣瓣膜疾病

3.呼吸系统疾病和/或低氧血症的相关性肺动脉高压

(1)慢性阻塞性肺疾病

(2)间质性肺疾病

(3)睡眠呼吸障碍

(4)肺泡低通气综合征

(5)慢性高原病

(6)肺发育异常

4.慢性血栓和/或栓塞性肺动脉高压

 (1)肺动脉近端血栓栓塞

 (2)肺动脉远端血栓栓塞

 (3)非血栓性肺阻塞(肿瘤,寄生虫,异物)

5.混合性肺动脉高压

 (1)结节病

 (2)肺朗格汉斯细胞组织细胞增生症

 (3)淋巴管肌瘤病

 (4)肺血管受压(淋巴结肿大,肿瘤,纤维素性纵隔炎)

一、特发性肺动脉高压

(一)定义

特发性肺动脉高压(idiopathic pulmonary arterial hypertension,IPAH)是指原因不明的肺血管阻力增加引起持续性肺动脉压力升高,肺动脉平均压力在静息状态下>3.3 kPa(25 mmHg),在运动状态下>4.0 kPa(30 mmHg),肺毛细血管嵌压<2.0 kPa(15 mmHg),心排血量正常或降低,排除所有引起肺动脉高压的已知病因和相关因素所致。特发性肺动脉高压这个名词在2003年威尼斯第三届肺动脉高压会议上第一次提出。在此之前,特发性肺动脉高压曾与家族性肺动脉高压统称为原发性肺动脉高压(primary pulmonary hypertension,PPH)。

(二)流行病学

目前国外的统计数据表明PPH的发病率为(15～35)/100万。90%以上的患者为IPAH。IPAH患者一般在出现症状后2～3年死亡。老人及幼儿皆可发病,但是多见于中青年人,平均患病年龄为36岁,女性多发,男女发病比例为1:(2～3)。易感因素包括药物因素、病毒感染和其他因素及遗传因素。

(三)病理与病理生理学

1.病理

主要累及肺动脉和右心,表现为右心室肥大,右心房扩张。肺动脉主干扩张,周围肺小动脉稀疏。特征性的改变为肺小动脉内皮细胞、平滑肌细胞增生肥大,血管内膜纤维化增大,中膜肥厚,管腔狭窄、闭塞,扭曲变形,呈丛样改变。

2.病理生理

其机制尚未完全清楚,目前认为与肺动脉内皮细胞功能失调(肺血管收缩和舒张功能异常、内皮细胞依赖性凝血和纤溶系统功能异常)、血管壁平滑肌细胞钾离子通道缺陷、肺动脉重构等多种因素引起血管收缩、血管重构和原位血栓形成有关。

(四)临床表现

1.症状

患者早期无明显症状。最常见的症状为劳力性呼吸困难,其他常见症状包括胸痛、咯血、晕厥、下肢水肿。约10%患者(几乎均为女性)呈现雷诺现象,提示预后较差。也可有声嘶。

2.体征

主要是肺动脉高压和右心功能不全的表现,具体表现取决于病情的严重程度。

(1)肺动脉高压的表现：最常见的是肺动脉瓣区第二心音亢进及时限不等的分裂，可闻及Graham-Steell杂音。

(2)右心室肥大和右心功能不全的表现：右心室肥大严重者在胸骨左缘可触及搏动。右心衰竭时可见颈静脉曲张、三尖瓣反流杂音、右心第四心音、肝大搏动、心包积液（32%的患者可发生）、腹水、双下肢水肿等体征。

(3)其他体征：①20%的患者可出现发绀。②低血压、脉压变小及肢体末端皮温降低。

（五）辅助检查

确诊特发性肺动脉高压必须要排除各种原因引起的已知病因和相关因素所致肺动脉高压。

实验室检查需进行自身抗体的检查、肝功能与肝炎病毒标志物、HIV抗体、甲状腺功能检查、血气分析、凝血酶原时间与活动度及心电图、胸部X线、超声心动图、肺功能测定、肺通气灌注扫描、肺部CT、肺动脉造影术、多导睡眠监测以除外继发性因素引起。右心导管术是唯一准确测定肺血管血流动力学状态的方法，同时进行急性血管扩张试验能够估测肺血管反应性及药物的长期疗效。另外还有胸腔镜肺活检及基因诊断等方法。

（六）诊断及鉴别诊断

不仅要确定IPAH诊断、明确严重程度和预后，还应对IPAH进行功能分级和运动耐力判断，对血管扩张药的急性反应情况等进行评价，以指导治疗。

1.诊断

由于IPAH患者早期无特异的临床症状，诊断有时颇为困难。早期肺动脉压轻度升高时多无自觉症状，随病情进展出现运动后呼吸困难、疲乏、胸痛、昏厥、咯血、水肿等症状。本病体征主要是由于肺动脉高压，右心房、右心室肥大进而右心衰竭引起。常见体征是颈静脉搏动，肺动脉瓣听诊区第二心音亢进、分裂，三尖瓣区反流性杂音，右心第四心音，肝大，腹水等。依靠右心导管及心血管造影检查确诊IPAH。IPAH诊断标准为肺动脉平均压在静息状态下≥3.3 kPa（25 mmHg），在活动状态下≥4.0 kPa（30 mmHg），而肺毛细血管压或左心房压<2.0 kPa（15 mmHg），心排血量正常或降低，并排除已知所有引起肺动脉压力升高的疾病。IPAH确诊依靠右心导管及心血管造影检查。心导管检查不仅可以明确诊断，而且对估计预后有很大帮助。特发性肺动脉高压是一个排除性的诊断，要想确诊，必须将可能引起肺动脉高压的病因一一排除（图7-12）。具体可参考肺动脉高压的鉴别诊断。

2.鉴别诊断

IPAH是一个排除性的诊断，鉴别诊断很重要。主要是应与其他已知病因和相关因素所致肺动脉高压相鉴别。正确诊断IPAH必须首先熟悉可引起肺动脉高压的各种疾病的临床特点，掌握构成已知病因和相关因素所致肺动脉高压的疾病谱，熟悉肺动脉高压的病理生理，然后从病史采集、体格检查方面细致捕捉诊断线索，再合理安排实验室检查，一一排除。通过X线、心电图、超声心动图、肺功能测定及放射性核素肺通气/灌注扫描，排除肺实质性疾病、肺静脉高压性疾病、先天性心脏病及肺栓塞。血清学检查可明确有无胶原血管性疾病及HIV感染。

3.病情评估

(1)肺动脉高压分级：见表7-8。

(2)运动耐量评价：6分钟步行试验简单易行，可用于肺动脉高压患者活动能力和预后的评价。

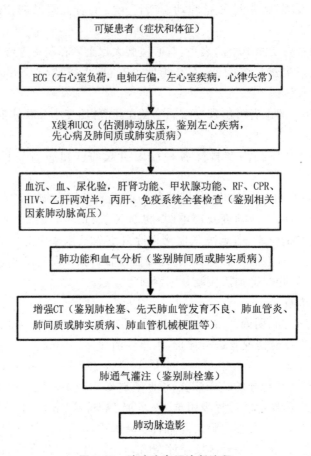

图 7-12 肺动脉高压诊断流程

表 7-8 世界卫生组织对肺动脉高压患者的心功能分级

分级	描述
I	日常体力活动不受限,一般体力活动不引起呼吸困难、乏力、胸痛或晕厥
II	日常体力活动轻度受限,休息时无不适,但一般体力活动会引起呼吸困难、乏力、胸痛或晕厥
III	日常体力活动明显受限,休息时无不适,但轻微体力活动就可引起呼吸困难、乏力、胸痛和晕厥
IV	不能进行体力活动,休息时就有呼吸困难、乏力,有右心衰竭表现

（3）急性血管扩张试验：检测患者对血管扩张药的急性反应情况。用于指导治疗,对 IPAH 患者进行血管扩张试验的首要目标是筛选可能对口服钙通道阻滞剂治疗有效的患者。血管扩张试验阳性标准：应用血管扩张药物后肺动脉平均压下降≥1.3 kPa(10 mmHg),且肺动脉平均压绝对值≤5.3 kPa(40 mmHg),心排血量不变或升高。

（七）治疗

治疗原则：由于 IPAH 是一种进展性疾病,目前还没有根治方法。治疗主要应针对血管收缩、血管重构、血栓形成及心功能不全等方面进行,旨在降低肺血管阻力和压力,改善心功能,增加心排血量,提高生活质量,改善症状及预后。

1.一般治疗

(1)健康教育:包括加强 IPAH 的宣传教育及生活指导以增强患者战胜疾病的信心,平衡膳食,合理运动等。

(2)吸氧:氧疗可用于预防和治疗低氧血症,IPAH 患者的动脉血氧饱和度宜长期维持在90％以上。但氧疗的长期效应尚需进一步研究评估。

(3)抗凝:口服抗凝药可提高 IPAH 患者的生存率。IPAH 患者应用华法林治疗时,INR 目标值为2.0～3.0。但是咯血或其他有出血倾向的患者应避免使用抗凝药。

2.针对肺动脉高压发病机制的药物治疗

确诊为 IPAH 后应对其进行功能分级和急性血管反应试验,根据功能分级和急性血管反应性试验制定肺动脉高压的阶梯治疗方案。急性血管反应试验阳性且心功能Ⅰ～Ⅱ级的患者可给予口服钙通道阻滞剂治疗。急性血管反应试验阴性且心功能Ⅱ级的患者可给予磷酸二酯酶-5抑制药治疗;急性血管反应试验阴性且心功能Ⅲ级的患者给予磷酸二酯酶-5 抑制药、内皮素受体拮抗剂或前列环素及其类似物;心功能Ⅳ级的患者应用前列环素及其类似物、磷酸二酯酶-5抑制药或内皮素受体拮抗剂,必要时予以联合治疗。如病情没有改善或恶化,考虑行外科手术治疗。

(1)钙通道阻滞剂:钙通道阻滞剂(CCBs)可用于治疗急性血管反应试验阳性且心功能Ⅰ～Ⅱ级的 IPAH 患者。CCBs 使肺动脉压下降,心排血量增加,肺血管阻力降低。心排血指数＞2.1 L/(min·m²)和/或混合静脉血氧饱和度＞63％、右心房压低于 1.3 kPa(10 mmHg),而且对急性扩血管药物试验呈明显的阳性反应的患者,在密切监控下可开始用 CCBs 治疗,并应逐渐增加剂量至最大可耐受量且无不良反应表现。对于不满足上述标准的患者,不推荐使用 CCBs。最常用的 CCBs 包括地尔硫䓬、氨氯地平和长效硝苯地平。应避免选择有明显负性肌力作用的药物(如维拉帕米)。国内以应用地尔硫䓬和氨氯地平经验较多。应用 CCBs 需十分谨慎,从小剂量开始,逐渐摸索患者的耐受剂量,且要注意药物不良反应,主要不良反应包括低血压、急性肺水肿及负性肌力作用。

(2)前列环素及其类似物:前列环素是很强的肺血管舒张药和抗血小板聚集药,还具有细胞保护和抗增生的特性。在改善肺血管重塑方面,具有减轻内皮细胞损伤和减少血栓形成等作用。目前临床应用的前列环素制剂包括吸入制剂依洛前列环素、静脉用的依前列醇、皮下注射制剂曲前列环素、口服制剂贝前列环素。

依洛前列环素:依洛前列环素是一种更加稳定的前列环素类似物,可通过吸入方式给药。通过吸入方式给药不仅可充分扩张通气良好的肺血管,更好地改善通气/血流比值,而且可减少或避免全身不良反应,并发症也更少。治疗方法是每次雾化吸入 10～20 μg,每天吸入 6～9 次。主要不良反应是少数患者有呼吸道局部刺激症状等。已有大样本、随机双盲、安慰剂对照、对中心临床研究证实了依洛前列环素治疗心功能Ⅲ～Ⅳ级肺动脉高压患者的安全性和有效性。该药于2006 年 4 月在我国上市。

其他前列环素类似物:①依前列醇。1995 年美国食品和药品监督管理局已同意将该药物用于治疗 IPAH 的患者[纽约心脏协会(NYHA)心功能分级为Ⅲ和Ⅳ级],是美国食品和药品监督管理局批准第一种用于治疗 IPAH 的前列环素药物。依前列醇半衰期短,只有 1～2 分钟,故需连续静脉输入。主要不良反应有头痛、潮热、恶心、腹泻。其他的慢性不良反应包括血栓栓塞、体重减轻、肢体疼痛、胃痛和水肿,但大多数症状较轻,可以耐受。依前列醇必须通过输液泵持续静脉输注需要长期置入静脉导管,临床应用有很大不便,并增加了感染机会,在治疗过程中短暂的中断也会导致肺动脉压的反弹,且往往是致命的。②曲前列环素。皮下注射制剂,其半衰期比前列环素长,为2～4小时。常见的不良反应是用药局部疼痛。美国食品和药品监督管理局已批准将曲前列环素用于治疗 NYHA 心功能分级为Ⅱ～Ⅳ级的肺动脉高压患者。③贝前列环素。口服制剂,贝前列环素在日本已用于治疗 IPAH。口服贝前列环素将可能成为临床表现更轻的肺动脉高压患者的一种治疗选择。

以上其他前列环素类似物尚未在我国上市。

(3)内皮素受体拮抗剂:内皮素-1是强烈的血管收缩药和血管平滑肌细胞增生的刺激药,参与了肺动脉高压的形成。在肺动脉高压患者的血浆和肺组织中 ET-1 表达水平和浓度都升高。波生坦是非选择性的 ET-A 和 ET-B 受体拮抗剂,已有临床试验证实该药能改善 NYHA 心功能分级为Ⅲ和Ⅳ级的 IPAH 患者的运动能力和血流动力学指标。治疗方法是起始剂量每次62.5 mg,每天2次,治疗4周,第5周加量至125 mg,每天2次。用药过程应严密监测患者的肝、肾功能及其他不良反应。2006年10月在我国上市。选择性内皮素受体拮抗剂包括西他生坦和安贝生坦,目前在国内尚未上市。

(4)磷酸二酯酶-5抑制药:磷酸二酯酶-5抑制药(phospho diest erase inhibitors,PDEI)可抑制肺血管磷酸二酯酶-5对环磷酸鸟苷(cyclic guanosine monophos phate,cGMP)的降解,提高cGMP浓度,通过一氧化氮通路舒张肺动脉血管,降低肺动脉压力,改善重构。在国外包括美国食品和药品监督管理局批准上市治疗肺动脉高压的磷酸二酯酶-5抑制药有西地那非。西地那非的推荐用量为每次20～25 mg,每天3次,饭前30～60分钟空腹服用。主要不良反应为头痛、面部潮红、消化不良、鼻塞、视觉异常等。

(5)一氧化氮:一氧化氮(nitric oxide,NO)由血管内皮细胞Ⅲ型一氧化氮合酶(nitric oxide synthase,NOS)分解精氨酸而生成,有舒张血管、抑制血管平滑肌增生和血小板黏附的重要生理作用。吸入一氧化氮已用于诊断性的急性肺血管扩张试验,也已用于治疗围术期的肺动脉高压,该方法治疗肺动脉高压选择性高,起效快,但应用于临床时最大缺点是不仅需要一个持续吸入的监测装置,而且吸入的一氧化氮氧化成二氧化氮还有潜在毒性。已发现通过外源给予 L-精氨酸可促进内源性一氧化氮的生成,目前国外已出现 L-精氨酸的片剂和针剂,临床试验研究尚在进行中。

3.心功能不全的治疗

IPAH 可引起右心室功能不全。然而,标准的治疗充血性心力衰竭的方法对严重肺动脉高压或右心室功能不全的患者却作用有限。

利尿剂是治疗合并右心衰竭(如有外周水肿和/或腹水)IPAH 的适应证。一般认为应用利尿剂使血容量维持在接近正常水平,谨慎限制水钠摄入对 IPAH 患者的长期治疗十分重要。但利尿剂应慎重使用,以避免出现电解质平衡紊乱、心律失常、血容量不足。

洋地黄治疗能使 IPAH 患者循环中的去甲肾上腺素迅速减少,心排血量增加,但长期治疗的效果尚不肯定,可用于治疗难治性右心衰竭,右心功能障碍伴发房性心律失常或者右心功能障碍并发左心室功能衰竭的患者。应用过程中需密切监测患者的血药浓度,尤其对肾功能受损的患者更应警惕。

血管紧张素转化酶抑制药和血管紧张素受体拮抗剂只推荐用于右心衰竭引起左心衰竭的患者,在多数肺动脉高压右心衰竭者不适用。

有研究表明,重症肺动脉高压患者改善心功能和微循环的血管活性药物首选多巴胺。

4.介入治疗

经皮球囊房间隔造口术(balloon atrial septostomy,BAS)是一种侵袭性的手术,是通过建立心房内缺损使产生心内从右到左的分流,达到减轻症状的目的。目前认为只适用于那些在接受最佳血管扩张药物治疗方案前提下仍出现发作性晕厥和/或有严重心力衰竭的患者。可作为肺移植治疗前的一种过渡治疗。

5.外科手术治疗

治疗肺动脉高压的新药开发及其令人乐观的初步临床结果,使得肺移植和心肺联合移植术仅在严重IPAH且内科治疗无效的患者中继续应用。

(八)预后

IPAH进展迅速,若未及时诊断、积极干预,预后险恶。IPAH是一种进行性血管病,晚期IPAH患者出现进行性右心功能障碍,血流动力学指标出现心排血量下降、右心房压上升及右心室舒张末压力升高表现,最终导致心力衰竭和死亡。随着科学技术的发展,IPAH患者的预后有望得到改善。

二、其他类型肺动脉高压

(一)家族性肺动脉高压

家族中有两个或两个以上成员患肺动脉高压,并除外其他引起肺动脉高压的原因时可诊断为家族性肺动脉高压(familial pulmonary arterial hypertension,FPAH)。据统计,PPH中有6%~10%是家族性的。目前认为多数患者与骨形成蛋白Ⅱ型受体(BMPR-Ⅱ)基因突变有关,以常染色体显性遗传,具有外显率不完全、女性发病率高和发病年龄变异的特点,大多数基因携带者并不发病。对怀疑有FPAH患者,应进行基因突变的遗传学筛查。治疗方法同IPAH。

(二)结缔组织病相关性肺动脉高压

结缔组织病是引起肺动脉高压的常见原因之一。肺动脉高压可以继发于任何一种结缔组织病,总体发生率约2%,但是不同结缔组织病合并肺动脉高压的发生率不同,以硬皮病、混合性结缔组织病、系统性红斑狼疮多见。结缔组织病相关性肺动脉高压的发病机制尚不十分清楚,可能与肺的雷诺现象(肺血管痉挛)、自身免疫因素、肺间质病变和血栓栓塞或原位血栓有关。患者有一些特殊表现,如雷诺现象和自身抗体阳性。结缔组织病合并肺动脉高压对患者基础疾病的预后有较大影响,常常提示预后差。应定期对结缔组织病患者进行心脏超声检查。肺CT检查有助于明确有无肺栓塞或肺间质病变的存在。要积极治疗原发病,根据病情使用皮质激素和免疫抑制药治疗结缔组织病。前列环素类、西地那非、波生坦等药物对肺动脉高压的治疗均有一定效果。长期预后不如IPAH患者。由于此类患者常合并多系统病变,并使用过免疫抑制药治疗,肺移植治疗要慎重。

(三)先天性体-肺循环分流疾病相关性肺动脉高压

当心脏和血管在胚胎发育时出现先天畸形和缺损,会发生体-肺循环分流,由于肺循环血容量增加、低氧血症、肺静脉回流受阻、肺血管收缩等因素导致肺动脉高压。疾病早中期以动力性因素为主,肺动脉高压可逆,晚期发展到肺血管结构重塑,肺动脉高压难以逆转。

各种不同体-肺循环分流先心病的临床表现不同,相应肺动脉高压出现的时间、轻重程度和进展速度也不同。根据病史、临床表现、心电图、胸部X线和心脏超声检查,大部分患者可明确诊断,少数复杂的先心病患者需要做CT、磁共振。心导管检查和心血管造影是评价体肺分流性肺动脉高压和血流动力学改变最准确的方法,并且也是原发疾病手术适应证选择的重要依据。早期治疗原发疾病先心病,避免肺动脉高压的发生是预防的关键。各种体-肺循环分流合并肺动脉高压的先心病患者,需要尽早外科手术和/或介入治疗以防止出现肺血管结构重塑。正确地评估患者的临床情况是决定治疗选择和预后的关键,一旦出现艾森曼格综合征就不能做原发先心病的矫正手术。此外,新型肺血管扩张药物前列环素类似物、磷酸二酯酶-5 抑制药、波生坦、一氧化氮对治疗先天性体-肺循环分流疾病相关性肺动脉高压有一定效果。此类患者的预后较 IPAH 好。

(四)门脉高压相关性肺动脉高压

慢性肝病和肝硬化门脉高压患者中肺动脉高压的发生率为 3％～5％。其发生机制可能是由于门脉分流使肺循环血流增加和未经肝脏代谢的血管活性物质直接进入肺循环引起血管增生、血管收缩、原位血栓形成,从而引起肺动脉高压。超声心动图是筛查的首选无创检查,但仅肺动脉平均压力增加而肺血管阻力正常,不能诊断门脉高压相关性肺动脉高压(portopulmonary hypertension,POPH),右心导管检查是确诊的"金标准"。对于 POPH 患者行急性血管扩张试验推荐使用依洛前列环素或依前列醇。钙通道阻滞剂可以使门脉高压恶化。由于 POPH 患者有出血倾向,抗凝药使用应权衡利弊。降低 POPH 肺动脉压力药物主要为前列环素类、西地那非,在肝损患者中应注意波生坦的肝毒性。POPH 预后较差。肝移植对 POPH 预后尚有争议。

(五)HIV 感染相关性肺动脉高压

HIV 感染是肺动脉高压的明确致病因素,肺动脉高压在 HIV 感染患者中的年发病率约 0.1％,至少较普通人群高 500 倍。其发生机制可能是 HIV 通过反转录病毒导致炎症因子和生长因子释放,诱导细胞增生和内皮细胞损伤,引起肺动脉高压。HIV 感染相关性肺动脉高压(pulmonary arterial hypertension related to HIV infection,PAHRH)的病理改变和临床表现与 IPAH 相似。PAHRH 的治疗包括抗反转录病毒治疗和对肺动脉高压的治疗。PAHRH 的预后比 IPAH 还差,HIV 感染者一旦出现肺动脉高压,肺动脉高压就成为其主要死亡原因。

(六)食欲抑制药物相关性肺动脉高压

食欲抑制药物中阿米雷司、芬氟拉明、右芬氟拉明可以明确导致肺动脉高压,苯丙胺类药物可能会导致肺动脉高压,且停药后很少逆转。食欲抑制药物引起肺动脉高压的机制可能与 5-羟色胺通道的影响有关,血游离增高的 5-羟色胺使肺血管收缩和肺血管平滑肌细胞增生。食欲抑制药物相关性肺动脉高压在病理和临床与 IPAH 相似。

(七)甲状腺疾病相关性肺动脉高压

国外文献报道,IPAH 患者中各类甲状腺疾病的发病率高达 49％,其中合并甲状腺功能减退症的发病率为 10％～24％,因此应对所有 IPAH 患者进行甲状腺功能指标的筛查。发病机制可能与自身免疫反应和高循环血流动力学状态导致肺血管内皮损伤及功能紊乱等因素有关。对此类患者不仅应针对甲状腺功能紊乱进行治疗,同时也应针对肺动脉高压进行治疗。

(八)肺静脉闭塞病和肺毛细血管瘤样增生症

这两种疾病是罕见的以肺动脉高压为表现的疾病,临床表现与 IPAH 相似。肺静脉闭塞病(pulmonary veno-occlusive disease,PVOD)主要影响肺毛细血管后静脉,病理表现为肺静脉内膜增厚、纤维化,严重的肺淤血和间质性纤维化形成的小病灶是其特征性改变。PVOD 的胸部 CT 扫描显示肺部出现磨玻璃样变,伴或不伴边界不清的结节影,叶间胸膜增厚,纵隔肺门淋巴结肿大,这些征象对于 IPAH 鉴别有特征意义。肺毛细血管瘤样增生症(pulmonary capillary hemangioma,PCH)病理表现为大量灶状增生的薄壁毛细血管浸润肺泡组织,累及胸膜、支气管和血管壁,有特征的 X 线表现是弥漫分布的网状结节影。这两种疾病的确诊很困难,需要开胸肺活检。它们的治疗与 IPAH 不同,使用扩张肺动脉的药物会加重肺动脉高压,甚至导致严重的肺水肿和死亡。这两种疾病的预后差,肺移植是唯一有效的治疗方法。

(九)左心疾病相关性肺动脉高压

各种左心疾病,如冠心病、心肌病、瓣膜病、缩窄性心包炎等会引起肺静脉压力增加,进而使肺动脉压力增高,又称肺静脉高压。肺静脉高压对呼吸功能的影响较明显,使肺的通气、换气、弥散功能下降。临床表现不仅有劳力性呼吸困难,而且有端坐呼吸和夜间阵发性呼吸困难。胸部 X 线检查显示左心衰竭征象。超声心动图检查对原发疾病有确诊价值。治疗主要针对原发疾病,瓣膜病、心包疾病患者适时手术治疗。内科药物治疗减低心脏负荷、改善心功能。

(十)呼吸疾病和/或缺氧相关的肺动脉高压

患有各种慢性肺疾病的患者由于长期缺氧肺血管收缩、肺血管内皮功能失衡、肺血管结构破坏(管壁增厚)、血管内微小血栓形成及患者的遗传因素使之易发,这些最终造成各种慢性肺疾病的患者发生肺动脉高压。慢性肺部疾病引起的肺动脉高压有一些与其他类型肺动脉高压不同的特点:肺动脉高压的程度较轻,多为轻至中度增高,间质性肺病可为中度至重度增高;肺动脉高压的发展通常缓慢;在一些特殊情况下,如活动、肺部感染加重,肺动脉压力会突然增加;基础肺疾病好转后,肺动脉高压也会明显缓解。临床表现既有基础肺疾病又有肺动脉高压的症状和体征,肺部听诊有助于判断肺疾病的严重程度。肺功能检查和血气分析提示呼吸功能障碍和呼吸衰竭的类型和程度。肺动脉高压影响慢性肺疾病患者的预后。积极治疗基础肺疾病能够使肺动脉高压明显缓解,长程氧疗对降低肺动脉压力有益并能提高患者的生存率。新型肺血管扩张药对此类患者肺动脉高压的治疗价值有限。晚期患者可考虑肺移植。

(十一)慢性血栓栓塞性肺动脉高压

肺动脉及其分支的血栓不能溶解或反复发生血栓栓塞,血栓机化,肺动脉内膜慢性增厚,肺动脉血流受阻;未栓塞的肺血管在长期高血流量的切应力等流体力学因素的作用下,血管内皮损伤,肺血管重构;上述两方面的因素使肺血管阻力增加,导致肺动脉高压。由于非特异的症状和缺乏静脉血栓栓塞症的病史,其发生率和患病率尚无准确的数据。以往的尸检报道表明慢性血栓栓塞性肺动脉高压(chronic thromboembolism pulmonary hypertension,CTEPH)的总发生率为 1%~3%,其中急性肺栓塞幸存者的发生率为 0.1%~0.5%。临床表现缺乏特异性,易漏诊和误诊。渐进性劳力性呼吸困难是最常见症状。心电图、胸部 X 线、血气分析、超声心动图是初筛检查,核素肺通气灌注显像、CT 肺动脉造影、右心导管和肺动脉造影可进一步明确诊断。核素肺通气灌注显像诊断亚段及以下的 CTEPH 有独到价值,但也可能低估血栓栓塞程度。多排螺旋 CT 与常规肺动脉造影相比,有较高的敏感性和特异性,但可能低估亚段及以下的 CTEPH。需要同时做下肢血管超声、下肢核素静脉显像确定有无下肢深静脉血栓形成。CTEPH 患者病死率很高,自然预后差,肺动脉平均压力>5.3 kPa(40 mmHg),病死率为 70%;肺动脉平均压力>6.7 kPa(50 mmHg),病死率为 90%。传统的内科治疗手段,如利尿、强心和抗凝治疗及新型扩张肺动脉的药物对 CTEPH 有一定效果。肺动脉血管内球囊扩张及支架置入术对部分 CTEPH 患者也有一定效果。肺动脉血栓内膜剥脱术是治疗 CTEPH 的重要而有效方法,术后大多数患者肺动脉压力和肺血管阻力持续下降,心排血量和右心功能提高。手术死亡率为 5%~24%。对于不能做肺动脉血栓内膜剥脱术的患者,可考虑肺移植。

(张翠娥)

第十六节 舒张性心力衰竭

心力衰竭是一个包括多种病因和发病机制的临床综合征。其中,舒张性心力衰竭(diastolic heart failure,DHF)是近年来才得到研究和认识的一类心力衰竭。其主要特点:有典型的心力衰竭的临床症状、体征和实验室检查证据(如胸部 X 线检查肺淤血表现),而超声心动图等影像检查显示左心室射血分数(LVEF)正常,并除外了瓣膜病和单纯右心衰竭。研究发现,DHF 患者约占所有心力衰竭患者的 50%。与收缩性心力衰竭(SHF)比较,DHF 有更长的生存期,而且两者的治疗措施不尽相同。

一、舒张性心力衰竭的临床特点

(一)病因特点

DHF 通常发生于年龄较大的患者,女性比男性发病率和患病率更高。最常发生于高血压患者,特别是有严重心肌肥厚的患者。冠心病也是常见病因,特别是由一过性缺血发作造成的可逆性损伤及急性心肌梗死早期,心肌顺应性急剧下降,左心室舒张功能损害。DHF 还见于肥厚型心肌病、糖尿病性心肌病、心内膜弹力纤维增生症、浸润型心肌病(如心肌淀粉样变性)等。DHF 急性发生常由血压短期内急性升高和快速心率的心房颤动发作引起。DHF 与 SHF 可以合并存在,这种情况见于冠心病心力衰竭,既可以因心肌梗死造成的心肌丧失或急性缺血发作导致心肌收缩力急剧下降而致 SHF,也可以由非扩张性的纤维瘢痕替代了正常的可舒张心肌组织,心室的顺应性下降而引起 DHF。长期慢性 DHF 的患者,如同 SHF 患者一样,逐渐出现劳动耐力、生活质量下降。瓣膜性心脏病同样会引起左心室舒张功能异常,特别是在瓣膜病的早期,表现为舒张时间延长,心肌僵硬度增加,甚至换瓣术后的部分患者,舒张功能不全也会持续数年之久,即使此刻患者的收缩功能正常。通常所说的 DHF 是不包括瓣膜性心脏病等的单纯 DHF。

(二)病理生理特点

心脏的舒张功能取决于心室肌的主动松弛和被动舒张的特性。被动舒张特性的异常通常是由心脏的质量增加和心肌内的胶原网络变化共同导致的,心肌主动松弛性的异常与各种原因造成的细胞内钙离子调节异常有关。其结果是心肌的顺应性下降,左心室充盈时间变化,左心室舒张末压增加,表现为左心室舒张末压力与容量的关系曲线变得更加陡直。在这种情况下,中心血容量、静脉张力或心房僵硬度的轻度增加,或它们共同增加即可导致左心房或肺静脉压力骤然增加,甚至引起急性肺水肿。

心率对舒张功能有明显影响,心率增快时心肌耗氧量增加,同时使冠状动脉灌注时间缩短,即使在没有冠心病的情况下,也可引起缺血性舒张功能不全。心率过快时舒张期缩短,使心肌松弛不完全,心室充盈压升高,产生舒张功能不全。

舒张功能不全时的血流动力学改变和代偿机制:舒张功能不全时舒张中晚期左心室内压力升高,左心室充盈受限,虽然射血分数正常,但每搏输出量降低,心排血量减少。左心房代偿性收缩增强,以增加左心室充盈。长期代偿结果是左心房压增加,左心房逐渐扩大,到一定程度时发生心房颤动。在前、后负荷突然增加,急性应激,快速房颤等使左心室充盈压突然升高时,发生急性失代偿心力衰竭,出现急性肺淤血、水肿,表现出急性心力衰竭的症状和体征。

舒张功能不全的患者,不论有无严重的心力衰竭临床表现,其劳动耐力均是下降的,主要有两个原因:一是左心室舒张压和肺静脉压升高,导致肺的顺应性下降,这可引起呼吸做功增加或呼吸困难的症状;二是运动时心排血量不能充分代偿性增加,结果导致下肢和辅助呼吸肌的显著乏力。这一机制解释了较低的运动耐力和肺毛细血管楔压(PCWP)变化之间的关系。

(三)临床表现

舒张性心力衰竭的临床表现与收缩性心力衰竭近似,主要为肺循环淤血和体循环淤血的症状和体征,如劳动耐力下降,劳力性呼吸困难,夜间阵发性呼吸困难,颈静脉曲张,淤血性肝大和下肢水肿等。X线胸片可显示肺淤血,甚至肺水肿的改变。超声心动图显示 LVEF>50% 和左心室舒张功能减低的证据。

(四)诊断

对于有典型的心力衰竭的临床表现,而超声心动图显示左心室射血分数正常(LVEF>50%)或近乎正常(LVEF 40%~50%)的患者,在除外了瓣膜性心脏病、各种先天性心脏病、各种原因的肺心病、高动力状态的心力衰竭(严重贫血、甲状腺功能亢进症、动静脉瘘等)、心脏肿瘤、心包缩窄或压塞等疾病后,可初步诊断为舒张性心力衰竭,并在进一步检查获得左心室舒张功能不全的证据后,确定舒张性心力衰竭的诊断。

超声心动图在心力衰竭的诊断中起着重要的作用,因为物理检查、心电图、X线胸片等都不能够提供用于鉴别收缩或舒张功能不全的证据。超声心动图所测的左心室射血分数正常(LVEF>50%)或近乎正常(LVEF 40%~50%)是诊断 DHF 的必需条件。超声心动图能够简便、快速地用于鉴别诊断,如明确是否有急性二尖瓣、主动脉瓣反流或缩窄性心包炎等。

多普勒超声能够测量心内的血流速度,这有助于评价心脏的舒张功能。在正常窦性心律条件下,穿过二尖瓣的血流频谱从左心房到左心室有两个波形,E 波:反映左心室舒张早期充盈;A 波:反映舒张晚期心房的收缩。因为跨二尖瓣的血流速度有赖于二尖瓣的跨瓣压差,E 波的速率受到左心室早期舒张和左心房压力的影响。而且,研究发现,仅在轻度舒张功能不全时可以看出 E/A<1,一旦患者的舒张功能达到中度或严重损害,则由于左心房压的显著升高,其超声的表现仍为 E/A>1,近似于正常的图像。由此也可以看出,二尖瓣标准的血流模式对容量状态(特别是左心房压)极度敏感,但是这一速率的变化图像还是能够部分反映左心室的舒张功能(特别是在轻度左心室舒张功能减低时)。其他评价舒张功能的无创检测方法:多普勒超声评价由肺静脉到左心房的血流状态,组织多普勒显像能够直接测定心肌长度的变化速率。而对于缺血性心脏病患者,心导管技术则可以反映左心室充盈压的增高,在实际应用中,更适合于由心绞痛发作诱发的心力衰竭患者的评价。

DHF 的诊断标准目前还不完全统一。美国心脏病学会和美国心脏病协会(ACC/AHA)建议的诊断标准:有典型的心力衰竭症状和体征,同时超声心动图显示患者没有心脏瓣膜异常,左心室射血分数正常。欧洲心脏病学会建议 DHF 的诊断应当符合下面 3 个条件:①有心力衰竭的证据;②左心室收缩功能正常或轻度异常;③左心室松弛、充盈、舒张性或舒张僵硬度异常的证据。欧洲心力衰竭工作组和ACC/AHA使用的术语"舒张性心力衰竭"有别于广义的"有正常射血分数的心力衰竭",后者包括了急性二尖瓣反流和其他原因的循环充血状态。

在实际工作中,临床医师诊断 DHF 时常常面临挑战。主要是要取得心力衰竭的临床证据,其中,胸片在肺水肿的诊断中有很高的价值。血浆 BNP 和 NT-proBNP 的检测也有重要诊断价值,心源性呼吸困难患者的血浆 BNP 水平升高,尽管有资料显示,DHF 患者的 BNP 水平增加不如 SHF 患者的增加显著。

二、舒张性心力衰竭的治疗

DHF 的治疗目的同其他各种心力衰竭,即缓解心力衰竭的症状,减少住院次数,增加运动耐量,改善生活质量和预后。治疗措施也同其他心力衰竭,包括三个方面的内容:①对症治疗,缓解肺循环和体循环淤血的症状和体征。②针对病因和诱因的治疗,即积极治疗导致 DHF 的危险因素或原发病,如高血压、左心室肥厚、冠心病、心肌缺血、糖尿病、心动过速等,对阻止或延缓 DHF 的进展至关重要。③针对病理生理机制的治疗。在具体的治疗方法上 DHF 有其自己的特点。

(一)急性期治疗的特点

在急性肺水肿时,可以给予氧疗(鼻导管或面罩吸氧)、吗啡、静脉用利尿剂和硝酸甘油。需要注意的是,对于 DHF 患者过度利尿可能会导致严重的低血压,因为 DHF 时左心室舒张压与容量的关系呈一个陡直的曲线。如果有严重的高血压,则有必要使用硝普钠等血管活性药物。如果有缺血发作,则使用硝酸甘油和相关的药物治疗。心动过速能够导致心肌耗氧量增加和降低冠状动脉的灌注时间,容易导致心肌缺血,即使在非冠心病患者;还可因缩短了舒张时间而使左心室的充盈受损,所以,在舒张功能不全的患者,快心室率的心房颤动常常会导致肺水肿和低血压,在一些患者中需要进行紧急心脏电复律。预防心动过速的发生或降低患者的心率,可以积极应用 β 受体阻滞剂(如比索洛尔、美托洛尔和卡维地洛)或非二氢吡啶类钙通道阻滞剂(如地尔硫䓬),剂量依据患者的心率和血压调整,这点与 SHF 时不同,因为 SHF 时 β 受体阻滞剂要谨慎应用、逐渐加量,并禁用非二氢吡啶类钙通道阻滞剂。对大多数 DHF 患者,无论在急性期与慢性期都不能从正性肌力药物治疗中获益。重组人脑钠尿肽(rh-BNP)是近年来用于治疗急性心力衰竭疗效显著的药物,它具有排钠利尿和扩展血管的作用,对那些急性发作或加重的 SHF 的临床应用收到了肯定的疗效。但对 DHF 的临床研究尚不多。从药理作用上看,它有促进心肌早期舒张的作用,加上排钠利尿、减轻肺淤血的作用,对 DHF 的急性发作可收到显著效果。

(二)长期药物治疗的特点

1.血管紧张素转化酶抑制剂(ACEI)和血管紧张素 Ⅱ 受体阻断药(ARB)

不但可降低血压,而且对心肌局部的 RAAS 也有直接的作用,可减轻左心室肥厚,改善心肌松弛性。非常适合用于治疗高血压合并的 DHF,在血压降低程度相同时,ACEI 和 ARB 减轻心肌肥厚的程度优于其他抗高血压药物。

2.β 受体阻滞剂

具有降低心率和负性肌力作用。对左心室舒张功能障碍有益的机制:①降低心率可使舒张期延长,改善左心室充盈,增加舒张期末容积。②负性肌力作用可降低耗氧量,改善心肌缺血及心肌活动的异常非均一性。③抑制交感神经的血管收缩作用,降低心脏后负荷,也可改善冠状动脉的灌注。④能阻止通过儿茶酚胺引起的心肌损害和灶性坏死。已有研究证明,此类药物可使左心室容积-压力曲线下移,具有改善左心室舒张功能的作用。

目前认为,β 受体阻滞剂对改善舒张功能最主要的作用来自减慢心率和延长舒张期。在具体应用时可以根据患者的具体情况选择较大的初始剂量和较快地增加剂量。这与 SHF 有明显的不同。在 SHF 患者,β 受体阻滞剂的机制是长期应用后上调 β 受体,改善心肌重塑,应从小剂量开始,剂量调整常需要2~4周。应用β受体阻滞剂时一般将基础心率维持在60~70次/分。

3.钙通道阻滞剂

可减低细胞质内钙浓度,改善心肌的舒张和舒张期充盈,并能减轻后负荷和心肌肥厚,在扩张血管降低血压的同时可改善心肌缺血,维拉帕米和地尔硫䓬等还可通过减慢心率而改善心肌的舒张功能。因此在DHF的治疗中,钙通道阻滞剂发挥着重要的作用。这与SHF不同,由于钙通道阻滞剂有一定程度的负性肌力作用而不宜应用于SHF的治疗。

4.利尿剂

通过利尿能减轻水、钠潴留,减少循环血量,降低肺及体循环静脉压力,改善心力衰竭症状。当舒张性心力衰竭为代偿期时,左心房及肺静脉压增高虽为舒张功能障碍的结果,但同时也是其重要的代偿机制,可以缓解因心室舒张期充盈不足所致的舒张期末容积不足和心排血量的减少,从而保证全身各组织的基本血液供应。如此时过量使用利尿剂,可能加重已存在的舒张功能不全,使其由代偿转为失代偿。当DHF患者出现明显充血性心力衰竭的临床表现并发生肺水肿时,利尿剂则可通过减少部分血容量使症状得以缓解。

5.血管扩张药

由于静脉血管扩张药能扩张静脉,使回心血量及左心室舒张期末容积减小,故对代偿期DHF可能进一步降低心排血量;而对容量负荷显著增加的失代偿期患者,可减轻肺循环、体循环压力,缓解充血症状。动脉血管扩张药能有效地降低心脏后负荷,对周围血管阻力增加的患者(如高血压心脏病)可能有效改善心室舒张功能,但对左心室流出道梗阻的肥厚型心肌病患者可能加重梗阻,使心排血量进一步减少。因此,扩张剂的应用应结合实际病情并慎重应用。

6.正性肌力药物

由于单纯DHF患者的左心室射血分数通常正常,因而正性肌力药物没有应用的指征,而且有使舒张性心功能不全恶化的危险,尤其是在老年急性失代偿DHF患者中。例如,洋地黄类药物通过抑制Na^+-K^+-ATP酶,并通过Na^+-Ca^{2+}交换的机制增加细胞内钙离子浓度,在心脏收缩期增加能量需求,而在心脏舒张期增加钙负荷,可能会促进舒张功能不全的恶化。DIG(digitalis investigators group)研究的数据也显示,在使用地高辛过程中,与心肌缺血及室性心律失常相关的终点事件增加。对于那些伴有快室率房颤的DHF患者,应用洋地黄是有指征也有益处的。因为可以通过控制心室率改善肺充血及心排血量。

7.抗心律失常药物

心律失常,特别是快速性心律失常对DHF患者的血流动力学常产生很大影响,故预防心律失常的发生对DHF患者有重要意义:①快速心律失常增加心肌氧耗,减少冠状动脉供血时间,从而可诱发心肌缺血,加重DHF,在左心室肥厚者尤为重要;②舒张期缩短使心肌舒张不完全,导致舒张期心室内容量相对增加;③DHF患者,左心室舒张速度和心率呈相对平坦甚至负性关系,当心率增加时,舒张速度不增加甚至减慢,从而引起舒张末期压力增加。因此当DHF患者伴有心律失常时,应根据其不同的病因和病情特点来选用抗心律失常药物。

8.其他药物

抑制心肌收缩的药物如丙吡胺,具有较强的负性肌力作用,可用于左心室流出道梗阻的肥厚型心肌病。此药缩短射血时间,增加心排血量,降低左心室舒张期末血压。多数患者长期服用此药有效。丙吡胺的另一个作用是抗心律失常,而严重肥厚型心肌病患者,尤其是静息时有流出道梗阻者,常有心律失常,此时用丙吡胺可达到一举两得的效果。

目前,我们尚无充分的随机临床试验来评价不同药物对 CHF 或其他心血管事件的疗效,也没有充分的证据说明某一单药或某一组药物比其他的优越。已经建议,将那些有生物学效应的药物用于 DHF 的治疗,治疗心动过速和心肌缺血,如 β 受体阻滞剂或非二氢吡啶类钙通道阻滞剂;逆转左心室重塑,如利尿剂和血管紧张素转化酶抑制剂;减轻心肌纤维化,如螺内酯;阻断肾素-血管紧张素-醛固酮系统的药物能够产生这样一些生物学效应,还需要更多的资料来说明这些生物学效应能够降低心力衰竭的危险。

总之,在现阶段,对于 DHF 的发病机制、病理生理、直到诊断和治疗还需要有更多的临床试验和实验证据来不断完善。

(孔　平)

第八章

呼吸内科疾病的诊疗

第一节 支气管哮喘

一、病因和发病机制

(一)病因

哮喘的病因还不十分清楚,大多认为是与多基因遗传有关的疾病,同时受遗传因素和环境因素的双重影响。

许多调查资料表明,哮喘的亲属患病率高于群体患病率,并且亲缘关系越近,患病率越高。哮喘患儿双亲大多存在不同程度气道反应性增高。目前,哮喘的相关基因尚未完全明确,但有研究表明存在有与气道高反应性、IgE调节和特应性反应相关的基因,这些基因在哮喘的发病中起着重要的作用。

环境因素中主要包括某些激发因素,包括吸入物,如尘螨、花粉、真菌、动物毛屑、二氧化硫、氨气等各种特异和非特异性吸入物;感染,如细菌、病毒、原虫、寄生虫等;食物,如鱼、虾、蟹、蛋类、牛奶等;药物,如普萘洛尔、阿司匹林等;气候变化、运动、妊娠等都可能是哮喘的激发因素。

(二)发病机制

哮喘的发病机制尚不完全清楚。多数人认为哮喘与变态反应、气道炎症、气道反应性增高及神经机制等因素相互作用有关。

1.变态反应

当变应原进入具有特应性体质的机体后,可刺激机体通过 T 细胞的传递,由 B 细胞合成特异性 IgE,并结合于肥大细胞和嗜碱性粒细胞表面的高亲和性的 IgE 受体($Fc\varepsilon R_1$);IgE 也能结合于某些 B 细胞、巨噬细胞、单核细胞、嗜酸性粒细胞、NK 细胞及血小板表面的低亲和性 Fca 受体($Fc\varepsilon R_2$),但是 $Fc\varepsilon R_2$ 与 IgE 的亲和力比 $Fc\varepsilon R_1$ 低 $10\sim100$ 倍。若变应原再次进入体内,可与结合在 FceR 上的 IgE 交联,使该细胞合成并释放多种活性介质导致平滑肌收缩、黏液分泌增加、血管通透性增高和炎症细胞浸润等。炎症细胞在介质的作用下又可分泌多种介质,使气道病变加重,炎症反应增加,产生哮喘的临床症状。根据变应原吸入后哮喘发生的时间,可分为速发型哮喘反应(IAR)、迟发型哮喘反应(LAR)和双相型哮喘反应(OAR)。IAR 几乎在吸入变应原的同时立即发生反应,15～30分钟达高峰,2小时后逐渐恢复正常。LAR 6 小时左右发病,持续时间长,可达数天。而且临床症状重,常呈持续性哮喘表现,肺功能损害严重而持久。LAR 的发病机制较复杂,不仅与 IgE 介导的肥大细胞脱颗粒有关,而且主要是气道炎症所致。现在认为哮喘是一种涉及多种炎症细胞和结构细胞相互作用,许多介质和细胞因子参与的一种慢性炎症疾病。LAR 是由于慢性炎症反应的结果。

2.气道炎症

气道慢性炎症被认为是哮喘的本质。表现为多种炎症细胞特别是肥大细胞、嗜酸性粒细胞和 T 细胞等多种炎症细胞在气道的浸润和聚集。这些细胞相互作用可以分泌出多种炎症介质和细胞因子,这些介质、细胞因子与炎症细胞和结构细胞相互作用构成复杂的网络,使气道反应性增高,气道收缩,黏液分泌增加,血管渗出增多。已知肥大细胞、嗜酸性粒细胞、中性粒细胞、上皮细胞、巨噬细胞和内皮细胞都可产生炎症介质。

3.气道高反应性(AHR)

表现为气道对各种刺激因子出现过强或过早的收缩反应,是哮喘患者发生和发展的另外一个重要因素。目前普遍认为气道炎症是导致气道高反应性的重要机制之一,当气道受到变应原或其他刺激后,由于多种炎症细胞、炎症介质和细胞因子的参与,气道上皮和上皮内神经的损害等而导致气道高反应性。AHR 常有家族倾向,受遗传因素的影响,AHR 为支气管哮喘患者的共同病理生理特征,然而出现 AHR 者并非都是支气管哮喘,如长期吸烟、接触臭氧、病毒性上呼吸道感染、慢性阻塞性肺疾病(COPD)等也可出现 AHR。

4.神经机制

神经因素也被认为是哮喘发病的重要环节。支气管受复杂的自主神经支配。除胆碱能神经、肾上腺素能神经外,还有非肾上腺素能非胆碱能(NANC)神经系统。支气管哮喘与 β 肾上腺素受体功能低下和迷走神经张力亢进有关,并可能存在有 α 肾上腺素神经的反应性增加。NANC 能释放舒张支气管平滑肌的神经介质如血管活性肠肽(VIP)、一氧化氮(NO),及收缩支气管平滑肌的介质如 P 物质、神经激肽,两者平衡失调,则可引起支气管平滑肌收缩。

二、病理

显微镜下可见纤毛上皮剥离、气道上皮下有肥大细胞、嗜酸性粒细胞、淋巴细胞与中性粒细胞浸润。气道黏膜下组织水肿,微血管通透性增加,杯状细胞增殖及支气管分泌物增加,支气管平滑肌痉挛等病理改变。若哮喘长期反复发作,表现为支气管平滑肌肌层肥厚,气道上皮细胞下纤维化、黏液腺增生和新生血管形成等,导致气道重构。

三、临床表现

几乎所有的支气管哮喘患者都有长期性和反复发作性的特点,哮喘的发作与季节、周围环境、饮食、职业、精神心理因素、运动和服用某种药物有密切关系。

(一)主要临床表现

1.前驱症状

在变应原引起的急性哮喘发作前往往有打喷嚏、流鼻涕、眼痒、流泪、干咳或胸闷等前驱症状。

2.喘息和呼吸困难

其是哮喘的典型症状,喘息的发作往往较突然。呼吸困难呈呼气性,表现为吸气时间短,呼气时间长,患者感到呼气费力,但有些患者感到呼气和吸气都费力。当呼吸肌收缩克服气道狭窄产生的过高支气管阻力负荷时,患者即可感到呼吸困难。一般来说,呼吸困难的严重程度和气道阻力增高的程度成正比。但有 15% 的患者当 FEV_1 下降到正常值的 50% 时仍然察觉不到气流受限,表明这部分患者产生了颈动脉窦的适应,即对持续的刺激反应性降低。这说明单纯依靠症状的严重程度来评估病情有低估的危险,需要结合其他的客观检查手段来正确评价哮喘病情的严重程度。

3.咳嗽、咳痰

咳嗽是哮喘的常见症状,由于气道的炎症和支气管痉挛引起。干咳常是哮喘的前兆,哮喘发作时,咳嗽、咳痰症状反而减轻,以喘息为主。哮喘发作接近尾声时,支气管痉挛和气道狭窄减轻,大量气道分泌物需要排出时,咳嗽、咳痰可能加重,咳出大量的白色泡沫痰。有一部分哮喘患者,以刺激性干咳为主要表现,无明显的喘息症状,这部分哮喘称为咳嗽变异性哮喘(CVA)。

4.胸闷和胸痛

哮喘发作时,患者可有胸闷和胸部发紧的感觉。如果哮喘发作较重,可能与呼吸肌过度疲劳和拉伤有关。突发的胸痛要考虑自发性气胸的可能。

5.体征

哮喘的体征与哮喘的发作有密切的关系,在哮喘缓解期可无任何阳性体征。在哮喘发作期,根据病情严重程度的不同可有不同的体征。哮喘发作时支气管和细支气管进行性的气流受限可引起肺部动力学、气体交换和心血管系统一系列的变化。为了维持气道的正常功能,肺出现膨胀,伴有残气容积和肺总量的明显增加。由于肺的过度膨胀使肺内压力增加,产生胸腔内负压所需要的呼吸肌收缩力也明显增加。呼吸肌负荷增加的体征是呼吸困难、呼吸加快和辅助呼吸肌运动。在呼气时,肺弹性回缩压降低和气道炎症可引起显著的气道狭窄,在临床上可观察到喘息、呼气延长和呼气流速减慢。这些临床表现一般和第 1 秒用力呼气容积(FEV_1)和呼气流量峰值(PEF)的降低相关。由于哮喘患者气流受限并不均匀,通气的分布也不均匀,可引起肺通气/血流比值的失调,发生低氧血症,出现发绀等缺氧表现。在吸气期间肺过度膨胀和胸腔负压的增加对心血管系统有很大的影响。右心室受胸腔负压的牵拉使静脉回流增加,可引起肺动脉高压和室间隔的偏移。在这种情况下,受压的左心室需要将血液从负压明显增高的胸腔射到体循环,产生吸气期间的收缩压下降,称为奇脉。

(1)一般体征:哮喘患者在发作时,精神一般比较紧张,呼吸加快、端坐呼吸,严重时可出现口唇和指(趾)发绀。

(2)呼气延长和双肺哮鸣音:在胸部听诊时可听到呼气时间延长而吸气时间缩短,伴有双肺如笛声的高音调,称为哮鸣音。这是小气道梗阻的特征。两肺满布的哮鸣音在呼气时较明显,称呼气性哮鸣音。很多哮喘患者在吸气和呼气都可闻及哮鸣音。单侧哮鸣音突然消失要考虑发生自发性气胸的可能。在哮喘严重发作,支气管发生极度狭窄,出现呼吸肌疲劳时,喘鸣音反而消失,称为寂静肺,是病情危重的表现。

(3)肺过度膨胀体征:即肺气肿体征。表现为胸腔的前后径扩大,肋间隙增宽,叩诊呈过清音,肺肝浊音界下降,心浊音界缩小。长期哮喘的患者可有桶状胸,儿童可有鸡胸。

(4)奇脉:重症哮喘患者发生奇脉是吸气期间收缩压下降幅度(一般不超过 1.3 kPa 即

10 mmHg)增大的结果。这种吸气期收缩压下降的程度和气流受限的程度相关,它反映呼吸肌对胸腔压波动的影响的程度明显增加。呼吸肌疲劳的患者不再产生较大的胸腔压波动,奇脉消失。严重的奇脉(收缩压≥3.3 kPa)是重症哮喘的可靠指征。

(5)呼吸肌疲劳的表现:表现为呼吸肌的动用,肋间肌和胸锁乳突肌的收缩,还表现为反常呼吸,即吸气时下胸壁和腹壁向内收。

(6)重症哮喘的体征:随着气流受限的加重,患者变得更窘迫,说话不连贯,皮肤潮湿,呼吸和心率增加。并出现奇脉和呼吸肌疲劳表现。呼吸频率≥25/min,心率≥110/min,收缩压≥3.3 kPa是重症哮喘的指征。患者垂危状态时可出现寂静肺或呼吸乏力、发绀、心动过缓、意识恍惚或昏迷等表现。

(二)重症哮喘的表现

1.哮喘持续状态

哮喘持续状态指哮喘严重发作并持续 24 小时以上,通常被称为"哮喘持续状态"。这是指发作的情况而言,并不代表该患者的基本病情,但这种情况往往发生于重症的哮喘患者,而且与预后有关,是哮喘本身的一种最常见的急症。许多危重哮喘患者的病情常常在一段时间内逐渐加剧,所有重症哮喘患者在某种因素的激发下都有随时发生严重致命性急性发作的可能,而无特定的时间因素。其中一部分患者可能在哮喘急性发作过程中,虽经一段时间的治疗,但病情仍然逐渐加重。

2.哮喘猝死

有一部分哮喘患者在经过一段相对缓解的时期后,突然出现严重急性发作,如果救治不及时,可在数分钟到数小时内死亡,称为哮喘猝死。哮喘猝死的定义为哮喘突然急性严重发作、患者在 2 小时内死亡。哮喘猝死的原因可能与哮喘突然发作或加重,引起严重气流受限或其他心肺并发症导致心跳和呼吸骤停有关。

3.潜在性致死性哮喘

潜在性致死性哮喘包括以下几种情况:①长期口服糖皮质激素类药物治疗;②以往曾因严重哮喘发作住院抢救治疗;③曾因哮喘严重发作而行气管切开、机械通气治疗;④既往曾有气胸或纵隔气肿病史;⑤本次发病过程中需不断超常规剂量使用支气管扩张药,但效果不明显。在哮喘发作过程中,还有一些征象值得高度警惕,如喘息症状频发,持续甚至迅速加重,气促(呼吸频率超过 30 次/分),心率超过140 次/分,体力活动和言语受限,夜间呼吸困难显著,取前倾位,极度焦虑、烦躁、大汗淋漓,甚至出现嗜睡和意识障碍,口唇、指甲发绀等。患者的肺部一般可以听到广泛哮鸣音,但若哮鸣音减弱,甚至消失,而全身情况不见好转,呼吸浅快,甚至神志淡漠和嗜睡,则意味着病情危重,随时可能发生心跳和呼吸骤停。此时的血气分析对病情和预后判断有重要参考价值。若动脉血氧分压(PaO_2)低于 8.0 kPa(60 mmHg)和/或动脉二氧化碳分压($PaCO_2$)高于6.0 kPa(45 mmHg),动脉血氧饱和度(SaO_2)低于 90%,pH<7.35,则意味患者处于危险状态,应加强监护和治疗。

4.脆性哮喘(BA)

正常人的支气管舒缩状态呈现轻度生理性波动,FEV_1 和 PEF 在晨间降至最低(波谷),午后达最大值(波峰)。哮喘患者这种变化尤其明显。有一类哮喘患者 FEV_1 和 PEF 在治疗前后或一段时间内大幅度地波动,称为"脆性哮喘"。Ayres 在综合各种观点的基础上提出 BA 的定义和分型如下。

(1)Ⅰ型 BA:尽管采取了正规、有力的治疗措施,包括吸入糖皮质激素(如吸入二丙酸倍氯米松 1 500 μg/d 以上),或口服相当剂量糖皮质激素,同时联合吸入支气管舒张药,连续观察至少 150 天,半数以上观察日的 PEF 变异率超过 40%。

(2)Ⅱ型 BA:在基础肺功能正常或良好控制的背景下,无明显诱因突然急性发作的支气管痉挛,3 小时内哮喘严重发作伴高碳酸血症,可危及生命,常需机械通气治疗。月经期前发作的哮喘往往属于此类。

(三)特殊类型的哮喘

1.运动诱发性哮喘(EIA)

EIA 也称为运动性哮喘,是指达到一定的运动量后,出现支气管痉挛而产生的哮喘。其发作大多是急性的、短暂的,而且大多能自行缓解。运动性哮喘并非说明运动即可引起哮喘,实际上短暂的运动可兴奋呼吸,使支气管有短暂的舒张,其后随着运动时间的延长,强度增加,支气管发生收缩。运动性哮喘特点如下:①发病均发生在运动后;②有明显的自限性,发作后经一定时间的休息后即可逐渐恢复正常;③一般无过敏性因素参与,特异性变应原皮试阴性,血清 IgE 水平不高。

但有些学者认为,运动性哮喘常与过敏性哮喘共存,说明两者之间存在一些联系。临床上可进行运动诱发性试验来判断是否存在运动性哮喘。如果运动后 FEV$_1$ 下降 20%~40%,即可诊断为轻度运动性哮喘;FEV$_1$ 下降 40%~65%,即可诊断为中度运动性哮喘;FEV$_1$ 下降 65% 以上可诊断为重度运动性哮喘。有严重心肺或其他影响运动疾病的患者不宜进行运动诱发性试验。

2.药物性哮喘

由于使用某种药物导致的哮喘发作。常见的可能引起哮喘发作的药物有阿司匹林、β 受体阻滞剂、血管紧张素转换酶抑制剂(ACEI)、局部麻醉药、添加剂(如酒石黄)、医用气雾剂中的杀菌复合物等。个别患者吸入支气管舒张药时,偶尔也可引起支气管收缩,可能与其中的氟利昂或表面活性剂有关。免疫血清、含碘造影剂也可引起哮喘发作。这些药物通常是以抗原、半抗原或佐剂的形式参与机体的变态反应过程,但并非所有的药物性哮喘都是机体直接对药物产生变态反应引起。例如 β 受体阻滞剂,它是通过阻断 β 受体,使 β$_2$ 受体激动剂不能在支气管平滑肌的效应器上起作用,从而导致支气管痉挛。

阿司匹林是诱发药物性哮喘最常见的药物,某些患者可在服用阿司匹林或其他非甾体抗炎药数分钟或数小时内发生剧烈支气管痉挛。此类哮喘多发生于中年人,在临床上可分为药物作用相和非药物作用相。药物作用相指服用阿司匹林等解热镇痛药后引起哮喘持续发作的一段时间,潜伏期可为 5 分钟至 2 小时,患者的症状一般很重,常见明显的呼吸困难和发绀,甚至意识丧失,血压下降,休克。药物作用相的持续时间不等,从 2~3 小时至 1~2 天。非药物作用相阿司匹林性哮喘指药物作用时间之外的时间,患者可因各种不同的原因发作哮喘。阿司匹林性哮喘的发病可能与其抑制呼吸道花生四烯酸的环氧酶途径,使花生四烯酸的脂氧酶代谢途径增强,产生过多的白三烯有关。白三烯具有很强的支气管平滑肌收缩能力。近年来研制的白三烯受体阻滞剂,如扎鲁斯特和孟鲁斯特可以很好地抑制口服阿司匹林导致的哮喘发作。

3.职业性哮喘

从广义上讲,凡是由职业性致喘物引起的哮喘统称为"职业性哮喘"。但从职业病学的角度,职业性哮喘应该有严格的定义和范围。

我国在 20 世纪 80 年代末制定了职业性哮喘诊断标准,致喘物规定为异氰酸酯类、苯酐类、多胺类固化剂、铂复合盐、剑麻和青霉素。职业性哮喘的发生率往往与工业的发展水平有关,发达的工业国家,职业性哮喘的发病率较高,美国的职业性哮喘的发病率估计为 15％左右。

职业性哮喘的病史有如下特点:①有明确的职业史,本病只限于与致喘物直接接触的劳动者;②既往(从事该职业前)无哮喘史;③自开始从事该职业至哮喘首次发作的"潜伏期"最少半年以上;④哮喘发作与致喘物的接触关系非常密切,接触则发病,脱离则缓解。

还有一些患者在吸入氯气、二氧化硫等刺激性气体时,出现急性刺激性干咳症状、咳黏痰、气急等症状,称为反应性气道功能不全综合征,可持续 3 个月以上。

四、实验室和其他检查

(一)血液学检查

发作时可有嗜酸性粒细胞增高,但多不明显,如并发感染可有白细胞计数增高,分类中性粒细胞比例增高。

(二)痰液检查

涂片在显微镜下可见较多嗜酸性粒细胞,可见嗜酸性粒细胞退化形成的尖棱结晶(Charcort-Leyden 结晶体),黏液栓(Curschmann 螺旋体)和透明的哮喘珠(Laennec 珠)。如合并呼吸道细菌感染,痰涂片革兰染色、细菌培养及药物敏感试验有助于病原菌诊断及指导治疗。

(三)呼吸功能检查

在哮喘发作时有关呼气流量的全部指标均显著下降,FEV_1、第 1 秒用力呼气容积占用力肺活量比值($FEV_1/FVC\%$)、最大呼气中期流量(MMEF)、25％与 50％肺活量时的最大呼气流量($MEF_{25}\%$、$MEF_{50}\%$)及 PEF 均减少。缓解期可逐渐恢复。有效支气管舒张药可使上述指标好转。在发作时可有用力肺活量减少、残气容积增加、功能残气量和肺总量增加,残气容积占肺总量百分比增高。

(四)动脉血气分析

哮喘严重发作时可有缺氧,PaO_2 降低,由于过度通气可使 $PaCO_2$ 下降,pH 上升,表现为呼吸性碱中毒。如重症哮喘,病情进一步发展,气道阻塞严重,可有缺氧及二氧化碳潴留,$PaCO_2$ 上升,表现呼吸性酸中毒。如缺氧明显,可合并代谢性酸中毒。

(五)胸部 X 线检查

早期在哮喘发作时可见两肺透亮度增加,呈过度充气状态;在缓解期多无明显异常。如并发呼吸道感染,可见肺纹理增加及炎性浸润阴影。同时要注意肺不张、气胸或纵隔气肿等并发症的存在。

(六)支气管激发试验

支气管激发试验用于测定气道反应性。哮喘患者的气道处于一种异常敏感状态,对某些刺激表现出一种过强和/或过早的反应,称为气道高反应性(AHR)。如果患者就诊时 FEV_1 或 PEF 测定值在正常范围内,无其他禁忌证时,可以谨慎地试行支气管激发试验。吸入激发剂后,FEV_1 或 PEF 的下降超过 20％,即可确定为支气管激发试验阳性。此种检查主要价值见于以下几个方面。

1.辅助诊断哮喘

对于轻度、缓解期的支气管哮喘患者或患有变应性鼻炎而哮喘处于潜伏期的患者,气道高反应性可能是唯一的临床特征和诊断依据。早期发现气道高反应性对于哮喘的预防和早期治疗具有重要的指导价值,对于有职业刺激原反复接触史且怀疑职业性哮喘者,采用特异性支气管激发试验可以鉴别该刺激物是否会诱发支气管收缩,明确职业性哮喘的诊断很有意义。

2.评估哮喘严重程度和预后

气道反应性的高低可直接反映哮喘的严重程度,并对支气管哮喘的预后提供重要的参考资料。

3.判断治疗效果

气道反应轻者表示病情较轻,可较少用药,重者则提示应积极治疗。哮喘患者经长期治疗,气道高反应性减轻,可指导临床减药或停药,有学者提出将消除 AHR 作为哮喘治疗的最终目标。

(七)支气管舒张试验

测定气流受限的可逆性。对于一些已有支气管痉挛、狭窄的患者,采用一定剂量的支气管舒张药使狭窄的支气管舒张,以测定其舒张程度的肺功能试验,称为支气管舒张试验。若患者吸入支气管舒张药后,FEV_1 或 PEF 改善率超过或等于 15% 可诊断支气管舒张试验阳性。此项检查的应用价值在于以下几个方面。

1.辅助诊断哮喘

支气管哮喘的特征之一是支气管平滑肌的痉挛具有可逆性,故在支气管舒张试验时,表现出狭窄的支气管舒张。对一些无明显气流受限症状的哮喘患者或哮喘的非急性发作期,当其肺功能不正常时,经吸入支气管舒张药后肺功能指标有明显的改善,也可作为诊断支气管哮喘的辅助方法。对有些肺功能较差,如 $FEV_1 < 60\%$ 预计值患者,不宜做支气管激发试验时,可采用本试验。

2.指导用药

可通过本试验了解或比较某种支气管舒张药的疗效。有不少患者自述使用 β_2 受体激动剂后效果不佳,但如果舒张试验阳性,表示气道痉挛可逆,仍可据此向患者耐心解释,指导正确用药。

(八)PEF 的测定和监测

PEF 是反映哮喘患者气流受限程度的一项客观指标。通过测定大气道的阻塞情况,对于支气管哮喘诊断和治疗具有辅助价值。由于方便、经济、实用、灵活等优点,可以随时进行测定,在指导偶发性和夜间哮喘治疗方面更有价值。哮喘患者 PEF 值的变化规律是凌晨最低,午后或晚上最高,昼夜变异率不低于 20% 则提示哮喘的诊断。在相同气流受限程度下,不同患者对呼吸困难的感知能力不同,许多患者感觉较迟钝,往往直至 PEF 降至很低时才感到呼吸困难,往往延误治疗。对这部分患者,定期监测 PEF 可以早期诊断和预示哮喘病情的恶化。

(九)特异性变应原检测

变应原是一种抗原物质,能诱发机体产生 IgE 抗体。变应原检测可分为体内试验(变应原皮试)、体外特异性 IgE 抗体检测、嗜碱性粒细胞释放能力检测、嗜酸性粒细胞阳离子蛋白(ECP)检测等。目前常用前两种方法。变应原皮肤试验简单易行,但皮肤试验结果与抗原吸入气道反应并不一致,不能作为确定变应原的依据,必须结合临床发作情况或进行抗原特异性 IgE 测定加以评价。特异性 IgE 抗体(SIgE)是体外检测变应原的重要手段,灵敏度和特异性都很高,根据 SIgE 含量可确定患者变应原种类,可评价患者过敏状态,对哮喘的诊断和鉴别诊断都有一定的意义。

五、诊断

(一)诊断标准

(1)反复发作喘息、气急、胸闷或咳嗽,多与接触变应原、冷空气、物理、化学性刺激及病毒性上呼吸道感染、运动等有关。

(2)发作时在双肺可闻及散在或弥漫性、以呼气相为主的哮鸣音,呼气相延长。

(3)上述症状和体征可经治疗缓解或自行缓解。

(4)除外其他疾病所引起的喘息、气急、胸闷和咳嗽。

(5)临床表现不典型者(如无明显喘息或体征),应至少具备以下 1 项试验阳性:①支气管激发试验或运动激发试验阳性;②支气管舒张试验阳性 FEV_1 增加超过 12%,且 FEV_1 增加绝对值不低于 200 mL;③呼气流量峰值(PEF)日内(或 2 周)变异率不低于 20%。

符合前 4 项或后 2 项者,可以诊断为哮喘。

(二)分期

根据临床表现支气管哮喘可分为急性发作期、慢性持续期和临床缓解期。慢性持续期是指每周均不同频度和/或不同程度地出现症状(喘息、气急、胸闷、咳嗽等);临床缓解期是指经过治疗或未经治疗症状、体征消失,肺功能恢复到急性发作前水平,并维持 3 个月以上。

(三)病情严重程度分级

1.病情严重程度的分级

主要用于治疗前或初始治疗时严重程度的判断,在临床研究中更有其应用价值(表 8-1)。

表 8-1　哮喘病情严重程度的分级

分级	临床特点
间歇状态(第 1 级)	症状不足每周 1 次
	短暂出现
	夜间哮喘症状不超过每个月 2 次
	FEV_1 占预计值%达到 80% 或 PEF 达到 80% 个人最佳值,PEF 或 FEV_1 变异率 $<20\%$
轻度持续(第 2 级)	症状达到每周 1 次,但不到每天 1 次
	可能影响活动和睡眠
	夜间哮喘症状每个月超过 2 次,但每周低于 1 次
	FEV_1 占预计值%达到 80% 或 PEF 达到 80% 个人最佳值,PEF 或 FEV_1 变异率 $20\%\sim30\%$
中度持续(第 3 级)	每天有症状
	影响活动和睡眠
	夜间哮喘症状达到每周 1 次
	FEV_1 占预计值% $60\%\sim79\%$ 或 PEF $60\%\sim79\%$ 个人最佳值,PEF 或 FEV_1 变异率 $>30\%$
重度持续(第 4 级)	每天有症状
	频繁出现
	经常出现夜间哮喘症状
	体力活动受限
	FEV_1 占预计值% $<60\%$ 或 PEF $<60\%$ 个人最佳值,PEF 或 FEV_1 变异率 $>30\%$

2.控制水平的分级

这种分级方法更容易被临床医师掌握,有助于指导临床治疗,以取得更好的哮喘控制(表 8-2)。

表 8-2 哮喘控制水平分级

	完全控制 (满足以下所有条件)	部分控制(在任何 1 周内 出现以下 1~2 项特征)	未控制 (在任何 1 周内)
白天症状	无(或不超过 2 次/周)	超过 2 次/周	
活动受限	无	有	
夜间症状/憋醒	无	有	出现不低于 3 项部分控制特征
需要使用缓解药的次数	无(或不超过 2 次/周)	超过 2 次/周	
肺功能(PEF 或 FEV_1)	正常或不低于正常预计值/本人最佳值的 80%	小于正常预计值(或本人最佳值)的 80%	
急性发作	无	达到每年 1 次	在任何 1 周内出现 1 次

3.哮喘急性发作时的分级

哮喘急性发作是指喘息、气促、咳嗽、胸闷等症状突然发生,或原有症状急剧加重,常有呼吸困难,以呼气流量降低为其特征,常因接触变应原、刺激物或呼吸道感染诱发。其程度轻重不一,病情加重,可在数小时或数天内出现,偶尔可在数分钟内即危及生命,故应对病情做出正确评估,以便给予及时有效的紧急治疗。哮喘急性发作时病情严重程度的分级,见表 8-3。

表 8-3 哮喘急性发作时病情严重程度的分级

临床特点	轻度	中度	重度	危重
气短	步行、上楼时	稍事活动	休息时	
体位	可平卧	喜坐位	端坐呼吸	
讲话方式	连续成句	单词	单字	不能讲话
精神状态	可有焦虑,尚安静	时有焦虑或烦躁	常有焦虑、烦躁	嗜睡或意识模糊
出汗	无	有	大汗淋漓	
呼吸频率	轻度增加	增加	常超过 30 次/分	
辅助呼吸肌活动及三凹征	常无	可有	常有	胸腹矛盾运动
哮鸣音	散在,呼吸末期	响亮、弥漫	响亮、弥漫	减弱乃至无
脉率(次/分)	<100	100~120	>120	脉率变慢或不规则
奇脉	无,<1.3 kPa(10 mmHg)	可有,1.3~3.3 kPa(10~25 mmHg)	常有,>3.3 kPa(25 mmHg)(成人)	无,提示呼吸肌疲劳
最初支气管扩张药治疗后PEF 占预计值或个人最佳值%	>80%	60%~80%	<60%或<100 L/min或作用持续时间<2 小时	

续表

临床特点	轻度	中度	重度	危重
PaO_2(吸空气)	正常	不低于 8.0 kPa (60 mmHg)	<8.0 kPa(60 mmHg)	<8.0 kPa (60 mmHg)
$PaCO_2$	<6.0 kPa (45 mmHg)	不超过 6.0 kPa (45 mmHg)	>6.0 kPa (45 mmHg)	
SaO_2	>95%	91~95%	不超过 90%	不超过 90%
pH				降低

只要符合某一严重程度的某些指标,而不需满足全部指标,及可提示为该级别的急性发作。

六、鉴别诊断

(一)心源性哮喘

心源性哮喘常见于左心衰竭,发作时的症状与哮喘相似,但心源性哮喘多有高血压、冠状动脉粥样硬化性心脏病、风湿性心脏病和二尖瓣狭窄等病史和体征。阵发性咳嗽,常咳出粉红色泡沫痰,两肺可闻及广泛的湿啰音和哮鸣音,左心界扩大,心率增快,心尖部可闻及奔马律。病情许可行胸部 X 线检查时,可见心脏增大,肺淤血征,有助于鉴别。若一时难以鉴别,可雾化吸入 β_2 肾上腺素受体激动剂或静脉注射氨茶碱缓解症状后,进一步检查,忌用肾上腺素或咖啡,以免造成危险。

(二)喘息型慢性支气管炎

实际上为慢支合并哮喘,多见于中老年人,有慢性咳嗽史,喘息长年存在,有加重期。有肺气肿体征,两肺可闻及湿啰音。

(三)支气管肺癌

中央型肺癌由于肿瘤压迫导致支气管狭窄或伴发感染时,可出现喘鸣音或类似哮喘样呼吸困难、肺部可闻及哮鸣音。但肺癌的呼吸困难及喘鸣症状进行性加重,常无诱因,咳嗽可有血痰,痰中可找到癌细胞,胸部 X 线、CT 或 MRI 检查或支气管镜检查常可明确诊断。

(四)肺嗜酸性粒细胞浸润症

其见于热带性嗜酸性粒细胞增多症、肺嗜酸性粒细胞增多性浸润、外源性变态反应性肺泡炎等。致病原为寄生虫、花粉、化学药品、职业粉尘等,多有接触史,症状较轻,患者常有发热,胸部 X 线检查可见多发性、此起彼伏的淡薄斑片浸润阴影,可自行消失或再发。肺组织活检也有助于鉴别。

(五)变态反应性支气管肺曲菌病

本病是一种由烟曲菌等致病真菌在具有特应性个体中引起的一种变态反应性疾病。其与哮喘的鉴别要点如下:①典型者咳出棕褐色痰块,内含多量嗜酸性粒细胞;②X 线胸片呈现游走性或固定性浸润病灶;③支气管造影可以显示出近端支气管呈囊状或柱状扩张;④痰镜检或培养发现烟曲菌;⑤曲菌抗原皮试呈速发反应阳性;⑥曲菌抗原特异性沉淀抗体(IgG)测定阳性;⑦烟曲菌抗原皮试出现局部变态反应;⑧烟曲菌特异性 IgE 水平增高。

(六)气管、支气管软化及复发性多软骨炎

由于气管支气管软骨软化,气道不能维持原来正常状态,患者呼气或咳嗽时胸膜腔内压升

高,可引起气道狭窄,甚至闭塞,临床表现为呼气性喘息,其特点如下:①剧烈持续性、甚至犬吠样咳嗽;②气道断层摄影或 CT 显示气管、大气管狭窄;③支气管镜检查时可见气道呈扁平状,呼气或咳嗽时气道狭窄。

(七)变应性肉芽肿性血管炎(又称 Churg-Strauss 综合征)

本病主要侵犯小动脉和小静脉,常侵犯细小动脉,主要累及多器官和脏器,以肺部浸润和周围血管嗜酸性粒细胞浸润增多为特征,本病患者绝大多数可出现喘息症状,其与哮喘的鉴别要点如下:①除喘息症状外,常伴有副鼻旁窦炎(88%)、变应性鼻炎(69%)、多发性神经炎(66%~98%);②病理检查特征有嗜酸性粒细胞浸润、肉芽肿病变、坏死性血管炎。

七、治疗

(一)脱离变应原

部分患者能找到引起哮喘发作的变应原或其他非特异刺激因素,应立即使患者脱离变应原的接触。

(二)药物治疗

治疗哮喘的药物可以分为控制药物和缓解药物。①控制药物:是指需要长期每天使用的药物。这些药物主要通过抗炎作用使哮喘维持临床控制,其中包括吸入糖皮质激素(简称激素)、全身用激素、白三烯调节药、长效 β_2 受体激动剂(LABA,须与吸入激素联合应用)、缓释茶碱、色甘酸钠、抗 IgE 抗体及其他有助于减少全身激素剂量的药物等。②缓解药物:是指按需使用的药物。这些药物通过迅速解除支气管痉挛从而缓解哮喘症状,其中包速效吸入 β_2 受体激动剂、全身用激素、吸入性抗胆碱能药物、短效茶碱及短效口服 β_2 受体激动剂等。

1.激素

激素是最有效的控制气道炎症的药物。给药途径包括吸入、口服和静脉应用等,吸入为首选途径。

(1)吸入给药:吸入激素的局部抗炎作用强;通过吸气过程给药,药物直接作用于呼吸道,所需剂量较小。通过消化道和呼吸道进入血液药物的大部分被肝灭活,因此全身性不良反应较少。研究结果证明吸入激素可以有效减轻哮喘症状、提高生命质量、改善肺功能、降低气道高反应性、控制气道炎症,减少哮喘发作的频率和减轻发作的严重程度,降低病死率。当使用不同的吸入装置时,可能产生不同的治疗效果。多数成人哮喘患者吸入小剂量激素即可较好地控制哮喘。过多增加吸入激素剂量对控制哮喘的获益较小而不良反应增加。由于吸烟可以降低激素的效果,故吸烟患者须戒烟并给予较高剂量的吸入激素。吸入激素的剂量与预防哮喘严重急性发作的作用之间有非常明确的关系,所以,严重哮喘患者长期大剂量吸入激素是有益的。

吸入激素在口咽部局部的不良反应包括声音嘶哑、咽部不适和念珠菌感染。吸药后及时用清水含漱口咽部,选用干粉吸入剂或加用储雾器可减少上述不良反应。吸入激素的全身不良反应的大小与药物剂量、药物的生物利用度、在肠道的吸收、肝首关代谢率及全身吸收药物的半衰期等因素有关。已上市的吸入激素中丙酸氟替卡松和布地奈德的全身不良反应较少。目前有证据表明成人哮喘患者每天吸入低至中剂量激素,不会出现明显的全身不良反应。长期高剂量吸入激素后可能出现的全身不良反应包括皮肤瘀斑、肾上腺功能抑制和骨密度降低等。已有研究证据表明吸入激素可能与白内障和青光眼的发生有关,但前瞻性研究没有证据表明与后囊下白内障的发生有明确关系。目前没有证据表明吸入激素可以增加肺部感染(包括肺结核)的发生率,因此伴有活动性肺结核的哮喘患者可以在抗结核治疗的同时给予吸入激素治疗。

气雾剂给药:临床上常用的吸入激素有 4 种(表 8-4)。包括二丙酸倍氯米松、布地奈德、丙酸氟替卡松等。一般而言,使用干粉吸入装置比普通定量气雾剂方便,吸入下呼吸道的药物量较多。

表 8-4 常用吸入型糖皮质激素的每天剂量与互换关系

药物	低剂量(μg)	中剂量(μg)	高剂量(μg)
二丙酸倍氯米松	200~500	500~1 000	>2 000
布地奈德	200~400	400~800	>1 600
丙酸氟替卡松	100~250	250~500	>1 000
环索奈德	80~160	160~320	>1 280

溶液给药:布地奈德溶液经以压缩空气为动力的射流装置雾化吸入,对患者吸气配合的要求不高,起效较快,适用于轻中度哮喘急性发作时的治疗。

吸入激素是长期治疗哮喘的首选药物。国际上推荐的每天吸入激素剂量,见表 8-4。我国哮喘患者所需吸入激素剂量比该表中推荐的剂量要小一些。

(2)口服给药:适用于中度哮喘发作、慢性持续哮喘吸入大剂量激素联合治疗无效的患者和作为静脉应用激素治疗后的序贯治疗。一般使用半衰期较短的激素(如泼尼松、泼尼松龙或甲泼尼龙等)。对于激素依赖型哮喘,可采用每天或隔天清晨顿服给药的方式,以减少外源性激素对下丘脑-垂体-肾上腺轴的抑制作用。泼尼松的维持剂量最好每天不超过 10 mg。

长期口服激素可以引起骨质疏松症、高血压、糖尿病、下丘脑-垂体-肾上腺轴的抑制、肥胖症、白内障、青光眼、皮肤菲薄导致皮纹和瘀斑、肌无力。对于伴有结核病、寄生虫感染、骨质疏松、青光眼、糖尿病、严重忧郁或消化性溃疡的哮喘患者,全身给予激素治疗时应慎重并应密切随访。长期甚至短期全身使用激素的哮喘患者可感染致命的疱疹病毒应引起重视,尽量避免这些患者暴露于疱疹病毒是必要的。尽管全身使用激素不是一种经常使用的缓解哮喘症状的方法,但是对于严重的急性哮喘是需要的,因为它可以预防哮喘的恶化、减少因哮喘而急诊或住院的机会、预防早期复发、降低病死率。推荐剂量:泼尼松龙 30~50 mg/d,5~10 天。具体使用要根据病情的严重程度,当症状缓解或其肺功能已经达到个人最佳值,可以考虑停药或减量。地塞米松因对垂体-肾上腺的抑制作用大,不推荐长期使用。

(3)静脉给药:严重急性哮喘发作时,应经静脉及时给予琥珀酸氢化可的松(400~1 000 mg/d)或甲泼尼龙(80~160 mg/d)。无激素依赖倾向者,可在短期(3~5 天)内停药;有激素依赖倾向者应延长给药时间,控制哮喘症状后改为口服给药,并逐步减少激素用量。

2.β_2 受体激动剂

本药通过对气道平滑肌和肥大细胞等细胞膜表面的 β_2 受体的作用,舒张气道平滑肌、减少肥大细胞和嗜碱性粒细胞脱颗粒和介质的释放、降低微血管的通透性、增加气道上皮纤毛的摆动等,缓解哮喘症状。此类药物较多,可分为短效(作用维持 4~6 小时)和长效(维持 12 小时)β_2 受体激动剂。后者又可分为速效(数分钟起效)和缓慢起效(30 分钟起效)两种(表 8-5)。

表 8-5　β₂ 受体激动剂的分类

起效时间	作用维持时间	
	短效	长效
速效	沙丁胺醇吸入剂	福莫特罗吸入剂
	特布他林吸入剂	
	非诺特罗吸入剂	
慢效	沙丁胺醇口服剂	沙美特罗吸入剂
	特布他林口服剂	

（1）短效 β₂ 受体激动剂（简称 SABA）：常用的药物如沙丁胺醇和特布他林等。

1）吸入给药：可供吸入的短效 β₂ 受体激动剂包括气雾剂、干粉剂和溶液等。这类药物松弛气道平滑肌作用强，通常在数分钟内起效，疗效可维持数小时，是缓解轻至中度急性哮喘症状的首选药物，也可用于运动性哮喘。如每次吸入 $100\sim200$ μg 沙丁胺醇或 $250\sim500$ μg 特布他林，必要时每 20 分钟重复 1 次。1 小时后疗效不满意者应向医师咨询或去急诊。这类药物应按需间歇使用，不宜长期、单一使用，也不宜过量应用，否则可引起骨骼肌震颤、低血钾、心律失常等不良反应。压力型定量手控气雾剂（pMDI）和干粉吸入装置吸入短效 β₂ 受体激动剂不适用于重度哮喘发作；其溶液（如沙丁胺醇、特布他林、非诺特罗及其复方制剂）经雾化泵吸入适用于轻至重度哮喘发作。

2）口服给药：如沙丁胺醇、特布他林、丙卡特罗片等，通常在服药后 $15\sim30$ 分钟起效，疗效维持 $4\sim6$ 小时。如沙丁胺醇 $2\sim4$ mg，特布他林 $1.25\sim2.5$ mg，每天 3 次；丙卡特罗 $25\sim50$ μg，每天 2 次。使用虽较方便，但心悸、骨骼肌震颤等不良反应比吸入给药时明显。缓释剂型和控释剂型的平喘作用维持时间可达 $8\sim12$ 小时，特布他林的前体药班布特罗的作用可维持 24 小时，可减少用药次数，适用于夜间哮喘患者的预防和治疗。长期、单一应用 β₂ 受体激动剂可造成细胞膜 β₂ 受体的向下调节，表现为临床耐药现象，故应予避免。

3）注射给药：虽然平喘作用较为迅速，但因全身不良反应的发生率较高，国内较少使用。

4）贴剂给药：为透皮吸收剂型。现有产品有妥洛特罗，分为 0.5 mg、1 mg、2 mg 3 种剂量。由于采用结晶储存系统来控制药物的释放，药物经过皮肤吸收，因此可以减轻全身不良反应，每天只需贴敷 1 次，效果可维持 24 小时。对预防晨降有效，使用方法简单。

（2）长效 β₂ 受体激动剂（简称 LABA）：这类 β₂ 受体激动剂的分子结构中具有较长的侧链，舒张支气管平滑肌的作用可维持 12 小时以上。目前，在我国临床使用的吸入型 LABA 有 2 种。沙美特罗：经气雾剂或碟剂装置给药，给药后 30 分钟起效，平喘作用维持 12 小时以上。推荐剂量 50 μg，每天 2 次吸入。福莫特罗：经吸入装置给药，给药后 $3\sim5$ 分钟起效，平喘作用维持 $8\sim12$ 小时。平喘作用具有一定的剂量依赖性，推荐剂量 $4.5\sim9.0$ μg，每天 2 次吸入。吸入 LABA 适用于哮喘（尤其是夜间哮喘和运动诱发哮喘）的预防和治疗。福莫特罗因起效相对较快，也可按需用于哮喘急性发作时的治疗。

近年来推荐联合吸入激素和 LABA 治疗哮喘。这两者具有协同的抗炎和平喘作用，可获得相当于（或优于）应用加倍剂量吸入激素时的疗效，并可增加患者的依从性、减少较大剂量吸入激素引起的不良反应，尤其适合于中至重度持续哮喘患者的长期治疗。不推荐长期单独使用 LABA，应该在医师指导下与吸入激素联合使用。

3.白三烯调节药

本类药包括半胱氨酰白三烯受体阻滞剂和5-脂氧化酶抑制药。除吸入激素外,是唯一可单独应用的长效控制药,可作为轻度哮喘的替代治疗药物和中重度哮喘的联合治疗用药。目前在国内应用主要是半胱氨酰白三烯受体阻滞剂,通过对气道平滑肌和其他细胞表面白三烯受体的拮抗抑制肥大细胞和嗜酸性粒细胞释放出的半胱氨酰白三烯的致喘和致炎作用,产生轻度支气管舒张和减轻变应原、运动和二氧化硫(SO_2)诱发的支气管痉挛等作用,并具有一定程度的抗炎作用。本品可减轻哮喘症状、改善肺功能、减少哮喘的恶化。但其作用不如吸入激素,也不能取代激素。作为联合治疗中的一种药物,本品可减少中至重度哮喘患者每天吸入激素的剂量,并可提高吸入激素治疗的临床疗效,联用本品与吸入激素的疗效比联用吸入LABA与吸入激素的疗效稍差。但本品服用方便。尤适用于阿司匹林哮喘、运动性哮喘和伴有过敏性鼻炎哮喘患者的治疗。本品使用较为安全。虽然有文献报道接受这类药物治疗的患者可出现 Churg-Strauss 综合征,但其与白三烯调节剂的因果关系尚未肯定,可能与减少全身应用激素的剂量有关。5-脂氧化酶抑制药齐留通可能引起肝损害,需监测肝功能。通常口服给药。白三烯受体阻滞剂扎鲁司特20 mg,每天 2 次;孟鲁司特 10 mg,每天 1 次;异丁司特 10 mg,每天 2 次。

4.茶碱

茶碱具有舒张支气管平滑肌作用,并具有强心、利尿、扩张冠状动脉、兴奋呼吸中枢和呼吸肌等作用。有研究资料显示,低浓度茶碱具有抗炎和免疫调节作用。作为症状缓解药,尽管现在临床上在治疗重症哮喘时仍然静脉使用茶碱,但短效茶碱治疗哮喘发作或恶化还存在争议,因为它在舒张支气管,与足量使用的快速 β_2 受体激动剂对比,没有任何优势,但是它可能改善呼吸驱动力。不推荐已经长期服用缓释型茶碱的患者使用短效茶碱,除非该患者的血清中茶碱浓度较低或者可以进行血清茶碱浓度监测时。

口服给药:包括氨茶碱和控(缓)释型茶碱。用于轻至中度哮喘发作和维持治疗。一般剂量为每天6～10 mg/kg。口服控(缓)释型茶碱后昼夜血药浓度平稳,平喘作用可维持 12～24 小时,尤其适用于夜间哮喘症状的控制。联合应用茶碱、激素和抗胆碱药物具有协同作用。但本品与 β_2 受体激动剂联合应用时,易出现心率增快和心律失常,应慎用并适当减少剂量。

静脉给药:氨茶碱加入葡萄糖溶液中,缓慢静脉注射[注射速度不宜超过0.25 mg/(kg·min)]或静脉滴注,适用于哮喘急性发作且近 24 小时内未用过茶碱类药物的患者。负荷剂量为 4～6 mg/kg,维持剂量为 0.6～0.8 mg/(kg·h)。由于茶碱的"治疗窗"窄,以及茶碱代谢存在较大的个体差异,可引起心律失常、血压下降、甚至死亡,在有条件的情况下应监测其血药浓度,及时调整浓度和滴速。茶碱有效、安全的血药浓度范围应在 6～15 mg/L。影响茶碱代谢的因素较多,如发热性疾病、妊娠、抗结核治疗可以降低茶碱的血药浓度;而肝脏疾病、充血性心力衰竭及合用西咪替丁或喹诺酮类、大环内酯类等药物均可影响茶碱代谢而使其排泄减慢,增加茶碱的毒性作用,应引起临床医师的重视,并酌情调整剂量。多索茶碱的作用与氨茶碱相同,但不良反应较轻。双羟丙茶碱的作用较弱,不良反应也较少。

5.抗胆碱药物

吸入抗胆碱药物如溴化异丙托品、溴化氧托品和溴化泰乌托品等,可阻断节后迷走神经传出支,通过降低迷走神经张力而舒张支气管。其舒张支气管的作用比 β_2 受体激动剂弱,起效也较慢,但长期应用不易产生耐药,对老年人的疗效不低于年轻人。

本品有气雾剂和雾化溶液两种剂型。经 pMDI 吸入溴化异丙托品气雾剂,常用剂量为,每天

$3\sim4$ 次;经雾化泵吸入溴化异丙托品溶液的常用剂量为 $50\sim125~\mu g$,每天 $3\sim4$ 次。溴化泰乌托品是新近上市的长效抗胆碱药物,对 M_1 和 M_3 受体具有选择性抑制作用,仅需每天 1 次吸入给药。本品与 β_2 受体激动剂联合应用具有协同、互补作用。本品对有吸烟史的老年哮喘患者较为适宜,但对妊娠早期妇女和患有青光眼或前列腺肥大的患者应慎用。尽管溴化异丙托品被用在一些因不能耐受 β_2 受体激动剂的哮喘患者上,但是到目前为止尚没有证据表明它对哮喘长期管理方面有显著效果。

6.抗 IgE 治疗

抗 IgE 单克隆抗体可应用于血清 IgE 水平增高的哮喘患者。目前它主要用于经过吸入糖皮质激素和 LABA 联合治疗后症状仍未控制的严重哮喘患者。目前在 $11\sim50$ 岁的哮喘患者的治疗研究中尚没有发现抗 IgE 治疗有明显不良反应,但因该药临床使用的时间尚短,其远期疗效与安全性有待进一步观察。价格昂贵也使其临床应用受到限制。

7.变应原特异性免疫疗法(SIT)

通过皮下给予常见吸入变应原提取液(如尘螨、猫毛、豚草等),可减轻哮喘症状和降低气道高反应性,适用于变应原明确但难以避免的哮喘患者。其远期疗效和安全性尚待进一步研究与评价。变应原制备的标准化也有待加强。哮喘患者应用此疗法应严格在医师指导下进行。目前已试用舌下给药的变应原免疫疗法。SIT 应该是在严格的环境隔离和药物干预无效(包括吸入激素)情况下考虑的治疗方法。现在没有研究比较其和药物干预的疗效差异。现在还没有证据支持使用复合变应原进行免疫治疗的价值。

8.其他治疗哮喘药物

(1)抗组胺药物:口服第二代抗组胺药物(H_1 受体拮抗剂)如酮替芬、氯雷他定、阿司咪唑、氮䓬司丁、特非那定等具有抗变态反应作用,在哮喘治疗中的作用较弱。可用于伴有变应性鼻炎哮喘患者的治疗。这类药物的不良反应主要是嗜睡。阿司咪唑和特非那定可引起严重的心血管不良反应,应谨慎使用。

(2)其他口服抗变态反应药物:如曲尼司特、瑞吡司特等可应用于轻至中度哮喘的治疗。其主要不良反应是嗜睡。

(3)可能减少口服糖皮质激素剂量的药物:包括口服免疫调节药(甲氨蝶呤、环孢素、金制剂等)、某些大环内酯类抗生素和静脉应用免疫球蛋白等。其疗效尚待进一步研究。

(4)中药治疗:采用辨证施治,有助于慢性缓解期哮喘的治疗。有必要对临床疗效较为确切的中(成)药或方剂开展多中心随机双盲的临床研究。

(三)急性发作期的治疗

哮喘急性发作的治疗取决于发作的严重程度及对治疗的反应。治疗的目的在于尽快缓解症状、解除气流受限和低氧血症,同时还需要制订长期治疗方案以预防再次急性发作。

对于具有哮喘相关死亡高危因素的患者,需要给予高度重视,这些患者应当尽早到医疗机构就诊。高危患者包括以下几种:①曾经有过气管插管和机械通气的濒于致死性哮喘的病史;②在过去 1 年中因为哮喘而住院或看急诊;③正在使用或最近刚刚停用口服激素;④目前未使用吸入激素;⑤过分依赖速效 β_2 受体激动剂,特别是每月使用沙丁胺醇(或等效药物)超过 1 支的患者;⑥有心理疾病或社会心理问题,包括使用镇静药;⑦有对哮喘治疗计划不依从的历史。

轻度和部分中度急性发作可以在家庭中或社区中治疗。家庭或社区中的治疗措施主要为重复吸入速效 β_2 受体激动剂,在第 1 小时每 20 分钟吸入 $2\sim4$ 喷。随后根据治疗反应,轻度急性发作可调整为每3～4小时2～4喷,中度急性发作每1～2小时6～10喷。如果对吸入性β_2受体激动剂反应良好(呼吸困难显著缓解,PEF占预计值＞80％或个人最佳值,且疗效维持3～4小时),通常不需要使用其他的药物。如果治疗反应不完全,尤其是在控制性治疗的基础上发生的急性发作,应尽早口服激素(泼尼松龙0.5～1.0 mg/kg或等效剂量的其他激素),必要时到医院就诊。

部分中度和所有重度急性发作均应到急诊室或医院治疗。除氧疗外,应重复使用速效β_2受体激动剂,可通过压力定量气雾剂的储雾器给药,也可通过射流雾化装置给药。推荐在初始治疗时连续雾化给药,随后根据需要间断给药(每4小时1次)。目前尚无证据支持常规静脉使用β_2受体激动剂。联合使用β_2受体激动药和抗胆碱能制剂(如异丙托溴铵)能够取得更好的支气管舒张作用。茶碱的支气管舒张作用弱于SABA,不良反应较大应谨慎使用。对规则服用茶碱缓释制剂的患者,静脉使用茶碱应尽可能监测茶碱血药浓度。中重度哮喘急性发作应尽早使用全身激素,特别是对速效β_2受体激动剂初始治疗反应不完全或疗效不能维持,以及在口服激素基础上仍然出现急性发作的患者。口服激素与静脉给药疗效相当,不良反应小。

推荐用法:泼尼松龙30～50 mg或等效的其他激素,每天单次给药。严重的急性发作或口服激素不能耐受时,可采用静脉注射或滴注,如甲基泼尼松龙80～160 mg,或氢化可的松400～1 000 mg分次给药。地塞米松因半衰期较长,对肾上腺皮质功能抑制作用较强,一般不推荐使用。静脉给药和口服给药的序贯疗法有可能减少激素用量和不良反应,如静脉使用激素2～3天,继之以口服激素3～5天。不推荐常规使用镁制剂,可用于重度急性发作($FEV_1$25％～30％)或对初始治疗反应不良者。

重度和危重哮喘急性发作经过上述药物治疗,临床症状和肺功能无改善甚至继续恶化者,应及时给予机械通气治疗,其指征主要包括:意识改变、呼吸肌疲劳、$PaCO_2$不低于6.0 kPa(45 mmHg)等。可先采用经鼻(面)罩无创机械通气,若无效应及早行气管插管机械通气。哮喘急性发作机械通气需要较高的吸气压,可使用适当水平的呼气末正压(PEEP)治疗。如果需要过高的气道峰压和平台压才能维持正常通气容积,可试用允许性高碳酸血症通气策略以减少呼吸机相关肺损伤。

初始治疗症状显著改善,PEF或FEV_1占预计值的百分比恢复到或个人最佳值60％者以上可回家继续治疗,PEF或FEV_1为40％～60％者应在监护下回到家庭或社区继续治疗,治疗前PEF或FEV_1低于25％或治疗后低于40％者应入院治疗。在出院时或近期的随访时,应当为患者制订一个详细的行动计划,审核患者是否正确使用药物、吸入装置和峰流速仪,找到急性发作的诱因并制订避免接触的措施,调整控制性治疗方案。严重的哮喘急性发作意味着哮喘管理的失败,这些患者应当给予密切监护、长期随访,并进行长期哮喘教育。

大多数哮喘急性发作并非由细菌感染引起,应严格控制抗菌药物的使用指征,除非有细菌感染的证据,或属于重度或危重哮喘急性发作。

(四)慢性持续期的治疗

哮喘的治疗应以患者的病情严重程度为基础,根据其控制水平类别选择适当的治疗方案。哮喘药物的选择既要考虑药物的疗效及其安全性,也要考虑患者的实际状况,如经济收入和当地的医疗资源等。要为每个初诊患者制订哮喘防治计划,定期随访、监测,改善患者的依从性,并根据患者病情变化及时修订治疗方案。哮喘患者长期治疗方案分为5级(表8-6)。

表 8-6 　根据哮喘病情控制分级制订治疗方案

第 1 级	第 2 级	第 3 级	第 4 级	第 5 级
		哮喘教育、环境控制		
按需使用短效 β₂ 受体激动剂		按需使用短效 β₂ 受体激动剂		
控制性药物	选用 1 种	选用 1 种	加用 1 种或以上	加用 1 种或 2 种
	低剂量 ICS	低剂量的 ICS 加 LABA	中高剂量的 ICS 加 LABA	口服最小剂量的糖皮质激素
	白三烯调节药	中高剂量的 ICS	白三烯调节药	抗 IgE 治疗
		低剂量的 ICS 加白三烯调节药	缓释茶碱	
		低剂量的 ICS 加缓释茶碱		

ICS：吸入糖皮质激素。

对以往未经规范治疗的初诊哮喘患者可选择第 2 级治疗方案，哮喘患者症状明显，应直接选择第 3 级治疗方案。从第 2 级到第 5 级的治疗方案中都有不同的哮喘控制药物可供选择。而在每一级中都应按需使用缓解药物，以迅速缓解哮喘症状。如果使用含有福莫特罗和布地奈德单一吸入装置进行联合治疗时，可作为控制和缓解药物应用。

如果使用该分级治疗方案不能够使哮喘得到控制，治疗方案应该升级直至达到哮喘控制为止。当哮喘控制并维持至少 3 个月后，治疗方案可考虑降级。建议减量方案：①单独使用中至高剂量吸入激素的患者，将吸入激素剂量减少 50％；②单独使用低剂量激素的患者，可改为每天 1 次用药；③联合吸入激素和 LABA 的患者，将吸入激素剂量减少约 50％，仍继续使用 LABA 联合治疗。当达到低剂量联合治疗时，可选择改为每天 1 次联合用药或停用 LABA，单用吸入激素治疗。若患者使用最低剂量控制药物达到哮喘控制 1 年，并且哮喘症状不再发作，可考虑停用药物治疗。上述减量方案尚待进一步验证。通常情况下，患者在初诊后 2～4 周回访，以后每 1～3 个月随访 1 次。出现哮喘发作时应及时就诊，哮喘发作后 2 周至 1 个月内进行回访。

对于我国贫困地区或低经济收入的哮喘患者，视其病情严重度不同，长期控制哮喘的药物推荐使用：①吸入低剂量激素；②口服缓释茶碱；③吸入激素联合口服缓释茶碱；④口服激素和缓释茶碱。这些治疗方案的疗效与安全性需要进一步临床研究，尤其要监测长期口服激素可能引起的全身不良反应。

八、教育与管理

尽管哮喘尚不能根治，但通过有效的哮喘管理，通常可以实现哮喘控制。成功的哮喘管理目标如下：①达到并维持症状的控制；②维持正常活动，包括运动能力；③维持肺功能水平尽量接近正常；④预防哮喘急性加重；⑤避免因哮喘药物治疗导致的不良反应；⑥预防哮喘导致的死亡。

建立医患之间的合作关系是实现有效的哮喘管理的首要措施。其目的是指导患者自我管理，对治疗目标达成共识，制订个体化的书面管理计划，包括自我监测、对治疗方案和哮喘控制水平周期性评估、在症状和/或 PEF 提示哮喘控制水平变化的情况下，针对控制水平及时调整治疗以达到并维持哮喘控制。其中对患者进行哮喘教育是最基本的环节。

（一）哮喘教育

哮喘教育必须成为医患之间所有互助关系中的组成部分。对医院、社区、专科医师、全科医师及其他医护人员进行继续教育,通过培训哮喘管理知识,提高与患者沟通技巧,做好患者及家属教育。患者教育的目标是增加理解、增强技能、增加满意度、增强自信心、增加依从性和自我管理能力,增进健康减少卫生保健资源使用。

1.教育内容

(1)通过长期规范治疗能够有效控制哮喘。

(2)避免触发、诱发因素方法。

(3)哮喘的本质、发病机制。

(4)哮喘长期治疗方法。

(5)药物吸入装置及使用方法。

(6)自我监测,即如何测定、记录、解释哮喘日记内容、症状评分、应用药物、PEF,哮喘控制测试(ACT)变化。

(7)哮喘先兆、哮喘发作征象和相应自我处理方法,如何、何时就医。

(8)哮喘防治药物知识。

(9)如何根据自我监测结果判定控制水平,选择治疗。

(10)心理因素在哮喘发病中的作用。

2.教育方式

(1)初诊教育:是最重要的基础教育和启蒙教育,是医患合作关系起始的个体化教育,首先应提供患者诊断信息,了解患者对哮喘治疗的期望和可实现的程度,并至少进行以上内容教育,预约复诊时间,提供教育材料。

(2)随访教育和评价:是长期管理方法,随访时应回答患者的疑问、评估最初疗效。定期评价、纠正吸入技术和监测技术,评价书面管理计划,理解实施程度,反复提供更新教育材料。

(3)集中教育:定期开办哮喘学校、学习班、俱乐部、联谊会进行大课教育和集中答疑。

(4)自学教育:通过阅读报纸、杂志、文章、看电视节目、听广播进行。

(5)网络教育:通过中国哮喘联盟网、全球哮喘防治创议网 GINA 等或互动多媒体技术传播防治信息。

(6)互助学习:举办患者防治哮喘经验交流会。

(7)定点教育:与社区卫生单位合作,有计划开展社区、患者、公众教育。

(8)调动全社会各阶层力量宣传普及哮喘防治知识。

哮喘教育是一个长期、持续过程,需要经常教育,反复强化,不断更新,持之以恒。

(二)哮喘管理

1.确定并减少危险因素接触

尽管对已确诊的哮喘患者应用药物干预,对控制症状和改善生活质量非常有效,但仍应尽可能避免或减少接触危险因素,以预防哮喘发病和症状加重。

许多危险因素可引起哮喘急性加重,被称为"触发因素",包括变应原、病毒感染、污染物、烟草烟雾、药物。减少患者对危险因素的接触,可改善哮喘控制并减少治疗药物需求量。早期确定职业性致敏因素,并防止患者进一步接触,是职业性哮喘管理的重要组成部分。

2.评估、治疗和监测

哮喘治疗的目标是达到并维持哮喘控制。大多数患者或家属通过医患合作制订的药物干预策略,能够达到这一目标,患者的起始治疗及调整是以患者的哮喘控制水平为依据,包括评估哮喘控制、治疗以达到控制,以及监测以维持控制这样一个持续循环过程(图 8-1)。

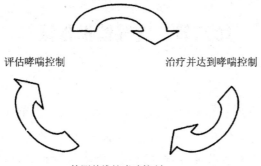

图 8-1　哮喘长期管理的循环模拟图

一些经过临床验证的哮喘控制评估工具如哮喘控制测试(ACT)、哮喘控制问卷(ACQ)、哮喘治疗评估问卷(ATAQ)等,也可用于评估哮喘控制水平。经国内多中心验证表明哮喘评估工具 ACT 不仅易学易用且适合中国国情。ACT 仅通过回答有关哮喘症状和生活质量的 5 个问题的评分进行综合判定,25 分为控制、20~24 分为部分控制、20 分以下为未控制,并不需要患者检查肺功能。这些问卷不仅用于临床研究,还可以在临床工作中评估患者的哮喘控制水平,通过长期连续检测维持哮喘控制,尤其适合在基层医疗机构推广,作为肺功能的补充,既适用于医师,也适用于患者自我评估哮喘控制,患者可以在家庭或医院,就诊前或就诊期间完成哮喘控制水平的自我评估。这些问卷有助于改进哮喘控制的评估方法并增进医患双向交流,提供了反复使用的客观指标,以便长期监测(表 8-7)。

表 8-7　哮喘控制测试(ACT)

问题 1	在过去 4 周内,在工作、学习或家庭中,有多少时候哮喘妨碍您进行日常活动				
	所有时间 1	大多数时间 2	有些时候 3	很少时候 4	没有 5	得分
问题 2	在过去 4 周内,您有多少次呼吸困难?				
	每天不止 1 次 1	每天 1 次 2	每周 3 至 6 次 3	每周 1 至 2 次 4	完全没有 5	得分
问题 3	在过去 4 周内,因为哮喘症状(喘息、咳嗽、呼吸困难、胸闷或疼痛),您有多少次在夜间醒来或早上比平时早醒				
	每周 4 晚或更多 1	每周 2 至 3 晚 2	每周 1 次 3	1 至 2 次 4	没有 5	得分
问题 4	在过去 4 周内,您有多少次使用急救药物治疗(如沙丁胺醇)?				
	每天 3 次以上 1	每天 1 至 2 次 2	每周 2 至 3 次 3	每周 1 次或更少 4	没有 5	得分
问题 5	您如何评价过去 4 周内,您的哮喘控制情况?				
	没有控制 1	控制很差 2	有所控制 3	控制很好 4	完全控制 5	得分

第 1 步:请将每个问题的得分写在右侧的框中。请尽可能如实回答,这将有助于与医师讨论您的哮喘;第 2 步:把每一题的分数相加得出总分;第 3 步:寻找总分的含义。25 分:完全控制;20~24 分:部分控制;低于 20 分:未得到控制。

在哮喘长期管理治疗过程中,必须采用评估哮喘控制方法,连续监测提供可重复的客观指标,从而调整治疗,确定维持哮喘控制所需的最低治疗级别,以便维持哮喘控制,降低医疗成本。

(杨明燕)

第二节　支气管扩张症

一、概说

支气管扩张症是指支气管在组织解剖结构上呈现不可复原性的扩张和变形。主要以慢性咳嗽、咯大量脓痰和/或反复咯血为特征。除少数先天性支气管扩张外,大多继发于鼻旁窦、支气管、肺部的慢性感染及支气管阻塞等因素所致。

根据支气管扩张症的临床表现,相当于中医学中的"肺痿""咳嗽""痰饮""咯血""肺痈"等范畴。本病多见于儿童和青年,往往继发于麻疹、百日咳、流行性感冒、肺炎、肺结核等病之后。在呼吸系统疾病中,其发病率仅次于肺结核。

二、病因病理

支气管扩张症的发生与发展主要有以下几个方面。

(一)外邪犯肺

六淫外邪或平素嗜好吸烟,侵袭于肺,壅遏肺气,肺失宣肃,上逆生痰作咳,或咳伤肺络,致使血溢于气道,随咳而出。在六淫外伤中,尤以热邪与燥邪引起咯血之症最为多见。

(二)肝火犯肺

多因情志不遂,肝气郁结,日久则气郁化火,肝火上逆,既可煎液为痰,也易灼伤肺络;或因忽然暴怒伤肝,气逆化火,损伤肺络而出现咯血之症。

(三)肺肾阴虚

多因病久而致肾水亏虚,五行金水相生,肾水亏虚必致肺之津液亏虚,日久则肺肾之阴俱虚,水亏则火旺,以致虚火内炽,炼津成痰,甚则灼伤肺络而引起咯血。

(四)气不摄血

多因慢性咳嗽,迁延日久,又逢劳倦过度;或饮食失节,恣酒无度;或情志内伤;或外邪侵袭,更伤正气的情况下,以致正气极度虚衰,血无所主,不循经而外溢入气道,也会出现咯血症状。

总之,本病的病理环节不外乎火、气、虚、瘀、痰。在临床上,这些病理因素常夹杂互见,且互相影响和转化,致使病情复杂难治。

三、诊断

(一)临床表现

1.病史

常有呼吸道慢性感染或支气管阻塞的病史。

2.症状

多数患者有反复咳嗽、咳痰和咯血症状。

(1)化脓性支气管扩张:继发感染时,出现发热、咳嗽加剧、痰量增多、痰黏脓样、有厌氧菌感染时可有恶臭味;痰液收集于玻璃瓶中静置后出现分层的特征:上层为泡沫,下悬脓性成分,中层为混浊黏液,下层为坏死组织沉淀物。反复感染时,往往有呼吸困难和缺氧等表现。

(2)单纯性支气管扩张:患者长期反复咳嗽、咳痰,但无明显继发感染。

(3)干性支气管扩张:患者无咳嗽、咳痰及全身中毒症状,但有反复咯血,血量不等。其病变多位于引流良好的上叶支气管。

(4)先天性支气管扩张:如 Kartagener 综合征,表现为囊状支气管扩张、心脏右位、鼻窦炎和胰腺囊肿性纤维病变。

3.体征

早期或干性支气管扩张可无异常肺部体征,病变重或继发感染时常可闻及下胸部、背部固定而持久的局限性粗湿啰音,有时可闻及哮鸣音,部分慢性患者伴有杵状指(趾)。出现肺气肿、肺心病等并发症时有相应体征。

(二)实验室检查

继发感染时白细胞计数及中性粒细胞比例增加,痰涂片及培养可发现致病菌。结核性支气管扩张时痰结核菌可为阳性。

(三)特殊检查

1.影像学检查

在胸部 X 线平片上患者患侧可有肺部纹理增粗、紊乱,柱状支气管扩张典型表现为轨道征,囊状支气管扩张可见蜂窝状(卷发状)阴影,继发感染时病变区有斑片状炎症阴影,也可以出现液平面,且反复在同一部位出现。肺部 CT 检查显示支气管管壁增厚的柱状扩张或成串成簇的囊状改变,已基本取代支气管造影。支气管造影可以明确支气管扩张的部位、形态、范围和病变的严重程度,主要用于准备外科手术的患者。

2.肺功能检查

其变化与病变的范围和性质有一定关系。病变局限,肺功能可无明显改变。一般而言,柱状与梭状扩张,肺功能改变较轻微;囊状扩张对支气管肺组织的破坏较严重,可影响肺功能改变。早期由小支气管阻塞而引起者,往往表现为阻塞性通气功能障碍;随着病变的加剧和小血管的闭塞,可发展至通气/血流比例失调,动静脉分流和弥散功能障碍。对有咯血的患者,肺功能检查应在血止 2 周以上,病情较为稳定时进行。

3.支气管镜检查

当支气管扩张呈局灶性且位于肺段支气管以上时,支气管镜可发现弹坑样改变,可以发现部分患者的出血部位和阻塞原因。

四、鉴别诊断

(一)慢性支气管炎

本病多发生在中年以上的患者,在气候多变的冬、春季节咳嗽、咳痰明显,多为白色黏液痰,感染急性发作时可出现脓性痰,但无反复咯血史。听诊双肺可闻及散在干、湿啰音。

(二)肺脓肿

本病起病急,有高热、咳嗽、大量脓臭痰;X 线检查可见局部浓密炎症阴影,内有空腔液平面。急性肺脓肿经有效抗生素治疗后,炎症可完全吸收消退。若为慢性肺脓肿则以往多有急性肺脓肿的病史。

（三）肺结核

常有低热、盗汗、乏力、消瘦等结核毒性症状，干、湿啰音多位于上肺局部，X 线检查和痰结核菌检查可做出诊断。

（四）先天性肺囊肿

X 线检查可见多个边界纤细的圆形或椭圆形阴影，壁较薄，周围组织无炎症浸润。胸部 CT 检查和支气管造影可助诊断。

（五）弥漫性泛细支气管炎

本病多发于 40～50 岁中年人，有慢性咳嗽、咳痰、活动时呼吸困难，常伴有慢性鼻窦炎，胸部 X 线检查和胸部 CT 显示弥漫分布的小结节影，血清冷凝集效价增高 64 倍以上可确诊，大环内酯类抗生素（红霉素、阿霉素、克拉霉素、罗红霉素）治疗有效。

五、并发症

本病的并发症有肺炎、肺脓疡、肺气肿、肺心病和肺性骨关节病。

六、中医证治枢要

本病主要表现为痰热阻肺，热盛伤络，久则乃至气虚血瘀。故其治疗大法是：在急性发作阶段，以清热、排痰、止血为主；缓解阶段，则以养阴润肺、益气化瘀为主；对于温燥伤阴药物，应慎用或不用为宜。

本病多数反复咯血，故止血常是其治疗的重心。一般而言，对于支扩咯血者，采用降气止血法较为重要。因肺主气，性善肃降，气有余便是火，气降则火降，火降则气不上升，血随气行，无上溢咯出之患。

支扩咯血四季皆有，但由于季节不同，时令主气各异，且因患者素体阴阳属性各有所偏，虽同为咯血但临床脉证表现不同，因而其治法也不相同。如春季风木当令，肝气升发，平素肝郁之人，感受外邪，表现以肝旺气逆者较为多见；交秋暑热、秋燥之邪易灼伤肺津，阴亏之人感之尤甚，临床阴虚火旺者则较多见；而秋冬天气转冷，感受寒邪郁而化热，表现为肺热亢盛者颇不少见。在治疗上根据气、血、热三者的关系，热偏盛者以清肺泄热，邪去热清，妄行之血可不止而血止；偏阴虚火旺者宜以滋阴降火，阴复火降则血宁；气逆肝旺者治以平肝降气，致使气降火降，血由气摄，咯血遂愈。

七、辨证施治

（一）痰热蕴肺

（1）主症：咳嗽胸闷，痰黄黏稠，咯血鲜红或痰中带血，或有身热，便秘溲赤。舌苔薄黄或黄腻、质红，脉弦滑数。

（2）治法：清热泻肺，凉血止血。

（3）处方：银翘栀芩汤加减。银花 30 g，连翘 15～30 g，黄芩 12 g，焦山栀 12 g，丹皮 9 g，花蕊石 12 g，白茅根 30 g，七叶一枝花 15 g，天葵子 15 g，金荞麦根 30 g，仙鹤草 30 g，桑白皮 12 g。

（4）阐述：方中银花、七叶一枝花、天葵子、金荞麦根具有较强的清热解毒、抗感染作用。如痰及呼气有臭味，痰培养有铜绿假单胞菌或厌氧菌感染时，可加用白毛夏枯草 15 g 或鱼腥草 30 g；咳痰不爽和气息粗促时，酌用桔梗 9～15 g、葶苈子 12 g；如咯血量多难止者，可加十灰散 10 g，分

2 次/天冲服。本方组合意在直折病势,但药性多偏于寒凉,对脾胃虚弱的患者,必要时可酌减剂量,或稍佐健脾和胃之品,如鸡内金、炒麦芽、法半夏、薏苡仁、陈皮等。寇焰等应用自拟清热凉血止血中药汤剂辨证论治,以 2 周为 1 个疗程观察疗效,结果能有效止血和缓解临床症状,总有效率达 93.33%。

(二)肝旺气逆

(1)主症:咳嗽阵作,胸胁苦满或隐痛,咯血鲜红,心烦易怒,口苦而干,咳时面赤。舌质红,苔薄黄,脉弦数。

(2)治法:清肝泻肺,降气止血。

(3)处方:旋覆代赭汤合泻白散、黛蛤散加减。旋覆花(包)12 g,代赭石 30 g(先煎),甘草 6 g,桑白皮 12 g,黄芩 12 g,焦山栀 12 g,姜半夏 9 g,藕节 9 g,丹皮 12 g,黛蛤散(包)12 g,仙鹤草 30 g,夏枯草 12 g,花蕊石 12 g(先煎)。

(4)阐述:本型患者多有心情不舒、情志郁怒等诱因,发病时间可在春升阳动季节。临床上常须肺肝同治,目的在于清肝以平其火,降气以顺其肺,凡属肝旺气逆而致咯血者均可用此组方治疗。如胸痛胁胀明显者,加瓜蒌皮 15 g、广郁金 10 g;大便干结者,加生大黄 10 g;少寐者加夜交藤 30 g、合欢皮 15 g;口干咽燥明显者,宜加鲜石斛 30 g、玉竹 15 g 或羊乳 30 g。

(三)气虚失摄

(1)主症:长期卧床不起,体质较为虚弱,久咳不已,痰中带血,或纯咯鲜血,并伴有神疲乏力,头晕气喘,心慌心悸。舌质淡胖,苔白,脉细弱无力等。

(2)治法:益气摄血,宁络止咳。

(3)处方:参冬饮、牡蛎散、宁血汤合方化裁。党参 15~30 g,黄芪 30 g,麦冬 12 g,牡蛎 30 g(先煎),川贝母 9 g,杏仁 9 g,阿胶 15 g(烊冲),北沙参 30 g,仙鹤草 30 g,旱莲草 15 g,生地黄 30 g,白茅根 30 g。

(4)阐述:气虚失摄型支气管扩张咯血临床虽为少数,但往往是病情较为深重且易于发生变证的患者,治疗常须大剂量参芪等益气药并用,方能起到摄血止血的功能。若忽然出现大量咯血、汗出、肢冷、脉微欲绝者,乃属气虚血脱之危候,此时可用独参汤投治,以别直参 10 g 左右煎汤立服,常可见效。待血止及病情稳定时再以益气养血、润肺止咳善后。也可以上方为基础,加上一些健脾理气、凉血活血药,制成膏剂长服,这有助于提高机体免疫功能,增强抵御外邪的能力,减少或抑制支气管扩张症和咯血的复发。

(四)阴虚肺热

(1)主症:咯血停止,但常咳嗽、少痰,或见气短、盗汗、低热,胸膺不舒,口舌干燥,五心烦热。舌质偏红黯,苔薄少或乏津,脉弦细带数。

(2)治法:益气养阴,清肺化瘀。

(3)处方:生脉散合百合固金汤加减。太子参 30 g,麦冬 12 g,五味子 6 g,生地黄 15 g,熟地黄 15 g,百合 12 g,当归 12 g,绞股蓝 15~30 g,川贝母 9 g,甘草 6 g,玄参 12 g,丹皮 12 g,赤芍 12 g。

(4)阐述:此多见于支气管扩张症症状的缓解阶段。本方以生脉散益气养阴,用百合固金汤清肺润燥。加上当归、赤芍、丹皮、川贝等药,既可化瘀,又可止咳;如有脾胃虚弱,运化不及,食欲较差者,可减去方中滋腻之药,加用怀山药 15 g、鸡内金 10 g、谷麦芽各 12 g、薏苡仁 15~30 g 以健脾助运;有明显低热,不一定属阴虚内热,大多数常是由于感染未能控制的缘故,若处理不当,往往有可能再度出现急性复发。因而,有时须选用鱼腥草 30 g、七叶一枝花 15 g、金荞麦根 30 g、虎杖 30 g 等清热解毒类药以控制感染。但要注意的是,若低热确属阴虚所致者,则可酌用银柴胡 9 g、地骨皮 15 g、白薇 9 g 等清虚热类药进行治疗。曹世宏教授根据多年临床经验创立以具有养阴润肺、清热化痰、凉血行瘀的"支扩宁合剂",临床实践证明支扩宁合剂治疗可以明显降低患者白细胞及中性粒细胞总数,减少致炎性细胞因子白细胞介素-8 和 TNF-α 的释放,对中性粒细胞弹性蛋白酶有较好的抑制作用,其治疗组有效率 93.33%。

八、西医治疗

(一)控制感染

急性发作阶段应积极使用足量抗生素控制感染,同时应根据革兰染色或细菌培养及药物敏感试验来选择有效抗生素的使用,甚至考虑支气管镜取标本。支气管扩张由于能致病的病原菌种类多、耐药菌的存在、肺结构破坏等因素造成抗生素选择复杂。常见病原菌为流感嗜血杆菌、肺炎链球菌或口腔混合菌群,可选用氨苄西林、羟氨青霉素或复方新诺明。出现金黄色葡萄球菌可选用耐酶青霉素类或头孢菌素类,囊性纤维化或囊状支气管扩张患者急性发作时,铜绿假单胞菌往往是主要致病菌,通常需要联合用药。耐药假单胞菌可使用具抗假单胞菌活性的 3 代头孢菌素如头孢他啶(每次 1～2 g,每天 2～3 次)、头孢哌酮(每次 1 g,每天 2～3 次)等联合具抗假单胞菌的氨基糖苷类,如阿米卡星、妥布霉素或西索米星等,或选用亚胺培南西司他丁(1.0～1.5 g/d,分 2～3 次静脉滴注),或选 β-内酰胺酶抑制剂的抗生素如替卡西林/克拉维酸、头孢哌酮/舒巴坦(6～9 g/d,分 2～3 次静脉滴注)、哌拉西林/他唑巴坦(9～13.5 g/d,分 2～3 次静脉滴注)等。必要时联合具抗假单胞菌的氨基糖苷类。一般持续用至体温正常,痰量明显减少后 1 周左右,缓解期不用抗生素。

对重症患者一般需静脉用药,雾化吸入抗生素如庆大霉素 3 天能减少痰量,使痰液稀释,从而改善肺功能,用大环内酯类药物如阿奇霉素 500 mg,每周 2 次,连用 6 个月能显著减少急性发作次数,改善机体免疫调节能力。而伊曲康唑可用于变应性支气管肺曲霉病(ABPA)的治疗。

(二)促进排脓

1.体位引流

根据病变部位采取不同体位,将患肺位置抬高,使被引流的支气管开口朝下。同时,可嘱患者深呼吸及咳嗽,并帮助拍背,以促使痰液之流出。但对于体质十分虚弱及伴有严重心肺功能不全或大咯血的患者则应慎用。

2.祛痰剂

溴己新 16 mg,每天 3 次,口服;或化痰片 0.5 g,每天 3 次,口服;或氯化铵甘草合剂 10 mL,每天 3 次,口服;或氨溴索片 30 mg,每天 3 次口服;或吉诺通胶囊 300 mg,每天 3 次餐前口服;必要时应用氨溴索注射液静脉注射。

3.支气管扩张剂

部分患者存在支气管反应性增高或炎症的刺激,可出现支气管痉挛,影响痰液排出,故可雾化吸入异丙托溴铵及特布他林等,或口服氨茶碱 0.1 g,3～4 次/天以助化痰。

4.支气管镜吸痰

如果体位引流痰仍难排出,可经支气管镜吸痰,及用生理盐水冲洗稀释痰液,也可局部注入抗生素。

(三)咯血的处理

1.中等量至大量咯血者的治疗

立即用垂体后叶素 5～10 U 加到 25% 葡萄糖注射液 20～40 mL 中缓慢静脉注射(10～15 分钟注完),注射完毕后则以 10～20 U 加到 10% 葡萄糖注射液 250～500 mL 中静脉滴注 10～20 滴/分维持。注射本药时,患者宜取卧位,以免引起晕厥;对伴有严重高血压、冠心病、心力衰竭及妊娠的患者,需禁用本药治疗。若在用药过程出现血压升高、胸闷不适等表现时则需同时加用硝酸甘油以控制血压及改善心脏供血。

对垂体后叶素禁忌者,可用 0.5% 普鲁卡因溶液 10～20 mL 加 50% 葡萄糖注射液 20 mL 缓慢静脉注射或 0.5% 普鲁卡因溶液 60 mL 加到 5%～10% 葡萄糖注射液 500 mL 中进行静脉滴注,每天 1～2 次。使用本药止血者宜先做皮试,并须缓慢注射;若注射过快,可致头晕、灼热、全身不适、心悸等不良反应;同时,用量也不宜过大,否则可引起中枢神经系统的毒性反应。

对支气管动脉破坏造成的大咯血经药物治疗无效时可考虑采用支气管动脉栓塞法。

2.少量咯血者的治疗

可选用卡巴克络 5～10 mg 肌内注射,每天 2～3 次,出血缓解后改为口服,每次 2.5～5 mg,每天3 次;或酚磺乙胺 2～4 g 加到 5%～10% 葡萄糖注射液 500 mL 中静脉注射,每天 1～2 次;或氨甲苯酸0.1～0.3 g 加到 5%～10% 葡萄糖注射液 500 mL 静脉注射,每天 2～3 次;或巴曲酶 1 kU静脉注射或皮下注射。

3.窒息的抢救

立即将患者头部后仰,头低脚高,使躯体与床成 40°～90°角,拍击背部,并迅速吸出气道内的血块。必要时应及时做气道插管或气管切开,呼吸皮囊或呼吸机辅助通气。

九、中西医优化选择

支气管扩张症的治疗重点是控制感染、排痰及止血,同时要预防和减少其复发。

对于支气管扩张症的急性发作阶段,西医治疗的明显优势是能多途径给药,经过药物敏感试验所选择的抗生素能较有效地控制感染;一旦出现水、电解质紊乱,则能及时地进行输液及纠正水、电解质失调;中度、重度咯血者,其止血效果较快而可靠;因血块堵塞气管而引起窒息时,可及时作气管插管或气管切开。但过多地应用抗生素,往往易产生胃肠功能失调,出现细菌的耐药性或二重感染,甚至有时会发生变态反应。近年来,中西医结合的临床和实验研究的结果证明,多数抗生素只有抑菌及杀菌作用,对由细菌所产生的毒素,特别是革兰阳性杆菌溶解后产生的内毒素所引起的毒血症状,抗生素无拮抗作用。诚然,中医临床所常用的清热解毒类药物,虽然抑菌和杀菌的效果不强,但却能增强机体的非特异性免疫功能、促进排痰及不同程度拮抗内毒素的良好作用。为达到治"菌"、治"毒"、治"痰",此时,使用中西两法进行治疗,这时加强控制感染、改善全身中毒症状和缩短疗程,无疑会起到较好的作用。此外,在止血方面,中西医也各有长处和短处。一般来说,中、重度咯血西药常为首选,但如效果不大或有严重并发症时,结合中医药治疗有助于巩固和提高疗效,此为优点;轻度咯血则可先选中医药治疗,多数效果显著,由于是辨证用药,其作用不纯是止血,而且还可能具有通调气血及改善肺微循环等多种作用。

随着症状的缓解,如何防止其再度发作,中医治疗则大有作为。根据本病气阴两虚及瘀热内伏于肺的病理特点,采用益气养阴为主,清肺化瘀为辅;或对于反复发作、病程较长,发展至由肺及脾及肾或阴损及阳时,则治疗应予以健脾益胃,重点是调整阴阳、旺盛生化之源,特别是由于长期间断性咯血或大咯血之后体虚未复及出现贫血征象者,本法尤为适用。本病的治疗也与慢性支气管炎、阻塞性肺气肿和支气管哮喘等呼吸系统疾病一样,总的法则是"急则治标""缓则治本",只是在病情稳定时治疗有所区别,即前者着重于补阳,后者偏重于补阴而已。方剂可选用十全大补汤合麦味地黄汤及酌加冬虫夏草、巴戟天、杜仲、菟丝子、百合、北沙参等进行治疗;若须长期服用,则宜选用膏方剂型较为妥当。

（杨明燕）

第三节　慢性支气管炎

慢性支气管炎是由于感染或非感染因素引起气管、支气管黏膜及其周围组织的慢性非特异性炎症。临床上以慢性咳嗽、咳痰或气喘为主要症状。疾病不断进展,可并发阻塞性肺气肿、肺源性心脏病,严重影响劳动和健康。

一、病因和发病机制

病因尚未完全清楚,一般认为是多种因素长期相互作用的结果,这些因素可分为外因和内因两个方面。

(一)吸烟

大量研究证明吸烟与慢性支气管炎的发生有密切关系。吸烟时间越长,量越多,患病率也越高。戒烟可使症状减轻或消失,病情缓解,甚至痊愈。

(二)理化因素

理化因素包括刺激性烟雾、粉尘、大气污染(如二氧化硫、二氧化氮、氯气、臭氧等)的慢性刺激。这些有害气体的接触者慢性支气管炎患病率远较不接触者为高。

(三)感染因素

感染是慢性支气管炎发生、发展的重要因素,病毒感染以鼻病毒、黏液病毒、腺病毒和呼吸道合胞病毒为多见。细菌感染常继发于病毒感染之后,如肺炎链球菌、流感嗜血杆菌等。这些感染因素造成气管、支气管黏膜的损伤和慢性炎症。感染虽与慢性支气管炎的发病有密切关系,但目前尚无足够证据说明为首发病因。只认为是慢性支气管炎的继发感染和加剧病变发展的重要因素。

(四)气候

慢性支气管炎发病及急性加重常见于冬天寒冷季节,尤其是在气候突然变化时。寒冷空气可以刺激腺体,增加黏液分泌,使纤毛运动减弱,黏膜血管收缩,有利于继发感染。

(五)过敏因素

过敏因素主要与喘息性支气管炎的发生有关。在患者痰液中嗜酸性粒细胞数量与组胺含量都有增高倾向,说明部分患者与变应原有关。尘埃、尘螨、细菌、真菌、寄生虫、花粉及化学气体等,都可以成为变应原而致病。

(六)呼吸道局部免疫功能减低及自主神经功能失调

其为慢性支气管炎发病提供内在的条件。老年人常因呼吸道的免疫功能减退,免疫球蛋白的减少,呼吸道防御功能退化等导致患病率较高。副交感神经反应增高时,微弱刺激即可引起支气管收缩痉挛,分泌物增多,而产生咳嗽、咳痰、气喘等症状。

综上所述,当机体抵抗力减弱时,呼吸道在不同程度易感性的基础上,有一种或多种外因的存在,长期反复作用,可发展成为慢性支气管炎。如长期吸烟损害呼吸道黏膜,加上微生物的反复感染,可发生慢性支气管炎。

二、病理

由于炎症反复发作,引起上皮细胞变性、坏死和鳞状上皮化生,纤毛变短,参差不齐或稀疏脱落。黏液腺泡明显增多,腺管扩张,杯状细胞也明显增生。支气管壁有各种炎性细胞浸润、充血、水肿和纤维增生。支气管黏膜发生溃疡,肉芽组织增生,严重者支气管平滑肌和弹性纤维也遭破坏以致机化,引起管腔狭窄。

三、临床表现

(一)症状

起病缓慢,病程长,常反复急性发作而逐渐加重。主要表现为慢性咳嗽、咳痰、喘息。开始症状轻微,气候变冷或感冒时,则引起急性发作,这时患者咳嗽、咳痰、喘息等症状加重。

1.咳嗽

主要由支气管黏膜充血、水肿或分泌物积聚于支气管腔内而引起咳嗽。咳嗽严重程度视病情而定,一般晨间和晚间睡前咳嗽较重,有阵咳或排痰,白天则较轻。

2.咳痰

痰液一般为白色黏液或浆液泡沫性,偶可带血。起床后或体位变动可刺激排痰,因此,常以清晨排痰较多。急性发作伴有细菌感染时,则变为黏液脓性,咳嗽和痰量也随之增加。

3.喘息或气急

喘息性慢性支气管炎可有喘息,常伴有哮鸣音。早期无气急。反复发作数年,并发阻塞性肺气肿时,可伴有轻重程度不等的气急,严重时生活难以自理。

(二)体征

早期可无任何异常体征。急性发作期可有散在的干、湿啰音,多在背部及肺底部,咳嗽后可减少或消失。喘息型可听到哮鸣音及呼气延长,而且不易完全消失。并发肺气肿时有肺气肿体征。

四、实验室和其他检查

(一)X 线检查

早期可无异常。病变反复发作,可见两肺纹理增粗、紊乱,呈网状或条索状、斑点状阴影,以下肺野较明显。

(二)呼吸功能检查

早期常无异常。如有小呼吸道阻塞时,最大呼气流速-容积曲线在 75% 和 50% 肺容量时,流量明显降低,它比 FEV_1 更为敏感。发展到呼吸道狭窄或有阻塞时,常有阻塞性通气功能障碍的肺功能表现,如 FEV_1 占用力肺活量的比值减少($<70\%$),最大通气量减少(低于预计值的 80%);流速-容积曲线减低更为明显。

(三)血液检查

急性发作期或并发肺部感染时,可见白细胞计数及中性粒细胞增多。喘息型者嗜酸性粒细胞可增多。缓解期多无变化。

(四)痰液检查

涂片或培养可见致病菌。涂片中可见大量中性粒细胞,已破坏的杯状细胞,喘息型者常见较多的嗜酸性粒细胞。

五、诊断和鉴别诊断

(一)诊断标准

根据咳嗽、咳痰或伴喘息,每年发病持续 3 个月,连续 2 年或以上,并排除其他引起慢性咳嗽的心、肺疾病,可做出诊断。如每年发病持续不足 3 个月,而有明确的客观检查依据(如 X 线检查、呼吸功能检查等)也可诊断。

(二)分型、分期

1.分型

本病可分为单纯型和喘息型两型。单纯型的主要表现为咳嗽、咳痰;喘息型者除有咳嗽、咳痰外尚有喘息,伴有哮鸣音,喘鸣在阵咳时加剧,睡眠时明显。

2.分期

按病情进展可分为 3 期。急性发作期是指“咳”“痰”“喘”等症状任何一项明显加剧,痰量明显增加并出现脓性或黏液脓性痰,或伴有发热等炎症表现 1 周之内。慢性迁延期是指有不同程度的“咳”“痰”“喘”症状迁延 1 个月以上者。临床缓解期是指经治疗或临床缓解,症状基本消失或偶有轻微咳嗽少量痰液,保持 2 个月以上者。

(三)鉴别诊断

慢性支气管炎需与下列疾病相鉴别。

1.支气管哮喘

支气管哮喘常于幼年或青年突然起病,一般无慢性咳嗽、咳痰史,以发作性、呼气性呼吸困难为特征。发作时两肺布满哮鸣音,缓解后可无症状。常有个人或家族过敏性疾病史。喘息型慢性支气管炎多见于中、老年,一般以咳嗽、咳痰伴发喘息及哮鸣音为主要症状,感染控制后症状多可缓解,但肺部可听到哮鸣音。典型患者不难区别,但哮喘并发慢性支气管炎和/或肺气肿则难以区别。

2.咳嗽变异性哮喘

咳嗽变异性哮喘以刺激性咳嗽为特征,常由受到灰尘、油烟、冷空气等刺激而诱发,多有家族史或过敏史。抗生素治疗无效,支气管激发试验阳性。

3.支气管扩张

支气管扩张具有咳嗽、咳痰反复发作的特点,合并感染时有大量脓痰,或反复咯血。肺部以湿啰音为主,可有杵状指(趾)。X 线检查常见下肺纹理粗乱或呈卷发状。支气管造影或 CT 检查可以鉴别。

4.肺结核

肺结核多有发热、乏力、盗汗、消瘦等结核中毒症状,咳嗽、咯血等及局部症状。经 X 线检查和痰结核菌检查可以明确诊断。

5.肺癌

患者年龄常在 40 岁以上,特别是有多年吸烟史,发生刺激性咳嗽,常有反复发生或持续的血痰,或者慢性咳嗽性质发生改变。X 线检查可发现有块状阴影或结节状影或阻塞性肺炎。用抗生素治疗,未能完全消散,应考虑肺癌的可能,痰脱落细胞检查或经纤维支镜活检一般可明确诊断。

6.肺尘埃沉着病

肺尘埃沉着病患者有粉尘等职业接触史。X 线检查肺部可见硅结节,肺门阴影扩大及网状纹理增多,可做出诊断。

六、治疗

在急性发作期和慢性迁延期应以控制感染和祛痰、镇咳为主。伴发喘息时,应予解痉平喘治疗。对临床缓解期宜加强锻炼,增强体质,提高机体抵抗力,预防复发为主。

(一)急性发作期的治疗

1.控制感染

根据致病菌和感染严重程度或药物敏感试验选择抗生素。轻者可口服,较重患者用肌内注射或静脉滴注抗生素。常用的有喹诺酮类、头孢菌素类、大环内酯类、β-内酰胺类或磺胺类口服,如左氧氟沙星 0.4 g,1 次/天;罗红霉素 0.3 g,2 次/天;阿莫西林 2～4 g/d,分 2～4 次口服;头孢呋辛 1.0 g/d,分 2 次口服;复方磺胺甲噁唑 2 片,2 次/天。能单独应用窄谱抗生素应尽量避免使用广谱抗生素,以免二重感染或产生耐药菌株。

2.祛痰、镇咳

可改善患者症状,迁延期仍应坚持用药。可选用氯化铵合剂 10 mL,3 次/天;也可加用溴己新 8～16 mg,3 次/天;盐酸氨溴索 30 mg,3 次/天。干咳则可选用镇咳药,如右美沙芬、那可丁等。中成药镇咳也有一定效果。对年老体弱无力咳痰者或痰量较多者,更应以祛痰为主,协助排痰,畅通呼吸道。应避免应用强的镇咳药,如可卡因等,以免抑制中枢,加重呼吸道阻塞和炎症,导致病情恶化。

3.解痉、平喘

主要用于喘息明显的患者,常选用氨茶碱 0.1 g,3 次/天,或用茶碱控释药;也可用特布他林、沙丁胺醇等 β_2 激动药加糖皮质激素吸入。

4.气雾疗法

对于痰液黏稠不易咳出的患者,雾化吸入可稀释气管内的分泌物,有利排痰。目前主要用超声雾化吸入,吸入液中可加入抗生素及痰液稀释药。

(二)缓解期治疗

(1)加强锻炼,增强体质,提高免疫功能,加强个人卫生,注意预防呼吸道感染,如感冒流行季节避免到拥挤的公共场所,出门戴口罩等。

(2)避免各种诱发因素的接触和吸入,如戒烟、脱离接触有害气体的工作岗位等。

(3)反复呼吸道感染者可试用免疫调节药或中药治疗治疗,如卡介苗、多糖核酸、胸腺素等。

(杨明燕)

第四节　葡萄球菌肺炎

一、定义

葡萄球菌肺炎是致病性葡萄球菌引起的急性化脓性肺部炎症,主要为原发性(吸入性)金黄色葡萄球菌肺炎和继发性(血源性)金黄色葡萄球菌肺炎。临床上化脓坏死倾向明显,病情严重,细菌耐药率高,预后多较凶险。

二、易感人群和传播途径

多见于儿童和年老体弱者,尤其是长期应用皮质激素、抗肿瘤药物及其他免疫抑制剂者,慢性消耗性疾病患者,如糖尿病、恶性肿瘤、再生障碍性贫血、严重肝病、急性呼吸道感染和长期应用抗生素的患者。金黄色葡萄球菌炎的传染源主要有葡萄球菌感染病灶,特别是感染医院内耐药菌株的患者,其次为带菌者。主要通过接触和空气传播,医护人员的手、诊疗器械、患者的生物用品及铺床、换被褥都可能是院内交叉感染的主要途径。细菌可以通过呼吸道吸入或血源播散导致肺炎。目前因介入治疗的广泛开展和各种导管的应用,为表皮葡萄球菌的入侵提供了更多的机会,其在院内感染性肺炎中的比例也在提高。

三、病因

葡萄球菌为革兰阳性球菌,兼性厌氧,分为金黄色葡萄球菌、表皮葡萄球菌、腐生葡萄球菌,其中金黄色葡萄球菌致病性最强。血浆凝固酶可以使纤维蛋白原转变成纤维蛋白,后者包绕于菌体表面,从而逃避白细胞的吞噬,与细菌的致病性密切相关。凝固酶阳性的细菌,如金黄色葡萄球菌,凝固酶阴性的细菌,如表皮葡萄球菌、腐生葡萄球菌。但抗甲氧西林金黄色葡萄球菌(MRSA)和抗甲氧西林凝固酶阴性葡萄球菌(MRSCN)的感染日益增多,同时对多种抗生素耐药,包括喹诺酮类、大环内酯类、四环素类、氨基糖苷类等。近年来,国外还出现了耐万古霉素金黄色葡萄球菌(VRSA)的报道。目前 MRSA 分为两类,分别是医院获得性 MRSA(HA-MRSA)和社区获得性 MRSA(CA-MRSA)。

四、诊断

(一)临床表现

(1)多数急性起病,血行播散者常有皮肤疖痈史,皮肤黏膜烧伤、裂伤、破损,一些患者有金黄色葡萄球菌败血症病史,部分患者找不到原发灶。

(2)通常全身中毒症状突出,衰弱、乏力、大汗、全身关节肌肉酸痛、急起高热、寒战、咳嗽、由咳黄脓痰演变为脓血痰或粉红色乳样痰、无臭味儿、胸痛和呼吸困难进行性加重、发绀,重者甚至出现呼吸窘迫及血压下降、少尿等末梢循环衰竭的表现。少部分患者肺炎症状不典型,可亚急性起病。

(3)血行播散引起者早期以中毒性表现为主,呼吸道症状不明显。有时虽无严重的呼吸系症状和高热,而患者已发生中毒性休克,出现少尿、血压下降。

(4)早期呼吸道体征轻微与其严重的全身中毒症状不相称是其特点之一,不同病情及病期体征不同,典型大片实变少见,如有则病侧呼吸运动减弱,局部叩诊浊音,可闻及管样呼吸音。有时可闻及湿啰音,双侧或单侧。合并脓胸、脓气胸时,视程度不同可有相应的体征。部分患者可有肺外感染灶、皮疹等。

(5)社区获得性肺炎中,若出现以下情况需要高度怀疑 CA-MRSA 的可能:流感样前驱症状;严重的呼吸道症状伴迅速进展的肺炎,并发展为 ARDS;体温超过 39 ℃;咯血;低血压;白细胞计数降低;X 线显示多叶浸润阴影伴空洞;近期接触 CA-MRSA 的患者;属于 CA-MRSA 寄殖群体;近 6 个月来家庭成员中有皮肤脓肿或疖肿的病史。

(二)实验室及辅助检查

外周血白细胞计数在 $20×10^9/L$ 左右,可高达 $50×10^9/L$,重症者白细胞可低于正常。中性粒细胞数增高,有中毒颗粒、核左移现象。血行播散者血培养阳性率可达 50%。原发吸入者阳性率低。痰涂片革兰染色可见大量成堆的葡萄球菌和脓细胞,白细胞内见到球菌有诊断价值。普通痰培养阳性有助于诊断,但有假阳性,通过保护性毛刷采样定量培养,细菌数量$>10^3$ cfu/mL 时几乎没有假阳性。

血清胞壁酸抗体测定对早期诊断有帮助,血清滴度≥1∶4 为阳性,特异性较高。

(三)影像学检查

肺浸润、肺脓肿、肺气囊肿和脓胸、脓气胸是金黄色葡萄球菌感染的四大 X 线征象,在不同类型和不同病期以不同的组合表现。早期病变发展,金黄色葡萄球菌最常见的胸片异常是支气管肺炎伴或不伴脓肿形成或胸腔积液。原发性感染者早期胸部 X 线表现为大片絮状、密度不均的阴影,可呈节段或大叶分布,也呈小叶样浸润,病变短期内变化大,可出现空洞或蜂窝状透亮区,或在阴影周围出现大小不等的气肿大泡。血源性感染者的胸部 X 线表现呈两肺多发斑片状或团块状阴影或多发性小液平面。

五、鉴别诊断

(一)其他细菌性肺炎

如流感嗜血杆菌、克雷伯杆菌、肺炎链球菌引起的肺炎,典型者可通过发病年龄、起病急缓、痰的颜色、痰涂片、胸部 X 线等检查加以初步鉴别。各型不典型肺炎的临床鉴别较困难,最终的鉴别均需病原学检查。

(二)肺结核

上叶金黄色葡萄球菌肺炎易与肺结核混淆,尤其是干酪性肺炎,也有高热、畏寒、大汗、咳嗽、胸痛,胸部 X 线片也有相似之处,还应与发生在下叶的不典型肺结核鉴别,通过仔细询问病史及相关的实验室检查大多可以区别,还可以观察治疗反应帮助诊断。

六、治疗

(一)对症治疗

休息、祛痰、吸氧、物理或化学降温、合理饮食、防止脱水和电解质紊乱,保护重要脏器功能。

(二)抗菌治疗

1.经验性治疗

治疗的关键是尽早选用敏感有效的抗生素,防止并发症。可根据金黄色葡萄球菌感染的来源(社区还是医院)和本地区近期药敏资料选择抗生素。社区获得性感染考虑为金黄色葡萄球菌感染,不宜选用青霉素,应选用苯唑西林和头孢唑林等第一代头孢菌素,若效果欠佳,在进一步病原学检查时可换用糖肽类抗生素治疗。怀疑医院获得性金黄色葡萄球菌肺炎,则首选糖肽类抗生素。经验性治疗中,尽可能获得病原学结果,根据药敏结果修改治疗方案。

2.针对病原菌治疗

治疗应依据痰培养及药物敏感试验结果选择抗生素。对青霉素敏感株,首选大剂量青霉素治疗,过敏者,可选大环内酯类、克林霉素、半合成四环素类、SMZco 或第一代头孢菌素。甲氧西林敏感的产青霉素酶菌仍以耐酶半合成青霉素治疗为主,如甲氧西林、苯唑西林、氯唑西林,也可选头孢菌素(第一代或第二代头孢菌素)。对 MRSA 和 MRSCN 首选糖肽类抗生素:①万古霉素,$1 \sim 2$ g/d,(或去甲万古霉素1.6 g/d),但要将其血药浓度控制在 20 μg/mL 以下,防止其耳、肾毒性的发生。②替考拉宁,0.4 g,首3 剂每12 小时 1 次,以后维持剂量为 0.4 g/d,肾功能不全者应调整剂量。疗程不少于 3 周。MRSA、MRSCN还可选择利奈唑胺,(静脉或口服)一次 600 mg,每 12 小时 1 次,疗程 $10 \sim 14$ 天。

(三)治疗并发症

如并发脓胸或脓气胸时可行闭式引流,抗感染时间可延至 $8 \sim 12$ 周。合并脑膜炎时,最好选用脂溶性强的抗生素,如头孢他啶、头孢哌酮、万古霉素及阿米卡星等,疗程要长。

(四)其他治疗

避免应用可导致白细胞计数减少的药物和糖皮质激素。

七、临床路径

(1)详细询问近期有无皮肤感染、中耳炎、进行介入性检查或治疗,有无慢性肝肾疾病、糖尿病病史,是否接受放射治疗和化学治疗或免疫抑制剂治疗。了解起病急缓、痰的性状及演变,有无胸痛、呼吸困难、程度及全身中毒症状,尤应注意高热、全身中毒症状明显与呼吸系统症状不匹配者。

(2)体检要注意生命体征,皮肤黏膜有无感染灶和皮疹,肺部是否有实变体征,还要仔细检查心脏有无新的杂音。

(3)进行必要的辅助检查,包括血常规、血培养(发热时)、痰的涂片和培养(用抗生素之前)、胸部X线检查,并动态观察胸部影像学变化,必要时可行纤维支气管镜检查及局部灌洗。

(4)处理:应用有效的抗感染治疗,加强对症支持,防止并积极治疗并发症。

(5)预防:增强体质,防止流感,可进行疫苗注射。彻底治疗皮肤及深部组织的感染,加强年老体弱者的营养支持,隔离患者和易感者,严格抗生素的使用规则,规范院内各项操作及消毒制度,减少交叉感染。

(杨明燕)

第五节 肺 脓 肿

肺脓肿是由化脓性病原体引起肺组织坏死和化脓,导致肺实质局部区域破坏的化脓性感染。通常早期呈肺实质炎症。后期出现坏死和化脓。如病变区和支气管交通则有空洞形成(通常直径>2 cm),内含由微生物感染引致的坏死碎片或液体,其外周环绕炎症肺组织。与一般肺炎相比,其特点是引致的微生物负荷量多(如急性吸入),局部清除微生物能力下降(如气道阻塞),以及受肺部邻近器官感染的侵及。如肺内形成多发的较小脓肿(直径<2 cm)则称为坏死性肺炎。肺脓肿和坏死性肺炎病理机制相同,其分界是人为的。

肺脓肿通常由厌氧、需氧和兼性厌氧菌引起,也可由非细菌性病原体,如真菌、寄生虫等所致。应注意类似的影像学表现也可由其他病理改变产生,如肺肿瘤坏死后空洞形成或肺囊肿内感染等。

在抗生素出现前,肺脓肿自然病程常表现为进行性恶化,死亡率曾达 50%,患者存活后也往往遗留明显的临床症状,需要手术治疗,预后不理想。自有效抗生素应用后,肺脓肿的疾病过程得到显著改善。但近年来随着肾上腺皮质激素、免疫抑制药及化学治疗药物的应用增加,造成口咽部内环境的改变,条件致病的肺脓肿发病率又有增多的趋势。

一、病因和发病机制

化脓性病原体进入肺内可有几种途径,最主要的途径是口咽部内容物的误吸。

(一)呼吸道误吸

口腔、鼻腔、口咽和鼻咽部隐匿着复杂的菌群,形成口咽微生态环境。健康人唾液中的细菌含量约 10^8/mL,半数为厌氧菌。在患有牙病或牙周病的人群中厌氧菌可增加 1 000 倍,易感个体中还可有多种需氧菌株定植。采用放射活性物质技术显示,45%健康人睡眠时可有少量唾液吸入气道。在各种因素引起的不同程度神智改变的人群中,约 75%在睡眠时会有唾液吸入。

临床上特别易于吸入口咽分泌物的因素有全身麻醉、过度饮酒或使用镇静药物、头部损伤、脑血管意外、癫痫、咽部神经功能障碍、糖尿病昏迷或其他重症疾病,包括使用机械通气者。呼吸机治疗时,虽然人工气道上有气囊保护,但在气囊上方的积液库内容物常有机会吸入到下呼吸道。当患者神智状态进一步受到影响时,胃内容物也可吸入,酸性液体可引起化学性肺炎,促进细菌性感染。

牙周脓肿和牙龈炎时,因有高浓度的厌氧菌进入唾液可增加吸入性肺炎和肺脓肿的发病。相反,仅 10%~15%厌氧菌肺脓肿可无明显的牙周疾病或其他促使吸入的因素。没有吸入因素者常需排除肺部肿瘤的可能性。

误吸后肺脓肿形成的可能性取决于吸入量、细菌数量、吸入物的 pH 和患者的防御机制。

(二)血液循环途径

通常由在体内其他部位的感染灶,经血液循环播散到肺内,如腹腔或盆腔及牙周脓肿的厌氧菌感染可通过血液循环播散到肺。

感染栓子也可起自于下肢和盆腔的深静脉的血栓性静脉炎或表皮蜂窝织炎,或感染的静脉内导管,吸毒者静脉用药也可引起。感染性栓子可含金黄色葡萄球菌、化脓性链球菌或厌氧菌。

(三)其他途径

其他途径比较少见。

(1)慢性肺部疾病者,可在下呼吸道有化脓性病原菌定植,如支气管扩张症、囊性纤维化,而并发症肺脓肿。

(2)在肺内原有空洞基础上(肿胀或陈旧性结核空洞)合并感染,不需要有组织的坏死,空洞壁可由再生上皮覆盖。局部阻塞可在周围肺组织产生支扩或肺脓肿。

(3)邻近器官播散,如胃肠道。

(4)污染的呼吸道装置,如雾化器有可能携带化脓性病原体进入易感染着肺内。

(5)先天性肺异常的继发感染,如肺隔离症、支气管囊肿。

二、病原学

肺脓肿可由多种病原菌引起,多为混合感染.厌氧菌和需氧菌混合感染占90%。社区获得性感染和院内获得性感染的细菌出现频率不同。社区获得性感染中,厌氧菌为70%,而在院内获得性感染中,厌氧菌和铜绿假单胞菌起重要作用。

(一)厌氧菌

厌氧菌是正常菌群的主要组成部分,但可引起身体任何器官和组织感染。近年来由于厌氧菌培养技术的改进,可以及时得到分离和鉴定。在肺脓肿感染时,厌氧菌是常见的病原体。

引起肺脓肿感染的致病性厌氧菌主要指专性厌氧菌。专性厌氧菌只能在无氧或低于正常大气氧分压条件下才能生存或生长。厌氧菌分为革兰阳性厌氧球菌、革兰阴性厌氧球菌、革兰阳性厌氧杆菌、革兰阴性厌氧杆菌。其中革兰阴性厌氧杆菌包括类杆菌属和梭杆菌属,类杆菌属是最主要的病原菌,以脆弱类杆菌和产黑素类杆菌最常见。革兰阳性厌氧球菌主要为消化球菌属和消化链球菌属。革兰阴性厌氧球菌主要为产碱韦荣球菌。革兰阳性厌氧杆菌中产芽孢的有梭状芽孢杆菌属和产气荚膜杆菌;不产芽孢的为放线菌属、真杆菌属、丙酸杆菌属、乳酸杆菌属和双歧杆菌属。外源性厌氧菌肺炎较少见。

(二)需氧菌

需氧菌常形成坏死性肺炎,部分区域发展成肺脓肿,因而其在影像学上比典型的厌氧菌引起的肺脓肿病变分布弥散。

金黄色葡萄球菌是引起肺脓肿的主要革兰阳性需氧菌,是社区获得的呼吸道病原菌之一。通常健康人在流感后可引起严重的金黄色葡萄球菌肺炎,导致肺脓肿形成,并伴薄壁囊性气腔和肺大疱,后者多见于儿童。金黄色葡萄球菌是儿童肺脓肿的主要原因,也是老年人在基础疾病上并发院内获得性感染的主要病原菌。金黄色葡萄球菌也可由体内其他部位的感染灶经血液循环播散,在肺内引起多个病灶,形成血源性肺脓肿,有时很像是肿瘤转移。其他可引起肺脓肿的革兰阳性菌是化脓性链球菌(甲型链球菌,乙型B溶血性链球菌)。

最常引起坏死性肺炎伴肺脓肿的革兰阴性需氧菌为肺炎克雷伯杆菌,这种肺炎形成一到多个脓肿者占25%,同时常伴菌血症。但需注意有时痰培养结果可能是口咽定植菌,该病病死率高,多见于老年人和化学治疗患者,肾上腺皮质激素应用者,糖尿病患者也多见。铜绿假单胞菌也影响类似的人群,如免疫功能低下患者、有严重并发症者。铜绿假单胞菌在坏死性过程中形成多发小脓肿。

其他由流感嗜血杆菌、大肠埃希菌、鲍曼不动杆菌、变形杆菌、军团菌等所致坏死性肺炎引起脓肿则少见。

三、病理

肺脓肿时,细支气管受感染物阻塞,病原菌在相应区域形成肺组织化脓性炎症,局部小血管炎性血栓形成、血供障碍,在实变肺中出现小区域散在坏死,中心逐渐液化,坏死的白细胞及死亡细菌积聚,形成脓液,并融合形成 1 个或多个脓肿。当液化坏死物质通过支气管排出,形成空洞、形成有液平面的脓腔,空洞壁表面残留坏死组织。当脓肿腔直径达到 2 cm,则称为肺脓肿。炎症累及胸膜可发生局限性胸膜炎。如果在早期及时给予适当抗生素治疗,空洞可完全愈合,胸 X 线检查可不留下破坏残余或纤维条索影。但如治疗不恰当,引流不畅,炎症进展,则进入慢性阶段。脓肿腔有肉芽组织和纤维组织形成,空洞壁可有血管瘤。脓肿外周细支气管变形和扩张。

四、分类

肺脓肿可按病程分为急性和慢性,或按发生途径分为原发性和继发性。急性肺脓肿通常少于 4～6 周,病程迁延 3 个月以上则为慢性肺脓肿。大多数肺脓肿是原发性,通常有促使误吸的因素,或由正常宿主肺炎感染后在肺实质炎症的坏死过程演变而来。而继发性肺脓肿则为原有局部病灶基础上出现的并发症,如支气管内肿瘤、异物或全身性疾病引起免疫功能低下所致。细菌性栓子通过血液循环引致的肺脓肿也为继发性。膈下感染经横膈直接通过淋巴管或膈缺陷进入胸腔或肺实质,也可引起肺脓肿。

五、临床表现

肺脓肿患者的临床表现差异较大。由需氧菌(金黄色葡萄球菌或肺炎克雷伯菌)所致的坏死性肺炎形成的肺脓肿病情急骤、严重,患者有寒战、高热、咳嗽、胸痛等症状。儿童在金黄色葡萄球菌肺炎后发生的肺脓肿也多呈急性过程。一般原发性肺脓肿患者首先表现吸入性肺炎症状,有间歇发热、畏寒、咳嗽、咳痰、胸痛、体重减轻、全身乏力、夜间盗汗等,和一般细菌性肺炎相似,但病程相对慢性化,症状较轻,可能和其吸入物质所含病原体致病力较弱有关。甚至有的起病隐匿,到病程后期多发性肺坏死、脓肿形成,与支气管相交通,则可出现大量脓性痰,如为厌氧菌感染则伴有臭味。但痰无臭味并不能完全排除厌氧菌感染的可能性,因为有些厌氧菌并不产生导致臭味的代谢终端产物,也可能是病灶尚未和气管支气管交通。咯血常见,偶尔可为致死性的。

继发性肺脓肿先有肺外感染症状(如菌血症、心内膜炎、感染性血栓静脉炎、膈下感染),然后出现肺部症状。在原有慢性气道疾病和支气管扩张的患者则可见痰量显著改变。

体格检查无特异性,阳性体征出现与脓肿大小和部位有关。如脓肿较大或接近肺的表面,则可有叩诊浊音,呼吸音降低等实变体征,如涉及胸膜则可闻胸膜摩擦音或胸腔积液体征。

六、诊断

肺脓肿诊断的确立有赖于特征性临床表现及影像学和细菌学检查结果。

(一)病史

原发性肺脓肿有促使误吸因素或口咽部炎症和鼻实炎的相关病史。继发性肺脓肿则有肺内原发病变或其他部位感染病史。

(二)症状与体征

由需氧菌等引起的原发性肺脓肿呈急性起病,如以厌氧菌感染为主者则呈亚急性或慢性化过程,脓肿破溃与支气管相交通后则痰量增多,出现脓痰或脓性痰,可有臭味,此时临床诊断可成立。体征则无特异性。

(三)实验室检查

1.血常规检查

血白细胞和中性粒细胞计数升高,慢性肺脓肿可有血红蛋白和红细胞计数减少。

2.胸部影像学检查

影像学异常开始表现为肺大片密度增深、边界模糊的浸润影,随后产生1个或多个比较均匀低密度阴影的圆形区。当与支气管交通时,出现空腔,并有气液交界面(液平面),形成典型的肺脓肿。有时仅在肺炎症渗出区出现多个小的低密度区,表现为坏死性肺炎。需氧菌引起的肺脓肿周围常有较多的浓密炎性浸润影,而以厌氧菌为主的肺脓肿外周肺组织则较少见浸润影。

病变多位于肺的低垂部位和发病时的体位有关,侧位胸X线片可帮助定位。在平卧位时吸入者75%病变见于下中位背段及后基底段,侧卧位时则位于上叶后外段(由上叶前段和后段分支形成,又称腋段)。右肺多于左肺,这是受重力影响吸入物最易进入的部位。在涉及的肺叶中,病变多分布于近肺胸膜处,室间隔鼓出常是肺炎克雷伯杆菌感染的特征。病变也可引起胸膜反应、脓胸或气胸。

当肺脓肿愈合时,肺炎性渗出影开始吸收,同时脓腔壁变薄,脓腔逐渐缩小,最后消失。在71例肺脓肿系列观察中,经适当抗生素治疗,13%脓腔在2周消失,44%为4周,59%为6周,3个月内脓腔消失可达70%,当有广泛纤维化发生时,可遗留纤维条索影。慢性肺脓肿脓腔周围有纤维组织增生,脓腔壁增厚,周围细支气管受累,继发变形或扩张。

血源性肺脓肿则见两肺多发炎性阴影,边缘较清晰,有时类似转移性肿瘤,其中可见透亮区和空洞形成。

胸部CT检查对病变定位,坏死性肺炎时肺实质的坏死、液化的判断,特别是对引起继发性肺脓肿的病因诊断均有很大的帮助。

3.微生物学监测

微生物学监测的标本包括痰液、气管吸引物、经皮肺穿刺吸引物和血液等。

(1)痰液及气管分泌物培养:在肺脓肿感染中,需氧菌所占比例正在逐渐增加,特别是在院内感染中。虽然有口咽菌污染的机会,但重复培养对确认致病菌还是有意义的。由于口咽部厌氧菌内环境,痰液培养厌氧菌无意义,但脓肿性痰标本培养阳性,而革兰染色却见到大量细菌,且形态较一致,则可能提示厌氧菌感染。

(2)应用防污染技术对下呼吸道分泌物标本采集:是推荐的方法,必要时可采用。厌氧菌培养标本不能接触空气,接种后应放入厌氧培养装置和仪器以维持厌氧环境。气相色谱法检查厌氧菌的挥发脂肪酸,迅速简便,可用于临床用药选择的初步参考。

(3)血液标本培养:因为在血源性肺脓肿时常可有阳性结果,需要进行血培养,但厌氧菌血培养阳性率仅5%。

4.其他

(1)CT引导下经胸壁脓肿穿刺吸引物厌氧菌及需氧菌培养,以及其他无菌体腔标本采集及培养。

（2）纤维支气管镜检查,除通过支气管镜进行下呼吸道标本采集外,也可用于鉴别诊断,排除支气管肺癌、异物等。

七、鉴别诊断

(一)细菌性肺炎

肺脓肿早期表现和细菌性肺炎相似,但除由一些需氧菌所致的肺脓肿外,症状相对较轻,病程相对慢性化。后期脓肿破溃与支气管相交通后则痰量增多,出现脓痰或脓性痰,可有臭味,此时临床诊断则可成立。胸部影像学检查,特别是 CT 检查,容易发现在肺炎症渗出区出现多个小的低密度区。当与支气管交通时,出现空腔,肝有气液交界面(液平面),形成典型的肺脓肿。

(二)支气管肺癌

在 50 岁以上男性出现肺空洞性病变时,肺癌(通常为鳞癌)和肺脓肿的鉴别常需考虑。由支气管肺癌引起的空洞性病变(癌性空洞),无吸入病史,其病灶也不一定发生在肺的低垂部位。而肺脓肿则常伴有发热、全身不适、脓性痰、血白细胞和中性粒细胞计数升高,对抗生素治疗反应好。影像学上显示偏心空洞,空洞壁厚,内壁不规则,则常提示恶性病变。痰液或支气管吸引物的细胞学检查及微生物学涂片和培养对鉴别诊断也有帮助。如对于病灶的诊断持续存在疑问,情况允许时,也可考虑手术切除病灶及相应肺叶。其他肺内恶性病变,包括转移性肺癌和淋巴瘤也可形成空洞病变。

需注意的是肺癌和肺脓肿可能共存,特别在老年人中。因为支气管肿瘤可使其远端引流不畅,分泌物潴留。引起阻塞性肺炎和肺脓肿。一般病程较长,有反复感染史,脓痰量较少。纤维支气管镜检查对确定诊断很有帮助。

(三)肺结核

空洞继发感染肺结核常伴空洞形成,胸部 X 线检查空洞壁较厚,病灶周围有密度不等的散在结节病灶。合并感染时空洞内可有少量液平面,临床出现黄痰,但整个病程长,起病缓慢,常有午后低热、乏力、盗汗、慢性咳嗽、食欲缺乏等慢性症状,经治疗后痰中常可找到结核杆菌。

(四)局限性脓胸

局限性脓胸常伴支气管胸膜漏和肺脓肿有时在影像学上不易区别。典型的脓胸在侧位胸片呈"D"字阴影,从后胸壁向前方鼓出。CT 对疑难患者有帮助,可显示脓肿壁有不同厚度,内壁边缘和外表面不规则;而脓胸腔壁则非常光滑,液性密度将增厚的壁层胸膜和受压肺组织下的脏层胸膜分开。

(五)大疱内感染

患者全身症状较胸 X 线片显示状态要轻。在平片和 CT 上常可见细而光滑的大疱边缘,和肺脓肿相比其周围肺组织清晰。以往胸片将有助于诊断。大疱内感染后有时可引起大疱消失,但很少见。

(六)先天性肺病变继发感染

支气管脓肿及其他先天性肺囊肿可能无法和肺脓肿鉴别,除非有以往胸部 X 线片进行比较。支气管囊肿未感染时,也不和气管支气管交通,但囊肿最后会出现感染,形成和气管支气管的交通,气体进入囊肿,形成含气囊肿,可呈单发或多发含气空腔,壁薄而均一;合并感染时,其中可见气液平面。如果患者一开始就表现为感染性支气管囊肿,通常清晰的边界就会被周围肺实质炎症和实变所遮掩。囊肿的真正本质只有在周围炎症或渗血消散吸收后才能显示出来。

先天性肺隔离症感染也会同样出现鉴别诊断困难,可通过其所在部位(多位于下叶)及胸部CT扫描和磁共振成像(MRI)及造影剂增强帮助诊断,并可确定异常血管供应来源,对手术治疗有帮助。

(七)肺挫伤血肿和肺撕裂

胸部刺伤或挤压伤后,影像学可出现空洞样改变,临床无典型肺脓肿表现,有类似的创伤病史常提示此诊断。

(八)膈疝

通常在后前位胸X线片可显示"双重心影",在侧位上在心影后可见典型的胃泡,并常有液平面。如有疑问可进行钡剂及胃镜检查。

(九)包囊肿和其他肺寄生虫病

包囊肿可穿破,引起复合感染,曾在羊群牧羊分布的区域居住者需考虑此诊断。乳胶凝聚试验,补体结合和酶联免疫吸附试验,也可检测血清抗体,帮助诊断。寄生虫中如肺吸虫也可有类似症状。

(十)真菌和放线菌感染

肺脓肿并不全由厌氧菌和需氧菌所致,真菌、放线菌也可引起肺脓肿。临床鉴别诊断时也需考虑。

(十一)其他

易和肺脓肿混淆的还有空洞型肺栓塞、Wegener 肉芽肿、结节病等,偶尔也会形成空洞。

八、治疗

肺脓肿的治疗应根据感染的微生物种类及促使产生感染的有关基础或伴随疾病而确定。

(一)抗感染治疗

抗生素应用已有半个世纪,肺脓肿在有效抗生素合理应用下,加上脓液通过和支气管交通向体外排出,因而大多数对抗感染治疗有效。

近年来,某些厌氧菌已产生 β-内酰胺酶,在体外或临床上对青霉素耐药,故应结合细菌培养及药敏结果,及时合理选择药物。但由于肺脓肿患者很难及时得到微生物学的阳性结果,故可根据临床表现,感染部位和涂片染色结果分析可能性最大的致病菌种类,进行经验治疗。由于大多数和误吸相关,厌氧菌感染起重要作用,因而青霉素仍是主要治疗药物,但近年来情况已有改变,特别是院内获得感染的肺脓肿。常为多种病原菌的混合感染,故应联合应用对需氧菌有效的药物。

1.青霉素 G

为首选药物,对厌氧菌和革兰阳性球菌等需氧菌有效。

用法:240 万 U/d 肌内注射或静脉滴注;严重患者可加量至 1 000 万 U/d 静脉滴注,分次使用。

2.克林霉素

克林霉素是林可霉素的半合成衍生物,但优于林可霉素,对大多数厌氧菌有效,如消化球菌、消化链球菌、类杆菌梭形杆菌、放线菌等。目前有 10%~20% 脆弱类杆菌及某些梭形杆菌对克林霉素耐药。主要不良反应是假膜性肠炎。

用法:0.6~1.8/d,分 2~3 次静脉滴注,然后序贯改口服。

3.甲硝唑

该药是杀菌药,对厌氧菌,如脆弱类杆菌有作用。多为联合应用,不单独使用。通常和青霉素、克林霉素联合用于厌氧菌感染。对微需氧菌及部分链球菌如密勒链球菌效果不佳。

用法:根据病情,一般 $6\sim12$ g/d,可加量到 24 g/d。

4.β-内酰胺类抗生素

某些厌氧菌如脆弱类杆菌可产生 β-内酰胺酶,故青霉素、羧苄西林、三代头孢中的头孢噻肟、头孢哌酮效果不佳。对其活性强的药物有碳青霉烯类,替卡西林克拉维酸,头孢西丁等,加酶联合制剂作用也强,如阿莫西林克拉维酸或联合舒巴坦等。

院内获得性感染形成的肺脓肿,多数为需氧菌,并行耐药菌株出现,故需选用 β-内酰胺抗生素的第二、三代头孢菌素,必要时联合氨基糖苷类。

血源性肺脓肿致病菌多为金黄色葡萄球菌,且多数对青霉素耐药,应选用耐青霉素酶的半合成青霉素的药物,对耐甲氧西林的金黄色葡萄球菌(MRSA),则应选用糖肽类及利奈唑胺等。

给药途径及疗程尚未有大规模的循证医学证据,但一般先以静脉途径给药。

和非化脓性肺炎相比,其发热呈逐渐下降,7 天达到正常。如 1 周未能控制体温,则需再新评估。影像学改变时间长,有时达数周,并有残余纤维化改变。

治疗成功率与治疗开始时症状、存在的时间及空洞大小有关。对治疗反应不好者,还需注意有无恶性病变存在。总的疗程要 4~6 周,可能需要 3 个月,以防止反复。

(二)引流

(1)痰液引流对于治疗肺脓肿非常重要,体位,引流有助于痰液排出。纤维支气管镜除作为诊断手段,确定继发性脓肿原因外,还可用来经气道内吸引及冲洗,促进引流,利于愈合。有时脓肿大、脓液量多时,需要硬质支气管镜进行引流,以便于保证气道通畅。

(2)合并脓胸时,除全身使用抗生素外,应局部胸腔抽脓或肋间置入导管水封并引流。

(三)外科手术处理

内科治疗无效,或疑及有肿瘤者为外科手术适应证。包括治疗 4~6 周后脓肿不关闭、大出血、合并气胸、支气管胸膜瘘。在免疫功能低下、脓肿进行性扩大时也需考虑手术处理。有效抗生素应用后,目前需外科处理患者已减少,<10%,手术时要防止脓液进入对侧,麻醉时要置入双腔导管,否则可引起对侧肺脓肿和 ARDS。

九、预后

取决于基础病变或继发的病理改变,治疗及时、恰当者,预后良好。厌氧菌和革兰杆菌引起的坏死性肺炎,多表现为脓腔大(直径>6 cm),多发性脓肿,临床多发于有免疫功能缺陷,年龄大的患者。并发症主要为脓胸、脑脓肿、大咯血等。

十、预防

应注意加强个人卫生,保持口咽内环境稳定,预防各种促使误吸的因素。

(杨明燕)

第六节　慢性阻塞性肺疾病

一、病因与病机

(一)中医病因认识

本病的病因,总括起来有感受外邪和内伤两个方面。外感之中虽有"风、寒、暑、湿、燥、火"六气,但尤以感受风寒、风热和烟尘粉毒(烟雾粉尘、物理化学毒物等)为多见。内伤因素则有饮食失当(嗜好烟酒、过食肥厚辛辣之品等)、情志刺激(情怀不遂、悲忧、郁怒、惊恐等)、劳欲伤正几方面。本病的诱因多为寒冷促发,正如《诸病源候论》所云:"肺为微寒所伤则咳嗽,嗽则气还于肺间则肺胀,肺胀则气逆,而肺本虚,气为不足,复为邪所乘,壅痞不能宣畅,故咳逆、短气也。"

1.反复感邪

风寒外袭,或从口鼻,或经皮毛,内舍于肺,壅遏肺气,肺气不得宣畅,气机升降失常,肺气上逆,发为咳喘。

风热犯肺,肺气壅实,肺失宣肃;或邪热内盛,蒸液为痰,痰热蕴肺,清肃失司,肺气上逆,发为喘咳。

烟雾灰尘,熏灼肺津,损及肺体,壅阻气道,肺之清肃之令不行而为咳喘;同时,烟火熏灼,煎熬津液,炼津为痰,痰阻气道,气失宣畅,也可导致咳喘发作。

2.饮食不节

恣食生冷、肥甘,或嗜酒伤中,脾失健运,痰浊内生,上干于肺,壅阻肺气,升降不利,气逆而喘。湿痰郁久化热,或肺火素盛,痰受热蒸,痰火交阻,肺失清肃,则肺气上逆而为咳喘。若复感外邪诱发,则可见湿痰与风寒、邪热等内外合邪的错杂局面。

3.情志刺激

长期的情怀不遂,悲忧伤肺,肺气痹阻,气机不利;郁怒伤肝,肝气上逆犯肺,肺失肃降;思虑伤脾致脾气内结,运化失健,痰湿内生,上渍于肺,壅阻肺气,可致痰多、闷咳、喘促。

4.劳欲久病

劳欲(多指长期从事重力劳动者和房劳)伤肾,精气内夺,不耐劳力,易于感受外邪诱发咳喘;而且肾之真元伤损,根本不固,不能助肺纳气,气失摄纳,逆气上奔为喘。久病伤肾,肾阳衰弱,水泛无主,干肺凌心,肺气上逆,心阳不振,也可致喘。

(二)中医病机认识

1.病变脏器

本病的病变脏器早期主要在肺、脾,涉及肝与大肠,后期病及于肾、心,多脏受损。

(1)肺为气之主,脾为肺之母。本病早期,多表现肺脾功能的失调。肺主气,开窍于鼻,外合皮毛,主表、卫外。肺为娇脏,不耐邪侵,故外邪从口鼻、皮毛入侵,首先犯肺。若外邪侵袭,或他脏病气上犯,皆可使肺失宣降,肺气胀满,壅阻气道,呼吸不利,出现咳嗽、气喘、胸闷之症。脾为肺之母,脾和肺在经络上联系密切,手太阴肺经起于中焦,下络大肠,还循胃口;病理上,肺病日久,子耗母气,则脾运失健,不能散精上归于肺,水谷精微不从正化,反而转为痰饮,上渍犯肺,则气逆作喘,咳嗽多痰,病程缠绵。

(2)肝肺有经脉络属关系。肝与肺既有经脉络属的关系,如"肝脉布两胁上注于肺",又有五行相克的内在联系,金能制木,如肝气郁结,疏泄不畅,久郁化火,木火刑金,或金不制木,木反侮金,则气火上逆犯肺致咳嗽、喘逆、胸胁胀满。

(3)大肠与肺相表里。肺与大肠相表里,如痰阻肺气,肺气膹郁,可致气机痹阻,影响大肠转化功能;反之,大肠传导失常,肠痹气逆,也致肺气壅塞,喘逆不止。

(4)后期累肾伤心。肺为气之主,肾为气之根,肾能助肺纳气。呼吸之息,赖肺主气以呼浊吸清,赖肾摄纳以引气归元。病久由肺及肾,肾元亏虚,精气耗损,肺不主气,肾不纳气,可致气喘日益加重,吸入不易,气不归元,阴阳不相接续,入少出多,则喘息声低,呼吸浅短难续。《灵枢·经脉》篇云:"肾足少阴之脉,是动则病喝喝而喘。"肺与心脉相通,同居上焦,肺朝百脉,肺气辅助心君运行血脉,肺主气,心主血。久咳久喘,肺病日深,治节失职,肺气痹阻,影响血液运行,则心营不畅,气滞血瘀,可致喘悸不宁、胸闷胸痛。心气、心阳虚衰,血脉推动无力,也可致心脉瘀阻,影响肺气肃降。心阳根于命门真火,如肾阳不振,进一步导致心肾阳衰,则可以出现喘脱、水肿等证候,最终形成多脏器损害的危候。

2.病机

本病大多迁延,病机总属本虚标实。本病属慢性久病,邪恋正虚,肺脾肾不足。在慢性支气管炎阶段,邪实为主,多由感受外邪致肺气失宣,失于布津,痰阻气逆,出现咳嗽、咳痰;痰阻气滞,肺气痹阻,则可见胸部闷塞、喘促之症;痰阻邪留,胸阳不振,则可见咳喘胸痹之候;痰郁化热,痰热蕴阻,肺失清肃,则见咯吐黄痰、口干、便结等症;发病延久,肺气渐损而痰恋难去,邪滞正伤,以致反复感邪,咳喘反复发作。至阻塞性肺气肿阶段,本虚为主,可兼标实。本虚多为肺、肾、脾的亏虚,标实则有外邪、痰留、气郁、血瘀的不同。

初期多为肺脾不足。肺虚有气虚和阴虚之别。反复感受寒邪,或寒痰内饮久伏,常可导致肺气亏虚或肺气虚寒;风热燥邪犯肺,或邪热壅肺日久,肺阴受灼,常致肺阴亏虚。脾为肺之母,肺虚子盗母气,也可致脾气亏虚,失于健运,致痰饮易生。后期由肺及肾,或年老体衰,劳欲过度,病及于肾,均可耗伤肾之精气,肾虚失于摄纳则咯吐咸痰,喘促气急,动则为甚。肾虚多为肾气(阳)亏虚为主。由于心肾水火互济,心阳根于命门,肾气肾阳亏虚,导致心气心阳衰急,血脉鼓动无力,可致心悸、发绀,甚至出现喘促、虚脱,亡阳亡阴之危候。

标实为有外邪、痰阻、气郁、血瘀。风寒、风热、烟尘毒物侵袭肺卫,肺失宣肃,卫表失和,可见咳嗽、喘逆、咳痰、胸闷、恶寒发热、头身疼痛等。外邪反复袭肺,肺气益伤;肺虚卫表失固,又易复感外邪,越伤越感,越感越伤,反复不已。痰之生成,或由肺气郁闭,气不布津,津凝成痰;或由热壅于肺,灼津成痰;或由脾失健运,内生痰浊,上渍于肺,痰阻肺气,肺失宣降。肺有痰饮,易为外邪引动,外邪痰饮相搏,阻遏气道,致使咳喘加重。气郁者,是指肺气膹郁,气机痹阻。外邪、痰浊阻肺,或肝气犯肺,邪阻肺壅,清气不易吸入,浊气不易呼出,痹阻胸廓,胸阳不振,症见胸膺闷塞、喘息气促等。血瘀者,或由肺气痹阻,气滞而血涩;或由痰阻肺络,血行瘀滞;或由肺失治节,心血运行不畅,心脉瘀阻;也由病久气阳虚衰,不能鼓动血脉运行,而致血行滞涩,可见唇黯舌紫,舌下青筋紫黯,或颈部青筋暴露等。

(三)西医病因认识

本病确切的病因尚不完全清楚,研究认为本病发病与下列因素有关。

1.遗传

COPD 在不同的种族人群有着不同的发病率,但这很难单用生活方式不同加以解释。不同种族人群 COPD 发病率的不同可能是由于某些基因频率的不同所致。有研究通过对 COPD 患者遗传因素的回归分析,证明 COPD 存在遗传效应,且目前多数学者认为 COPD 是一种多基因遗传疾病。

2.吸烟

吸烟是目前公认的已知危险因素中最为重要的。国外的研究结果表明,与不吸烟的人群相比,吸烟人群肺功能异常的发生率明显升高,出现呼吸道症状如咳嗽、咳痰等症状的人数明显增多,肺功能检查中反映气道是否有阻塞的核心指标——FEV_1 的年下降幅度明显增快。而且已经确定,吸烟量与 FEV_1 的下降速率之间存在剂量/效应关系,即吸烟量越大,FEV_1 下降越快。被动吸烟,也就是环境中有他人吸烟,也可能导致呼吸道症状及 COPD 的发生。

吸烟产生的烟雾经过呼吸运动进入肺部,香烟燃烧的烟雾可分为气体和微粒两部分,其中超过 4 000 多种有害物质已被证实,主要的有毒复合物包括 CO、尼古丁和焦油。虽然吸烟导致 COPD 的机制尚未完全明确,但机制的复杂性是肯定的,包括香烟烟雾成分导致直接或间接的肺组织破坏、氧化应激、免疫功能抑制、对病原微生物易感性增高及气流阻塞等。

3.呼吸道感染

对于已经罹患 COPD 者,呼吸道感染,包括病毒、细菌、非典型病原体如支原体、衣原体,是导致本病急性发作的一个重要因素,常可加剧病情,可以是单独感染,也可是混合感染。但是,感染与 COPD 发病机制之间的因果关系尚未被证实,尤其是病毒感染可能影响着 COPD 的发生和发展。

4.空气污染

长期生活在室外空气受到污染的区域也会导致 COPD 发病。对于已经患有 COPD 者,空气污染可以加重病情。有研究证明室内空气污染(如厨房内燃料的烟尘污染或室内取暖用煤产生了大量烟尘)也会引起 COPD。

5.吸入职业粉尘和化学物质

生活和工作环境中有害物质和粉尘也会引起 COPD。较常见的是从事煤矿、开凿硬岩石、隧道施工和水泥生产等职业的人群,他们肺功能的年下降率因其职业粉尘接触而增大,有的粉尘对肺功能的影响甚至超过吸烟。

6.社会经济地位

已有流行病学研究结果表明,社会经济地位与 COPD 的发病之间具有负相关关系,即社会经济地位较低的人群发生 COPD 的概率较大。但参与发病的具体过程尚待阐明,受到重视者包括室内与室外空气污染、居室拥挤、营养较差及其他与社会经济地位较低相联系的因素。

(四)西医发病机制

COPD 的发病机制尚未完全明了,目前认为其发病机制主要包括三个方面。

1.气道和肺部炎症

目前普遍认为 COPD 以气道、肺实质和肺血管的慢性炎症为特征。当机体受到吸烟、感染及环境污染等因素刺激时,在肺的不同部位有肺泡巨噬细胞、T 淋巴细胞(尤其是 $CD8^+$)和中性粒细胞增加,激活的炎性细胞释放多种炎症介质,包括白三烯 B4(LT-B4),白细胞介素-2、白细胞介素-8、肿瘤坏死因子-α(TNF-α)等炎性介质。其他细胞如上皮细胞、嗜酸性粒细胞、树突状细胞在本病发生发展中可能也有一定的作用。这些炎症介质可诱导血管内皮细胞合成细胞间黏附分子-1(ICAM-1)和血管内皮黏附分子-1(VCAM-1)增加,还可激活白细胞表面的黏附分子(LFA-1、VLA-4和MAC-4等),使其表达上调并与内皮细胞上相应的黏附分子相互作用,导致白细胞快速黏附,跨越内皮移行到炎症部位参与炎症反应,从而破坏肺的结构和/或促进中性粒细胞炎症反应。同时致病因素如吸烟及感染等对肺组织的损伤也可刺激上皮细胞、巨噬细胞产生白细胞介素-8、巨噬细胞炎症蛋白(MIP)-2,激活并趋化中性粒细胞在靶部位聚集,从而加重炎症反应。此外,活化的中性粒细胞释放的蛋白分解酶和弹性蛋白酶使支气管上皮脱落,纤毛运动减退,黏液分泌亢进导致黏液潴留和细菌繁殖使炎症反复发作并迁延不愈。

2.蛋白酶和抗蛋白酶失衡

蛋白酶-抗蛋白酶失衡在COPD特别是肺气肿的发病过程中起着重要的作用。在炎症性肺病中,蛋白酶是引起肺间质破坏的最主要因素之一,参与COPD发病过程的蛋白酶有中性粒细胞弹性蛋白酶(NE)、组织蛋白酶、基质金属蛋白酶(MMPs)等。NE是一种中性粒细胞丝氨酸蛋白水解酶,可消化连接组织和蛋白聚糖,从而造成肺气肿的形成,NE还可损害支气管上皮,减少纤毛摆动,刺激黏液腺分泌。组织蛋白酶是另一种中性粒细胞丝氨酸蛋白酶,参与了肺组织的降解过程。MMPs主要由中性粒细胞、肺泡巨噬细胞和气道上皮细胞产生,能够降解肺实质细胞外基质的所有成分,包括弹性蛋白、胶原蛋白、蛋白多糖、层粘连蛋白和纤维连接蛋白。同时体内存在各种抗蛋白酶以消除蛋白酶的蛋白溶解作用。抗蛋白酶有 α_1-AT、分泌型白细胞蛋白酶抑制剂(SLPI)、基质金属蛋白酶抑制剂(TIMPs)。其中最主要的是 α_1-AT,是肺实质中丝氨酸蛋白酶的主要抑制物,TIMPs是MMPS的内源性抑制剂,由成纤维细胞、上皮细胞、内皮细胞和血管内皮细胞产生,主要与活化的MMPs结合并抑制其活性。正常情况下,肺组织含有充分的抗蛋白酶保护肺组织免受蛋白酶的溶解破坏作用。吸烟和吸入其他有害颗粒或有害气体能诱发周围气道和肺实质的炎症反应,蛋白酶的释放增加,但抗蛋白酶足以消除蛋白酶的作用,然而吸烟的COPD患者可能由于基因多态性损伤了抗蛋白酶的产生或功能,使其相对缺乏,不足以对抗蛋白酶的作用,引起肺组织破坏,发生肺气肿。

3.氧化和抗氧化失衡

正常人体内存在着氧化-抗氧化平衡,肺部产生一定量的氧化物,同时肺脏具有抗氧化系统,使氧化物的产生和清除处于平衡状态。而吸烟导致肺部氧化应激,氧化应激时氧化剂产生增多,在体内大量聚积和肺内抗氧化剂的不断消耗使肺内出现氧化-抗氧化失衡。活化的炎症细胞也能产生内源性氧化剂,这些炎症细胞包括中性粒细胞和肺泡巨噬细胞。COPD患者呼出气中的凝集水内的过氧化氢(H_2O_2)增加,在急性加重期尤为明显,可说明内源性氧化剂生成增加。氧化-抗氧化失衡可损害蛋白酶抑制剂,加强弹性酶的活性和增加黏液的分泌。同时氧化剂能活化NF-κB,NF-κB可协助转录其他许多炎症因子,包括白细胞介素-8、TNF、诱导型一氧化氮(NO)合成酶和诱导型环氧化酶。另外,氧化剂通过直接氧化作用于花生四烯酸而产生异前列腺素,而异前列腺素对气道可产生多种效应,包括支气管缩窄,增加血浆渗出和黏液过度分泌。

COPD肺部病理学的改变导致相应的疾病特征性的生理学改变,包括黏液高分泌、纤毛功能失调、气流受限、肺过度充气、气体交换异常、肺动脉高压和肺心病。黏液高分泌和纤毛功能失调导致慢性咳嗽及多痰,这些症状可出现在其他症状和病理生理异常发生之前。呼气气流受限,是COPD病理生理改变的标志,是疾病诊断的关键。气流受限原因中不可逆者为:气道的纤维化和狭窄、保持小气道开放的肺泡支撑作用的消失、由于肺泡破坏所致肺弹性回缩力的消失;可逆者为：支气管内炎症细胞等渗出物的聚积、外周和中央气道平滑肌收缩、运动期间的动态过度充气。气流受限主要是气道固定性阻塞及随之发生的气道阻力的增加所致。肺泡附着的破坏，这使小气道维持开放的能力受损，在气流受限中所起的作用较小。COPD进展时，外周气道阻塞、肺实质破坏及肺血管的异常减少了肺气体交换容量，产生低氧血症，表现有气短、呼吸困难、喘息等，以后出现高碳酸血症。体重下降、食欲减退等为COPD常见的肺外表现，即"COPD全身反应"，与系统性炎症、营养不良、组织缺氧等有关。

综上所述，COPD是一种在慢性炎症病变基础上，通过蛋白酶-抗蛋白酶失衡及氧化-抗氧化系统失衡造成气道和肺组织损害，从而引起气流阻塞的渐进性发展的疾病。有研究表明，COPD是多种遗传易感基因与复杂的环境因素相互作用的结果，其发病与空气污染、职业环境及患者的社会经济地位密切相关。近年来，又有学者提出细胞凋亡和免疫失衡可能与COPD的发病有关。总之，COPD是一种发病机制复杂的疾病，对其内在本质尚未完全认识，有关其发病机制的研究有待进一步深入。

二、临床表现

(一)症状

1.咳嗽

咳嗽通常为首发症状。初起咳嗽呈间歇性，早晨较重，以后早晚或整日均有咳嗽，但夜间咳嗽并不显著。少数患者咳嗽不伴咳痰，也有少数患者虽有明显气流受限但无咳嗽症状。

2.咯痰

咳嗽后通常咯少量黏液性痰，部分患者在清晨较多；合并感染时痰量增多，常有脓性痰。

3.气短或呼吸困难

这是COPD的标志性症状，是使患者焦虑不安的主要原因，早期仅于劳力时出现，其后逐渐加重，以致日常活动甚至休息时也感气短。

4.喘息和胸闷

喘息和胸闷不是COPD的特异性症状。部分患者特别是重度患者有喘息；胸部紧闷感通常于劳力后发生，与呼吸费力、肋间肌等容性收缩有关。

5.其他症状

晚期患者常有体重下降、食欲减退、精神抑郁和/或焦虑等，合并感染时可咯血痰或咯血。

(二)体征

COPD早期体征可不明显。随疾病进展常有以下体征。

1.视诊及触诊

胸廓形态异常，包括胸部过度膨胀、前后径增大、剑突下胸骨下角（腹上角）增宽及腹部膨凸等；常见呼吸变浅，频率增快，辅助呼吸肌如斜角肌及胸锁乳突肌参加呼吸运动，重症可见胸腹矛盾运动；患者不时采用缩唇呼吸以增加呼出气量；呼吸困难加重时常采取前倾坐位；低氧血症者可出现黏膜及皮肤发绀，伴右心衰者可见下肢水肿，触诊时肝脏增大。

2.叩诊

肺过度充气使心浊音界缩小，肺肝界降低，肺叩诊可呈过清音。

3.听诊

听诊可见两肺呼吸音可减低，呼气延长，平静呼吸时可闻干啰音，两肺底或其他肺野可闻湿啰音;心音遥远,剑突部心音较清晰响亮。

三、实验室和其他辅助检查

(一)肺功能检查

肺功能检查是判断气流受限且重复性好的客观指标,对 COPD 的诊断、严重度评价、疾病进展、预后及治疗反应等均有重要意义。气流受限是以 FEV_1 和 FEV_1 与 FVC 之比(FEV_1/FVC)降低来确定的。FEV_1/FVC 是 COPD 的一项敏感指标,可检出轻度气流受限。FEV_1 占预计值的百分比是中、重度气流受限的良好指标,它变异性小,易于操作,常作为 COPD 肺功能检查的基本项目。吸入支气管舒张剂后 FEV_1<80%预计值且 FEV_1/FVC<70%者,可确定为气流受限。PEF 及最大呼气流量-容积曲线(MEFV)也可作为气流受限的参考指标,但 COPD 时 PEF 与 FEV_1 的相关性不够强,PEF 有可能低估气流阻塞的程度。气流受限可导致肺过度充气,使肺总量(TLC)、功能残气量(FRC)和残气容积(RV)增高,肺活量(VC)减低。TLC 增加不及 RV 增加的程度大,故 RV/TLC 增高。肺泡隔破坏及肺毛细血管床丧失可使弥散功能受损,一氧化碳弥散量(DLCO)降低,DLCO 与肺泡通气量(VA)之比(DLCO/VA)比单纯 DLCO 更敏感。

(二)胸部 X 线检查

X 线检查对确定肺部并发症及与其他疾病(如肺间质纤维化、肺结核等)鉴别有重要意义。COPD 早期 X 线胸片可无明显变化,以后出现肺纹理增多、紊乱等非特征性改变;主要 X 线征为肺过度充气:肺容积增大,胸腔前后径增宽,肋骨走向变平,肺野透亮度增高,横膈位置低平,心脏悬垂狭长,肺门血管纹理呈残根状,肺野外周血管纹理纤细稀少等,有时可见肺大疱形成。合并肺动脉高压和肺源性心脏病时,除右心增大的 X 线征外,还可有肺动脉圆锥膨隆、肺门血管影扩大及右下肺动脉增宽等。

(三)胸部 CT 检查

CT 检查一般不作为常规检查,但当诊断有疑问时,高分辨率 CT(HRCT)有助于鉴别诊断。另外,HRCT 对辨别小叶中央型或全小叶型肺气肿及确定肺大疱的大小和数量,有很高的敏感性和特异性,对预计肺大疱切除或外科减容手术等的效果有一定价值。

(四)血气分析

血气分析对晚期患者十分重要。FEV_1<40%预计值者及具有呼吸衰竭或右心衰竭临床征象者,均应做血气分析。血气异常首先表现为轻、中度低氧血症。随疾病进展,低氧血症逐渐加重,并出现高碳酸血症。呼吸衰竭的血气诊断标准为海平面吸空气时动脉血氧分压(PaO_2)<8.0 kPa(60 mmHg),伴或不伴动脉血二氧化碳分压($PaCO_2$)增高[$\geq$6.7 kPa(50 mmHg)]。

(五)其他化验检查

低氧血症,即 PaO_2<7.3 kPa(55 mmHg)时,血红蛋白及红细胞可增高,血细胞比容>55%可诊断为红细胞增多症。并发感染时,痰涂片可见大量中性粒细胞,痰培养可检出各种病原菌,常见者为流感嗜血杆菌、肺炎链球菌、卡他摩拉菌、肺炎克雷伯杆菌等。

四、诊断标准

COPD 的诊断应根据病史、危险因素接触史、体征及实验室检查等资料综合分析确定。存在气流受限是诊断 COPD 的必备条件。肺功能检查是诊断 COPD 的金标准。用支气管舒张剂后,FEV_1<80%预计值及 FEV_1/FVC<70%可确定为气流受限。

需要说明的是 COPD 与慢性支气管炎和肺气肿密切相关,当慢性支气管炎、肺气肿患者肺功能检查出现气流受限时,则能诊断 COPD,如患者只有慢性支气管炎和/或肺气肿,而无气流受限,则不能诊断为 COPD,故肺功能检查是诊断的关键所在。

COPD 早期轻度气流受限时可有或无临床症状。胸部 X 线检查有助于确定肺过度充气的程度及与其他肺部疾病鉴别。COPD 全球策略 2011 年修订版认为:任何患有呼吸困难、慢性咳嗽或多痰的患者,且有暴露于危险因素的病史,临床上需要考虑 COPD 的可能。当吸入支气管扩张药后 $FEV_1/FVC<70\%$ 即可诊断 COPD。新修订版不主张应用气流受限的可逆程度鉴别 COPD 和支气管哮喘(简称哮喘)。2011 年 COPD 全球策略修订版指出:虽然 COPD 的诊断和严重程度评估时,需要在应用支气管扩张药后测定肺功能,但已经不再推荐用于判断气流受限的可逆程度。气流受限的可逆程度也没有纳入 COPD 的定义及用于哮喘和 COPD 的鉴别诊断。

五、临床分级与分期

(一)严重程度分级

COPD 严重程度评估需根据患者的症状、肺功能异常、是否存在并发症(呼吸衰竭、心力衰竭)等确定,其中反映气流受限程度的 FEV_1 下降有重要参考意义。根据肺功能把 COPD 严重性分为 4 级(表 8-8)。

表 8-8 慢性阻塞性肺疾病临床严重程度的肺功能分级(吸入支气管舒张剂后)

级别	特征
Ⅰ级(轻度)	$FEV_1/FVC<70\%$,FEV_1 占预计值百分比$\geq80\%$
Ⅱ级(中度)	$FEV_1/FVC<70\%$,$50\%\leq FEV_1$ 占预计值百分比$<80\%$
Ⅲ级(重度)	$FEV_1/FVC<70\%$,$30\%\leq FEV_1$ 占预计值百分比$<50\%$
Ⅳ级(极重度)	$FEV_1/FVC<70\%$,FEV_1 占预计值百分比$<30\%$ 或 FEV_1 占预计值百分比$<30\%$,或伴有慢性呼吸衰竭

由于 COPD 是一个渐进性疾病,早期防范尤为重要。因为目前尚没有充分的证据表明处于"危险期"(慢性咳嗽、咳痰,肺功能正常)的患者必然进展为Ⅰ级 COPD。然而,慢性咳嗽、咳痰是不正常的,这一健康信息的重要性并未改变。

Ⅰ级(轻度 COPD):其特征为轻度气流受限($FEV_1/FVC<70\%$ 但 $FEV_1\geq80\%$ 预计值),通常可伴有或不伴有咳嗽、咳痰。此时患者本人可能还没认识到自己的肺功能是异常的。

Ⅱ级(中度 COPD):其特征为气流受限进一步恶化($50\%\leq FEV_1<80\%$ 预计值)并有症状进展和气短,运动后气短更为明显。此时,由于呼吸困难或疾病的加重,患者常去医院就诊。

Ⅲ级(重度 COPD):其特征为气流受限进一步恶化($30\%\leq FEV_1<50\%$ 预计值),气短加剧,并且反复出现急性加重,影响患者的生活质量。

Ⅳ级(极重度 COPD):为严重的气流受限($FEV_1<30\%$ 预计值)或者合并有慢性呼吸衰竭。此时,患者的生活质量明显下降,如果出现急性加重则可能有生命危险。

虽然 $FEV_1\%$ 预计值对反映 COPD 严重程度、健康状况及病死率有用,但 FEV_1 并不能完全反映 COPD 复杂的严重情况,除 FEV_1 以外,已证明体重指数(BMI)和呼吸困难分级在预测 COPD 生存率等方面有意义。

BMI 等于体重(kg)除以身高(m)的平方,BMI<21 kg/m^2 的 COPD 患者死亡率增加。

功能性呼吸困难分级:可用呼吸困难量表来评价。0级,除非剧烈活动,无明显呼吸困难;1级,当快走或上缓坡时有气短;2级,由于呼吸困难比同龄人步行得慢,或者以自己的速度在平地上行走时需要停下来呼吸;3级,在平地上步行100 m或数分钟后需要停下来呼吸;4级,明显的呼吸困难而不能离开房屋或者当穿、脱衣服时气短。

如果将 FEV_1 作为反映气流阻塞的指标,呼吸困难分级作为症状的指标,BMI作为反映营养状况的指标,再加上6分钟步行距离作为运动耐力的指标,将这四方面综合起来建立一个多因素分级系统(BODE),被认为可比 FEV_1 更好地反映COPD的预后。

生活质量评估:广泛应用于评价COPD患者的病情严重程度、药物治疗的疗效、非药物治疗的疗效(如肺康复治疗、手术)和急性发作的影响等。生活质量评估还可用于预测死亡风险,而与年龄、FEV_1 及体重指数无关。常用的生活质量评估方法有圣乔治呼吸问卷(SGRQ)和治疗结果研究(SF-36)等。

此外,COPD急性加重次数也可作为COPD严重程度的一项监测指标。

(二)分期

虽然新版创议摒弃了分期,但从COPD的临床实际看,COPD病程有急性加重与稳定期的过程。COPD急性加重是指患者出现超越日常状况的持续恶化,并需改变基础COPD的常规用药者,通常在疾病过程中,患者短期内咳嗽、咳痰、气短和/或喘息加重,痰量增多,呈脓性或黏脓性,可伴发热等炎症明显加重的表现。稳定期则指患者咳嗽、咳痰、气短等症状稳定或症状轻微。

六、分型辨证和要点

(一)急性加重期

1.风寒束肺证

(1)主症:咳嗽气喘,胸部闷窒,咳痰清稀量多,恶寒发热。

(2)次症:无汗或少汗,头痛,鼻塞,周身酸楚,舌苔薄白而润,脉浮紧。常因寒冷气候诱发加重。

具备2项主症及2项(或2项以上)次症者,即可诊断为本证型。

2.表寒里热证

(1)主症:喘咳气粗,或气急,鼻翼翕动,咳痰稠黏,痰色白或黄,咯吐不爽。

(2)次症:胸部胀痛,烦闷,口干口苦,形寒,发热,鼻塞,流清涕,身痛,无汗或少汗,苔薄白薄黄,舌边红,脉浮数或滑。

具备2项主症及2项(或2项以上)次症者,即可诊断为本证型。

3.外寒内饮证

(1)主症:咳嗽气急,呼吸不利,喉中水鸡声,胸膈满闷,痰多稀薄或如水样。

(2)次症:形寒背冷,口不渴或渴喜热饮,寒冷或冬季发作加重,舌苔白滑,脉细弦滑。

具备2项主症及2项(或2项以上)次症者,即可诊断为本证型。

4.痰湿阻肺证

(1)主症:咳声重浊或胸闷喘息,痰多黏腻色白,晨起痰多易咯,苔白腻或厚腻。

(2)次症:脘痞呕恶,口黏纳少,身困,脉濡滑。

具备2项主症及2项(或2项以上)次症者,即可诊断为本证型。

5.痰阻气痹证

(1)主症:咳嗽气逆阵作,或突然气憋胸闷,或胸痛,常由情志刺激而诱发,或症状随情绪波动而加重。

(2)次症:精神抑郁,胸胁满闷或咽中如窒,失眠或心悸,脉弦。

具备2项主症及2项(或2项以上)次症者,即可诊断为本证型。

6.痰热蕴肺证

(1)主症:咳嗽气粗或喘息气急,痰多质稠,咯吐不爽,咯吐黄脓痰,痰有腥味或痰中带血。

(2)次症:胸中烦热或胀满疼痛,面赤身热,口干欲饮,小便短赤或大便秘结,舌红,苔黄腻,脉滑数。

具备2项主症及2项(或2项以上)次症者,即可诊断为本证型。

(二)稳定期

1.肺气阴两虚证

(1)主症:喘咳日久,气短息促,咳声低弱或嘶哑,咳痰无力,吸气不利。

(2)次症:语声低弱,体倦乏力,形体消瘦,或面红、口干、心烦,舌淡或舌红少苔,脉细弱或细数。

具备2项主症及2项(或2项以上)次症者,即可诊断为本证型。

2.肺气虚寒证

(1)主症:咳声低弱无力,气喘短促或气短不足以息,咳痰清稀色白量多。

(2)次症:面色㿠白,自汗畏风,神疲懒言,平素易反复感冒,且缠绵难已,舌淡苔薄,脉细弱。

具备2项主症及2项(或2项以上)次症者,即可诊断为本证型。

3.肺脾气虚证

(1)主症:咳声低弱无力,气短不足以息,气喘短促,咳痰色白量多。

(2)次症:面白少华,畏风,自汗,神疲懒言,纳少,便溏,舌淡苔白,脉细弱。

具备2项主症及2项(或2项以上)次症者,即可诊断为本证型。

4.肺肾阴虚证

(1)主症:干咳呛咳,咳声短促,喘促气急,痰少质黏难咯,或见痰中带血。

(2)次症:腰酸耳鸣,面红烦热,口干咽燥,舌红少津,脉细数无力。

具备2项主症及2项(或2项以上)次症者,即可诊断为本证型。

5.肺肾气虚证

(1)主症:呼吸浅短难续,声低气怯,甚则张口抬肩,不能平卧,胸闷咳嗽。

(2)次症:痰白如沫,咯吐不利,心慌,汗出,形寒,舌淡或黯紫,脉沉细虚数或有结代。

具备2项主症及2项(或2项以上)次症者,即可诊断为本证型。

6.肾阳亏虚证

(1)主症:喘促日久,动则喘甚,呼多吸少,气不得续,形寒肢冷。

(2)次症:形瘦神疲,水肿,汗出,面青唇紫,舌质淡,苔白滑或黑润,脉微细或沉弱。

具备2项主症及2项(或2项以上)次症者,即可诊断为本证型。

七、治疗

(一)中医辨证治疗

1.急性加重期

(1)风寒束肺证。

证候:咳嗽气喘,胸部闷窒,咳痰清稀量多,恶寒,发热,无汗或少汗,头痛,鼻塞,周身酸楚,舌苔薄白而润,脉浮紧。常因气候异常,或冬季风寒之邪外袭而加重或引起发作,多见于本病急性加重初期。

治法:疏风散寒,宣肺平喘。

组方思路:本病初期因有风寒束表之症,风寒外邪不去,肺气难以宣达,故可选用荆防达表汤以疏散风寒,解表祛邪。因有咳喘、胸闷、咳痰之症,故还应选用华盖散以加强宣肺利气化痰之功。

方药运用:荆防达表汤合华盖散加减。荆芥 10 g、防风 10 g、紫苏叶 10 g、生麻黄 5 g、杏仁 10 g、紫苏子 10 g、橘红 6 g、姜制半夏 10 g、前胡 10 g、紫菀 10 g、炙甘草 5 g、赤茯苓 10 g、焦神曲 10 g。

方药解释:荆芥、防风温散风寒;紫苏叶、紫苏子合用,一能温散理气和胃,一能降逆平喘,两者合用祛邪护胃,肃肺降气;麻黄散寒平喘两擅其长,用量不宜过大,一般 3~5 g;需防温散太过;麻黄与杏仁同用,一宣一降,实为风寒外束致喘常用的对之品;橘红、制半夏化痰燥湿;前胡、紫菀可增宣肺化痰止咳之力。若素禀脾虚易泻,则杏仁、紫苏子不宜量大,需防仁、子类药滑肠致泻,此时一般 6~10 g 为宜;加用赤茯苓、焦神曲意在健脾化湿,助运和胃;甘草调和诸药。全方共奏疏散风寒、宣肺平喘之功。

主要加减:若气急明显,加白前 10 g、金沸草 10 g 增强降气化痰作用;胸闷甚者,加枳壳 10 g、桔梗 6 g,一升一降,调畅气机;恶寒甚者,加桂枝 10 g、生姜 5 g,辛温散寒,以利肺气宣发;若见恶心欲吐,则加旋覆花 6 g(包煎)、陈皮 6 g,兼能降气和胃。

中成药:肺宁合剂(本院制剂),主要由麻黄、杏仁、瓜蒌皮、紫菀、前胡等组成。每次 30 mL,每天服用 3 次,可服 5~7 天。适用于本证兼有咽痒、胸闷、咳嗽者。

(2)表寒里热证。

证候:喘咳气粗,或气急,鼻翼翕动,咳痰稠黏,痰色白或黄,咯吐不爽,胸部胀痛,烦闷,口干,口苦,形寒,发热,身痛,无汗或少汗,苔薄白罩黄,舌边红,脉浮数或滑。多见于本病初期感受外寒未及表散,里已化热者。

治法:宣肺泄热。

组方思路:因本证既有形寒、身痛的外寒表证,又蕴痰稠、口干、口苦、苔薄白罩黄、舌边红等里(肺)热证,此时仅温散发表则影响里热,但苦寒清肺不利祛散外寒,因此,应当选用既能温散外寒,又具清肺顾里作用的麻杏石甘汤才属两全之策。

方药运用:麻杏石甘汤加减。麻黄 5 g、杏仁 10 g、生石膏 30 g(先煎)、甘草 3 g、知母 10 g、桑白皮 10 g、大贝母 10 g。

方药解释:麻黄辛温解表、宣肺平喘,石膏清泻肺热,二者相伍,解表宣肺,清泄里热,是外寒里(肺)热证常用对药,若平时脾胃不调,石膏需减量,且应配用健运脾胃之品,如橘皮 6 g、砂仁 3 g(后下)之类;杏仁降气化痰平喘,若平时易于泄泻者,用量不宜过大,以 5~6 g 为宜,且须配用健脾助运之品，如扁豆 10 g、炒薏苡仁 20 g 等；知母、桑白皮清肺泻热；大贝母清化痰热，甘草调和诸药。诸药合用外宣表寒，内清肺热，化痰降气，止咳平喘。

主要加减：痰热甚，见胸闷心烦，痰多色黄稠厚，加黄芩 10 g、瓜蒌皮 10 g、法半夏 10 g 以加强清肺泻热化痰之力；喉间痰涌，辘辘有声，加葶苈子 10 g、射干 10 g 以泻肺祛痰；表证重，恶寒发热头痛，周身酸痛，加荆芥 10 g、防风 10 g 以辛散表邪，外邪得去，则肺气得宣。

中成药：先声咳喘宁（主要由麻黄、杏仁、石膏等组成），每支 10 mL，每次 1～2 支，日服 3 次，可服 5～7 天。适用于本证兼有咳嗽较甚，夜间咳嗽明显者。

（3）外寒内饮证。

证候：咳嗽气急，或喘息不能平卧，喉中水鸡声，痰多稀薄或如水样，恶寒，无汗，肢冷，背寒，口不渴或渴喜热饮，舌苔白滑或白腻，脉弦紧。本证多见于慢阻肺合并哮喘患者，素体肺虚，在肺气壅遏的基础上，外受寒邪而诱发或加重者。

治法：解表散寒，温肺化饮。

组方思路：本证外有寒邪，内有寒饮，乃表里俱寒之证。故组方应选既能外散寒邪，又能温化寒饮之方，代表方如小青龙汤。

方药运用：小青龙汤加减。麻黄 5 g、桂枝 10 g、干姜 5 g、细辛 3 g、姜半夏 10 g、川椒 5 g、五味子 6 g、白芍 10 g、炙甘草 3 g。

方药解释：麻黄、桂枝解表散寒平喘，是为表寒证常用对药，若表寒不显，动则喘甚，易汗者，则不宜过用麻黄；干姜、细辛温化寒饮，其中细辛散剂用量一般不超过 3 g，其镇痛镇咳力较强；川椒入肺散寒，入脾暖胃燥湿，消食除胀，化饮截喘，尤宜于肺寒夹脾寒者，用量一般 3～5 g；半夏姜制去毒，辛温和胃，健脾除湿，若水痰明显，可选用矾水煮透，兼姜和造（名矾曲），上四味符合《金匮要略》"病痰饮者，当以温药和之"之意。五味子温敛肺气以止咳；白芍酸收，配桂枝以调和营卫，配甘草能缓急解痉；如果哮吼症明显（气道反应性较强）而又无苔腻腹胀者，可以加大甘草的剂量 15～40 g，以加强平喘定吼之效。诸药合用共奏解表散寒、温肺化饮之功。

主要加减：若气涌、痰多，加葶苈子 10 g、苏子 10 g 增强降气化痰作用；若怕冷咳嗽明显，可加制附子 10 g、鹅管石 30 g 以增温肺散寒止咳之力；若脉偏沉可以适当加大制附子用量（30～60 g，先煎 40～60 分钟），以加强温阳祛寒之力；胸闷甚，加苏梗 10 g、枳壳 10 g 行气解郁，加杏仁 10 g、桔梗 6 g 一升一降，宣畅气机；若饮郁化热，山栀子 10 g、生石膏 20 g 能兼清肺经郁热；如胸闷、喘逆、腹胀，则宜加杏仁 10 g、厚朴 10 g 可增宣肺降气平喘之功。

中成药：小青龙冲剂（市售）（组成同水剂），每包 10 g，每次 1 包，日服 3 次，主治同。

（4）痰湿阻肺证。

证候：咳嗽反复发作，咳声重浊，或胸闷喘息，痰多黏腻色白，或稠厚成块，尤以晨起痰多而易咯，兼有呕恶，脘痞，口中黏腻，纳少，身困，舌苔白腻或厚腻，脉濡滑。

治法：降气化痰，化湿和中。

组方思路：本证以痰湿为主，用方侧重化痰燥湿，而化痰燥湿的代表方有二陈汤、三子养亲汤，而平胃散具有燥湿理气作用，符合"治痰先治气"之意，故可选用这三张处方作为基础方进行化裁。

方药运用：平胃二陈汤合三子养亲汤加减。制半夏 10 g、陈皮 8 g、苍术 10 g、茯苓 12 g、紫苏子 10 g、白芥子 6 g、莱菔子 6 g、杏仁 10 g、厚朴 6 g、甘草 3 g。

方药解释：苍术温燥而辛烈，主要用于痰湿较重的证候，一般以舌苔白腻厚浊作为选用的依据,用治痰湿阻肺之证,常与半夏、茯苓等配合使用;半夏温燥化湿、下气降逆,为治湿痰的要药,因其具有良好的降逆止呕作用,因此适用于痰湿壅滞、咳嗽气逆兼有呕恶之症;茯苓既能健脾利湿,又能和中化饮,临床用治湿饮之症有标本兼顾之妙;厚朴燥湿除满、下气降逆,湿滞佐苍术,则司其燥湿健脾之职;痰滞佐半夏,则行燥湿化痰之功;肺气壅滞,咳逆喘满,可佐杏仁、紫苏子,则增下气平喘之力;陈皮理气燥湿,与半夏、茯苓相配可增化痰功效,与苍术、厚朴相配可加强燥湿健脾作用,尤适宜于痰湿咳喘而兼胃纳不香、甚至脘腹作胀者;苏子降气消痰,善能降气定喘,但其质润滑肠,故平素大便溏薄者需减量,一般5~6 g为宜;白芥子辛散温通而利气,既能祛除寒痰壅滞肺络,又能祛寒饮壅滞于胸膈,故临床痰湿阻肺兼胸膈满痛者尤为适宜,因对胃有刺激,故用量不宜过大,5~6 g为宜;莱菔子下气化痰作用甚为显著,常与紫苏子、白芥子同用,因其兼有消食化积作用,故临床尤适宜于痰多、气喘同时兼有脘痞腹胀、嗳气吞酸者。

主要加减:痰郁化热,咳痰转黄,加黄芩10 g、桑白皮10 g、大贝母10 g以清热化痰;若咳喘兼水肿候,可配用莱菔根(地枯萝)15 g、车前草10 g以增化滞消肿、利湿祛痰之功。

中成药:化痰合剂,主要由半夏、陈皮、茯苓、紫苏子、杏仁、白前、莱菔根等组成,每瓶250 mL,每次30~50 mL,日服3次,适用于本证兼有痰多不尽者。

(5)痰阻气痹证。

证候:喘息咳嗽,气憋胸闷,咽喉如窒,气急,或胸痛,常伴有精神抑郁,失眠或心悸,大便干结,苔黏腻,脉弦滑。本证多见于平素性情抑郁内向的患者。

治法:开泄化痰,宣痹降气。

组方思路:本证除有一般喘息咳痰证候外,还有胸咽闷塞、苔黏腻、精神抑郁之胸痹、肺气郁滞之症,因此,选方时要抓住"胸痹""气郁"之特征,选用通阳泄浊之瓜蒌薤白半夏汤和行气解郁之五磨饮子为基本方为宜。

方药运用:瓜蒌薤白半夏汤合五磨饮子加减。全瓜蒌10 g、薤白10 g、沉香4 g(后下)、乌药10 g、法半夏10 g、枳壳10 g、郁金10 g、杏仁10 g、槟榔10 g、制香附10 g、紫菀10 g、石菖蒲10 g、甘草5 g。

方药解释:瓜蒌宽胸化痰,薤白泄浊通阳,两者相配,开泄宣痹,可使痰浊化、气痹开,是为痰浊痹阻胸阳的对药;沉香降气平喘,性偏降,体轻易于挥发,故用量较轻(3~4 g),且需后下入煎;槟榔行气导滞,与杏仁相配,开上导下,是取《备急千金要方》下气汤之意;枳壳、郁金、香附、乌药,疏肝顺气、理气开郁;紫菀化痰止咳;半夏燥湿化痰;石菖蒲辛温,有化痰宣壅、化湿和中、通阳除胀之功,痰阻气痹之证常与瓜蒌、薤白同用,则其开通宣痹之力更宏;甘草调和诸药。诸药配合,有开郁降气、止咳平喘作用。

主要加减:气逆喘甚,加旋覆花6 g(包煎)、赭石30 g(先煎)增强降气镇逆作用;气郁夹痰,见咳而喘逆,喉中痰响,加紫苏子10 g、射干10 g、杏仁10 g能降气化痰开郁;若伴有心悸、失眠,加百合15 g,合欢花10 g、远志6 g以宁心解郁、止咳化痰。

中成药:复方薤白胶囊,由瓜蒌、薤白、半夏、川连等组成,每次10粒,日服3次,适用于本证兼口苦、喘逆较甚者。

平哮合剂,主要由射干、麻黄、瓜蒌、薤白、僵蚕、紫苏子等组成,每瓶250 mL,每次服50 mL,日服3次,适用于本证兼有气喘,喉间痰鸣、胸憋较甚者。

(6)痰热蕴肺证。

证候:咳嗽气粗或喘息气涌,喉中痰鸣,痰多,质稠黄或黏厚,咯吐不爽,或痰有腥味,或痰中带血,胸中烦热或胀满疼痛,面赤,身热,口干欲饮,小便短赤,或便秘,舌红,苔黄腻,脉滑数。多见于本病急性加重感染者。

治法:清肺化痰,肃肺平喘。

组方思路:本证主要抓住"痰热"选方,既要清肺热,又要化热痰,如清金化痰汤、桑白皮汤均是本证的处方。

方药运用:清金化痰汤合桑白皮汤加减。桑白皮 12 g、黄芩 10 g、栀子 10 g、黄连 3 g、全瓜蒌 10 g、法半夏 10 g、紫苏子 10 g、橘红 6 g、茯苓 10 g、杏仁 10 g、象贝母 10 g、南沙参 10 g、知母 10 g。

方药解释:桑白皮、黄芩、栀子清泻肺热,因具苦寒之性,一般 10~12 g 为宜,其中桑白皮(用量较大15~30 g)有泻肺平喘、行水消肿作用,尤适宜肺热喘逆兼有面目水肿、小便不利者;黄芩既能泻上焦肺火,又能除肠中湿热,故对肺热移肠者更佳;栀子能清热除烦,且能清热止血,故肺热较甚见热伤肺络咯血者尤宜;川连、瓜蒌、半夏三者是取"小陷胸汤"意,用川连之苦寒泻热、瓜蒌之寒润以涤垢、半夏以散结是也;杏仁、紫苏子、贝母降气化痰,止咳平喘;茯苓、橘红理气健脾,消食宽中,以防上述清肺之品过于苦寒伤胃之弊,橘红质轻,一般 5~6 g 为宜;南沙参、知母养阴化痰,可防痰热伤阴。诸药合用共奏清肺化痰、止咳平喘之功。

主要加减:若兼见恶风身热、咽喉疼痛等表热证,可加金银花 10 g、连翘 10 g、一枝黄花 15 g,疏散风热,清热解毒;如痰多、胶黏难咳,加海蛤壳 20 g、皂角 10 g、莱菔子 6 g 以增软坚祛痰之效;痰涌便秘,喘不得平卧,加葶苈子 10 g、制大黄 5 g、风化硝 3~5 g(另冲)涤痰通腑,使痰有去路;痰黄如脓腥味,加鱼腥草 30 g、金荞麦 30 g、冬瓜子 15 g、薏苡仁 30 g、桔梗 6 g 以清肺化痰排脓;口渴咽干,加天花粉 10 g、麦冬 10 g、川贝母 10 g 养阴润肺化痰。

中成药:清金糖浆,主要由黄芩、鱼腥草、鲜竹沥、枇杷叶、紫苏子等组成,每瓶 250 mL,每次 30 mL,日服 3 次,适用于本证兼有咯吐黄脓稠痰,口咽干燥,咳嗽较甚者。

黛芩化痰丸,主要由射干、黄芩、海浮石、天冬、制香附、青果等组成,每次服 6~9 g,日服 3 次,适用于本证兼有痰黏难咳、咽喉不适、咳逆、便结者。

清源化痰颗粒,主要由党参、白术、茯苓、半夏、陈皮、礞石、沉香、黄芩、制大黄等组成,每包 10 g,每次 1 包,日服 3 次。适用于本证兼有饮食不香、脘腹作胀、神疲乏力、咳痰较难者。

金荞麦片每次 4~6 片,每天 3 次。具有清热解毒、祛痰止咳之功。适用于本证表现咳吐黄脓痰者。

2.稳定期

(1)肺气阴虚证。

证候:喘咳日久,气短息促,咳声低弱或嘶哑,咳痰无力,吸气不利,语声低弱,体倦乏力,形体消瘦,或面红、口干、心烦,舌淡或舌红少苔,脉细弱或细数。

治法:补肺益气,养阴肃肺。

组方思路:本证属虚证,且为气阴两虚,故选方的原则应从具补肺之气阴角度组方,因此,选用生脉散和补肺汤为宜。

方药运用:生脉散合补肺汤加减。人参 10 g(另炖)、炙黄芪 15 g、麦冬 12 g、五味子 6 g、生熟地黄各 10 g、紫菀 10 g、桑白皮 10 g、地骨皮 10 g、川贝粉 5 g(冲服)。

方药解释:人参大补元气,临床确属肺虚喘促,可以运用,但实证不虚,或外感初期,或里热较盛及湿阻、食滞均不宜用。由于天然野生产量少而价贵,故可用人工栽培代之,临床遇肺气虚而兼阴津不足,可用生晒参或糖参,为充分发挥其补气效应,一般不与它药混煎,可单独另炖服用,每次用量 6～9 g;黄芪补气升阳,与人参同用,则其补气力大增,用于肺气虚亏之老年患者效著,因取其补气之功,故此处选蜜炙用;麦冬、五味子滋阴敛肺,与人参、黄芪同用,则能气阴双补;生地黄、熟地黄滋阴益肾,因老年 COPD 患者大多肺肾两虚,故在补益肺虚的基础上,加用之取其肺肾同补、纳气平喘效佳;紫菀肃肺止咳,配用桑皮、地骨皮者,是兼顾虚火,且可防补气助火;川贝润肺化痰,因本品价贵故用粉剂,每次 3～5 g 蜜水冲服。整方补肺益气养阴,又能补肾敛肺纳气。

主要加减:肺气虚甚,加冬虫夏草(5～6 g,另炖服用)以增强补益肺气之功,加白术 10 g、山药 15 g,益气和中健脾,乃虚则补其母之意。肺阴虚甚,加北沙参 15 g、玉竹 10 g、诃子 5 g 养阴敛肺。兼有肾虚,加山萸肉 10 g、胡桃肉 10 g、坎炁 5 g 以补肾纳气。如痰稀有泡沫者,去生地黄、桑白皮、地骨皮之滋腻清泄,加干姜 5 g、苍术 6 g(与熟地黄、五味子共同组成黑地黄丸)、白石英30 g(先煎)以温脾燥湿,益肾化痰,温肺化饮,止咳定喘。

中成药:生脉饮,主要由人参、麦冬、五味子组成,每支 10 mL,每次 1 支,日服 3 次,适用于本证兼有气短、口干、乏力者。

固本咳喘片,主要由党参、白术、茯苓、炙甘草、麦冬等组成,每次 6 克,日服 3 次,适用于本证兼有胃脘作胀、神倦便稀者。

参麦注射液(主要含红参、麦冬等),每支 10 mL,每次 30～50 mL,加到 5% 葡萄糖注射液 250 mL中静脉滴注,每天 1 次,7～15 天为 1 个疗程。具有益气固脱、养阴生津、养心宁神之功,适用呼吸衰竭膈肌疲劳见气阴两虚证者。

(2)肺气虚寒证。

证候:喘咳反复久延,气促,或气短不足以息,咳声低弱,痰吐稀薄,色白量多,面色㿠白,神疲懒言,自汗,畏风,纳食减少,舌淡苔薄,脉细弱。平素易反复感冒,且缠绵难愈。

治法:温肺益气,止咳平喘。

组方思路:本证除有肺气亏虚,还有虚寒证,因此,宜选兼具温补肺气类方,如温肺汤。

方药运用:温肺汤加减。人参 10 g(另炖)、肉桂 4 g(后下)、干姜 9 g、钟乳石 30 g(先煎)、制半夏 10 g、橘红 6 g、广木香 10 g、炙甘草 5 g。

方药解释:人参补益肺气;肉桂温阳祛寒,与人参同用则温补肺气之力大增,因本品质轻,故每次用量 3～5 g,因其易于挥发,故不宜久煎需后下;干姜温肺散寒,运中化饮;钟乳石温肺散寒,重镇纳气,因其质重,用量在 20～30 g,需先煎 30 分钟后再入他药,因其辛温,阴虚有火之人不宜;半夏、橘红化痰降逆平喘;木香理气和中;甘草调和诸药。

主要加减:痰多清稀,加细辛 3 g、白芥子 6 g 以辛温散寒,温肺化饮;肢冷,畏寒,加制附子 6～10 g 温阳祛寒、温肺益气;喘逆气短,动则喘甚,加诃子 6 g,补骨脂 15 g,沉香 4 g(后下)补肾敛肺纳气,增强平喘效果。

3.肺脾气虚证

证候:咳声低弱无力,气短不足以息,气喘短促,咳痰色白量多,面白少华,畏风,自汗,神疲懒言,纳少,便溏,舌淡苔白,脉细弱。

治法:健脾养肺,益气平喘。

组方思路:本证要从"虚则补其母"的理论出发,侧重益气健脾,同时兼顾肺气不足,予补肺平喘,因此,可以选用六君子汤和玉屏风散化裁。

方药运用:六君子汤合玉屏风散加减。

党参 15 g、炒白术 10 g、制半夏 10 g、茯苓 10 g、陈皮 10 g、炙黄芪 30 g、山药 20 g、制黄精 10 g、紫苏子 10 g、杏仁 10 g、防风 6 g、炙甘草 5 g。

方药解释:党参、黄芪、山药、白术补脾益肺,扶土生金,其中炙黄芪配炒白术具有益气固表止汗作用,党参配白术补脾胃力强,而山药平补脾胃,兼能养肺,用量多在 20～40 g,黄芪配山药具有补气治虚喘作用;黄精补脾润肺,善治肺脾两虚咳喘;茯苓、陈皮、半夏健脾燥湿化痰;紫苏子、杏仁降气化痰、止咳平喘;防风与补气药同用,取其祛风升阳、补气防滞之效,此时用量5～6 g;甘草补中益气,调和诸药。

主要加减:兼有痰湿壅盛,加厚朴 6 g、苍术 10 g、苏梗 10 g 以燥湿化痰,理气宣壅,可达补而不腻、增加补益效果;若脾阳不振者,可加干姜 6～9 g、桂枝 6 g 以温脾化饮。

玉屏风胶囊(由黄芪、防风、白术组成),每次 2 粒,日服 3 次,8 周为 1 个疗程,具有益气固表止汗作用,适用于本证反复发作,易于感冒者。

黄芪注射液(主要由黄芪组成),每支 2 mL,每次 10～30 mL,加到 5％葡萄糖 250 mL 中静脉滴注,10～15 天为 1 个疗程。具有益气养肺、健脾利湿及提高机体免疫力和改善肺功能的作用,适用于本证肺功能低下患者气喘发作者。

4.肺肾阴虚证

证候:干咳呛咳,咳声短促,喘促气急,痰少质黏难咯,或见痰中带血,腰酸耳鸣,面红烦热,口干咽燥,汗出如油,舌红少津,脉细数无力。

治法:滋阴补肺,益肾平喘。

组方思路:本证见有肺肾两经证候,且属肺肾阴虚,故应选用补益肺肾、滋阴纳气之方,代表方如百合固金汤和七味都气丸,百合固金汤偏于滋肾润肺,化痰止咳;七味都气丸侧重补肾纳气平喘。另外,如金水六君煎有补肾养肺、化痰平喘作用,也可选用。

方药运用:百合固金汤合七味都气丸加减。熟地黄 15 g、山萸肉 10 g、山药 15 g、百合 10 g、知母 10 g、浙贝母 10 g、麦冬 12 g、五味子 8 g、诃子 6 g、陈皮 5 g、法半夏 10 g、茯苓 10 g。

方药解释:熟地黄滋补肾阴,因其性滋腻,易于助湿碍胃,故脾胃虚弱、湿阻胸闷、食少便溏者不宜多用,临床兼有此等症时,多与陈皮(5 g)、砂仁(3 g)等配伍同用,如气短,吸气尤难,胃纳正常,则可加大熟地黄用量 30～60 g,以加强补肾纳气平喘之力;山萸肉滋补肝肾,与熟地黄同用滋肾补阴之力更甚;山药补肾平喘,百合润肺止咳,两者相配具有肺肾同补、止虚咳平虚喘作用;知母、贝母滋肾润肺,养阴止咳,也是肺肾阴虚常用对药;麦冬养阴润肺;五味子敛肺滋肾止汗,诃子敛肺下气利咽,两者相配,善治久咳虚喘,用量 3～5 g;陈皮、半夏、茯苓化痰止咳,又能兼制滋阴滋腻之过。诸药合用,共奏补益肺肾、止咳平喘之功。

主要加减:若肾阴虚甚而喘剧,加龟甲 15～20 g(先煎)、紫石英 30 g(先煎)、胡桃肉 15 g、灵磁石 30 g(先煎),增强滋肾纳气、镇纳平喘作用;临床也可兼有便溏、肠鸣、痰稀者,此时可加用苍术 6～10 g、干姜 6～9 g 组成黑地黄丸,以滋肾燥脾、滋阴化痰两相宜。

中成药:百合固金口服液(市售)(生地黄 15 g、熟地黄 15 g、山药 20 g、百合 20 g 等),每支 20 mL,每次 1 支,每天 3 次口服。具有养阴润肺、化痰止咳作用,适用于本证口干、咳嗽者。

河车大造胶囊(紫河车 30 g、熟地黄 15 g、天冬 10 g、杜仲 12 g、牛膝 10 g、黄檗 10 g、龟甲 30 g 等),每次 2～4 粒,每天 3 次口服。具有滋阴清热、补肾益肺之功。适用于本证兼有咳嗽、潮热骨蒸、腰膝酸软等症者。

蛤蚧定喘胶囊[蛤蚧 10 g、瓜蒌 50 g、紫菀 75 g、麻黄 45 g、鳖甲(醋制)50 g、黄芩 50 g、甘草 50 g、麦冬 50 g、黄连 30 g、百合 75 g、紫苏子(炒)25 g、苦杏仁(炒)50 g、石膏(煅)25 g 等],每次 2～4 粒,每天 3 次口服。8 周为 1 个疗程。具有滋阴清肺、止咳定喘之功。适用于本证兼有喘促气短,咳喘日久,形瘦神疲,语言低微,动则喘甚,五心烦热,腰膝酸软,失眠盗汗,口干咽燥,舌红,脉细者。

5.肺肾气虚证

证候:呼吸浅短难续,声低气怯,甚则张口抬肩,不能平卧,胸闷咳嗽,痰白如沫,咯吐不利,心慌,汗出,形寒,舌淡或黯紫,脉沉细虚数或有结代。

治法:补肺纳肾,降气平喘。

组方思路:本证选方要抓住肺肾两虚,且主要针对气虚为着眼点,选择既补肺气,又补肾气,且具有降气化痰的处方作为代表方,如平喘固本汤、人参胡桃汤、补肺汤等皆为的对方剂。

方药运用:平喘固本汤合人参胡桃汤加减。

人参 10 g(另炖)、炙黄芪 30 g、熟地黄 30 g、五味子 6 g、冬虫夏草 6 g(另炖)、胡桃肉 15 g、坎炁 2 条、沉香 4 g(后下)、灵磁石 30 g(先煎)、紫苏子 10 g、款冬花 10 g、陈皮 6 g、谷芽 10 g。

方药解释:人参、黄芪补益肺气;胡桃肉补肾纳气,敛肺定喘,常与人参相配用治肺肾不足的虚喘,胡桃肉有润燥滑肠作用,故遇便溏腹泻时当慎用;熟地黄、五味子益肾敛肺,气虚以吸气困难,熟地黄用量需加大30～80 g,再加磁石以加强补肾纳气之力,用治肺肾虚喘效著,由于本品为矿石药,用量须大,一般在 30 g 左右,且须先煎 40 分钟以上;冬虫夏草为补益肺肾之佳品,物稀价贵,每次 5～6 g,另炖服用;坎炁益肾纳气,平喘止汗,用量 2～3 条,常与补益肺肾之品相配以增纳气平喘作用;沉香温中降逆,纳肾平喘,因本品质轻易挥发,故用量 3～4 g,入煎应后下。紫苏子、款冬花降气化痰平喘,陈皮、谷芽运脾消食,以助熟地黄消化吸收。诸药合用,共奏补益肺肾、纳气平喘之功。

主要加减:肺虚有寒,怕冷加肉桂 3 g(后下)、干姜 9 g、钟乳石 30 g(先煎)温肺散寒;痰浊明显,咳痰量多,色白如沫,苔腻,需加厚朴 10 g、杏仁 10 g、白芥子 6 g 以加强宣化痰湿之力;见有气虚瘀阻,颈脉动甚,面唇发绀,应加当归 10 g、丹参 15 g、川芎 5 g 等以活血通脉。

中成药:金水宝胶囊(发酵虫草菌菌丝体干粉),每粒 0.2 g,每次 2～3 粒,每天 3 次,8 周为 1 个疗程,具有补益肺肾作用,适用于本证气喘反复发作者。

6.肾阳亏虚证

证候:喘促日久,动则喘甚,呼多吸少,气不得续,形瘦神疲,水肿,汗出,形寒肢冷,面青唇紫,舌质淡,苔白滑或黑润,脉微细或沉弱。

治法:温补肾阳,纳气平喘。

组方思路:本证主要针对肾阳亏虚之机,选用具有温补肾阳、纳气平喘之方,如金匮肾气丸、参蛤散、河车大造丸等皆为可用之方。

方药运用:金匮肾气丸、参蛤散加减。制附子 9 g、肉桂 5 g(后下)、熟地黄 45 g、山萸肉 10 g、山药 20 g、紫河车 10 g、人参 10 g(另炖)、蛤蚧末 3 g(吞服)、补骨脂 10 g、陈皮 6 g、砂仁 4 g(后下)。

方药解释:附子性刚燥,为温肾扶阳佳品,临床常与肉桂同用,以增补阳益火之效,配人参则温阳益气,如怕冷明显,右尺沉弱者,制附子用量需加大 30～60 g,先煎 40～60 分钟,且加干姜 9 g、甘草 6～9 g,一方面加强温阳化饮之力,一方面解大剂量附子之毒。肉桂质轻易于挥发,故用小量,且需后下;熟地黄、山药、山萸肉滋补肾精,阴中求阳,因肾虚气短难续,其中熟地黄用量需加大(45~80 g),可增补肾纳气之功;人参大补元气,蛤蚧补益肺肾,两者合用,则补肾平喘之力较盛,是用治肾阳不足虚喘久喘常用药对。蛤蚧咸平,有小毒,用时需截去头足及鳞,用酒浸透,微火焙干,研末备服,每次 3 g 左右;紫河车、补骨脂温补肾阳,纳气平喘,陈皮、砂仁理气和中,运脾助食,以防大剂熟地黄滋腻碍胃,诸药同用,共奏温补肾阳、纳气平喘之效。该方多用治慢阻肺之虚喘、久喘。

主要加减:肾阳虚弱之喘咳,临床每兼有标实之候,形成虚实夹杂的复杂证候,常见的标实之邪有痰浊、水饮、淤血等。因此,治疗时需虚实兼顾,提高疗效。若兼见痰浊内阻,喘咳气急,胸闷痰多,苔腻,脉细滑者,可合用苏子降气汤以温肾治下,降气化痰治上;若兼见水饮内停,喘咳,咳痰清稀,肢体水肿,少尿,舌质淡胖,脉沉细者,可合用真武汤以加强温阳利水之功;若兼见血瘀,面唇、爪甲发绀,舌质紫黯,脉结代者,可加丹参15~20 g、桃仁10 g、川芎5 g、红花5 g、泽兰10 g等以加强活血化瘀;若阳虚较甚,背寒怕冷,喘促痰多,可合用阳和汤[熟地黄15 g、麻黄5 g、鹿角胶 10 g(烊化)、白芥子 6 g、肉桂 4 g(后下)、生甘草 5 g、炮姜 4 g]以温肾祛寒,化饮平喘;若兼肾阴虚甚,可加天冬10 g、诃子 6 g、龟甲胶 10 g(烊化)以滋阴补肾,纳气平喘;若冲气上逆,气从少腹上奔者,加紫石英 30 g(先煎)、磁石 30 g(先煎)、沉香 4 g(后下)等以镇摄纳气。

(二)西医治疗

COPD 是一种可以预防、可以治疗的常见疾病,其特征是持续存在的气流受限。气流受限呈进行性发展,伴有气道和肺对有害颗粒或气体所致慢性炎症反应的增加。急性加重和并发症影响患者整体疾病的严重程度。COPD 正日益受到世界各国的重视,包括我国在内的许多国家已制订了 COPD 诊断和治疗指南,对其治疗日趋规范化。

1.治疗目标

COPD 的基本病理改变包括气道纤维化、气道狭窄,肺泡破坏致弹性回缩力丧失,维持小气道开放的肺泡支撑结构破坏等不可逆性改变,和支气管中炎症细胞、黏液和浆液性渗出物的聚集,外周和中央气道平滑肌收缩及运动时动态肺过度充气等可逆性改变。现有的治疗措施主要是针对这些可逆性的病理改变,是对症性的,并不能有效地延缓 COPD 患者肺功能长期下降的趋势。因此,COPD 的治疗目标有两个方面:①迅速缓解症状和减轻患者的临床表现,包括缓解症状、改善运动耐量和改善健康状态;②降低未来健康恶化的风险,阻止疾病进展,防治急性加重和降低病死率。

2.治疗思路

COPD 是一种复杂的疾病,不同患者之间症状严重程度、对生活质量的影响及预后等方面均有显著不同,即使同一患者在不同时期的病情也有明显差异。随着 COPD 的研究进展,目前已有不少新的药物和非药物治疗方法应用于临床,治疗手段多种多样。COPD 的治疗可视为一项系统工程,即对 COPD 患者采取包括药物治疗在内的多种处理措施的综合治理。如何面对复杂的病情,在众多的治疗选项中选择合适的措施?将 COPD 患者分为具有一定共同特征的患者群,针对不同的患者群制订相对统一的治疗方案,是解决这一问题的合理途径,可以避免临床上选择治疗方案时无所适从,达到规范化治疗 COPD 的目的。因此,在给每一个体 COPD 患者确定治疗方案前,首先需要对其进行全面评估后分类,以便"对号入座"。

3.治疗方法

(1)COPD 的治疗药物:现有的药物虽然不能满意地控制 COPD 的气道炎症,不能缓解COPD 患者肺功能长期下降的趋势,但能够有效地减轻症状,降低急性加重的风险,改善健康状态和运动耐力,药物治疗是 COPD 处理中的关键措施。常用的治疗 COPD 药物包括 β_2 受体激动剂、抗胆碱能药物、甲基黄嘌呤类药物、糖皮质激素和磷酸二酯酶-4 抑制剂等。

支气管扩张药和糖皮质激素是控制 COPD 症状的主要药物,应根据基于 COPD 患者症状和急性加重风险的分组合理选择。

支气管扩张药的给药途径主要有定量吸入器(MDI)或干粉吸入器(DPI,包括都宝、碟剂等)吸入、雾化吸入、口服和注射给药等,在 COPD 的治疗中应以吸入给药为主,通常使用 MDI 或干粉吸入器吸入,急性加重期或肺功能较差者以致装置吸入困难的患者可采用雾化吸入。吸入治疗最大的优点是疗效确切而全身吸入少,因此药物相关的全身不良反应少,安全性好。但大剂量吸入药物时仍须注意观察全身不良反应。

支气管扩张药短期按需使用可缓解症状,长期规律应用可预防和减轻症状。长效 β_2 激动剂(LABA)和抗胆碱能药物均优于短效支气管扩张药。考虑药物的不良反应,如果患者已规律使用长效支气管扩张药治疗,应尽量避免按需使用高剂量的短效 β_2 受体激动剂。新型 LABA 茚达特罗作用时间长达 24 小时,能显著改善 FEV_1,缓解症状和改善生活质量。左旋沙丁胺醇的疗效不优于传统支气管扩张药。

在 COPD 气流受限的成因中,迷走胆碱能张力是重要的可逆因素。抗胆碱能药物(M 受体阻滞剂)可以缓解气道平滑肌痉挛,减少气道黏液过度分泌。因此认为,抗胆碱能药物治疗 COPD 的疗效可能优于 β_2 受体激动剂。长效抗胆碱能药物———噻托溴铵干粉吸入剂用于临床后取得了较好的疗效,能较显著地改善症状和生活质量,减少急性 COPD 的发作次数。有研究表明在已使用 LABA 加吸入激素(ICS)的患者,附加吸入噻托溴铵后还能进一步改善症状和改善生活质量。该药的主要药理特点是作用强、维持时间长,支气管扩张效应超过 24 小时,只需每天给药 1 次。有人设想,口服高选择性的 M_3 受体阻滞剂可能比现有的吸入抗胆碱能制剂疗效更好且更方便使用,但临床研究发现,口服选择性 M_3 受体拮抗剂对 COPD 的疗效并不优于异丙托溴铵吸入制剂。

糖皮质激素对于控制 COPD 气道炎症和全身炎症的作用仍有争议。长期吸入糖皮质激素适用于严重和非常严重的 COPD 患者、反复发生急性加重且长效支气管扩张药不能良好控制症状的患者,宜与长效支气管扩张药联合应用。不推荐将全身使用糖皮质激素(包括口服和静脉用药)作为一种常规治疗手段。目前临床常用的吸入激素有倍氯米松、氟替卡松和布地奈德。规律吸入激素治疗可减少 COPD 急性加重的发作次数,改善健康状态和生活质量。循证医学证据表明,LABA 与 ICS 联合使用比一种药物单独使用的疗效更好,而药物相关不良反应并不比单药多。LABA/ICS 复合制剂的疗效优于同时分别吸入 LABA 和 ICS。因为两种药物同在一个吸入装置内,吸入后药物易于沉积在肺内同一个部位而发挥协同作用。目前临床可用的复合制剂有沙美特罗加丙酸氟替卡松和福莫特罗加布地奈德。由于福莫特罗具有剂量依赖性支气管扩张作用,在一定范围内,增加剂量可增加疗效,而沙美特罗的支气管扩张作用非剂量依赖性,而且吸入福莫特罗 5 分钟内即可起效,沙美特罗起效相对较慢,所以福莫特罗加布地奈德的每天剂量可调,在规律用药的基础上可根据病情按需使用。沙美特罗加丙酸氟替卡松不宜按需使用,只适合规律用药。

抗胆碱能药物与 β_2 受体激动剂可能有协同作用。治疗严重 COPD 时,可酌情考虑吸入抗胆碱能药物加 ICS,或 LABA 加 ICS,甚至三者同时使用。选择吸入抗胆碱能药物时,有条件者宜优先考虑长效制剂。

茶碱类药物在我国和其他发展中国家的应用较为广泛，但通常不作为首选。该药可扩张支气管，并能扩张肺血管，增加心肌收缩力，还可能对 COPD 的气道炎症过程起作用，可以明显地减少诱导痰中性粒细胞的数量和活性。对于稳定期 COPD 患者，可长期口服小剂量缓释或控释茶碱，也可与上述支气管扩张药或 ICS 联合使用；急性加重期患者可静脉给药。茶碱的治疗效果相对较差，且安全范围窄，不良反应较多，生物利用度与消除速率的个体差异较大，影响其代谢的因素也较多。因此使用茶碱时须熟悉茶碱的不良反应，了解影响茶碱代谢的各种因素，监测血浆药物浓度，及时调整用量。

罗氟司特是一种磷酸二酯酶-4 抑制剂，可通过抑制细胞内 cAMP 降解而抑制炎症反应，国内尚未上市，常规剂量使用无明显的支气管扩张作用，与糖皮质激素联用可降低 COPD 急性发生率。对于已使用沙美特罗或噻托溴铵治疗的 COPD 患者加用罗氟司特可改善 FEV_1。

COPD 的急性加重往往与感染有关，稳定期 COPD 患者预防感染是防止其急性加重的重要措施。疫苗和免疫调节剂对于减少感染的发生有一定的作用，对老年或严重 COPD 患者更有效。已有多种疫苗可供临床选用，包括肺炎球菌多糖疫苗、流感疫苗等。免疫调节剂的长期效应还需要进一步证实，目前不推荐常规使用。稳定期 COPD 患者不宜使用抗菌药物来预防感染，盲目使用抗菌药物并不能给患者带来益处，只会增加细菌的耐药性，产生药物相关的不良反应。COPD 患者合并感染或发生急性加重时应考虑使用抗菌药物治疗。

因为黏液过度分泌是 COPD/慢性支气管炎的主要特征，痰液潴留易继发感染并加重气流阻塞。所以临床上长期以来使用各种黏液溶解剂，以期增加痰液咳出，从而改善患者的肺功能。但目前所用的药物如羧甲基半胱氨酸（羧甲司坦）、N-乙酰半胱氨酸、溴己新、氨溴索、愈创甘油醚、碘化钾及重组人类 DNAse（α-脱氧核糖核酸酶，DNA 酶）等，对 COPD 的作用尚未得到循证医学证据，不推荐常规使用祛痰药。其实，停止吸烟是减少黏液过度分泌的最有效方法，另外抗胆碱能药物、β_2 受体激动剂和茶碱在一定程度上也能减少黏液过度分泌或改善气道黏液清除。N-乙酰半胱氨酸可能具有抗氧化效应，有证据表明，该药可减少 COPD 急性发作。

白三烯调节剂在 COPD 治疗中的研究尚不充分，也不推荐常规应用。

（2）稳定期 COPD 的处理：针对稳定期 COPD 的治疗既要关注短期治疗效应，又要重视长期效应。单一治疗措施所取得疗效通常有限，而应该进行综合处理。总体而言，稳定期 COPD 的处理包括以下几个方面：健康教育与管理、避免和消除危险因素、药物治疗、非药物治疗等。

健康教育与管理：很大一部分 COPD 患者存在消极、悲观、畏难等不良情绪，或有吸烟、居室不注意通风等不良生活习惯，或盲目锻炼、盲目用药。因此，应对 COPD 患者进行健康教育，帮助患者树立治疗疾病的信心，增强治疗疾病的能力，与患者一道共同设立短期和长远目标，使患者理解治疗目标、治疗方案，指导患者功能锻炼和正确使用药物，特别是正确使用支气管扩张药的吸入制剂。医护人员应对患者定期随访管理，建立必要的医疗档案。

避免和消除危险因素：吸烟、职业粉尘和化学烟雾、燃烧生物燃料、厨房通风不良等所致的室内空气污染是 COPD 的主要危险因素，早期识别、避免和消除危险因素是预防和控制 COPD 的重要措施。在 COPD 的所有危险因素中，吸烟最重要。目前我国的吸烟人群仍占很大比例，尼古丁具有成瘾性，应把烟草依赖视为慢性疾病。一次性戒断比逐渐减量更易获得成功，但即使执行严格的戒烟方案，一年期戒烟成功率仅约 25%。除心理治疗外，某些药物可成倍提高戒烟的成功率，如尼古丁替代品（有口香糖、皮肤贴片、鼻喷雾剂和吸入剂等多种剂型）和安非他酮。后者是一种抗抑郁剂，通过刺激体内去甲肾上腺素活性而起作用。

药物治疗：根据COPD综合评估结果来制订治疗策略，选择合适的治疗药物。在选择药物时应首先考虑首选药物，如果受药物来源限制，或首选药物疗效不满意，患者希望获得更佳的疗效时，可应用次选药物。备选药物主要适用于受经济状况或药物来源限制的患者。

运动康复治疗：B、C、D组患者须接受运动康复训练，能改善运动耐量，改善症状，降低疲劳感。主要的功能锻炼方式是缩唇呼吸和腹式呼吸，旨在锻炼患者的膈肌和辅助呼吸肌。缩唇呼吸时患者用鼻吸气，用嘴呼气同时缩唇做吹口哨状以加大呼气阻力。腹式呼吸时可一手置胸部，另一手置于腹部中央，感受呼吸时手的起伏幅度，应尽可能加大腹部的起伏。缩唇呼吸和腹式呼吸两者结合起来，以深缓的节奏进行，可称之为"呼吸体操"。

外科手术：严重COPD患者，可考虑行肺大疱切除术（有巨大肺大疱者）、肺减容术（LVRS）或肺移植术。反复发作气胸的患者可用胸腔镜治疗。肺减容手术对运动耐量差、肺上叶肺气肿明显而其他部位相对正常的COPD患者有益，切除两上叶部分肺组织后可增加6分钟步行距离、增加 FEV_1、降低 RV、减少氧气的需求、减轻呼吸困难和改善生活质量。FEV_1 预计值＜20%，两肺病变弥漫呈均质性或弥散量＜20%预计值者不宜做此手术。

长期家庭氧疗：长期家庭氧疗（LTOT）可提高COPD伴慢性呼吸衰竭患者的生存率，改善生活质量，近年在发达国家应用较为广泛。随着我国人民生活条件的改善，现已有一些城市正在逐步建立LTOT的服务体系，家用制氧机也逐步得到患者的认可和普及。应用LTOT的指征一般是呼吸衰竭稳定 3～4 周，$PaO_2 \leqslant 7.3$ kPa（55 mmHg），或 PaO_2 7.3～7.9 kPa（55～59 mmHg）伴有肺动脉高压、肺心病、红细胞增多症或严重的夜间低氧血症等，但对继续吸烟的患者，一般不做LTOT。吸氧持续时间不应少于 15 小时/日，包括睡眠时间，通常采用经鼻导管吸氧，流量 1.5～2.5 L/min。

营养支持：COPD患者通常伴有营养不良，营养不良是气流受限的独立预计因素，可加重COPD，增加病死率，导致健康状况恶化和呼吸衰竭。体重小于理想体重的 90%者需调整饮食，加强营养，特别是小于 80%者应采取积极的营养支持治疗。然而，由于COPD营养不良的形成机制仍不十分清楚，因此，如何制订适当的营养支持方案尚无一致意见，高蛋白、高脂肪、低碳水化合物的营养配比方案可能对COPD有益，尤其适宜于并发Ⅱ型呼吸衰竭的患者。

通气支持治疗：呼吸肌疲劳或伴有慢性呼吸衰竭的患者可考虑长期应用无创机械通气治疗。

（3）慢性阻塞性肺疾病急性加重期（AECOPD）的处理：AECOPD是指患者呼吸系统症状［呼吸困难、咳嗽和/或咳痰］急性恶化，超出日常变异的基线水平，以致患者需要寻求更多的医疗帮助，改变治疗药物。AECOPD严重时可导致患者死亡，应引起重视。稳定期处理合适、依从性好的患者，急性发作的严重程度和发作频率可明显降低。导致AECOPD的常见原因是病毒性上呼吸道感染和气管支气管感染。某些患者因为不遵医嘱自行减少规律吸入支气管扩张药和/或吸入激素的用量而导致症状加重，不能算作严格意义上的AECOPD，此时，只需调整吸入药物的剂量。AECOPD的治疗目标是减轻当前急性加重的临床表现，预防以后急性加重发生。

AECOPD的评估主要包括病史和体征两个方面。①病史：急性加重或新症状出现的时间，以气流受限判断的COPD严重程度，稳定期的治疗方案，既往加重次数和应用机械通气的资料，并发症情况。②体征：呼吸运动（辅助呼吸肌参与、胸壁矛盾运动），发绀，外周水肿，血流动力学状况与精神状态。根据病史和体征，结合胸部影像学、血气分析和其他实验室检查结果大致判断病情严重程度，决定患者院外治疗或住院治疗及是否需要入住重症监护病房（ICU）。

AECOPD的治疗药物主要有支气管扩张药、全身糖皮质激素和抗菌药物三大类。发生 AE-

COPD 时,可适当增加吸入短效支气管扩张药的剂量和/或用药次数,应考虑联合应用短效 β_2 受体激动剂和抗胆碱能药物,对于较严重的患者雾化吸入与 MDI 和 DPI 等吸入装置相比可能是更好的选择,也可加用口服茶碱、口服 β_2 受体激动剂,但需注意不良反应。通常需要口服或静脉使用糖皮质激素,推荐口服泼尼松 30~40 mg/d,使用 10~14 天,或静脉使用甲泼尼龙 40 mg/d,3~5 天后改口服。雾化吸入布地奈德的全身不良反应相对较少。对于咯脓性痰同时伴有呼吸困难和/或痰量增加的患者需酌情予以抗菌药物治疗,痰液增多者适当予以祛痰药物治疗。选择抗菌药物时应参考当地细菌耐药情况,治疗疗程应避免过长,建议为 5~7 天。

氧疗是 AECOPD 患者的重要治疗措施,一般采用低流量给氧,以维持患者的氧饱和度维持在 88%~92% 为宜。大量临床研究证实,合理使用无创机械通气可改善缺氧和 CO_2 潴留,缓解呼吸肌疲劳,降低呼吸频率和减轻呼吸困难程度,从而缩短住院时间,降低插管与死亡风险。对于无创机械通气不能耐受、治疗失败或有无创机械通气禁忌证的患者应积极采取有创机械通气。在进行氧疗和机械通气时,应监测动脉血气。

在处理 AECOPD 患者时,还需注意水电解质与酸碱平衡,维持血流动力学稳定,酌情抗凝、营养支持及治疗并发症。

(4)治疗并发症:COPD 患者无论病情轻重,无论处于稳定期还是急性加重期,均可以有并发症。存在并发症无需改变 COPD 的治疗。

心血管疾病是 COPD 的最主要并发症,包括缺血性心脏病、心力衰竭、心房颤动和高血压。缺血性心脏病在 COPD 患者的诊断常常不足,心力衰竭与 COPD 的鉴别诊断有时十分困难,且两者可互相影响导致病情加重。COPD 合并的心血管疾病应按照相应疾病的治疗原则或指南进行治疗。长期以来对 COPD 患者使用 β 受体阻滞剂持谨慎或反对的态度,目前认为,在 COPD 患者中应用心脏选择性的 β_1 受体阻滞剂(如比索洛尔)是安全的,如果合并的心血管疾病有应用指征且益处大于潜在风险,即使重症的 COPD 患者也可使用 β_1 受体阻滞剂,但应避免高剂量使用。

吸入 β_2 受体激动剂可增加心力衰竭患者住院和死亡的风险,应用于重症心力衰竭患者时需密切随访、监测。心房颤动患者慎用大剂量 β_2 受体激动剂,可致心率难以控制。

COPD 还常伴有骨质疏松、焦虑和抑郁、肺癌、感染、代谢综合征和糖尿病等并发症,须给予相应的治疗。

(杨明燕)

第九章

消化内科疾病的诊疗

第一节 消化性溃疡

消化性溃疡主要指发生在胃和十二指肠的慢性溃疡,即胃溃疡(GU)和十二指肠溃疡(DU),因溃疡形成与胃酸/胃蛋白酶的消化作用有关而得名。溃疡的黏膜缺损超过黏膜肌层,不同于糜烂。

一、流行病学

消化性溃疡是全球性常见病。西方国家资料显示,自 20 世纪 50 年代以后,消化性溃疡发病率呈下降趋势。我国临床统计资料提示,消化性溃疡患病率在近十多年来也开始呈下降趋势。本病可发生于任何年龄,但中年最为常见,DU 多见于青壮年,而 GU 多见于中老年,后者发病高峰比前者约迟 10 年。男性患病比女性较多。临床上,DU 比 GU 为多见,两者之比为(2~3):1,但有地区差异,在胃癌高发区 GU 所占的比例有所增加。

二、病因和发病机制

在正常生理情况下,胃十二指肠黏膜经常接触有强侵蚀力的胃酸和在酸性环境下被激活、能水解蛋白质的胃蛋白酶。此外,还经常受摄入的各种有害物质的侵袭,但却能抵御这些侵袭因素的损害,维持黏膜的完整性,这是因为胃十二指肠黏膜具有一系列防御和修复机制。目前认为,胃十二指肠黏膜的这一完善而有效的防御和修复机制,足以抵抗胃酸/胃蛋白酶的侵蚀。一般而言,只有当某些因素损害了这一机制才可能发生胃酸/胃蛋白酶侵蚀黏膜而导致溃疡形成。近年的研究已经明确,幽门螺杆菌和非甾体抗炎药是损害胃十二指肠黏膜屏障从而导致消化性溃疡发病的最常见病因。少见的特殊情况,当过度胃酸分泌远远超过黏膜的防御和修复作用也可能导致消化性溃疡发生。现将这些病因及其导致溃疡发生的机制分述如下。

(一)幽门螺杆菌

确认幽门螺杆菌为消化性溃疡的重要病因主要基于两方面的证据:①消化性溃疡患者的幽门螺杆菌检出率显著高于对照组的普通人群,在 DU 的检出率约为 90%、GU 为 70%~80%(幽门螺杆菌阴性的消化性溃疡患者往往能找到 NSAIDs 服用史等其他原因);②大量临床研究肯定,成功根除幽门螺杆菌后溃疡复发率明显下降,用常规抑酸治疗后愈合的溃疡年复发率为50%～70%,而根除幽门螺杆菌可使溃疡复发率降至5%以下,这就表明去除病因后消化性溃疡可获治愈。至于何以在感染幽门螺杆菌的人群中仅有少部分人(约15%)发生消化性溃疡,一般认为,这是幽门螺杆菌、宿主和环境因素三者相互作用的不同结果。

幽门螺杆菌感染导致消化性溃疡发病的确切机制尚未阐明。目前比较普遍接受的一种假说试图将幽门螺杆菌、宿主和环境3个因素在DU发病中的作用统一起来。该假说认为,胆酸对幽门螺杆菌生长具有强烈的抑制作用,因此正常情况下幽门螺杆菌无法在十二指肠生存,十二指肠球部酸负荷增加是DU发病的重要环节,因为酸可使结合胆酸沉淀,从而有利于幽门螺杆菌在十二指肠球部生长。幽门螺杆菌只能在胃上皮组织定植,因此在十二指肠球部存活的幽门螺杆菌只有当十二指肠球部发生胃上皮化生才能定植下来,而据认为十二指肠球部的胃上皮化生是十二指肠对酸负荷的一种代偿反应。十二指肠球部酸负荷增加的原因,一方面与幽门螺杆菌感染引起慢性胃窦炎有关,幽门螺杆菌感染直接或间接作用于胃窦D、G细胞,削弱了胃酸分泌的负反馈调节,从而导致餐后胃酸分泌增加;另一方面,吸烟、应激和遗传等因素均与胃酸分泌增加有关。定植在十二指肠球部的幽门螺杆菌引起十二指肠炎症,炎症削弱了十二指肠黏膜的防御和修复功能,在胃酸/胃蛋白酶的侵蚀下最终导致DU发生。十二指肠炎症同时导致十二指肠黏膜分泌碳酸氢盐减少,间接增加十二指肠的酸负荷,进一步促进DU的发生和发展过程。

对幽门螺杆菌引起GU的发病机制研究较少,一般认为是幽门螺杆菌感染引起的胃黏膜炎症削弱了胃黏膜的屏障功能,胃溃疡好发于非泌酸区与泌酸区交界处的非泌酸区侧,反映了胃酸对屏障受损的胃黏膜的侵蚀作用。

(二)非甾体抗炎药(NSAIDs)

NSAIDs是引起消化性溃疡的另一个常见病因。大量研究资料显示,服用NSAIDs患者发生消化性溃疡及其并发症的危险性显著高于普通人群。临床研究报道,在长期服用NSAIDs患者中10%～25%可发现胃或十二指肠溃疡,有1%～4%的患者发生出血、穿孔等溃疡并发症。NSAIDs引起的溃疡以GU较DU多见。溃疡形成及其并发症发生的危险性除与服用NSAIDs种类、剂量、疗程有关外,尚与高龄、同时服用抗凝血药、糖皮质激素等因素有关。

NSAIDs通过削弱黏膜的防御和修复功能而导致消化性溃疡发病,损害作用包括局部作用和系统作用两方面,系统作用是主要致溃疡机制,主要是通过抑制环加氧酶(COX)而起作用。COX是花生四烯酸合成前列腺素的关键限速酶,COX有两种异构体,即结构型COX-1和诱生型COX-2。COX-1在组织细胞中恒量表达,催化生理性前列腺素合成而参与机体生理功能调节;COX-2主要在病理情况下由炎症刺激诱导产生,促进炎症部位前列腺素的合成。传统的NSAIDs如阿司匹林、吲哚美辛等旨在抑制COX-2而减轻炎症反应,但特异性差,同时抑制了COX-1,导致胃肠黏膜生理性前列腺素E合成不足。后者通过增加黏液和碳酸氢盐分泌、促进黏膜血流增加、细胞保护等作用在维持黏膜防御和修复功能中起重要作用。

NSAIDs和幽门螺杆菌是引起消化性溃疡发病的两个独立因素,至于两者是否有协同作用则尚无定论。

(三)胃酸/胃蛋白酶

消化性溃疡的最终形成是由于胃酸/胃蛋白酶对黏膜自身消化所致。因胃蛋白酶活性是pH依赖性的,在pH>4时便失去活性,因此,在探讨消化性溃疡发病机制和治疗措施时主要考虑胃酸。无酸情况下罕有溃疡发生及抑制胃酸分泌药物能促进溃疡愈合的事实均确证胃酸在溃疡形成过程中的决定性作用,是溃疡形成的直接原因。胃酸的这一损害作用一般只有在正常黏膜防御和修复功能遭受破坏时才能发生。

DU 患者中约有 1/3 存在五肽胃泌素刺激的最大酸排量(MAO)增高,其余患者 MAO 多在正常高值,DU 患者胃酸分泌增高的可能因素及其在 DU 发病中的间接及直接作用已如前述。GU 患者基础酸排量(BAO)及 MAO 多属正常或偏低。对此,可能解释为 GU 患者多伴多灶萎缩性胃炎,因而胃体壁细胞泌酸功能已受影响,而 DU 患者多为慢性胃窦炎,胃体黏膜未受损或受损轻微因而仍能保持旺盛的泌酸能力。少见的特殊情况如胃泌素瘤患者,极度增加的胃酸分泌的攻击作用远远超过黏膜的防御作用,而成为溃疡形成的起始因素。近年来,非幽门螺杆菌、非 NSAIDs(也非胃泌素瘤)相关的消化性溃疡报道有所增加,这类患者病因未明,是否与高酸分泌有关尚有待研究。

(四)其他因素

下列因素与消化性溃疡发病有不同程度的关系。

1.吸烟

吸烟者消化性溃疡发生率比不吸烟者高,吸烟影响溃疡愈合和促进溃疡复发。吸烟影响溃疡形成和愈合的确切机制未明,可能与吸烟增加胃酸分泌、减少十二指肠及胰腺碳酸氢盐分泌、影响胃十二指肠协调运动、黏膜损害性氧自由基增加等因素有关。

2.遗传

遗传因素曾一度被认为是消化性溃疡发病的重要因素,但随着幽门螺杆菌在消化性溃疡发病中的重要作用得到认识,遗传因素的重要性受到挑战。例如,消化性溃疡的家族史可能是幽门螺杆菌感染的"家庭聚集"现象;O 型血胃上皮细胞表面表达更多黏附受体而有利于幽门螺杆菌定植。因此,遗传因素的作用尚有待进一步研究。

3.情绪应激

急性应激可引起应激性溃疡已是共识。但在慢性溃疡患者,情绪应激和心理障碍的致病作用却无定论。临床观察发现长期精神紧张、过劳,确实易使溃疡发作或加重,但这多在慢性溃疡已经存在时发生,因此情绪应激可能主要起诱因作用,可能通过神经内分泌途径影响胃十二指肠分泌、运动和黏膜血流的调节。

4.胃十二指肠运动异常

研究发现部分 DU 患者胃排空增快,这可使十二指肠球部酸负荷增大;部分 GU 患者有胃排空延迟,这可增加十二指肠液反流入胃,加重胃黏膜屏障损害。但目前认为,胃肠运动障碍不大可能是原发病因,但可加重幽门螺杆菌或 NSAIDs 对黏膜的损害。

概言之,消化性溃疡是一种多因素疾病,其中幽门螺杆菌感染和服用 NSAIDs 是已知的主要病因,溃疡发生是黏膜侵袭因素和防御因素失平衡的结果,胃酸在溃疡形成中起关键作用。

三、病理

DU 发生在球部,前壁比较常见;GU 多在胃角和胃窦小弯。组织学上,GU 大多发生在幽门腺区(胃窦)与泌酸腺区(胃体)交界处的幽门腺区一侧。幽门腺区黏膜可随年龄增长而扩大[假幽门腺化生和/或肠化生],使其与泌酸腺区之交界线上移,故老年患者 GU 的部位多较高。溃疡一般为单个,也可多个,呈圆形或椭圆形。DU 直径多<10 mm,GU 要比 DU 稍大。也可见到直径>2 cm 的巨大溃疡。溃疡边缘光整、底部洁净,由肉芽组织构成,上面覆盖有灰白色或灰黄色纤维渗出物。活动性溃疡周围黏膜常有炎症水肿。溃疡浅者累及黏膜肌层,深者达肌层甚至浆膜层,溃破血管时引起出血,穿破浆膜层时引起穿孔。溃疡愈合时周围黏膜炎症、水肿消退,边缘上皮细胞增生覆盖溃疡面,其下的肉芽组织纤维转化,变为瘢痕,瘢痕收缩使周围黏膜皱襞向其集中。

四、临床表现

上腹痛是消化性溃疡的主要症状,但部分患者可无症状或症状较轻以致不为患者所注意,而以出血、穿孔等并发症为首发症状。典型的消化性溃疡有如下临床特点:①慢性过程,病史可达数年至数十年;②周期性发作,发作与自发缓解相交替,发作期可为数周或数月,缓解期也长短不一,短者数周、长者数年;发作常有季节性,多在秋冬或冬春之交发病,可因精神情绪不良或过劳而诱发;③发作时上腹痛呈节律性,表现为空腹痛即餐后 2~4 小时或/及午夜痛,腹痛多为进食或服用抗酸药所缓解,典型节律性表现在 DU 多见。

(一)症状

上腹痛为主要症状,性质多为灼痛,也可为钝痛、胀痛、剧痛或饥饿样不适感。多位于中上腹,可偏右或偏左。一般为轻至中度持续性痛。疼痛常有典型的节律性如上述。腹痛多在进食或服用抗酸药后缓解。

部分患者无上述典型表现的疼痛,而仅表现为无规律性的上腹隐痛或不适。具或不具典型疼痛者均可伴有反酸、嗳气、上腹胀等症状。

(二)体征

溃疡活动时上腹部可有局限性轻压痛,缓解期无明显体征。

五、特殊类型的消化性溃疡

(一)复合溃疡

复合溃疡指胃和十二指肠同时发生的溃疡。DU 往往先于 GU 出现。幽门梗阻发生率较高。

(二)幽门管溃疡

幽门管位于胃远端,与十二指肠交界,长约 2 cm。幽门管溃疡与 DU 相似,胃酸分泌一般较高。幽门管溃疡上腹痛的节律性不明显,对药物治疗反应较差,呕吐较多见,较易发生幽门梗阻、出血和穿孔等并发症。

(三)球后溃疡

DU 大多发生在十二指肠球部,发生在球部远段十二指肠的溃疡称球后溃疡。多发生在十二指肠乳头的近端。具 DU 的临床特点,但午夜痛及背部放射痛多见,对药物治疗反应较差,较易并发出血。

(四)巨大溃疡

巨大溃疡指直径>2 cm 的溃疡。对药物治疗反应较差、愈合时间较慢,易发生慢性穿透或穿孔。胃的巨大溃疡注意与恶性溃疡鉴别。

(五)老年人消化性溃疡

近年,老年人发生消化性溃疡的报道增多。临床表现多不典型,GU 多位于胃体上部甚至胃底部,溃疡常较大,易误诊为胃癌。

(六)无症状性溃疡

约15%消化性溃疡患者可无症状,而以出血、穿孔等并发症为首发症状。可见于任何年龄,以老年人较多见;NSAIDs引起的溃疡近半数无症状。

六、实验室和其他检查

(一)胃镜检查

胃镜检查是确诊消化性溃疡首选的检查方法。胃镜检查不仅可对胃十二指肠黏膜直接观察、摄像,还可在直视下取活组织作病理学检查及幽门螺杆菌检测,因此胃镜检查对消化性溃疡的诊断及胃良、恶性溃疡鉴别诊断的准确性高于X线钡餐检查。例如,在溃疡较小或较浅时钡餐检查有可能漏诊;钡餐检查发现十二指肠球部畸形可有多种解释;活动性上消化道出血是钡餐检查的禁忌证;胃的良、恶性溃疡鉴别必须由活组织检查来确定。

内镜下消化性溃疡多呈圆形或椭圆形,也有呈线形,边缘光整,底部覆有灰黄色或灰白色渗出物,周围黏膜可有充血、水肿,可见皱襞向溃疡集中。内镜下溃疡可分为活动期(A)、愈合期(H)和瘢痕期(S)3个病期,其中每个病期又可分为1和2两个阶段。

(二)X线钡餐检查

X线钡餐检查适用于对胃镜检查有禁忌或不愿接受胃镜检查者。溃疡的X线征象有直接和间接两种:龛影是直接征象,对溃疡有确诊价值;局部压痛、十二指肠球部激惹和球部畸形、胃大弯侧痉挛性切迹均为间接征象,仅提示可能有溃疡。

(三)幽门螺杆菌检测

幽门螺杆菌检测应列为消化性溃疡诊断的常规检查项目,因为有无幽门螺杆菌感染决定治疗方案的选择。检测方法分为侵入性和非侵入性两大类。前者需通过胃镜检查取胃黏膜活组织进行检测,主要包括快呋塞米素酶试验、组织学检查和幽门螺杆菌培养;后者主要有^{13}C或^{14}C尿素呼气试验、粪便幽门螺杆菌抗原检测及血清学检查(定性检测血清抗幽门螺杆菌IgG抗体)。

快呋塞米素酶试验是侵入性检查的首选方法,操作简便、费用低。组织学检查可直接观察幽门螺杆菌,与快呋塞米素酶试验结合,可提高诊断准确率。幽门螺杆菌培养技术要求高,主要用于科研。^{13}C或^{14}C尿素呼气试验检测幽门螺杆菌敏感性及特异性高而无须胃镜检查,可作为根除治疗后复查的首选方法。

应注意,近期应用抗生素、质子泵抑制剂、铋剂等药物,因有暂时抑制幽门螺杆菌作用,会使上述检查(血清学检查除外)呈假阴性。

(四)胃液分析和血清胃泌素测定

胃液分析和血清胃泌素测定一般仅在疑有胃泌素瘤时做鉴别诊断之用。

七、诊断和鉴别诊断

慢性病程、周期性发作的节律性上腹疼痛,且上腹痛可为进食或抗酸药所缓解的临床表现是诊断消化性溃疡的重要临床线索。但应注意,一方面有典型溃疡样上腹痛症状者不一定是消化性溃疡,另一方面部分消化性溃疡患者症状可不典型甚至无症状。因此,单纯依靠病史难以做出可靠诊断。确诊有赖胃镜检查。X线钡餐检查发现龛影也有确诊价值。

鉴别诊断本病主要临床表现为慢性上腹痛,当仅有病史和体检资料时,需与其他有上腹痛症状的疾病如肝、胆、胰、肠疾病和胃的其他疾病相鉴别。功能性消化不良临床常见且临床表现与消化性溃疡相似,应注意鉴别。如做胃镜检查,可确定有无胃十二指肠溃疡存在。

胃镜检查如见胃十二指肠溃疡,应注意与引起胃十二指肠溃疡的少见特殊病因或以溃疡为主要表现的胃十二指肠肿瘤鉴别。其中,与胃癌、胃泌素瘤的鉴别要点如下。

(一)胃癌

内镜或 X 线检查见到胃的溃疡,必须进行良性溃疡(胃溃疡)与恶性溃疡(胃癌)的鉴别。Ⅲ型(溃疡型)早期胃癌单凭内镜所见与良性溃疡鉴别有困难,放大内镜和染色内镜对鉴别有帮助,但最终必须依靠直视下取活组织检查鉴别。恶性溃疡的内镜特点:①溃疡形状不规则,一般较大;②底凹凸不平、苔污秽;③边缘呈结节状隆起;④周围皱襞中断;⑤胃壁僵硬、蠕动减弱(X 线钡餐检查也可见上述相应的 X 线征)。活组织检查可以确诊,但必须强调,对于怀疑胃癌而一次活检阴性者,必须在短期内复查胃镜进行再次活检;即使内镜下诊断为良性溃疡且活检阴性,仍有漏诊胃癌的可能,因此对初诊为胃溃疡者,必须在完成正规治疗的疗程后进行胃镜复查,胃镜复查溃疡缩小或愈合不是鉴别良、恶性溃疡的最终依据,必须重复活检加以证实。

(二)胃泌素瘤

胃泌素瘤也称 Zollinger-Ellison 综合征,是胰腺非 β 细胞瘤分泌大量胃泌素所致。肿瘤往往很小(直径<1 cm),生长缓慢,半数为恶性。大量胃泌素可刺激壁细胞增生,分泌大量胃酸,使上消化道经常处于高酸环境,导致胃十二指肠球部和不典型部位(十二指肠降段、横段,甚或空肠近端)发生多发性溃疡。胃泌素瘤与普通消化性溃疡的鉴别要点是该病溃疡发生于不典型部位,具难治性特点,有过高胃酸分泌(BAO 和 MAO 均明显升高,且 BAO/MAO>60%)及高空腹血清胃泌素(>200 pg/mL,常>500 pg/mL)。

八、并发症

(一)出血

溃疡侵蚀周围血管可引起出血。出血是消化性溃疡最常见的并发症,也是上消化道大出血最常见的病因(约占所有病因的 50%)。

(二)穿孔

溃疡病灶向深部发展穿透浆膜层则并发穿孔。溃疡穿孔临床上可分为急性、亚急性和慢性 3 种类型,以第一种常见。急性穿孔的溃疡常位于十二指肠前壁或胃前壁,发生穿孔后胃肠的内容物漏入腹腔而引起急性腹膜炎。十二指肠或胃后壁的溃疡深至浆膜层时已与邻近的组织或器官发生粘连,穿孔时胃肠内容物不流入腹腔,称为慢性穿孔,又称为穿透性溃疡。这种穿透性溃疡改变了腹痛规律,变得顽固而持续,疼痛常放射至背部。邻近后壁的穿孔或游离穿孔较小,只引起局限性腹膜炎时称亚急性穿孔,症状较急性穿孔轻而体征较局限,且易漏诊。

(三)幽门梗阻

幽门梗阻主要是由 DU 或幽门管溃疡引起。溃疡急性发作时可因炎症水肿和幽门部痉挛而引起暂时性梗阻,可随炎症的好转而缓解;慢性梗阻主要由于瘢痕收缩而呈持久性。幽门梗阻临床表现为餐后上腹饱胀、上腹疼痛加重,伴有恶心、呕吐,大量呕吐后症状可以改善,呕吐物含发酵酸性宿食。严重呕吐可致失水和低氯低钾性碱中毒。可发生营养不良和体重减轻。体检可见胃型和胃蠕动波,清晨空腹时检查胃内有振水声。进一步做胃镜或 X 线钡剂检查可确诊。

(四)癌变

少数 GU 可发生癌变,DU 则否。GU 癌变发生于溃疡边缘,据报道癌变率在 1% 左右。长期慢性GU病史、年龄在45岁以上、溃疡顽固不愈者应提高警惕。对可疑癌变者,在胃镜下取多点活检做病理检查;在积极治疗后复查胃镜,直到溃疡完全愈合;必要时定期随访复查。

九、治疗

治疗的目的是消除病因、缓解症状、愈合溃疡、防止复发和防治并发症。针对病因的治疗如根除幽门螺杆菌,有可能彻底治愈溃疡病,是近年消化性溃疡治疗的一大进展。

(一)一般治疗

生活要有规律,避免过度劳累和精神紧张。注意饮食规律,戒烟、酒。服用NSAIDs者尽可能停用,即使未用也要告诫患者今后慎用。

(二)治疗消化性溃疡的药物及其应用

治疗消化性溃疡的药物可分为抑制胃酸分泌的药物和保护胃黏膜的药物两大类,主要起缓解症状和促进溃疡愈合的作用,常与根除幽门螺杆菌治疗配合使用。现就这些药物的作用机制及临床应用分别简述如下。

1.抑制胃酸药物

溃疡的愈合与抑酸治疗的强度和时间成正比。抗酸药具中和胃酸作用,可迅速缓解疼痛症状,但一般剂量难以促进溃疡愈合,故目前多作为加强止痛的辅助治疗。H_2受体拮抗剂(H_2RA)可抑制基础及刺激的胃酸分泌,以前一作用为主,而后一作用不如PPI充分。使用推荐剂量各种H_2RA溃疡愈合率相近,不良反应发生率均低。西咪替丁可通过血-脑屏障,偶有精神异常不良反应;与雄激素受体结合而影响性功能;经肝细胞色素P_{450}代谢而延长华法林、苯妥英钠、茶碱等药物的肝内代谢。雷尼替丁、法莫替丁和尼扎替丁上述不良反应较少。已证明H_2RA全天剂量于睡前顿服的疗效与每天2次分服相仿。由于该类药物价格较PPI便宜,临床上特别适用于根除幽门螺杆菌疗程完成后的后续治疗及某些情况下预防溃疡复发的长程维持治疗。质子泵抑制剂(PPI)作用于壁细胞胃酸分泌终末步骤中的关键酶H^+/K^+-ATP酶,使其不可逆失活,因此抑酸作用比H_2RA更强且作用持久。与H_2RA相比,PPI促进溃疡愈合的速度较快、溃疡愈合率较高,因此特别适用于难治性溃疡或NSAIDs溃疡患者不能停用NSAIDs时的治疗。对根除幽门螺杆菌治疗,PPI与抗生素的协同作用较H_2RA好,因此是根除幽门螺杆菌治疗方案中最常用的基础药物。使用推荐剂量的各种PPI,对消化性溃疡的疗效相仿,不良反应均少。

2.保护胃黏膜药物

硫糖铝和胶体铋目前已少用作治疗消化性溃疡的一线药物。枸橼酸铋钾(胶体次枸橼酸铋)因兼有较强抑制幽门螺杆菌作用,可作为根除幽门螺杆菌联合治疗方案的组分,但要注意此药不能长期服用,因会过量蓄积而引起神经毒性。米索前列醇具有抑制胃酸分泌、增加胃十二指肠黏膜的黏液及碳酸氢盐分泌和增加黏膜血流等作用,主要用于NSAIDs溃疡的预防,腹泻是常见不良反应,因会引起子宫收缩,故孕妇忌服。

(三)根除幽门螺杆菌治疗

对幽门螺杆菌感染引起的消化性溃疡,根除幽门螺杆菌不但可促进溃疡愈合,而且可预防溃疡复发,从而彻底治愈溃疡。因此,凡有幽门螺杆菌感染的消化性溃疡,无论初发或复发、活动或静止、有无并发症,均应予以根除幽门螺杆菌治疗。

1.根除幽门螺杆菌的治疗方案

已证明在体内具有杀灭幽门螺杆菌作用的抗生素有克拉霉素、阿莫西林、甲硝唑（或替硝唑）、四环素、呋喃唑酮、某些喹诺酮类如左氧氟沙星等。PPI及胶体铋体内能抑制幽门螺杆菌，与上述抗生素有协同杀菌作用。目前尚无单一药物可有效根除幽门螺杆菌，因此必须联合用药。应选择幽门螺杆菌根除率高的治疗方案力求一次根除成功。研究证明以PPI或胶体铋为基础加上两种抗生素的三联治疗方案有较高根除率。这些方案中，以PPI为基础的方案所含PPI能通过抑制胃酸分泌提高口服抗生素的抗菌活性从而提高根除率，再者PPI本身具有快速缓解症状和促进溃疡愈合作用，因此是临床中最常用的方案。而其中，又以PPI加克拉霉素再加阿莫西林或甲硝唑的方案根除率最高。幽门螺杆菌根除失败的主要原因是患者的服药依从性问题和幽门螺杆菌对治疗方案中抗生素的耐药性。因此，在选择治疗方案时要了解所在地区的耐药情况，近年世界不少国家和我国一些地区幽门螺杆菌对甲硝唑和克拉霉素的耐药率在增加，应引起注意。呋喃唑酮（200 mg/d，分2次）耐药性少见、价廉，国内报道用呋喃唑酮代替克拉霉素或甲硝唑的三联疗法也可取得较高的根除率，但要注意呋喃唑酮引起的周围神经炎和溶血性贫血等不良反应。治疗失败后地再治疗比较困难，可换用另外两种抗生素（阿莫西林原发和继发耐药均极少见，可以不换）如PPI加左氧氟沙星（500 mg/d，每天1次）和阿莫西林，或采用PPI和胶体铋合用再加四环素（1 500 mg/d，每天2次）和甲硝唑的四联疗法。

2.根除幽门螺杆菌治疗结束后的抗溃疡治疗

在根除幽门螺杆菌疗程结束后，继续给予一个常规疗程的抗溃疡治疗（如DU患者予PPI常规剂量，每天1次，总疗程2～4周，或H$_2$RA常规剂量、疗程4～6周；GU患者PPI常规剂量、每天1次、总疗程4～6周，或H$_2$RA常规剂量、疗程6～8周）是最理想的。这在有并发症或溃疡面积大的患者尤为必要，但对无并发症且根除治疗结束时症状已得到完全缓解者，也可考虑停药以节省药物费用。

3.根除幽门螺杆菌治疗后复查

治疗后应常规复查幽门螺杆菌是否已被根除，复查应在根除幽门螺杆菌治疗结束至少4周后进行，且在检查前停用PPI或铋剂2周，否则会出现假阴性。可采用非侵入性的^{13}C或^{14}C尿素呼气试验，也可通过胃镜在检查溃疡是否愈合的同时取活检做尿素酶和/或组织学检查。对未排除胃恶性溃疡或有并发症的消化性溃疡应常规进行胃镜复查。

（四）NSAIDs溃疡的治疗、复发预防及初始预防

对服用NSAIDs后出现的溃疡，如情况允许应立即停用NSAIDs，如病情不允许可换用对黏膜损伤少的NSAIDs如特异性COX-2抑制剂（如塞来昔布）。对停用NSAIDs者，可予常规剂量常规疗程的H$_2$RA或PPI治疗；对不能停用NSAIDs者，应选用PPI治疗（H$_2$RA疗效差）。因幽门螺杆菌和NSAIDs是引起溃疡的两个独立因素，因此应同时检测幽门螺杆菌，如有幽门螺杆菌感染应同时根除幽门螺杆菌。溃疡愈合后，如不能停用NSAIDs，无论幽门螺杆菌阳性还是阴性都必须继续PPI或米索前列醇长程维持治疗以预防溃疡复发。对初始使用NSAIDs的患者是否应常规给药预防溃疡的发生仍有争论。已明确的是，对于发生NSAIDs溃疡并发症的高危患者，如既往有溃疡病史、高龄、同时应用抗凝血药（包括低剂量的阿司匹林）或糖皮质激素者，应常规予抗溃疡药物预防，目前认为PPI或米索前列醇预防效果较好。

（五）溃疡复发的预防

有效根除幽门螺杆菌及彻底停服NSAIDs，可消除消化性溃疡的两大常见病因，因而能大大减少溃疡复发。对溃疡复发同时伴有幽门螺杆菌感染复发(再感染或复燃)者,可予根除幽门螺杆菌再治疗。下列情况则需用长程维持治疗来预防溃疡复发:①不能停用 NSAIDs 的溃疡患者,无论幽门螺杆菌阳性还是阴性(如前述);②幽门螺杆菌相关溃疡,幽门螺杆菌感染未能被根除;③幽门螺杆菌阴性的溃疡(非幽门螺杆菌、非 NSAIDs 溃疡);④幽门螺杆菌相关溃疡,幽门螺杆菌虽已被根除,但曾有严重并发症的高龄或有严重伴随病患者。长程维持治疗一般以 H_2RA 或 PPI 常规剂量的半量维持,而 NSAIDs 溃疡复发的预防多用 PPI 或米索前列醇,已如前述。

(六)外科手术指征

由于内科治疗的进展,目前外科手术主要限于少数有并发症者,包括以下几种:①大量出血经内科治疗无效;②急性穿孔;③瘢痕性幽门梗阻;④胃溃疡癌变;⑤严格内科治疗无效的顽固性溃疡。

十、预后

由于内科有效治疗的发展,预后远较过去为佳,病死率显著下降。死亡主要见于高龄患者,死亡的主要原因是并发症,特别是大出血和急性穿孔。

(赵　珉)

第二节　胃食管反流病

一、概说

胃食管反流病(GERD)是指胃内容物反流入食管,引起不适症状和/或并发症的一种疾病。如酸(碱)反流导致的食管黏膜破损称为反流性食管炎(RE)。常见症状有胸骨后疼痛或烧灼感、反酸、胃灼热、恶心、呕吐、咽下困难,甚至吐血等。

本病经常和慢性胃炎,消化性溃疡或食管裂孔疝等病并存,但也可单独存在。广义上讲,凡能引起胃食管反流的情况,如进行性系统性硬化症、妊娠呕吐及任何原因引起的呕吐,或长期放置胃管、三腔管等,均可导致胃食管反流,引起继发性反流性食管炎。长期反复不愈的食管炎可致食管瘢痕形成、食管狭窄,或裂孔疝、慢性局限性穿透性溃疡,甚至发生癌变。

2006 年中国胃食管反流病共识意见中提出 GERD 可分为非糜烂性反流病(NERD)、糜烂性食管炎(EE)和 Barrett 食管(BE)三种类型,也可称为 GERD 相关疾病。有人认为 GERD 的三种类型相对独立,相互之间不转化或很少转化,但有些学者则认为这三者之间可能有一定相关性。①NERD 是指存在反流相关的不适症状,但内镜下未见 BE 和食管黏膜破损。②EE 是指内镜下可见食管远端黏膜破损。③BE 是指食管远端的鳞状上皮被柱状上皮所取代。

在 GERD 的三种疾病形式中,NERD 最为常见,EE 可合并食管狭窄、溃疡和消化道出血,BE 有可能发展为食管腺癌。这三种疾病形式之间相互关联和进展的关系需作进一步研究。

蒙特利尔共识意见对 GERD 进行了分类,将 GERD 的表现分为食管综合征和食管外综合征,食管外综合征再分为明确相关和可能相关。食管综合征包括以下两种:①症状综合征:典型反流综合征,反流性胸痛综合征。②伴食管破损的综合征:反流性食管炎,反流性食管狭窄,Barrett食管,食管腺癌。食管外综合征包括以下两种:①明确相关的:反流性咳嗽综合征,反流性喉炎综合征,反流性哮喘综合征,反流性牙侵蚀综合征。②可能相关的:咽炎,鼻窦炎,特发性肺纤维化,复发性中耳炎。广泛使用GERD蒙特利尔定义中公认的名词将会使GERD的研究更加全球化。

在正常情况下,食管下端与胃交界线上3~5 cm,有一高压带(LES)构成一个压力屏障,能防止胃内容物反流入食管。当食管下端括约肌关闭不全时,或食管黏膜防御功能破坏时,不能防止胃十二指肠内容物反流到食管,以致胃酸、胃蛋白酶、胆盐和胰酶等损伤食管黏膜,均可促使发生胃食管反流病。其中尤以LES功能失调引起的反流性食管炎为主要机制。

二、诊断

(一)临床表现

本病初起,可不出现症状,但有胃食管明显反流者,常出现下列自觉症状。

1.胸骨后烧灼感或疼痛

此为最早最常见的症状,表现为在胸骨后感到烧灼样不适,并向胸骨上切迹、肩胛部或颈部放射,在餐后1小时躺卧或增高腹内压时出现,严重者可使患者于夜间醒来,口服抗酸剂后迅速缓解,但一部分长期有反流症状的患者,也可伴有挤压性疼痛,与体位或进食无关,抗酸剂不能使之缓解,进酸性或热性液体时,则反使疼痛加重。

但胃灼热也可在食管运动障碍或心、胆囊及胃十二指肠疾病中出现,确诊仍有赖于其他客观检查。

2.胃、食管反流

胃、食管反流表现为酸性或苦味液体反流到口腔,偶尔有食物从胃反流到口内,若严重者夜间出现反酸,可将液体或食物吸入肺内,引起阵发性咳嗽、呼吸困难及非季节性哮喘等。

3.咽下困难

初期多因炎症而有咽下轻度疼痛和阻塞不顺之感觉,进而食管痉挛,多有间歇性咽下梗阻,后期食管狭窄则咽下困难,甚至有进食后不能咽下的间断反吐现象,严重患者可呈间歇性咽下困难,伴有咽下疼痛,此时,不一定有食管狭窄,可能为食管远端的运动功能障碍,继发食管痉挛所致。慢性患者由于持续的咽下困难,饮食减少,摄取营养不足,体重明显下降。

4.出血

严重的活动性炎症,由于黏膜糜烂出血,可出现大便隐血阳性,或吐出物带血,或引起轻度缺铁性贫血,饮酒后,出血更重。

5.消化道外症状

Delahuntg综合征即发生慢性咽炎,慢性声带炎和气管炎等综合征。这是由于胃食管的经常性反流,对咽部和声带产生损伤性炎症,引起咽部灼痛酸苦辣感觉;还可以并发Zenker憩室和"唇烧灼"综合征,即发生口腔黏膜糜烂和舌、唇、口腔的烧灼感;反流性食管炎还可导致反复发作的咳嗽、哮喘、夜间呼吸暂停、心绞痛样胸痛。

反流性食管炎出现症状的轻重,与反流量,伴发裂孔疝的大小及内镜所见的组织病变程度均无明显的正相关,而与反流物质和食管黏膜接触时间有密切关系。症状严重者,反流时食管pH在4.0以下,而且酸清除时间明显延长。

(二)辅助检查

1.上消化道内镜检查

上消化道内镜检查有助于确定有无反流性食管炎及有无并发症,如食管裂孔疝、食管炎性狭窄、食管癌等,结合病理活检有利于明确病变性质。但内镜下的食管炎不一定均有反流所致,还有其他病因如吞服药物、真菌感染、腐蚀剂等,需除外。一般来说,远端食管炎常常由反流引起。

2.钡餐检查

反流性食管炎患者的食管钡餐检查可显示下段食管黏膜皱襞增粗、不光滑,可见浅龛影或伴有狭窄等,食管蠕动可减弱。有时可显示食管裂孔疝,表现为贲门增宽,胃黏膜疝入食管内,尤其在头低位时,钡剂可向食管反流。卧位时如吞咽小剂量的硫酸钡,则显示多数 GERD 患者的食管体部和 LES 排钡延缓。一般来说,此项检查阳性率不高,有时难以判断病变性质。

3.食管 pH 监测

24 小时食管 pH 监测能详细显示酸反流、昼夜酸反流规律、酸反流与症状的关系及患者对治疗的反应,使治疗个体化。其对 EE 的阳性率＞80％,对 NERD 的阳性率为 50％～75％。此项检查虽能显示过多的酸反流,也是迄今为止公认的金标准,但也有假阴性。

4.食管测压

食管测压能显示 LESP 低下,一过性 LES 松弛情况。尤其是松弛后蠕动压低及食管蠕动收缩波幅低下或消失,这些正是胃食管反流的运动病理基础。在 GERD 的诊断中,食管测压除帮助食管 pH 电极定位、术前评估食管功能和预测手术外,还能预测抗反流治疗的疗效和是否需长期维持治疗。

5.食管胆汁反流监测

其方法是将光纤导管的探头放置 LES 上缘之上 5 cm 处,以分光光度法监测食管反流物内的胆红素含量,并将结果输回光电子系统。胆汁是十二指肠内容物的重要成分。其中含有的胆红素是胆汁中的主要的色素成分,在 453 nm 处有特殊的吸收高峰,可间接表明食管暴露于十二指肠内容物的情况。此项检查虽能间接反映十二指肠胃食管的反流情况,但有其局限性,一是胆红素不是唯一的有害物质,二是反流物中的黏液、食物颗粒、血红蛋白等的影响可出现假阳性的结果。

6.其他

对食管黏膜超微结构的研究可了解反流存在的病理生理学基础;无线食管 pH 测定可提供更长时间的酸反流检测;腔内阻抗技术的应用可监测所有反流事件,明确反流物的性质(气体、液体或气体液体混合物),与食管 pH 监测联合应用可明确反流物为酸性或非酸性及反流物与反流症状的关系。

三、临床诊断

(一)GERD 诊断

1.临床诊断

(1)有典型的胃灼热和反流症状,且无幽门梗阻或消化道梗阻的证据,临床上可考虑为 GERD。

(2)有食管外症状,又有反流症状,可考虑是反流相关或可能相关的食管外症状,如反流相关的咳嗽、哮喘。

（3）如仅有食管外症状，但无典型的胃灼热和反流症状，尚不能诊断为 GERD。宜进一步了解食管外症状发生的时间、与进餐和体位的关系及其他诱因。需注意有无重叠症状（如同时有 GERD 和肠易激综合征或功能性消化不良）、焦虑、抑郁状态、睡眠障碍等。

2.上消化道内镜检查

由于我国是胃癌、食管癌的高发国家，内镜检查已广泛开展，因此，对于拟诊患者一般先进行内镜检查，特别是症状发生频繁、程度严重，伴有报警征象，或有肿瘤家族史，或患者很希望内镜检查时。上消化道内镜检查有助于确定有无反流性食管炎及有无并发症，如食管裂孔疝、食管炎性狭窄及食管癌等；有助于 NERD 的诊断；先行内镜检查比先行诊断性治疗，能够有效地缩短诊断时间。对食管黏膜破损者，可按 1994 年洛杉矶会议提出的分级标准，将内镜下食管病变严重程度分为 A～D 级。A 级：食管黏膜有一个或几个＜5 mm 的黏膜损伤。B 级：同 A 级外，连续病变黏膜损伤＞5 mm。C 级：非环形的超过两个皱襞以上的黏膜融合性损伤（范围＜75％食管周径）。D 级：广泛黏膜损伤，病灶融合，损伤范围＞75％食管周径或全周性损伤。

3.诊断性治疗

对拟诊患者或疑有反流相关食管外症状的患者，尤其是上消化道内镜检查阴性时，可采用诊断性治疗。

质子泵抑制剂（PPI）诊断性治疗（PPI 试验）已被证实是行之有效的方法。建议服用标准剂量 PPI 一天 2 次，疗程为 1～2 周。服药后如症状明显改善，则支持酸相关 GERD 的诊断；如症状改善不明显，则可能有酸以外的因素参与或不支持诊断。

PPI 试验不仅有助于诊断 GERD，同时还启动了治疗。其本质在于 PPI 阳性与否充分强调了症状与酸之间的关系，是反流相关的检查。PPI 阴性有以下几种可能：①抑酸不充分；②存在酸以外因素诱发的症状；③症状不是反流引起的。

PPI 试验具有方便、可行、无创和敏感性高的优点，缺点是特异性较低。

（二）NERD 诊断

1.临床诊断

NERD 主要依赖症状学特点进行诊断，典型的症状为胃灼热和反流。患者以胃灼热症状为主诉时，如能排除可能引起胃灼热症状的其他疾病，且内镜检查未见食管黏膜破损，可做出 NERD 的诊断。

2.相关检查

内镜检查对 NERD 的诊断价值在于可排除 EE 或 BE 及其他上消化道疾病，如溃疡或胃癌。

3.诊断性治疗

PPI 试验是目前临床诊断 NERD 最为实用的方法。PPI 治疗后，胃灼热等典型反流症状消失或明显缓解提示症状与酸反流相关，如内镜检查无食管黏膜破损的证据，临床可诊断为 NERD。

（三）BE 诊断

1.临床诊断

BE 本身通常不引起症状，临床主要表现为 GERD 的症状，如胃灼热、反流、胸骨后疼痛、吞咽困难等。但约 25％的患者无 GERD 症状，因此在筛选 BE 时不应仅局限于有反流相关症状的人群，行常规胃镜检查时，对无反流症状的患者也应注意有无 BE 存在。

2.内镜诊断

BE的诊断主要根据内镜检查和食管黏膜活检结果。如内镜检查发现食管远端有明显的柱状上皮化生并得到病理学检查证实时,即可诊断为BE。按内镜下表现分型如下。①全周型:红色黏膜向食管延伸,累及全周,与胃黏膜无明显界限,游离缘距LES在3 cm以上。②岛型:齿状线1 cm以上出现斑片状红色黏膜。舌型:与齿状线相连,伸向食管呈火舌状。

按柱状上皮化生长度分为以下2种:①长段BE。上皮化生累及食管全周,且长度≥3 cm。②短段BE。柱状上皮化生未累及食管全周,或虽累及全周,但长度<3 cm。

内镜表现:①SCJ内镜标志,食管鳞状上皮表现为淡粉色光滑上皮,胃柱状上皮表现为橘红色,鳞、柱状上皮交界处构成的齿状Z线,即为SCJ。②EGJ内镜标志,管状食管与囊状胃的交界处,其内镜下定位的标志为最小充气状态下胃黏膜皱襞的近侧缘和/或食管下端纵行栅栏样血管末梢。③明确区分SCJ及EGJ,这对于识别BE十分重要,因为在解剖学上EGJ与内镜观察到的SCJ并不一致,且反流性食管炎黏膜在外观上可与BE混淆,所以确诊BE需病理活检证实。④BE内镜下典型表现,EGJ近端出现橘红色柱状上皮,即SCJ与EGJ分离。BE的长度测量应从EGJ开始向上至SCJ。内镜下亚甲蓝染色有助于对灶状肠化生的定位,并能指导活检。

3.病理学诊断

(1)活检取材:推荐使用四象限活检法,即常规从EGJ开始向上以2 cm的间隔分别在4个象限取活检;对疑有BE癌变者应向上每隔1 cm在4个象限取活检对有溃疡、糜烂、斑块、小结节狭窄和其他腔内异常者,均应取活检行病理学检查。

(2)组织分型。①贲门腺型:与贲门上皮相似,有胃小凹和黏液腺,但无主细胞和壁细胞。②胃底腺型:与胃底上皮相似,可见主细胞和壁细胞,但BE上皮萎缩较明显,腺体较少且短小,此型多分布于BE远端近贲门处。③特殊肠化生型:又称Ⅲ型肠化生或不完全小肠化生型,分布于鳞状细胞和柱状细胞交界处,化生的柱状上皮中可见杯状细胞为其特征性改变。

(3)BE的异型增生。①低度异型增生(LGD):由较多小而圆的腺管组成,腺上皮细胞拉长,细胞核染色质浓染,核呈假复层排列,黏液分泌很少或不分泌,增生的细胞可扩展至黏膜表面。②高度异型增生(HGD):腺管形态不规则,呈分支或折叠状,有些区域失去极性。与LGD相比,HGD细胞核更大、形态不规则且呈簇状排列,核膜增厚,核仁呈明显双嗜性,间质无浸润。

四、鉴别诊断

(一)反流性食管炎

两病可合并存在,在临床上,两者均可出现反流性症状,如胃灼热感、反酸、咽下困难及出血等。也可因腹内压或胃内压增高而加重症状。但反流性食管炎症状仅限于胃食管反流现象。而食管裂孔疝不但影响食管,也侵及附近神经,甚至影响心肺功能,故其反流症状较重,胸骨后可出现明显疼痛,也可出现咽部异物感和阵发性心律不齐。而在诊断上,食管裂孔疝主要依靠X线钡餐,而反流性食管炎主要依靠内镜。

(二)食管贲门黏膜撕裂综合征

前者最典型的病史是先有干呕或呕吐正常胃内容物一次或多次,随后呕吐新鲜血液,诊断主要靠内镜。由于浅表的撕裂病损,在出血后48~72小时多数已愈合,因此应及时做内镜检查。

(三)食管贲门失弛缓症

这是一种食管的神经肌肉功能障碍性疾病,也可出现如反流性食管炎样的食物反流、吞咽困难及胸骨后疼痛等症状。但本症多见于 20～40 岁的年轻患者,发病常与情绪波动及冷饮有关。X 线钡餐检查,可见鸟嘴状及钡液平面等特征性改变。食管压力测定可观察到食管下端 2/3 无蠕动,吞咽时 LES 压力比静止压升高 1.3 kPa,并松弛不完全,必要时可做内镜检查,以排除其他疾病。

(四)弥漫性食管痉挛

弥漫性食管痉挛也可伴有吞咽困难和胸骨后疼痛,是一种食管下端 2/3 无蠕动而又强烈收缩的疾病,一般不常见,可发生在任何年龄。食管钡餐检查可见"螺旋状食管",即食管收缩时食管外观呈锯齿状。食管测压试验可观察到反复非蠕动性高幅度持久的食管收缩。

(五)食管癌

食管癌以进行性咽下困难为典型症状,出现胃灼热和反酸的症状较少,但若由于癌瘤的糜烂及溃疡形成或伴有食管炎症,也可见到胸骨后烧灼痛,一般进行食管 X 线钡餐检查,或食管镜检查,不难与反流性食管炎做出鉴别。

五、并发症

(一)食管并发症

1.反流性食管炎

反流性食管炎是内镜下可见远段食管黏膜的破损,甚至出现溃疡,是胃食管反流病食管损伤的最常见后果和表现。

2.Barrett 食管

Barrett 食管多发生于鳞状上皮与柱状上皮交界处。蒙特利尔定义认为,当内镜疑似食管化生活检发现柱状上皮时,应诊断为 Barrett 食管,并具体说明是否存在肠型化生。

3.食管狭窄和出血

反流性食管狭窄是严重反流性疾病的结果。长期食管炎症由于瘢痕形成而致食管狭窄,表现为吞咽困难,反胃和胸骨后疼痛,狭窄多发生于食管下段。GERD 引起的出血罕见,主要见于食管溃疡者。

4.食管腺癌

蒙特利尔共识意见明确指出食管腺癌是 GERD 的并发症,食管腺癌的危险性与胃灼热的频率和时间成正比,慢性 GERD 症状增加食管腺癌的危险性。长节段 Barrett 食管伴化生是食管腺癌最重要的、明确的危险因素。

(二)食管外并发症

反流性食管炎由于反流的胃液侵袭咽部、声带和气管,引起慢性咽炎、声带炎和气管炎,甚至吸入性肺炎。

六、治疗

参照 2006 年"中国胃食管反流病治疗共识意见"进行治疗。

(一)改变生活方式

抬高床头、睡前 3 小时不再进食、避免高脂肪食物、戒烟酒、减少摄入可以降低食管下段括约肌(LES)压力的食物(如巧克力、薄荷、咖啡、洋葱、大蒜等)。减轻体质量可减少 GERD 患者反流症状。

(二)抑制胃酸分泌

抑制胃酸的药物包括 H_2 受体拮抗剂(H_2RA)和质子泵抑制剂(PPI)等。

1.初始治疗的目的是尽快缓解症状,治愈食管炎

(1)H_2RA 仅适用于轻至中度 GERD 治疗。H_2-RA(西咪替丁、雷尼替丁、法莫替丁等)治疗反流性 GERD 的食管炎愈合率为 $50\%\sim60\%$,胃灼热症状缓解率为 50%。

(2)PPI 是 GERD 治疗中最常用的药物,伴有食管炎的 GERD 治疗首选。临床奥美拉唑、兰索拉唑、泮托拉唑、雷贝拉唑和埃索美拉唑可供选用。在标准剂量下,新一代 PPI 具有更强的抑酸作用。

PPI 治疗糜烂性食管炎的内镜下 4 周、8 周愈合率分别为 80% 和 90%,PPI 推荐采用标准剂量,疗程 8 周。部分患者症状控制不满意时可加大剂量或换一种 PPI。

(3)非糜烂性反流病(NERD)治疗的主要药物是 PPI。由于 NERD 发病机制复杂,PPI 对其症状疗效不如糜烂性食管炎,但 PPI 是治疗 NERD 的主要药物,治疗的疗程应不少于 8 周。

2.维持治疗是巩固疗效、预防复发的重要措施

GERD 是一种慢性疾病,停药后半年的食管炎与症状复发率分别为 80% 和 90%,故经初始治疗后,为控制症状、预防并发症,通常需采取维持治疗。

目前维持治疗的方法有 3 种:维持原剂量或减量、间歇用药、按需治疗。采取哪一种维持治疗方法,主要根据患者症状及食管炎分级来选择药物与剂量,通常严重的糜烂性食管炎(LAC-D级)需足量维持治疗,NERD 可采用按需治疗。H_2RA 长期使用会产生耐受性,一般不适合作为长期维持治疗的药物。

(1)原剂量或减量维持:维持原剂量或减量使用 PPI,每天 1 次,长期使用以维持症状持久缓解,预防食管炎复发。

(2)间歇治疗:PPI 剂量不变,但延长用药周期,最常用的是隔天疗法。3 天 1 次或周末疗法因间隔太长,不符合 PPI 的药代动力学,抑酸效果较差,不提倡使用。在维持治疗过程中,若症状出现反复,应增至足量 PPI 维持。

(3)按需治疗:按需治疗仅在出现症状时用药,症状缓解后即停药。按需治疗建议在医师指导下,由患者自己控制用药,没有固定的治疗时间,治疗费用低于维持治疗。

3.Barrett 食管治疗

虽有文献报道 PPI 能延缓 BE 的进程,尚无足够的循证依据证实其能逆转 Barrett 食管。Barrett 食管伴有糜烂性食管炎及反流症状者,采用大剂量 PPI 治疗,并长期维持治疗。

4.控制夜间酸突破(NAB)

NAB 指在每天早、晚餐前服用 PPI 治疗的情况下,夜间胃内 pH<4 持续时间>1 小时。控制 NAB 是治疗 GERD 的措施之一。治疗方法包括调整 PPI 用量、睡前加用 H_2RA、应用血浆半衰期更长的 PPI 等。

(三)对 GERD 可选择性使用促动力药物

在 GERD 的治疗中,抑酸药物治疗效果不佳时,考虑联合应用促动力药物,特别是对于伴有胃排空延迟的患者。

(四)手术与内镜治疗应综合考虑,慎重决定

GERD 手术与内镜治疗的目的是增强 LES 抗反流作用,缓解症状,减少抑酸剂的使用,提高患者的生活质量。

BE 伴高度不典型增生、食管严重狭窄等并发症,可考虑内镜或手术治疗。

(赵　珉)

第三节 慢 性 胃 炎

慢性胃炎是由各种病因引起的胃黏膜慢性炎症。根据新悉尼胃炎系统和我国 2006 年颁布的《中国慢性胃炎共识意见》标准,由内镜及病理组织学变化,将慢性胃炎分为非萎缩性(浅表性)胃炎及萎缩性胃炎两大基本类型和一些特殊类型胃炎。

一、流行病学

幽门螺杆菌(Hp)感染为慢性非萎缩性胃炎的主要病因。大致上说来,慢性非萎缩性胃炎发病率与 Hp 感染情况相平行,慢性非萎缩性胃炎流行情况因不同国家、不同地区 Hp 感染情况而异。一般 Hp 感染率发展中国家高于发达国家,感染率随年龄增加而升高。我国属 Hp 高感染率国家,估计人群中 Hp 感染率为 40%～70%。慢性萎缩性胃炎是原因不明的慢性胃炎,在我国是一种常见病、多发病,在慢性胃炎中占 10%～20%。

二、病因

(一)慢性非萎缩性胃炎的常见病因

1.Hp 感染

Hp 感染是慢性非萎缩性胃炎最主要的病因,两者的关系符合 Koch 提出的确定病原体为感染性疾病病因的 4 项基本要求,即该病原体存在于该病的患者中,病原体的分布与体内病变分布一致,清除病原体后疾病可好转,在动物模型中该病原体可诱发与人相似的疾病。

研究表明,80%～95%的慢性活动性胃炎患者胃黏膜中有 Hp 感染,5%～20%的 Hp 阴性率反映了慢性胃炎病因的多样性;Hp 相关胃炎者,Hp 胃内分布与炎症分布一致;根除 Hp 可使胃黏膜炎症消退,一般中性粒细胞消退较快,但淋巴细胞、浆细胞消退需要较长时间;志愿者和动物模型中已证实 Hp 感染可引起胃炎。

Hp 感染引起的慢性非萎缩性胃炎中,胃窦为主全胃炎患者胃酸分泌可增加,十二指肠溃疡发生的危险度较高;而胃体为主全胃炎患者胃溃疡和胃癌发生的危险性增加。

2.胆汁和其他碱性肠液反流

幽门括约肌功能不全时含胆汁和胰液的十二指肠液反流入胃,可削弱胃黏膜屏障功能,使胃黏膜遭到消化液的刺激作用,产生炎症、糜烂、出血和上皮化生等病变。

3.其他外源性因素

酗酒、服用 NSAIDs 等药物、某些刺激性食物等均可反复损伤胃黏膜。这类因素均可各自或与 Hp 感染协同作用而引起或加重胃黏膜慢性炎症。

(二)慢性萎缩性胃炎的主要病因

1973 年,Strickland 将慢性萎缩性胃炎分为 A、B 两型,A 型是胃体弥漫性萎缩,导致胃酸分泌下降,影响维生素 B_{12} 及内因子的吸收,因此常合并恶性贫血,与自身免疫有关;B 型在胃窦部,少数人可发展成胃癌,与幽门螺杆菌、化学损伤(胆汁反流、非皮质激素消炎药、吸烟、酗酒等)有关,在我国,80%以上的属于第二类。

胃内攻击因子与防御修复因子失衡是慢性萎缩性胃炎发生的根本原因。具体病因与慢性非萎缩性胃炎相似。其包括 Hp 感染；长期饮浓茶、烈酒、咖啡，食用过热、过冷、过于粗糙的食物，可导致胃黏膜的反复损伤；长期大量服用非甾体抗炎药如阿司匹林、吲哚美辛等可抑制胃黏膜前列腺素的合成，破坏黏膜屏障；烟草中的尼古丁不仅影响胃黏膜的血液循环，还可导致幽门括约肌功能紊乱，造成胆汁反流；各种原因的胆汁反流均可破坏黏膜屏障造成胃黏膜慢性炎症改变。比较特殊的是壁细胞抗原和抗体结合形成免疫复合体在补体参与下，破坏壁细胞；胃黏膜营养因子（如胃泌素、表皮生长因子等）缺乏；心力衰竭、动脉粥样硬化、肝硬化合并门脉高压、糖尿病、甲状腺病、慢性肾上腺皮质功能减退、尿毒症、干燥综合征、胃血流量不足及精神因素等均可导致胃黏膜萎缩。

三、病理生理学和病理学

(一)病理生理学

1.Hp 感染

Hp 感染途径为粪-口或口-口途径，其外壁靠黏附素而紧贴胃上皮细胞。

Hp 感染的持续存在，致使腺体破坏，最终发展成为萎缩性胃炎。而感染 Hp 后胃炎的严重程度则除了与细菌本身有关外，还决定与患者机体情况和外界环境。如带有空泡毒素（VacA）和细胞毒相关基因（CagA）者，胃黏膜损伤明显较重。患者的免疫应答反应强弱、其胃酸的分泌情况、血型、民族和年龄差异等也影响胃黏膜炎症程度。此外，患者饮食情况也有一定作用。

2.自身免疫机制

研究早已证明，以胃体萎缩为主的 A 型萎缩性胃炎患者血清中，存在壁细胞抗体（PCA）和内因子抗体（IFA）。前者的抗原是壁细胞分泌小管微绒毛膜上的质子泵 H^+/K^+-ATP 酶，它破坏壁细胞而使胃酸分泌减少。而 IFA 则对抗内因子（壁细胞分泌的一种糖蛋白），使食物中的维生素 B_{12} 无法与后者结合被末端回肠吸收，最后引起维生素 B_{12} 吸收不良，甚至导致恶性贫血。IFA 具有特异性，几乎仅见于胃萎缩伴恶性贫血者。

造成胃酸和内因子分泌减少或丧失，恶性贫血是 A 型萎缩性胃炎的终末阶段，是自身免疫性胃炎最严重的标志。当泌酸腺完全萎缩时称为胃萎缩。

另外，近年发现 Hp 感染者中也存在着自身免疫反应，其血清抗体能与宿主胃黏膜上皮及黏液起交叉反应，如菌体 LewisX 和 LewisY 抗原。

3.外源性损伤因素破坏胃黏膜屏障

碱性十二指肠液反流等，可减弱胃黏膜屏障功能。致使胃腔内 H^+ 通过损害的屏障，反弥散入胃黏膜内，使炎症不易消散。长期慢性炎症，又加重屏障功能的减退，如此恶性循环使慢性胃炎久治不愈。

4.生理因素和胃黏膜营养因子缺乏

萎缩性变化和肠化生等皆与衰老相关，而炎症细胞浸润程度与年龄关系不大。这主要是老龄者的退行性变-胃黏膜小血管扭曲，小动脉壁玻璃样变性，管腔狭窄导致黏膜营养不良、分泌功能下降引起的。

新近研究证明，某些胃黏膜营养因子（胃泌素、表皮生长因子等）缺乏或胃黏膜感觉神经终器对这些因子不敏感可引起胃黏膜萎缩。如手术后残胃炎原因之一是 G 细胞数量减少，而引起胃泌素营养作用减弱。

5.遗传因素

萎缩性胃炎、维生素 B_{12} 吸收不良的患病率和 PCA、IFA 的阳性率很高,提示可能有遗传因素的影响。

（二）病理学

慢性胃炎病理变化是由胃黏膜损伤和修复过程所引起。病理组织学的描述包括活动性慢性炎症、萎缩和化生及异型增生等。此外,在慢性炎症过程中,胃黏膜也有反应性增生变化,如胃小凹上皮形成、黏膜肌增厚、淋巴滤泡形成、纤维组织和腺管增生等。

近年来对于慢性胃炎尤其是慢性萎缩性胃炎的病理组织学,有不少新的进展。以下结合2006 年9月中华医学会消化病学分会的"全国第二届慢性胃炎共识会议"中制订的慢性胃炎诊治的共识意见,论述以下关键进展问题。

1.萎缩的定义

1996 年,新悉尼系统把萎缩定义为"腺体的丧失",这是模糊而易产生歧义的定义,反映了当时肠化是否属于萎缩,病理学家有不同认识。其后国际上一个病理学家的自由组织——萎缩联谊会进行了 3 次研讨会,并在 2002 年发表了对萎缩的新分类,12 位学者中有 8 位也曾是悉尼系统的执笔者,故此意见可认为是悉尼系统的补充和发展,有很高的权威性。

萎缩联谊会把萎缩新定义为"萎缩是胃固有腺体的丧失",将萎缩分为 3 种情况:无萎缩、未确定萎缩和萎缩,进而将萎缩分两个类型:非化生性萎缩和化生性萎缩。前者特点是腺体丧失伴有黏膜固有层中的纤维化或纤维肌增生;后者是胃黏膜腺体被化生的腺体所替换。这两类萎缩的程度分级仍用最初悉尼系统标准和新悉尼系统的模拟评分图,分为 4 级,即无、轻度、中度和重度萎缩。国际的萎缩新定义对我国来说不是新的,我国学者早年就认为"肠化或假幽门腺化生不是胃固有腺体,因此尽管胃腺体数量未减少,但也属萎缩",并在"全国第一届慢性胃炎共识会议"中做了说明。

对于上述第 2 个问题,答案显然是肯定的。这是因为多灶性萎缩性胃炎的胃黏膜萎缩呈灶状分布,即使活检块数少,只要病理活检发现有萎缩,就可诊断为萎缩性胃炎。在此次全国慢性胃炎共识意见中强调,需注意取材于糜烂或溃疡边缘的组织易存在萎缩,但不能简单地视为萎缩性胃炎。此外,活检组织太浅、组织包埋方向不当等因素均可影响萎缩的判断。

"未确定萎缩"是国际新提出的观点,其认为黏膜层炎症很明显时,单核细胞密集浸润造成腺体被取代、移置或隐匿,以致难以判断这些"看来似乎丧失"的腺体是否真正丧失,此时暂先诊断为"未确定萎缩",最后诊断延期到炎症明显消退(大部分在 Hp 根除治疗 3～6 个月后),再取活检时做出。对萎缩的诊断采取了比较谨慎的态度。

目前,我国共识意见并未采用此概念。因为:①炎症明显时腺体被破坏、数量减少,在这个时候,按照病理可以诊断为萎缩,非病理不能。②一般临床希望活检后有病理结论,病理如不做诊断,会出现临床难做出诊断、对治疗效果无法评价的情况。尤其是在临床研究上,设立此诊断项会使治疗前或后失去相当一部分统计资料。慢性胃炎是个动态过程,炎症可以有两个结局:完全修复和不完全修复(纤维化和肠化),炎症明显期病理无责任预言今后趋向哪个结局。可以预料对萎缩采用的诊断标准不一,治疗有效率也不一,采用"未确定萎缩"的研究课题,因为事先去除了一部分可逆的萎缩,萎缩的可逆性就低。

2.肠化分型的临床意义与价值

用 AB-PAS 和 HID-AB 黏液染色能区分肠化亚型,然而,肠化分型的意义并未明了。传统观念认为,肠化亚型中的小肠型和完全型肠化无明显癌前病变意义,而大肠型肠化的胃癌发生危险性增高,从而引起临床的重视。支持肠化分型有意义的学者认为化生是细胞表型的一种非肿瘤性改变,通常在长期不利环境作用下出现。这种表型改变可以是干细胞内出现体细胞突变的结果,或是表现遗传修饰的变化导致后代细胞向不同方向分化的结果。胃内肠化生部位发现很多遗传改变,这些改变甚至可出现在异型增生前。他们认为肠化生中不完全型结肠型者,具有大多数遗传学改变,有发生胃癌的危险性。但近年来,越来越多的临床资料显示其预测胃癌价值有限而更强调重视肠化范围,肠化分布范围越广,其发生胃癌的危险性越高。多年来罕有从大肠型肠化随访发展成癌的报道。另外,从病理检测的实际情况看,肠化以混合型多见,大肠型肠化的检出率与活检块数有密切关系,即活检块数越多,大肠型肠化检出率越高。客观地讲,该型肠化生的遗传学改变和胃不典型增生(上皮内瘤)的改变相似。因此,对肠化分型的临床意义和价值的争论仍未有定论。

3.关于异型增生

异型增生(上皮内瘤变)是重要的胃癌癌前病变,分为轻度和重度(或低级别和高级别)两级。异型增生和上皮内瘤变是同义词,后者是世界卫生组织国际癌症研究协会推荐使用的术语。

4.萎缩和肠化发生过程是否存在不可逆转点

胃黏膜萎缩的产生主要有两种途径:一是干细胞区室和/或腺体被破坏;二是选择性破坏特定的上皮细胞而保留干细胞。这两种途径在慢性 Hp 感染中均可发生。

萎缩与肠化的逆转报道已经不在少数,但是否所有病患均有逆转可能,是否在萎缩的发生与发展过程中存在某一不可逆转点。这一转折点是否可能为肠化生,已明确 Hp 感染可诱发慢性胃炎,经历慢性炎症→萎缩→肠化→异型增生等多个步骤最终发展至胃癌(Correa 模式)。可否通过根除 Hp 来降低胃癌发生危险性始终是近年来关注的热点。多数研究表明,根除 Hp 可防止胃黏膜萎缩和肠化的进一步发展,但萎缩、肠化是否能得到逆转尚待更多研究证实。

Mera 和 Correa 等最新报道了一项长达 12 年的大型前瞻性随机对照研究,纳入 795 例具有胃癌前病变的成人患者,随机给予他们抗 Hp 治疗和/或抗氧化治疗。他们观察到萎缩黏膜在 Hp 根除后持续保持阴性 12 年后可以完全消退,而肠化黏膜也有逐渐消退的趋向,但可能需要随访更长时间。他们认为通过抗 Hp 治疗来进行胃癌的化学预防是可行的策略。

但是,部分学者认为在考虑萎缩的可逆性时,需区分缺失腺体的恢复和腺体内特定细胞的再生。在后一种情况下,干细胞区室被保留,去除有害因素可使壁细胞和主细胞再生,并完全恢复腺体功能。当腺体及干细胞被完全破坏后,腺体的恢复只能由周围未被破坏的腺窝单元来完成。

当萎缩伴有肠化生时,逆转机会进一步减小。如果肠化生是对不利因素的适应性反应,而且不利因素可以被确定和去除,此时肠化生有可能逆转。但是,肠化生还有很多其他原因,如胆汁反流、高盐饮食、乙醇。这意味着即使在 Hp 感染个体,感染以外的其他因素也可以引发或加速化生的发生。如果肠化生是稳定的干细胞内体细胞突变的结果,则改变黏膜的环境也许不能使肠化生逆转。

1992—2002 年的 34 篇文献里,根治 Hp 后萎缩可逆和无好转的基本各占一半,主要由于萎缩诊断标准、随访时间和间隔长短、活检取材部位和数量不统一所造成。建议今后制订统一随访方案,联合各医疗单位合作研究,使能得到大宗患者的统计资料。根治 Hp 可以产生某些有益效应,如消除炎症,消除活性氧所致的 DNA 损伤,缩短细胞更新周期,提高低胃酸者的泌酸量,并逐步恢复胃液维生素 C 的分泌。在预防胃癌方面,这些已被证实的结果可能比希望萎缩和肠化生逆转重要得多。

实际上,国际著名学者对有否此不可逆转点也有争论。如美国的 Correa 教授并不认同它的存在,而英国 Aberdeen 大学的 Emad Munir El-Omar 教授则强烈认为在异型增生发展至胃癌的过程中有某个节点,越过此则基本处于不可逆转阶段,但至今为止尚未明确此点的确切位置。

四、临床表现

流行病学研究表明,多数慢性非萎缩性胃炎患者无任何症状。少数患者可有上腹痛或不适、上腹胀、早饱、嗳气、恶心等非特异性消化不良症状。某些慢性萎缩性胃炎患者可有上腹部灼痛、胀痛、钝痛或胀闷且以餐后为著,食欲缺乏、恶心、嗳气、便秘或腹泻等症状。内镜检查和胃黏膜组织学检查结果与慢性胃炎患者症状的相关分析表明,患者的症状缺乏特异性,且症状的有无及严重程度与内镜所见及组织学分级并无肯定的相关性。

伴有胃黏膜糜烂者,可有少量或大量上消化道出血,长期少量出血可引起缺铁性贫血。胃体萎缩性胃炎可出现恶性贫血,常有全身衰弱、疲软、神情淡漠、隐性黄疸,消化道症状一般较少。

体征多不明显,有时上腹轻压痛,胃体胃炎严重时可有舌炎和贫血。

慢性萎缩性胃炎的临床表现不仅缺乏特异性,而且与病变程度并不完全一致。

五、辅助检查

(一)胃镜及活组织检查

1.胃镜检查

随着内镜器械的长足发展,内镜观察更加清晰。内镜下慢性非萎缩性胃炎可见红斑(点状、片状、条状),黏膜粗糙不平,出血点(斑),黏膜水肿及渗出等基本表现,尚可见糜烂及胆汁反流。萎缩性胃炎则主要表现为黏膜色泽白,不同程度的皱襞变平或消失。在不过度充气状态下,可透见血管纹,轻度萎缩时见到模糊的血管,重度时看到明显血管分支。内镜下肠化黏膜呈灰白色颗粒状小隆起,重者贴近观察有绒毛状变化。肠化也可以呈平坦或凹陷外观的。如果喷撒亚甲蓝色素,肠化区可能被染上蓝色,非肠化黏膜不着色。

胃黏膜血管脆性增加可致黏膜下出血,谓之壁内出血,表现为水肿或充血胃黏膜上见点状、斑状或线状出血,可多发、新鲜和陈旧性出血相混杂。如观察到黑色附着物常提示糜烂等致出血。

值得注意的是,少数 Hp 感染性胃炎可有胃体部皱襞肥厚,甚至宽度达到 5 mm,且在适当充气后皱襞不能展平,用活检钳将黏膜提起时,可见帐篷征,这是和恶性浸润性病变鉴别点之一。

2.病理组织学检查

萎缩的确诊依赖于病理组织学检查。萎缩的肉眼与病理之符合率仅为 $38\% \sim 78\%$,这与萎缩或肠化甚至 Hp 的分布都是非均匀的,或者说多灶性萎缩性胃炎的胃黏膜萎缩呈灶状分布有关。当然,只要病理活检发现有萎缩,就可诊断为萎缩性胃炎。但如果未能发现萎缩,却不能轻易排除之。如果不取足够多的标本或者内镜医师并未在病变最重部位(这也需要内镜医师的经验)活检,则势必可能遗漏病灶。反之,当在糜烂或溃疡边缘的组织活检时,即使病理发现了萎缩,却不能简单地视为萎缩性胃炎,这是因为活检组织太浅、组织包埋方向不当等因素均可影响萎缩的判断。还有,根除 Hp 可使胃黏膜活动性炎症消退,慢性炎症程度减轻。一些因素可影响结果的判断,如①活检部位的差异。②Hp 感染时胃黏膜大量炎症细胞浸润,形如萎缩;但根除

Hp 后胃黏膜炎症细胞消退,黏膜萎缩、肠化可望恢复。然而在胃镜活检取材多少问题上,病理学家的要求与内镜医师出现了矛盾。从病理组织学观点来看,5 块或更多则有利于组织学的准确判断,然而,就内镜医师而言,考虑到患者的医疗费用,主张 2~3 块即可。

(二)Hp 检测

活组织病理学检查时可同时检测 Hp,并可在内镜检查时多取 1 块组织做快呋塞米素酶检查以增加诊断的可靠性。其他检查 Hp 的方法包括以下几种:①胃黏膜直接涂片或组织切片,然后以 Gram 或 Giemsa 或 Warthin-Starry 染色(经典方法),甚至 HE 染色,免疫组化染色则有助于检测球形 Hp。②细菌培养:金标准;需特殊培养基和微需氧环境,培养时间 3~7 天,阳性率可能不高但特异性高,且可做药物敏感试验。③血清 Hp 抗体测定:多在流行病学调查时用。④尿素呼吸试验:一种非侵入性诊断法,口服 ^{13}C 或 ^{14}C 标记的尿素后,检测患者呼气中的 $^{13}CO_2$ 或 $^{14}CO_2$ 量,结果准确。⑤聚合酶联反应法(PCR 法):能特异地检出不同来源标本中的 Hp。

根除 Hp 治疗后,可在胃镜复查时重复上述检查,也可采用非侵入性检查手段,如 ^{13}C 或 ^{14}C 尿素呼气试验、粪便 Hp 抗原检测及血清学检查。应注意,近期使用抗生素、质子泵抑制剂、铋剂等药物,因有暂时抑制 Hp 作用,会使上述检查(血清学检查除外)呈假阴性。

(三)X 线钡剂检查

X 线钡剂检查主要是很好地显示胃黏膜相的气钡双重造影。对于萎缩性胃炎,常常可见胃皱襞相对平坦和减少。但依靠 X 线诊断慢性胃炎价值不如胃镜和病理组织学。

(四)实验室检查

1.胃酸分泌功能测定

非萎缩性胃炎胃酸分泌常正常,有时可以增高。萎缩性胃炎病变局限于胃窦时,胃酸可正常或低酸,低酸是由于泌酸细胞数量减少和 H^+ 向胃壁反弥散所致。测定基础胃液分泌量(BAO)及注射组胺或五肽胃泌素后测定最大泌酸量(MAO)和高峰泌酸量(PAO)以判断胃泌酸功能,有助于萎缩性胃炎的诊断及指导临床治疗。A 型慢性萎缩性胃炎患者多无酸或低酸,B 型慢性萎缩性胃炎患者可正常或低酸,往往在给予酸分泌刺激药后,也不见胃液和胃酸分泌。

2.胃蛋白酶原(PG)测定

胃体黏膜萎缩时血清 PGⅠ水平及 PGⅠ/Ⅱ比例下降,严重者可伴餐后血清 G-17 水平升高;胃窦黏膜萎缩时餐后血清 G-17 水平下降,严重者可伴 PGⅠ水平及 PGⅠ/Ⅱ比例下降。然而,这主要是一种统计学上的差异。

日本学者发现无症状胃癌患者,本法 85% 阳性,PGⅠ或比值降低者,推荐进一步胃镜检查,以检出伴有萎缩性胃炎的胃癌。该试剂盒用于诊断萎缩性胃炎和判断胃癌倾向在欧洲国家应用要多于我国。

3.血清胃泌素测定

如果以放射免疫法检测血清胃泌素,则正常值应低于 100 pg/mL。慢性萎缩性胃炎胃体为主者,因壁细胞分泌胃酸缺乏、反馈性地 G 细胞分泌胃泌素增多,致胃泌素中度升高。特别是当伴有恶性贫血时,该值可达 1 000 pg/mL 或更高。注意此时要与胃泌素瘤相鉴别,后者是高胃酸分泌。慢性萎缩性胃炎以胃窦为主时,空腹血清胃泌素正常或降低。

4.自身抗体

血清 PCA 和 IFA 阳性对诊断慢性胃体萎缩性胃炎有帮助,尽管血清 IFA 阳性率较低,但胃液中 IFA 的阳性,则十分有助于恶性贫血的诊断。

5.血清维生素 B_{12} 浓度和维生素 B_{12} 吸收试验

慢性胃体萎缩性胃炎时,维生素 B_{12} 缺乏,常低于 200 ng/L。维生素 B_{12} 吸收试验(Schilling 试验)能检测维生素 B_{12} 在末端回肠吸收情况且可与回盲部疾病和严重肾功能障碍相鉴别。同时服用 ^{58}Co 和 ^{57}Co(加有内因子)标记的氰钴素胶囊。此后收集 24 小时尿液。如两者排出率均 >10% 则正常,若尿中 ^{58}Co 排出率低于 10%,而 ^{57}Co 的排出率正常则常提示恶性贫血;而两者均降低的常常是回盲部疾病或者肾衰竭者。

六、诊断和鉴别诊断

(一)诊断

鉴于多数慢性胃炎患者无任何症状,或即使有症状也缺乏特异性体征,因此根据症状和体征难以做出慢性胃炎的正确诊断。慢性胃炎的确诊主要依赖于内镜检查和胃黏膜活检组织学检查,尤其是后者的诊断价值更大。

按照悉尼胃炎标准要求,完整的诊断应包括病因、部位和形态学三个方面。例如,诊断为"胃窦为主慢性活动性 Hp 胃炎"和"NSAIDs 相关性胃炎"。当胃窦和胃体炎症程度相差 2 级或以上时,加上"为主"修饰词,如"慢性(活动性)胃炎,胃窦显著"。当然这些诊断结论最好是在病理报告后给出,实际的临床工作中,胃镜医师可根据胃镜下表现给予初步诊断。病理诊断则主要依据新悉尼胃炎系统,如图 9-1 所示。

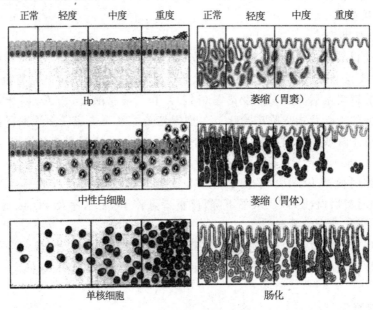

图 9-1　新悉尼胃炎系统

对于自身免疫性胃炎诊断,要予以足够的重视。因为胃体活检者甚少,或者很少开展 PCA 和 IFA 的检测,诊断该病者很少。为此,如果遇到以全身衰弱和贫血为主要表现,而上消化道症状往往不明显者,应做血清胃泌素测定和/或胃液分析,异常者进一步做维生素 B_{12} 吸收试验,血清维生素 B_{12} 浓度测定可获确诊。注意不能仅仅凭活检组织学诊断本病,特别标本数少时,这是因为 Hp 感染性胃炎后期,胃窦肠化,Hp 上移,胃体炎症变得显著,可与自身免疫性胃炎表现相重叠,但后者胃窦黏膜的变化很轻微。另外,淋巴细胞性胃炎也可出现类似情况,而其并无泌酸腺萎缩。

A 型、B 型萎缩性胃炎特点见表 9-1。

表 9-1 A 型和 B 型慢性萎缩性胃炎的鉴别

项目		A 型慢性萎缩性胃炎	B 型慢性萎缩性胃炎
部位	胃窦	正常	萎缩
	胃体	弥漫性萎缩	多然性
血清胃泌素		明显升高	不定,可以降低或不变
胃酸分泌		降低	降低或正常
自身免疫抗体(内因子抗体和壁细胞抗体)阳性率		90%	10%
恶性贫血发生率		90%	10%
可能的病因		自身免疫,遗传因素	幽门螺杆菌、化学损伤

(二)鉴别诊断

1.功能性消化不良

2006 年,《中国慢性胃炎共识意见》将消化不良症状与慢性胃炎做了对比:一方面慢性胃炎患者可有消化不良的各种症状;另一方面,一部分有消化不良症状者如果胃镜和病理检查无明显阳性发现,可能仅仅为功能性消化不良。当然,少数功能性消化不良患者可同时伴有慢性胃炎。这样在慢性胃炎与消化不良症状功能性消化不良之间形成较为错综复杂的关系。但一般说来,消化不良症状的有无和严重程度与慢性胃炎的内镜所见或组织学分级并无明显相关性。

2.早期胃癌和胃溃疡

几种疾病的症状有重叠或类似,但胃镜及病理检查可鉴别。重要的是,如遇到黏膜糜烂,尤其是隆起性糜烂,要多取活检和及时复查,以排除早期胃癌。这是因为即使是病理组织学诊断,也有一定局限性。原因主要:①胃黏膜组织学变化易受胃镜检查前夜的食物(如某些刺激性食物加重黏膜充血)性质、被检查者近日是否吸烟、胃镜操作者手法的熟练程度、患者恶心反应等诸种因素影响。②活检是点的调查,而慢性胃炎病变程度在整个黏膜面上并非一致,要多点活检才能做出全面估计,判断治疗效果时,尽量在黏膜病变较重的区域或部位活检,如为治疗前后比较,则应在相同或相近部位活检。③病理诊断易受病理医师主观经验的影响。

3.慢性胆囊炎与胆石症

其与慢性胃炎症状十分相似,同时并存者也较多。对于中年女性诊断慢性胃炎时,要仔细询问病史,必要时行胆囊 B 超检查,以了解胆囊情况。

4.其他

慢性肝炎和慢性胰腺疾病等,也可出现与慢性胃炎类似症状,在详询病史后,行必要的影像学检查和特异的实验室检查。

七、预后

慢性萎缩性胃炎常合并肠上皮化生。慢性萎缩性胃炎绝大多数预后良好,少数可癌变,其癌变率为 1%～3%。目前认为慢性萎缩性胃炎若早期发现及时积极治疗,病变部位萎缩的腺体是可以恢复的,其可转化为非萎缩性胃炎或被治愈,改变了以往人们对慢性萎缩性胃炎不可逆转的认识。根据萎缩性胃炎每年的癌变率为 0.5%～1.0%,那么,胃镜和病理检查的随访间期定位多既提高早期胃癌的诊断率,又方便患者和符合医药经济学要求。这也一直是不同地区和不同学者分歧较大的问题。在我国,城市和乡村由不同胃癌发生率和医疗条件差异。如果纯粹从疾病进展和预防角度考虑,一般认为,不伴有肠化和异型增生的萎缩性胃炎可1～2年做内镜和病理随访1次;活检有中重度萎缩伴有肠化的萎缩性胃炎1年左右随访1次。伴有轻度异型增生并剔除取于癌旁者,根据内镜和临床情况缩短至6～12个月随访1次;而重度异型增生者需立即复查胃镜和病理,必要时手术治疗或内镜下局部治疗。

八、治疗

慢性非萎缩性胃炎的治疗目的是缓解消化不良症状和改善胃黏膜炎症。治疗应尽可能针对病因,遵循个体化原则。消化不良症状的处理与功能性消化不良相同。无症状、Hp阴性的非萎缩性胃炎无须特殊治疗。

(一)一般治疗

慢性萎缩性胃炎患者,不论其病因如何,均应戒烟、忌酒,避免使用损害胃黏膜的药物,如NSAIDs等及避免对胃黏膜有刺激性的食物和饮品,如过于酸、甜、咸、辛辣和过热、过冷食物,浓茶、咖啡等,饮食宜规律,少吃油炸、烟熏、腌制食物,不食腐烂变质的食物,多吃新鲜蔬菜和水果,所食食品要新鲜并富于营养,保证有足够的蛋白质、维生素(如维生素C和叶酸等)及铁质摄入,精神上乐观,生活要规律。

(二)针对病因或发病机制的治疗

1.根除Hp

慢性非萎缩性胃炎的主要症状为消化不良,其症状应归属于功能性消化不良范畴。目前,国内外均推荐对Hp阳性的功能性消化不良行根除治疗。因此,有消化不良症状的Hp阳性慢性非萎缩性胃炎患者均应根除Hp。另外,如果伴有胃黏膜糜烂,也该根除Hp。大量研究结果表明,根除Hp可使胃黏膜组织学得到改善;对预防消化性溃疡和胃癌等有重要意义;对改善或消除消化不良症状具有费用-疗效比优势。

2.保护胃黏膜

关于胃黏膜屏障功能的研究由来已久。1964年,美国密歇根大学Horace Willard Davenport博士首次提出"胃黏膜具有阻止H^+自胃腔向黏膜内扩散的屏障作用"。1975年,美国密歇根州Upjohn公司的A.Robert博士发现前列腺素可明显防止或减轻NSAIDs和应激等对胃黏膜的损伤,其效果呈剂量依赖性。从而提出细胞保护的概念。1996年,加拿大的Wallace教授较全面阐述胃黏膜屏障,根据解剖和功能将胃黏膜的防御修复分为5个层次——黏液-HCO_3^-屏障、单层柱状上皮屏障、胃黏膜血流量、免疫细胞-炎症反应和修复重建因子作用等。至关重要的上皮屏障主要包括胃上皮细胞顶膜能抵御高浓度酸、胃上皮细胞之间紧密连接、胃上皮抗原呈递,免疫探及并限制潜在有害物质,并且它们大约每72小时完全更新一次。这说明它起着关键作用。

近年来,有关前列腺素和胃黏膜血流量等成为胃黏膜保护领域的研究热点。这与NSAIDs药物的广泛应用带来的不良反应日益引起学者的重视有关。美国加州大学戴维斯分校的Tarnawski教授的研究显示,前列腺素保护胃黏膜抵抗致溃疡及致坏死因素损害的机制不仅是抑制胃酸分泌。当然表皮生长因子(EGF)、成纤维生长因子(bFGF)和血管内皮生长因子(VEGF)及热休克蛋白等都是重要的黏膜保护因子,在抵御黏膜损害中起重要作用。

　　然而,当机体遇到有害因素强烈攻击时,仅依靠自身的防御修复能力是不够的,强化黏膜防卫能力,促进黏膜的修复是治疗胃黏膜损伤的重要环节之一。具有保护和增强胃黏膜防御功能或者防止胃黏膜屏障受到损害的一类药物统称为胃黏膜保护药。包括铝碳酸镁、硫糖铝、胶体铋剂、地诺前列酮、替普瑞酮、吉法酯、谷氨酰胺类、瑞巴派特等药物。另外,吉法酯能增加胃黏膜更新,提高细胞再生能力,增强胃黏膜对胃酸的抵抗能力,达到保护胃黏膜作用。

　　3.抑制胆汁反流

　　促动力药如多潘立酮可防止或减少胆汁反流;胃黏膜保护药,特别是有结合胆酸作用的铝碳酸镁制剂,可增强胃黏膜屏障、结合胆酸,从而减轻或消除胆汁反流所致的胃黏膜损害。考来烯胺可络合反流至胃内的胆盐,防止胆汁酸破坏胃黏膜屏障,方法为每次 3～4 g,每天 3～4 次。

　　(三)对症处理

　　消化不良症状的治疗由于临床症状与慢性非萎缩性胃炎之间并不存在明确关系,因此症状治疗事实上属于功能性消化不良的经验性治疗。慢性胃炎伴胆汁反流者可应用促动力药(如多潘立酮)和/或有结合胆酸作用的胃黏膜保护药(如铝碳酸镁制剂)。

　　(1)有胃黏膜糜烂和/或以反酸、上腹痛等症状为主者,可根据病情或症状严重程度选用抗酸药、H_2 受体拮抗剂或质子泵抑制剂(PPI)。

　　(2)促动力药如多潘立酮、马来酸曲美布汀、莫沙必利、盐酸伊托必利主要用于上腹饱胀、恶心或呕吐等为主要症状者。

　　(3)胃黏膜保护药如硫糖铝、瑞巴派特、替普瑞酮、吉法酯、依卡倍特适用于有胆汁反流、胃黏膜损害和/或症状明显者。

　　(4)抗抑郁药或抗焦虑治疗:可用于有明显精神因素的慢性胃炎伴消化不良症状患者,同时应予耐心解释或心理治疗。

　　(5)助消化治疗:对于伴有腹胀、食欲缺乏等消化不良症状而无明显上述胃灼热、反酸、上腹饥饿痛症状者,可选用含有胃酶、胰酶和肠酶等复合酶制剂治疗。

　　(6)其他对症治疗:包括解痉止痛、止吐、改善贫血等。

　　(7)对于贫血,若为缺铁,应补充铁剂。大细胞贫血者根据维生素 B_{12} 或叶酸缺乏分别给予补充。

（刘海峰）

第四节　贲门失弛缓症

　　贲门失弛缓症是一种食管运动障碍性疾病,以食管缺乏蠕动和食管下括约肌(LES)松弛不良为特征。临床上贲门失弛缓症表现为患者对液体和固体食物均有吞咽困难、体重减轻、餐后反食、夜间呛咳及胸骨后不适或疼痛。本病曾称为贲门痉挛。

一、流行病学

　　贲门失弛缓症是一种少见疾病。欧美国家较多,发病率每年为(0.5～8)/10 万,男女发病率接近,约为 1.00：1.15。本病多见于 30～40 岁的成年人,其他年龄也可发病。

二、病因和发病机制

病因可能与基因遗传、病毒感染、自身免疫及心理-社会因素有关。贲门失弛缓症的发病机制有先天性、肌源性和神经源性学说。先天性学说认为本病是常染色体隐性遗传;肌源性学说认为贲门失弛缓症 LES 压力升高是由 LES 本身病变引起,但最近的研究表明,贲门失弛缓症患者的病理改变主要在神经而不在肌肉,目前人们广泛接受的是神经源性学说。

三、临床表现

患者主要症状为吞咽困难、反食、胸痛,也可有呼吸道感染、贫血、体重减轻等表现。

(一)吞咽困难

几乎所有的患者均有程度不同的吞咽困难。起病多较缓慢,病初吞咽困难时有时无,时轻时重,后期则转为持续性。吞咽困难多呈间歇性发作,常因与人共餐、情绪波动、发怒、忧虑、惊骇或进食过冷和辛辣等刺激性食物而诱发。大多数患者吞咽固体和液体食物同样困难,少部分患者吞咽液体食物较固体食物更困难,故以此征象与其他食管器质性狭窄所产生的吞咽困难相鉴别。

(二)反食

多数患者合并反食症状。随着咽下困难的加重,食管的进一步扩张,相当量的内容物可潴留在食管内达数小时或数天之久,而在体位改变时反流出来。尤其是在夜间平卧位更易发生。从食管反流出来的内容物因未进入过胃腔,故无酸臭的特点,但可混有大量黏液和唾液。

(三)胸痛

胸痛是发病早期的主要症状之一,发生率为 $40\%\sim90\%$,性质不一,可为闷痛、灼痛或针刺痛。疼痛部位多在胸骨后及中上腹,疼痛发作有时酷似心绞痛,甚至舌下含化硝酸甘油片后可获缓解。疼痛发生的原因可能是食管平滑肌强烈收缩,或食物滞留性食管炎所致。随着吞咽困难的逐渐加剧,梗阻以上食管的进一步扩张,疼痛反而逐渐减轻。

(四)体重减轻

此症与吞咽困难的程度相关。严重吞咽困难可有明显的体重下降,但很少有恶病质样变。

(五)呼吸道症状

由于食物反流,尤其是夜间反流,误入呼吸道引起吸入性感染。出现刺激性咳嗽、咳痰、气喘等症状。

(六)出血和贫血

患者可有贫血表现。偶有出血,多为食管炎所致。

(七)其他

在后期患者,极度扩张的食管可压迫胸腔内器官而产生干咳、气急、发绀和声音嘶哑等。患者很少发生呃逆,为本病的重要特征。

(八)并发症

本病可继发食管炎、食管溃疡、巨食管症、自发性食管破裂、食管癌等。贲门失弛缓症患者患食管癌的风险为正常人的 $14\sim140$ 倍。有研究报道,贲门失弛缓症治疗 30 年后,19%的患者死于食管癌。因其合并食管癌时,临床症状可无任何变化,临床诊断比较困难,容易漏诊。

四、实验室及其他检查

(一)X 线检查

X 线检查是诊断本病的首选方法。

1.胸部平片检查

本病初期,胸片可无异常。随着食管扩张,可在后前位胸片见到纵隔右上边缘膨出。在食管高度扩张、伸延与弯曲时,可见纵隔增宽而超过心脏右缘,有时可被误诊为纵隔肿瘤。当食管内潴留大量食物和气体时,食管内可见液平面。大部分患者可见胃泡消失。

2.食管钡餐检查

动态造影可见食管的收缩具有紊乱和非蠕动性质,吞咽时 LES 不松弛,钡餐常难以通过贲门部而潴留于食管下端,并显示远端食管扩张、黏膜光滑,末端变细呈鸟嘴形或漏斗形。

(二)内镜检查

内镜下可见食管体部扩张呈憩室样膨出,无张力,蠕动差。食管内见大量食物和液体潴留,贲门口紧闭,内镜通过有阻力,但均能通过。若不能通过则要考虑有无其他器质性原因所致狭窄。

(三)食管测压

本病最重要的特点是吞咽后 LES 松弛障碍,食管体部无蠕动收缩,LES 压力升高 $[>4.0\ kPa(30\ mmHg)]$,不能松弛、松弛不完全或短暂松弛(<6 秒),食管内压高于胃内压。

(四)放射性核素检查

用 ^{99m}Tc 标记液体后吞服,显示食管通过时间和节段性食管通过时间,同时也显示食管影像。立位时,食管通过时间平均为 7 秒,最长不超过 15 秒。卧位时比立位时要慢。

五、诊断

根据病史有典型的吞咽困难、反食、胸痛等临床表现,结合典型的食管钡餐影像及食管测压结果即可确诊本病。

六、鉴别诊断

(一)反流性食管炎伴食管狭窄

本病反流物有酸臭味,或混有胆汁,胃灼热症状明显,应用质子泵抑制剂治疗有效。食管钡餐检查无典型的"鸟嘴样"改变,LES 压力降低,且低于胃内压。

(二)恶性肿瘤

恶性肿瘤细胞侵犯肌间神经丛,或肿瘤环绕食管远端压迫食管,可见与贲门失弛缓症相似的临床表现,包括食管钡餐影像。常见的肿瘤有食管癌、贲门胃底癌等,内镜下活检具有重要的鉴别作用。如果内镜不能达到病变处则应行扩张后取活检,或行 CT 检查以明确诊断。

(三)弥漫性食管痉挛

本病也为食管动力障碍性疾病,与贲门失弛缓症有相同的症状。但食管钡餐显示为强烈的不协调的非推进型收缩,呈现串珠样或螺旋状改变。食管测压显示为吞咽时食管各段同期收缩,重复收缩,LES 压力大部分是正常的。

(四)继发性贲门失弛缓症

锥虫病、淀粉样变性、特发性假性肠梗阻、迷走神经切断术后等也可以引起类似贲门失弛缓症的表现,食管测压无法区别病变是原发性或继发性。但这些疾病均累及食管以外的消化道或其他器官,借此与本病鉴别。

七、治疗

目前尚无有效的方法恢复受损的肌间神经丛功能,主要是针对 LES,不同程度解除 LES 的松弛障碍,降低 LES 压力,预防并发症。主要治疗手段有药物治疗、内镜下治疗和手术治疗。

(一)药物治疗

目前可用的药物有硝酸甘油类和钙通道阻滞剂,如硝酸甘油 0.6 mg,每天 3 次,餐前 15 分钟舌下含化,或硝酸异山梨酯 10 mg,每天 3 次,或硝苯地平 10 mg,每天 3 次。由于药物治疗的效果并不完全,且作用时间较短,一般仅用于贲门失弛缓症的早期、老年高危患者或拒绝其他治疗的患者。

(二)内镜治疗

1.内镜下 LES 内注射肉毒毒素

肉毒毒素是肉毒梭状杆菌产生的外毒素,是一种神经肌肉胆碱能阻滞剂。它能与神经肌肉接头处突触前胆碱能末梢快速而强烈地结合,阻断神经冲动的传导而使骨骼肌麻痹,还可抑制平滑肌的活动,抑制胃肠道平滑肌的收缩。内镜下注射肉毒毒素是一种简单、安全且有效的治疗手段,但由于肉毒毒素在几天后降解,其对神经肌肉接头处突触前胆碱能末梢的作用减弱或消失,因此,若要维持疗效,需要反复注射。

2.食管扩张

球囊扩张术是目前治疗贲门失弛缓症最为有效的非手术疗法,它的近期及远期疗效明显优于其他非手术治疗,但并发症发生率较高,尤以穿孔最为严重,发生率为 1%～5%。球囊扩张的原理主要是通过强力作用,使 LES 发生部分撕裂,解除食管远端梗阻,缓解临床症状。

3.手术治疗

Heller 肌切开术是迄今治疗贲门失弛缓症的标准手术,其目的是降低 LES 压力,缓解吞咽困难。同时保持一定的 LES 压力,防止食管反流的发生。手术方式分为开放性手术和微创性手术两种,开放性手术术后症状缓解率为 80%～90%,但 10%～46% 的患者可能发生食管反流。因此大多数学者主张加做防反流手术。尽管开放性手术的远期效果是肯定的,但是由于其创伤大、术后恢复时间长、费用昂贵,一般不作为贲门失弛缓症的一线治疗手段,仅在其他治疗方法失败,且患者适合手术时才选用开放性手术。

(高彩凤)

第五节 溃疡性结肠炎

一、病因和发病机制

(一)病因

溃疡性结肠炎的病因尚不十分明确,可能与基因因素、心理因素、自身免疫因素、感染因素等有关。

(二)发病机制

肠道菌群失调后,一些肠道有害菌或致病菌分泌的毒素、脂多糖等激活了肠黏膜免疫和肠道产酪酸菌减少,引起易感患者肠免疫功能紊乱造成的肠黏膜损伤。

二、临床表现

(一)临床症状

本病多发病缓慢,偶有急性发作者,病程多呈迁延发作与缓解期交替发作。

1.消化系统表现

腹泻、腹痛和便血为最常见症状。初期症状较轻,粪便表面有黏液,以后大便次数增多,粪中常混有脓血和黏液,可呈糊状软便。重者腹胀、食欲缺乏、恶心、呕吐,体检可发现左下腹压痛,可有腹肌紧张、反跳痛等。

2.全身表现

全身表现可有发热、贫血、消瘦和低蛋白血症、精神焦虑等。急性暴发型重症患者,出现发热,水、电解质失衡,维生素和蛋白质从肠道丢失,贫血,体重下降等。

3.肠外表现

肠外表现可有关节炎、结节性红斑、口腔黏膜复发性溃疡、巩膜外层炎、前葡萄膜炎等。这些肠外表现在结肠炎控制或结肠切除后可以缓解和恢复;强直性脊柱炎、原发性硬化性胆管炎及少见的淀粉样变性等可与溃疡性结肠炎共存,但与溃疡性结肠炎本身的病情变化无关。

(二)体征

轻型患者除左下腹有轻压痛外,无其他阳性体征。重症和暴发型患者,可有明显鼓肠、腹肌紧张、腹部压痛和反跳痛。有些患者可触及痉挛或肠壁增厚的乙状结肠和降结肠,肠鸣音亢进,肝脏可因脂肪浸润或并发慢性肝炎而肿大。直肠指检常有触痛,肛门括约肌常痉挛,但在急性中毒症状较重的患者可松弛,指套染血。

(三)并发症

并发症主要包括中毒性巨结肠、大出血、穿孔、癌变等。

三、诊断要点

(一)症状

有持续或反复发作的腹痛、腹泻,排黏液血便,伴里急后重,重者伴有恶心、呕吐等症状,病程多在4周以上。可有关节、皮肤、眼、口及肝胆等肠外表现。需再根据全身表现来综合判断。

(二)体征

轻型患者常有左下腹或全腹压痛伴肠鸣音亢进。重型和暴发型患者可有腹肌紧张、反跳痛,或可触及痉挛或肠壁增厚的乙状结肠和降结肠。直肠指检常有压痛。

(三)实验室检查

血常规示小细胞性贫血,中性粒细胞增高。血沉增快。血清蛋白降低,球蛋白升高。严重者可出现电解质紊乱,低血钾。大便外观有黏液脓血,镜下见红细胞、白细胞及脓细胞。

(四)放射学钡剂检查

急性期一般不宜做钡剂检查。特别注意的是重度溃疡性结肠炎在做钡灌肠时,有诱发肠扩张与穿孔的可能性。钡灌肠对本病的诊断和鉴别诊断有重要价值。尤其是对克罗恩病、结肠恶变有意义。临床静止期可做钡灌肠检查,以判断近端结肠病变,排除克罗恩病者宜再做全消化道钡餐检查。钡剂灌肠检查可见黏膜粗糙水肿、多发性细小充盈缺损、肠管短缩、袋囊变浅或消失呈铅管状等。

(五)内镜检查

临床上多数病变在直肠和乙状结肠,采用乙状结肠镜检查很有价值,对于慢性或疑为全结肠患者,宜行纤维结肠镜检查。内镜检查有确诊价值,通过直视下反复观察结肠的肉眼变化及组织学改变,既能了解炎症的性质和动态变化,又可早期发现恶变前病变,能在镜下准确地采集病变组织和分泌物以利排除特异性肠道感染性疾病。检查可见病变,病变多从直肠开始呈连续性、弥漫性分布,黏膜血管纹理模糊、紊乱或消失、充血、水肿、质脆、出血、脓性分泌物附着,也常见黏膜粗糙,呈细颗粒状等炎症表现。病变明显处可见弥漫性、多发性糜烂或溃疡。重者有多发性糜烂或溃疡,缓解期患者结肠袋囊变浅或消失,可有假息肉或桥形黏膜等。肠镜图片见图9-2、图9-3。

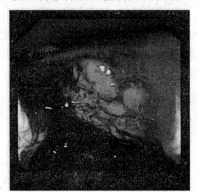 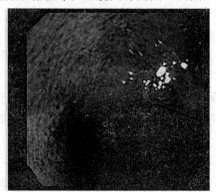

图9-2　溃疡性结肠炎肠镜所见　　　　图9-3　溃疡性结肠炎肠镜所见

(六)黏膜活检和手术取标本

1.黏膜组织学检查

本病活动期和缓解期有不同表现。

(1)活动期表现:①固有膜内有弥漫性慢性炎性细胞、中性粒细胞、嗜酸性粒细胞浸润。②隐窝有急性炎性细胞浸润,尤其是上皮细胞间有中性粒细胞浸润及隐窝炎,甚至形成隐窝脓肿,脓肿可溃入固有膜。③隐窝上皮增生,杯状细胞减少。④可见黏膜表层糜烂、溃疡形成和肉芽组织增生。

(2)缓解期表现:①中性粒细胞消失,慢性炎性细胞减少。②隐窝大小、形态不规则,排列紊乱。③腺上皮与黏膜肌层间隙增宽。④潘氏细胞化生。

2.手术切除标本病理检查

手术切除标本病理检查可根据黏膜组织学特点进行。

(七)诊断方法

在排除细菌性痢疾、阿米巴痢疾、慢性血吸虫病、肠结核等感染性结肠炎及结肠 CD、缺血性结肠炎、放射性结肠炎等疾病基础上,具体诊断方法如下。

(1)具有临床表现、肠镜检查及放射学钡剂检查三者之一者可拟诊。

(2)如果加上黏膜活检或手术取标本做病理者可确诊。

（3）初发患者、临床表现和结肠镜改变均不典型者，暂不诊断为 UC，但需随访 3～6 个月，观察发作情况。

（4）结肠镜检查发现的轻度慢性直肠炎、乙状结肠炎不能与 UC 等同，应观察病情变化，认真寻找病因。

四、治疗原则

UC 的治疗应掌握好分级、分期、分段治疗的原则。分级指按疾病的严重程度，采用不同药物和不同治疗方法；分期指疾病分为活动期和缓解期，活动期以控制炎症及缓解症状为主要目标，缓解期应继续维持缓解，预防复发；分段治疗指确定病变范围以选择不同给药方法，远段结肠炎可采用局部治疗，广泛性结肠炎或有肠外症状者则以系统性治疗为主。溃疡性直肠炎治疗原则和方法与远段结肠炎相同，局部治疗更为重要，优于口服用药。

（一）一般治疗

休息，进柔软、易消化、富含营养的食物，补充多种维生素。贫血严重者可输血，腹泻严重者应补液，纠正电解质紊乱。

（二）药物治疗

1.活动期的治疗

（1）轻度 UC：可选用柳氮磺吡啶（SASP）制剂，每天 3～4 g，分次口服；或用相当剂量的 5-氨基水杨酸（5-ASA）制剂。病变分布于远端结肠者可酌用 SASP 栓剂 0.5～1.0 g，2 次/天。氢化可的松琥珀酸钠盐100～200 mg保留灌肠，每晚 1 次。也可用中药保留灌肠治疗。

（2）中度 UC：可用上述剂量水杨酸类制剂治疗，疗效不佳者，适当加量或改口服类固醇皮质激素，常用泼尼松 30～40 mg/d，分次口服。

（3）重度 UC：①如患者尚未用过口服类固醇激素，可用口服泼尼松龙 40～60 mg/d，观察7～10 天。也可直接静脉给药。已使用者应静脉滴注氢化可的松 300 mg/d 或甲泼尼龙 48 mg/d。②肠外应用广谱抗生素控制肠道继发感染，如氨苄西林、硝基咪唑及喹诺酮类制剂。③应嘱患者卧床休息，适当补液、补充电解质，防止电解质紊乱。便血量大者应考虑输血。营养不良病情较重者进要素饮食，必要时可给予肠外营养。④静脉类固醇激素使用 7～10 天后无效者可考虑应用环孢素静脉滴注，每天 2～4 mg/kg。应注意监测血药浓度。⑤慎用解痉剂及止泻剂，避免诱发中毒性巨结肠。如上述药物治疗效果不佳时，应及时予内外科会诊，确定结肠切除手术的时机与方式。

综上，对于各类型 UC 的药物治疗方案可以总结见表 9-2。

表 9-2　各类型溃疡性结肠炎药物治疗方案

类型	药物治疗方案
轻度 UC	柳氮磺吡啶片1.0 g，口服，1 次/天或相当 5-美沙拉泰（5-ASA）
中度 UC	柳氮磺吡啶片1.0 g，口服，1 次/天或相当 5-ASA 醋酸泼尼松片 10 mg，口服，2 次/天
重度 UC	甲泼尼龙 48 mg/d（或者氢化可的松 300 mg/d）静脉滴注广谱抗生素（喹诺酮或头孢类＋硝基咪唑类）

2.缓解期的治疗

症状缓解后，维持治疗的时间至少 1 年，一般认为类固醇类无维持治疗效果，在症状缓解后逐渐减量，应尽可能过渡到用 SASP 维持治疗。维持治疗剂量一般为口服每天 1.0～3.0 g，也可用相当剂量的 5-氨基水杨酸类药物。6-巯基嘌呤(6-MP)或巯唑嘌呤等用于对上述药物不能维持或对类固醇激素依赖者。

3.手术治疗

大出血、穿孔、明确的或高度怀疑癌变者;重度 UC 伴中毒性巨结肠,静脉用药无效者;内科治疗症状顽固、体能下降、对类固醇类药物耐药或依赖者应考虑手术治疗。

（刘海峰）

第六节 功能性消化不良

一、概述

功能性消化不良(FD)为一组持续或反复发作的上腹部疼痛或不适的消化不良症状,包括上腹胀痛、餐后饱胀、嗳气、早饱、腹痛、厌食、恶心呕吐等,经生化、内镜和影像检查排除了器质性疾病的临床综合征,是临床上最常见的一种功能性胃肠病,几乎每个人一生中都有过消化不良症状,只是持续时间长短和对生活质量影响的程度不同而已。国内最新资料表明,采用罗马Ⅲ诊断标准对消化专科门诊连续就诊消化不良的患者进行问卷调查,发现符合罗马Ⅲ诊断标准者占就诊患者的 28.52%,占接受胃镜检查患者的 7.2%。FD 的病因及发病机制尚未完全阐明,可能是多种因素综合作用的结果。目前认为其发病机制与胃肠运动功能障碍、内脏高敏感性、胃酸分泌、幽门螺杆菌感染、精神心理因素等有关,而内脏运动及感觉异常可能起主导作用,是 FD 的主要病理生理学基础。

二、诊断

(一)临床表现

FD 的临床症状无特异性,主要有上消化道症状,包括上腹痛、腹胀、早饱、嗳气、恶心、呕吐、反酸、胃灼热、厌食等,以上症状多因人而异,常以其中某一种或一组症状为主,在病程中这些症状及其严重程度多发生改变。起病缓慢,病程长短不一,症状常呈持续或反复发作,也可相当一段时间无任何症状,可因饮食精神因素和应激等诱发,多数无明显诱因。腹胀为 FD 最常见的症状,多数患者发生于餐后或进餐加重腹胀程度,早饱、嗳气也较常见。上腹痛也是 FD 的常见症状,上腹痛无规律性,可表现为弥漫或烧灼样疼痛。少数可伴胃灼热反酸症状,但经内镜及24 小时食管 pH 检测,不能诊断为胃食管反流病。恶心呕吐不常见,一般见于胃排空明显延迟的患者,呕吐多为干呕或呕出当餐胃内食物。有的还可伴有腹泻等下消化道症状。还有不少患者同时合并精神症状如焦虑、抑郁、失眠、注意力不集中等。

(二)诊断标准

依据 FD 罗马Ⅲ诊断标准,FD 患者临床表现个体差异大,罗马Ⅲ标准根据患者的主要症状特点及其与症状相关的病理生理学机制及症状的模式将 FD 分为两个亚型,即餐后不适综合征(PDS)和上腹痛综合征(EPS),临床上两个亚型常有重叠,有时难以区分,但通过分型对不同亚型的病理生理机制的理解对选择治疗将有一定的帮助,在 FD 诊断中,还要注意 FD 与胃食管反流病和肠易激综合征等其他功能性胃肠病的重叠。

FD 的罗马Ⅲ诊断标准：①以下 1 项或多项。餐后饱胀，早饱感，上腹痛，上腹烧灼感。②无可以解释上述症状的结构性疾病的证据（包括胃镜检查），诊断前症状出现至少 6 个月，且近 3 个月符合以上诊断标准。

PDS 诊断标准必须符合以下 1 项或 2 项：①正常进食后出现餐后饱胀不适，每周至少发生数次。②早饱阻碍正常进食，每周至少发生数次。诊断前症状出现至少 6 个月，近 3 个月症状符合以上标准。支持诊断标准是可能存在上腹胀气或餐后恶心或过度嗳气。可能同时存在 EPS。

EPS 诊断标准必须符合以下所有条件：①至少中等程度的上腹部疼痛或烧灼感，每周至少发生 1 次。②疼痛呈间断性。③疼痛非全腹性，不位于腹部其他部位或胸部。④排便或排气不能缓解症状。⑤不符合胆囊或 Oddi 括约肌功能障碍的诊断标准。诊断前症状出现至少 6 个月，近 3 个月症状符合以上标准。支持诊断标准是疼痛可以烧灼样，但无胸骨后痛。疼痛可由进餐诱发或缓解，但可能发生于禁食期间。可能同时存在 PDS。

三、鉴别诊断

鉴别诊断如图 9-4 所示。

四、治疗

FD 的治疗以对症治疗为主，目的是在于缓解或消除症状，改善患者的生活质量。

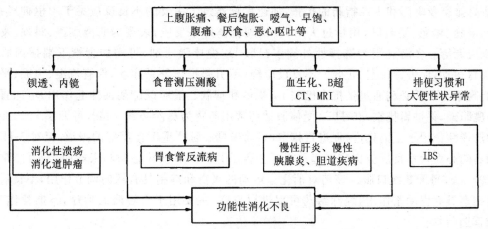

图 9-4　功能性消化不良鉴别诊断

2007 年指南对 FD 治疗提出规范化治疗意见，指出 FD 的治疗策略应是依据其可能存在的病理生理学异常进行整体调节，选择个体化的治疗方案。

经验治疗适用于 40 岁以下，无报警征象，无明显精神心理障碍的患者。与进餐相关的消化不良（即 PDS）者可首先用促动力药或合用抑酸药；与进餐无关的消化不良/酸相关性消化不良（即 EPS）者可选用抑酸药或合用促动力药。经验治疗时间一般为 2～4 周。无效者应行进一步检查，明确诊断后有针对性进行治疗。

(一)药物治疗

1.抗酸药

抗酸剂如氢氧化铝、铝碳酸镁等可减轻症状，但疗效不及抑酸药，铝碳酸镁除抗酸外，还能吸附胆汁,伴有胆汁反流患者可选用。

2.抑酸药

目前广泛应用于 FD 的治疗,适用于非进餐相关的消化不良中以上腹痛、烧灼感为主要症状者。常用抑酸药包括 H_2 受体拮抗剂(H_2RA)和质子泵抑制剂(PPI)两大类。H_2RA 常用药物有西咪替丁 400 mg,每天 2~3 次;雷尼替丁 150 mg,每天 2 次;法莫替丁 20 mg,每天 2 次,早、晚餐后服,或 40 mg 每晚睡前服;罗沙替丁 75 mg,每天 2 次;尼扎替丁 300 mg 睡前服。不同的 H_2 受体拮抗剂抑制胃酸的强度各不相同,西咪替丁最弱,雷尼替丁和罗沙替丁比西咪替丁强 5~10 倍,法莫替丁较雷尼替丁强 7.5 倍。这类药主要经肝脏代谢,肾脏排出,因此肝、肾功能损害者应减量,75 岁以上老人服用药物剂量应减少。PPI 常用药物有奥美拉唑 20 mg,每天 2 次;兰索拉唑 30 mg,每天 1 次;雷贝拉唑 10 mg,每天 1 次;泮托拉唑 40 mg,每天 1 次;埃索美拉唑 20 mg,每天 1 次。

3.促动力药

促动力药可明显改善与进餐相关的上腹症状,如上腹饱胀、早饱等。常用的促动力剂包括多巴胺受体阻滞剂、$5-HT_4$ 受体激动药及多离子通道调节剂等。多巴胺受体阻滞剂常用药物有甲氧氯普胺 5~10 mg,每天 3 次,饭前半小时服;多潘立酮 10 mg,每天 3 次,饭前半小时服;伊托必利 50 mg,每天 3 次,口服。甲氧氯普胺可阻断延髓催吐化学敏感区的多巴胺受体而具有强大的中枢镇吐作用,还可以增加胃肠道平滑肌对乙酰胆碱的敏感性,从而促进胃运动功能,提高静止状态时胃肠道括约肌的张力,增加食管下端括约肌张力,防止胃内容物反流,增强胃和食管的蠕动,促进胃排空及幽门和十二指肠的扩张,加速食物通过。主要的不良反应见于中枢神经系统,如头晕、嗜睡、倦怠、泌乳等,用量过大时,会出现锥体外系反应,表现为肌肉震颤、斜颈、发音困难、共济失调等。多潘立酮为选择性外周多巴胺 D_2 受体阻滞剂,可增加食管下端括约肌的张力,增加胃运动,促进胃排空、止吐。不良反应轻,不引起锥体外系症状,偶有流涎、惊厥、平衡失调、泌乳现象。伊托必利通过拮抗多巴胺 D_2 受体和抑制乙酰胆碱酯酶活性起作用,增加胃的内源性乙酰胆碱,促进胃排空。$5-HT_4$ 受体激动药常用药物为莫沙必利 5 mg,每天 3 次,口服。莫沙必利选择性作用于上消化道,促进胃排空,目前未见心脏严重不良反应的报道,但对 $5-HT_4$ 受体激动药的心血管不良反应仍应引起重视。多离子通道调节剂药物为马来酸曲美布汀,常用量 100~200 mg,每天 3 次口服。该药对消化道运动的兴奋和抑制具有双向调节作用,不良反应轻微。红霉素具有胃动素作用,静脉给药可促进胃排空,主要用于胃轻瘫的治疗,不推荐作为 FD 治疗的首选药物。

4.助消化药

消化酶和微生态制剂可作为治疗消化不良的辅助用药。复方消化酶、益生菌制剂可改善与进餐相关的腹胀、食欲缺乏等症状。

5.根除幽门螺杆菌治疗

根除 Hp 可使部分 FD 患者症状得以长期改善,对合并 Hp 感染的 FD 患者,应用抑酸、促动力剂治疗无效时,建议向患者充分解释根除治疗的利弊,征得患者同意后给予根除 Hp 治疗。根除 Hp 治疗可使部分 FD 患者的症状得到长期改善,使胃黏膜炎症得到消退,而长期胃黏膜炎症则是消化性溃疡、胃黏膜萎缩/肠化生和胃癌发生的基础病变,根除 Hp 可预防胃癌前病变进一步发展。

根据 2005 年欧洲幽门螺杆菌小组召开的第 3 次 MaastrichtⅢ共识会议意见,推荐在初级医疗中实施"检测和治疗"策略,即对年龄小于 45 岁,有持续消化不良症状的成人患者应用非侵入性试验(尿素呼气试验、粪便抗原试验)检测 Hp,对 Hp 阳性者进行根除治疗。包含 PPI、阿莫西林、克拉霉素或甲硝唑,每天 2 次给药的三联疗法仍推荐作为首选疗法。铋剂的四联疗法也被推荐作为首选治疗选择。补救治疗应结合药物敏感试验结果。

对 PPI(标准剂量,每天 2 次),克拉霉素(500 mg,每天 2 次),阿莫西林(1 000 mg,每天2 次)或甲硝唑400 mg或500 mg,每天 2 次,组成的方案,疗程 14 天比 7 天更有效,在克拉霉素耐药率小于 15%的地区,仍推荐 PPI 联合应用克拉霉素、阿莫西林/甲硝唑的三联短程疗法作为一线治疗方案。其中 PPI 联合克拉霉素和甲硝唑方案应当在人群甲硝唑耐药率小于 40%时才可应用,含铋剂四联治疗除了作为二线方案使用外,还可作为可供选择的一线方案。除了药敏感试验外,对于三线治疗不做特别推荐。喹诺酮类(左氧氟沙星、利福霉素、利福布汀)抗生素与 PPI 和阿莫西林合用作为一线疗法,而不是作为补救的治疗,被评估认为有较高的根除率,但利福布汀是一种选择分枝杆菌耐药的抗生素,必须谨慎使用。

6.黏膜保护药

FD 发病原因中可能涉及胃黏膜防御功能减弱,作为辅助治疗,常用的胃黏膜保护药有硫糖铝、胶体铋、前列腺素 E,复方谷氨酰胺等,联合抑酸药可提高疗效。硫糖铝餐前 1 小时和睡前各服1.0 g,肾功不全者不宜久服。枸橼酸铋钾一次剂量 5 mL 加水至 20 mL 或胶囊 120 mg,每天 4 次,于每餐前半小时和睡前一次口服,不宜久服,最长 8 周,老年人及肾功能障碍者慎用。已用于临床的人工合成的前列腺素为米索前列醇(喜克溃),常用剂量 200 mg,每天 4 次,主要不良反应为腹泻和子宫收缩,孕妇忌服。复方谷氨酰胺,常用量 0.67 g,每天 3 次,剂量可随年龄与症状适当增减。

（二）精神心理治疗

抗焦虑、抑郁药对 FD 有一定的疗效,对抑酸和促动力药治疗无效,且伴有明显精神心理障碍的患者,可选用三环类抗抑郁药或 $5-HT_4$ 再摄取抑制剂;除药物治疗外,行为治疗、认知疗法及心理干预等可能对这类患者也有益。精神心理治疗不但可以缓解症状还可提高患者的生活质量。

（三）外科手术

经过长期内科治疗无效的严重患者,可考虑外科手术。一般采用胃大部切除术、幽门成形术和胃空肠吻合术。

（刘海峰）

第七节　功能性便秘

功能性便秘(FC)是临床常见的功能性胃肠病之一,主要表现为持续性排便困难,排便次数减少或排便不尽感。严重便秘者可伴有烦躁、易怒、失眠、抑郁等心理障碍。

一、病因和发病机制

FC 的发病往往是多因素的综合效应。

正常的排便生理包括产生便意和排便动作两个过程。直肠壁受压力刺激并超过阈值时引起便意,这种冲动沿盆神经、腹下神经传至腰骶部脊髓的排便中枢,再上升至丘脑达大脑皮层。若环境允许排便,则耻骨直肠肌和肛门内括约肌及肛门外括约肌松弛,两侧肛提肌收缩,盆底下降,腹肌和膈肌也协调收缩,腹压增高,促使粪便排出。正常排便生理过程中出现某一环节的障碍都可能引起便秘。研究发现 FC 患者可有直肠黏膜感觉减弱、排便动作不协调,从而发生排便出口梗阻。

相当多的 FC 患者有全胃肠或结肠通过时间延缓,低下的结肠动力无法将大便及时地推送至直肠,从而产生便秘。食物纤维不足,水分保留少,较少的容量难以有效地刺激肠道运动,肠内容物转运减慢,而结肠细菌消化食用纤维形成的挥发性脂肪酸和胆盐衍化的脱氧胆酸减少,它们刺激结肠的分泌、抑制水与电解质的吸收的作用降低,从而引起便秘。

排便习惯不良是便秘产生的重要原因。排便动作受意识控制,反复多次的抑制排便将可能导致胃肠通过时间延长、排便次数减少、直肠感觉减退。

长期便秘会产生顽固的精神心理异常,从而加重便秘。

二、临床表现

功能性便秘患者主要表现为排便次数减少(<3 次/周)、粪便干硬(指 Bristol 粪便性状量表的 1 型和 2 型粪便);由于粪便干结,患者可出现排便费力,也可以有排便时肛门直肠堵塞感、排便不尽感,甚至需要手法辅助排便等。粪便性状与全胃肠传输时间具有一定相关性,提示结肠传输时间延缓;在诸多的便秘症状中,排便次数减少、粪便干硬常提示为结肠传输延缓所致的便秘,如排便费力突出、排便时肛门直肠堵塞感、排便不尽感、需要手法辅助排便则提示排便障碍的可能性更大。

部分便秘患者有缺乏便意、定时排便、想排便而排不出(空排)、排便急迫感、每次排便量少、大便失禁等现象,这些症状更可能与肛门直肠功能异常有关。功能性便秘常见的伴随症状有腹胀及腹部不适、黏液便等。辛海威等在全国进行的多中心分层调查发现,15.1％慢性便秘患者有肛门直肠疼痛,尚不清楚慢性便秘与肛门直肠疼痛的内在联系。

老年患者对便秘症状的感受和描述可能不准确,自行服用通便药或采用灌肠也会影响患者的症状。在老年人,功能性排便障碍症状更常见。需要注意的是,不少老年人,便秘症状并不明显,他们仍坚持使用泻剂或灌肠。

功能性便秘患者病程较长,患者便秘表现多为持续性,也可表现为间歇性或时轻时重,与情绪、生活习惯改变、出差或季节有关。对长期功能性便秘患者,如排便习惯和粪便性状发生改变,需警惕新近发生器质性疾病的可能性。

便秘通常不会对营养状况造成影响。功能性便秘患者在体格检查多无明显腹部体征,在部分患者可触及乙状结肠襻和盲肠襻,肠鸣音正常。出现肠型、肠蠕动波和肠鸣音改变需要与机械性和假性肠梗阻鉴别。肛门直肠指诊可触及直肠内多量干硬粪块,缩肛无力、力排时肛门括约肌不能松弛提示患者存在肛门直肠功能异常。

此外,慢性便秘患者常伴睡眠障碍、紧张沮丧情绪,或表现为焦虑、惊恐、抑郁、强迫等,伴有自主神经功能紊乱的症状。精神心理因素是引起或加重便秘的因素,使患者对便秘的感受、便秘对生活的影响放大,也影响治疗效果。

三、诊断原则及流程

(一)诊断标准

功能性便秘罗马Ⅲ诊断标准如下。

(1)必须包括下列 2 个或 2 个以上的症状：①至少有 25％的排便感到费力。②至少 25％的排便为块状便或硬便。③至少 25％的排便有排便不尽感。④至少 25％的排便有肛门直肠的阻塞感。⑤至少有 25％的排便需要人工方法辅助(如指抠、盆底支持)。⑥每周少于 3 次排便。

(2)如果不使用泻药，松散便很少见到。

(3)诊断肠易激综合征依据不充分。患者须在诊断前 6 个月出现症状，在最近的 3 个月满足诊断标准。

(二)鉴别诊断

需要鉴别的主要是继发性便秘，主要包括以下几种因素：①肠道疾病。结直肠肿瘤、肛管狭窄、直肠黏膜脱垂、Hirschsprung 病。②代谢或内分泌紊乱。糖尿病、甲状腺功能减退、高钙血症、垂体功能低下、卟啉病。③神经源性疾病。脑卒中、帕金森病、多发性硬化、脊髓病变、自主神经病及某些精神疾病。④系统性疾病。系统性硬化、皮肌炎、淀粉样变。⑤药物。麻醉剂、抗胆碱能药物、含阳离子类药物(铁剂、铝剂、含钙剂、钡剂)、阿片类制剂、神经节阻断药、长春碱类、抗惊厥药物、钙通道阻滞剂等。

(三)诊断流程

引起慢性便秘的原因很多，通过详细的病史采集、体格检查，结合适当的辅助检查，大多可以鉴别。诊断为功能性便秘者，如能区分其属于慢性传输性便秘或出口梗阻性便秘，对治疗有重要指导意义。

1.病史采集

询问患者病程及大便的频率、形状、便意、排便是否费力、有无不尽感、是否需要手法排便、用药史及盆腹腔手术史等，同时注意询问与便秘相关器质性疾病情况。

2.体格检查

注意患者全身状况，有无贫血；腹部检查有无包块或胃肠型；肛门视诊及指诊注意有无表皮脱落、皮赘、肛裂、脓疮、痔疮、直肠脱垂、肛门狭窄、直肠及肛管占位性病变、有无指套染血，指检时可让患者做排便动作，注意肛门外括约肌有无松弛或矛盾运动。还需进行神经系统相关检查，如会阴部感觉及肛门反射，如有异常注意有无神经系统病变；对男性患者，尚需注意前列腺及膀胱。

3.辅助检查

患者一般常规进行粪常规及隐血检查，对疑有器质性病变患者应进行相应检查。特别是有报警体征者，如年龄超过 40 岁、贫血、便血、隐血阳性、消瘦、腹块、明显腹痛、有肿瘤家族史等，应进行内镜和必要的实验室检查。

(1)腹部平片：对于疑似肠梗阻患者，需进行腹平片检查。

(2)钡剂灌肠：可以发现乙状结肠冗长、巨结肠、巨直肠、狭窄及占位病变。

(3)肠功能检查：包括结肠动力检查、结肠传输实验、肛管直肠测压、直肠气囊排出试验等，非临床诊断必需，但对于科学评估肠功能、便秘分类、药物评估、治疗方法选择及科学研究是必要的。

(4)排粪造影：可发现肛管直肠的功能及形态变化。

（5）肌电图：可以区分盆底随意肌群肌肉和神经功能异常，对出口梗阻型便秘的诊断具有重要意义。

四、治疗

由于各型便秘的发病机制不同，临床应综合患者对便秘的自我感受特点及相关检查结果，仔细分析并进行分型后采取相应的治疗措施，对于部分同时伴焦虑和抑郁的 FC 患者，应详细调查，判断精神因素和便秘的因果关系，必要时采取心理行为干预治疗。

（一）一般疗法

采取合理的饮食习惯，增加膳食纤维及水分的摄入量。另外，需保持健康心理状态，养成良好的排便习惯，同时进行适当有规律的运动及腹部按摩。

（二）药物治疗

经高纤维素饮食、训练排便习惯仍无效者或顽固性便秘者可考虑给予药物治疗。

1.泻剂

主要通过刺激肠道分泌、减少肠道吸收、提高肠腔内渗透压促进排便。容积性泻剂、刺激性泻剂及润滑性泻剂短时疗效理想，但长期服用不良反应大，停药后可加重便秘。渗透性泻剂不良反应相对较小，近年来，高效安全的新一代缓泻剂聚乙二醇（PEG）备受青睐，是一种长链高分子聚合物，口服后通过分子中氢键固定肠腔内水分子而增加粪便含水量，使粪便体积及重量增加，从而软化粪便，因肠道内缺乏降解 PEG 的酶，故其在肠道不被分解，相对分子量超过 3 000 则不被肠道吸收，还不影响脂溶性维生素吸收和电解质代谢，对慢传输型便秘和出口梗阻性便秘患者均有效。

2.促动力药物

西沙比利选择性促乙酰胆碱释放，从而加速胃肠蠕动，使粪便易排出，文献报道其治疗便秘的有效率为 50%～95%，但少数患者服药后可发生尖端扭转型室性心动过速伴 Q-T 间期延长，故已在多数国家中被撤出。莫沙比利、普芦卡必利为新型促动力药，是强效选择性 5-HT$_4$ 受体激动剂，通过兴奋胃肠道胆碱能中间神经元及肌间神经丛运动神经元的 5-HT$_4$ 受体，使神经末梢乙酰胆碱释放增加及肠肌神经对胆碱能刺激活性增高，从而促进胃肠运动，同时还增加肛管括约肌的正性促动力效应和促肛管自发性松弛。

3.微生态制剂

通过肠道繁殖并产生大量乳酸和醋酸而促进肠蠕动，有文献报道其近期疗有一定的疗效，但尚需进一步临床观察验证。

（三）清洁灌肠

对有粪便嵌塞或严重出口梗阻的患者需采用清洁灌肠帮助排便。一般采用甘油栓剂或开塞露灌肠。

（四）生物反馈疗法

该疗法借助声音和图像反馈刺激大脑，训练患者正确控制肛门外括约肌舒缩，从而阻止便秘发生。具有无痛苦、无创伤性、无药物不良反应的特点。生物反馈治疗 FC 的机制尚不十分明确。经过 12～24 个月随访观察后发现，便秘症状缓解率达 62.5%，出口梗阻性便秘有效率达72.2%。生物反馈治疗不仅是一种物理治疗方法，且有一定的心理治疗作用，其症状的改善与心理状态水平相关联。目前，生物反馈疗法多用于出口梗阻性便秘患者的治疗。

（刘海峰）

第八节 酒精性肝病

一、概述

正常人 24 小时内体内可代谢酒精 120 g，而酒精性肝病（ALD）是由于长期大量饮酒，超过机体的代谢能力所导致的疾病。临床上分为轻症酒精性肝病（AML）、酒精性脂肪肝（AFL）、酒精性肝炎（AH）、酒精性肝纤维化（AF）和酒精性肝硬化（AC）不同阶段。严重酗酒时可诱发广泛肝细胞坏死甚至急性肝功能衰竭。因饮酒导致的 ALD 在西方国家已成为常见病、多发病，占中年人死因的第 4 位。我国由酒精所致肝损害的发病率也呈逐年上升趋势，酒精已成为继病毒性肝炎后导致肝损害的第二大病因，严重危害人民健康。

ALD 的发病机制较为复杂，目前尚不完全清楚。可能与酒精及其代谢产物对肝脏的毒性作用、氧化应激、内毒素、细胞因子（TNF-α、TGF-β 等）产生异常、免疫异常、蛋氨酸代谢异常、酒精代谢相关酶类基因多态性、细胞凋亡等多种因素有关。

二、诊断

（一）酒精性肝病临床诊断标准

（1）有长期饮酒史，一般超过 5 年，折合酒精量男性不低于 40 g/d，女性不低于 20 g/d，或 2 周内有大量饮酒史，折合酒精量超过 80 g/d。但应注意性别、遗传易感性等因素的影响。酒精量换算公式为：酒精量（g）＝饮酒量（mL）×酒精含量（%）×0.8。

（2）临床症状为非特异性，可无症状，或有右上腹胀痛、食欲缺乏、乏力、体重减轻、黄疸等；随着病情加重，可有神经精神、蜘蛛痣、肝掌等症状和体征。

（3）血清天冬氨酸氨基转移酶（AST）、丙氨酸氨基转移酶（ALT）、γ-谷氨酰转肽酶（GGT）、总胆红素（TBIL）、凝血酶原时间（PT）和平均红细胞容积（MCV）等指标升高，禁酒后这些指标可明显下降，通常4周内基本恢复正常，AST/ALT＞2，有助于诊断。

（4）肝脏 B 超或 CT 检查有典型表现。

（5）排除嗜肝病毒的感染、药物和中毒性肝损伤等。

符合第（1）、（2）、（3）项和第（5）项或第（1）、（2）、（4）项和第（5）项可诊断酒精性肝病；仅符合第（1）、（2）项和第（5）项可疑诊酒精性肝病。

（二）临床分型诊断

1.轻症酒精性肝病

肝脏生物化学、影像学和组织病理学检查基本正常或轻微异常。

2.酒精性脂肪肝

影像学诊断符合脂肪肝标准，血清 ALT、AST 可轻微异常。

3.酒精性肝炎

血清 ALT、AST 或 GGT 升高，可有血清 TBIL 增高。重症酒精性肝炎是指酒精性肝炎中，合并肝性脑病、肺炎、急性肾衰竭、上消化道出血，可伴有内毒素血症。

4.酒精性肝纤维化

症状及影像学无特殊。未做病理检查时,应结合饮酒史、血清纤维化标志物(透明质酸、Ⅲ型胶原、Ⅳ型胶原、层粘连蛋白)、GGT、AST/ALT、胆固醇、载脂蛋白-A1、TBIL、α_2巨球蛋白、铁蛋白、稳态模式胰岛素抵抗等改变,这些指标十分敏感,应联合检测。

5.酒精性肝硬化

有肝硬化的临床表现和血清生物化学指标的改变。

三、鉴别诊断

鉴别诊断见表 9-5。

表 9-5　酒精性肝病的鉴别诊断

	病史	病毒学检查
非酒精性肝病	好发于肥胖、2 型糖尿病患者	肝炎标志物阴性
病毒性肝炎	无长期饮酒史	肝炎标志物阳性
酒精性肝病	有长期饮酒史	肝炎标志物阴性

四、治疗

(一)治疗原则

治疗包括戒酒、改善营养、治疗肝损伤、防治并发存在的其他肝病、阻止或逆转肝纤维化的进展、促进肝再生、减少并发症、提高生活质量、终末期肝病进行肝移植等措施。

1.戒酒

戒酒是 ALD 治疗的最关键措施,戒酒或显著减少酒精摄入可显著改善所有阶段患者的组织学改变和生存率;Child A 级的 ALD 患者戒酒后 5 年生存率可超过 80％;Child B、C 级患者在戒酒后也能使 5 年生存率从 30％提高至 60％,除戒酒以外尚无 ALD 特异性治疗方法。戒酒过程中应注意戒断综合征(包括酒精依赖者,神经精神症状的出现与戒酒有关,多呈急性发作过程,常有四肢抖动及出汗等症状,严重者有戒酒性抽搐或癫痫样痉挛发作)的发生。

2.营养支持

ALD 患者同时也需良好的营养支持,因其通常并发热量、蛋白质缺乏性营养不良,而营养不良又可加剧酒精性肝损伤。因此,宜给予富含优质蛋白和 B 族维生素、高热量的低脂饮食,必要时适当补充支链氨基酸为主的复方氨基酸制剂。酒精性肝病的饮食治疗可参考表 9-6。

表 9-6　ALD 患者的饮食指导原则

1.蛋白质＝1.0～1.5/kg 体重
2.总热量＝1.2～1.4(休息状态下的能量消耗最少)126 kJ/kg 体重
3.50％～55％为糖类,最好是复合型糖类
4.30％～35％为脂肪,最好不饱和脂肪酸含量高并含有足量的必须脂肪酸
5.营养最好是肠内或口服(或)经小孔径喂食给予;部分肠道外营养为次要选择;全肠外营养为最后的选择
6.水、盐摄入以保持机体水、电解质平衡
7.多种维生素及矿物质

续表

8.支链氨基酸的补充通常并不需要

9.许多患者能耐受标准的氨基酸补充

10.若患者不能耐受标准氨基酸补充仍可补充支链氨基酸

11.避免仅仅补充支链氨基酸,支链氨基酸并不能保持氮的平衡

12.有必要补充必需氨基酸,必需氨基酸指正常时可从前体合成而在肝硬化患者不能合成,包括胆碱、胱氨酸、氨基乙磺酸、酪氨酸

3.维生素及微量元素

慢性饮酒者可能因摄入不足、肠道吸收减少、肝内维生素代谢障碍、疾病后期肠道黏膜屏障衰竭等导致维生素(维生素 B_1、维生素 B_6、维生素 A、维生素 E、叶酸等)、微量元素(锌、硒)的严重缺乏。因此适量补充上述维生素和微量元素是必需的,尤其是补充维生素 B_1(目前,推荐应用脂溶性维生素 B_1 前体苯磷硫胺)和补锌在预防和治疗 ALD 非常重要。而维生素 E 是临床上使用较早的抗氧化剂,脂溶性的维生素 E 可以在细胞膜上积聚,结合并清除自由基,减轻肝细胞膜及线粒体膜的脂质过氧化。Sokol 等发现维生素 E 能明显减轻胆汁淤积时疏水性胆汁酸所引起的肝细胞膜脂质过氧化,从而减轻肝细胞损伤。

(二)药物治疗

1.非特异性抗感染治疗

(1)糖皮质激素:多项随机对照研究和荟萃分析,使用糖皮质激素治疗 ALD 仍有一些争议,对于严重急性肝炎(AH)患者,糖皮质激素是研究得最多也可能是最有效的药物。然而,接受激素治疗的患者病死率仍较高,特别在伴发肾衰竭的患者。激素是否能延缓肝硬化进展及改善长期生存率尚不明确。并发急性感染、胃肠道出血、胰腺炎、血糖难以控制的糖尿病者为应用皮质激素的禁忌证。

(2)己酮可可碱(PTX):PTX 是一种非选择性磷酸二酯酶抑制剂,具有拮抗炎性细胞因子的作用,可降低 TNF-α 基因下游许多效应细胞因子的表达。研究表明 PTX 可以显著改善重症 AH 患者的短期生存率,但在 PTX 成为 AH 的常规治疗方法之前,还需进行 PTX 与糖皮质激素联合治疗或用于对皮质激素有禁忌证的 AH 患者的临床试验。

2.保肝抗纤维化

(1)还原型谷胱甘肽:还原型谷胱甘肽由谷氨酸、半胱氨酸组成,具有广泛的抗氧化作用,可与酒精的代谢产物乙醛、氧自由基结合,使其失活,并加速自由基的排泄,抑制或减少肝细胞膜及线粒体膜过氧化脂质形成,保护肝细胞。此外,还可以通过 γ-谷氨酸循环,维护肝脏蛋白质合成。目前临床应用比较广泛。

(2)多稀磷脂酰胆碱(易善复):多稀磷脂酰胆碱是由大豆中提取的磷脂精制而成,其主要活性成分是 1,2-二亚油酰磷脂酰胆碱(DLPC)。DLPC 可将人体内源性磷脂替换,结合并进入膜成分中,增加膜流动性,同时还可以维持或促进不同器官及组织的许多膜功能,包括可调节膜结合酶系统的活性;能抑制细胞色素 $P_{450}2E_1$(CYP2E$_1$)的含量及活性,减少自由基;可增强过氧化氢酶活性、超氧化物歧化酶活性和谷胱甘肽还原酶活性。研究表明,多稀磷脂酰胆碱可提高 ALD 患者治疗的有效率,改善患者的症状和体征,并提高生存质量,但不能改善患者病理组织学,只能防止组织学恶化的趋势。常用多稀磷脂酰胆碱500 mg静脉给药。

（3）丙硫氧嘧啶（PTU）：多个长期疗效的观察研究提示 PTU 对重度 ALD 有一定效果，而对于轻、中度 ALD 无效。Rambaldi A 通过随机、多中心、双盲、安慰剂对照的临床研究，发现 PTU 与安慰剂相比，在降低病死率、减少并发症及改善肝脏组织学等方面没有显著差异。由于 PTU 能引起甲状腺功能减退，因此应用 PTU 治疗 ALD 要慎重选择。

（4）腺苷蛋氨酸：酒精通过改变肠道菌群，使肠道对内毒素的通透性增加，同时对内毒素清除能力下降，导致高内毒素血症，激活库弗细胞释放 TNF-α、TGF-β、白细胞介素-1、白细胞介素-6、白细胞介素-8 等炎症细胞因子，使具有保护作用的白细胞介素-10 水平下调。腺苷蛋氨酸能降低 TNF-α 水平，下调 TGF-β 的表达，抑制肝细胞凋亡和肝星状细胞的激活，提高细胞内腺苷蛋氨酸/S-腺苷半胱氨酸比值，并能够去除细胞内增加的 S-腺苷半胱氨酸，提高肝微粒体谷胱甘肽贮量从而阻止酒精性肝损发生，延缓肝纤维化的发生和发展的作用。

（5）硫普罗宁：含有巯基，能与自由基可逆性结合成二硫化合物，作为一种自由基清除剂在体内形成一个再循环的抗氧化系统，可有效清除氧自由基，提高机体的抗氧化能力，调节氧代谢平衡，修复乙醇引起的肝损害，对抗酒精性肝纤维化。临床试验显示，硫普罗宁在降酶、改善肝功能方面疗效显著，对抗酒精性肝纤维化有良好的作用。

（三）肝移植

晚期 ALD 是原位肝移植的最常见指征之一。Child C 级酒精性肝硬化患者的 1 年生存率为 50%～85%，而 Child B 级患者 1 年生存率为 75%～95%。因此，如果不存在其他提示病死率增高的情况如自发性细菌性腹膜炎、反复食管胃底静脉曲张出血或原发性肝细胞癌等，肝移植应限于 Child C 级肝硬化患者。虽然大多数移植中心需要患者在移植前有一定的戒酒期（一般为6个月），但移植后患者再饮酒的问题及其对预后的影响仍值得重视。目前，统计的移植后再饮酒的比例高达 35%。大多数移植中心为戒酒后 Child-Pugh 积分仍较高的患者提供肝移植治疗。多项研究显示，接受肝移植的酒精性肝硬化患者的生存率与其他病因引起的肝硬化患者相似，5 年和 10 年生存率介于胆汁淤积性肝病和病毒性肝病之间。移植后生活质量的改善也与其他移植指征相似。

（刘海峰）

第九节　非酒精性脂肪性肝病

非酒精性脂肪性肝病（NAFLD）是一种无过量饮酒和其他明确的肝损害因素所致，以肝实质细胞脂肪变性为特征的临床病理综合征。组织学上，NAFLD 分为非酒精性脂肪肝（NAFL）和非酒精性脂肪性肝炎（NASH）两种类型。NAFL 指存在大泡为主脂肪变，无肝细胞损伤，多为良性、非进展性。NASH 指肝脏脂肪变性，合并炎症和肝细胞损伤，伴或不伴纤维化，可进展为肝硬化、肝衰竭和肝癌。

一、流行病学

不同种族、不同年龄组男女均可发病。欧美等发达国家普通成人中 NAFLD 患病率高达 20%～40%，亚洲国家为 12%～30%。肥胖症患者 NAFLD 患病率为 60%～90%，NASH 为

20％～25％。2 型糖尿病和高脂血症患者 NAFLD 患病率分别为 28％～55％和 27％～92％。近年来中国患病率不断上升，呈低龄化趋势，发达城区成人 NAFLD 患病率在 15％左右。绝大多数 NAFLD 患者与代谢危险因素有关。

二、病因与发病机制

NAFLD 主要分为原发性和继发性两大类，通常所指的 NAFLD 是原发性的，与胰岛素抵抗和遗传易感性相关；而继发性 NAFLD 包括了由药物（胺碘酮、他莫西芬等的使用）、广泛小肠切除、内分泌疾病等病因所致的脂肪肝。此外，NAFLD 与一些少见的脂质代谢病和存在严重胰岛素抵抗的罕见综合征有关。

本病病因复杂。发病机制中，"二次打击"或"多重打击"学说已被广泛接受。初次打击主要指胰岛素抵抗引起的肝细胞内脂质，特别是甘油三酯异常沉积，引起线粒体形态异常和功能障碍。第二次打击主要为反应性氧化代谢产物增多，形成脂质过氧化产物，导致损伤肝细胞内磷脂膜氧化，溶酶体自噬异常，凋亡信号通路活化；内质网应激，炎症因子通路活化，促进脂肪变性。"多重打击"学说即遗传因素（家族聚集、种族等）、环境因素（胰岛素抵抗、肠道菌群紊乱、脂肪细胞因子失调、氧化应激等）共同导致 NAFLD 的发生和进展。

三、病理

推荐 NAFLD 的病理学诊断和临床疗效评估参照美国国立卫生研究院 NASH 临床研究网病理工作组指南，常规进行 NAFLD 活动度积分（NAS）和肝纤维化分期。

(一)NAS 评分

NAS(0～8 分)评分如下。①肝细胞脂肪变：0 分(<5％)；1 分(5％～33％)；2 分(34％～66％)；3 分(>66％)。②小叶内炎症(20 倍镜计数坏死灶)：0 分，无；1 分(<2 个)；2 分(2～4 个)；3 分(>4 个)。③肝细胞气球样变：0 分，无；1 分，少见；2 分，多见。NAS 为半定量评分系统，NAS<3 分可排除 NASH，NAS>4 分则可诊断 NASH，介于两者之间者为 NASH 可能。规定不伴有小叶内炎症、气球样变和纤维化，但肝脂肪变>33％者为 NAFL，脂肪变达不到此程度者仅称为肝细胞脂肪变。

(二)肝纤维化分期

肝纤维化分期(0～4 期)如下。①0 期：无纤维化；②1 期：肝腺泡 3 区轻～中度窦周纤维化或仅有门脉周围纤维化；③2 期：腺泡 3 区窦周纤维化合并门脉周围纤维化；④3 期：桥接纤维化；⑤4 期：高度可疑或确诊肝硬化，包括 NASH 合并肝硬化、脂肪性肝硬化及隐源性肝硬化（因为肝脂肪变和炎症随着肝纤维化进展而减轻）。

四、临床表现

非酒精性脂肪性肝病起病隐匿，发病缓慢，常无症状。少数患者可有乏力、肝区隐痛或上腹胀痛等非特异症状。严重脂肪性肝炎可出现黄疸、食欲减退、恶心、呕吐等症状。部分患者可有肝大。失代偿期的肝硬化患者临床表现与其他原因所致的肝硬化相似。

查体可见 30％～100％的患者存在肥胖，50％患者有肝大，表面光滑，边缘圆钝，质地正常，无明显压痛。进展至肝硬化时，患者可出现黄疸、水肿、肝掌、蜘蛛痣等慢性肝病体征及门脉高压体征。

五、实验室检查

血清转氨酶（ALT/AST）上升 2～5 倍常见于 NASH 患者，但不是反映 NAFLD 严重程度。30%NAFLD 患者碱性磷酸酶（ALP）、γ-谷氨酰转肽酶（GGT）可升高 2～3 倍。肝硬化和肝衰竭时，可出现血清蛋白和凝血酶原时间异常，常早于血清胆红素的升高。30%～50% 的 NASH 患者存在血糖增高或糖耐量异常。20%～80% 的患者存在高脂血症。近年来，细胞角蛋白片段作为诊断 NASH 的新型标志物被广泛研究。

六、辅助检查

(一)超声检查

当肝脂肪沉积超过 30% 时，可检出脂肪肝，肝脂肪含量达 50% 时，超声诊断敏感性可达 90%。弥漫性脂肪肝表现为肝脏近场回声弥漫性增强，强于肾脏回声，远场回声逐渐衰减，肝内管道结构显示不清。

(二)CT 检查

弥漫性脂肪肝表现为肝的密度（CT 值）普遍降低，严重脂肪肝 CT 值可变为负值。增强后肝内血管显示非常清楚，其形态走向均无异常。0.7<肝/脾 CT 比值≤1.0 为轻度；肝/脾比值 0.5<CT比值≤0.7 为中度；肝/脾 CT 比值≤0.5 者为重度脂肪肝。CT 诊断脂肪肝的特异性优于 B 超。

(三)MRI 检查

MRI 检查主要用于鉴别超声与 CT 上难以区分的局灶性脂肪肝、弥漫性脂肪肝伴正常肝岛与肝脏肿瘤。MRI 波谱分析、二维磁共振成像是目前无创性诊断研究的热点。

(四)肝活组织检查

肝活组织检查指征：①经常规检查和诊断性治疗仍未能确诊的患者；②存在脂肪性肝炎和进展期肝纤维化风险，但临床或影像学缺乏肝硬化证据者；③鉴别局灶性脂肪性肝病与肝肿瘤、某些少见疾病如血色病、胆固醇酯贮积病和糖原贮积病；④血清铁蛋白和铁饱和度持续增高者推荐进行肝活检，尤其是存在血色沉着病 C282Y 基因纯合子或杂合子突变的患者。

七、诊断

明确 NAFLD 的诊断必须符合以下 3 项条件：①无饮酒史或饮酒折合乙醇量每周<140 g（女性每周<70 g）；②除外病毒性肝炎、药物性肝病、Wilson 病、全胃肠外营养、自身免疫性肝病等可导致脂肪肝的特定疾病；③肝脏组织学表现符合脂肪性肝病的病理学诊断标准。

鉴于肝组织学诊断有时难以获得，NAFLD 工作组定义为：①肝脏影像学表现符合弥漫性脂肪肝的诊断标准并无其他原因可供解释；和/或②有代谢综合征相关组分如肥胖、2 型糖尿病、高脂血症的患者出现不明原因 ALT/AST/GGT 持续增高半年以上，减肥或改善胰岛素抵抗后，异常酶谱和影像学脂肪肝改善甚至恢复正常者可明确 NAFLD 的诊断。

八、鉴别诊断

(一)酒精性肝病

酒精性肝病和 NAFLD 在组织学特征、临床特点和实验室检查存在一定的重叠。故而应重视病史、体检信息的采集。NAFLD 常为肥胖和/或糖尿病,高血脂患者,AST/ALT 比值<1,而酒精性肝病则一般病情较重,血清胆红素水平较高,AST/ALT 比值>2;酒精性肝病常见组织学表现如 Mallory 小体、胆管增生、巨大线粒体等在 NAFLD 中常不明显;酒精性肝病一般发生于每天摄入乙醇量超过 40 g(女性 20 g)的长期酗酒者,无饮酒史或每周摄入乙醇量<140 g 基本可以排除酒精性肝病。但是每周摄入乙醇介于少量(男性每周<140 g,女性每周<70 g)和过量(男性每周>280 g,女性每周>140 g)之间的患者,其血清酶学异常和脂肪肝原因常难以界定,需考虑酒精滥用和代谢因素共存可能。

(二)NASH

NASH 需与慢性病毒性肝炎(特别是丙型肝炎)、自身免疫性肝炎、早期 Wilson 病等可导致脂肪肝的肝病相鉴别。NASH 肝细胞损害、炎症和纤维化主要位于肝小叶内,且病变以肝腺泡3区为重;其他疾病的肝组织学改变主要位于门脉周围等特征,病史资料、肝炎病毒标志、自身抗体和铜蓝蛋白等检测有助于相关疾病的明确诊断。NASH 如存在血清铁及铁饱和持续性增高,需与血色病相鉴别。

(三)其他原因导致的脂肪肝

还需除外药物、全胃肠外营养、炎症性肠病、甲状腺功能减退、库欣综合征、β脂蛋白缺乏血症及一些与胰岛素抵抗有关的综合征导致脂肪肝的特殊情况。

九、治疗

治疗的首要目标是改善胰岛素抵抗,防治代谢综合征和终末期靶器官病变;次要目标是减少肝脏脂肪沉积,避免"多重打击"导致 NASH 和肝功能失代偿。治疗包括病因治疗、饮食控制、运动疗法和药物治疗。

(一)病因治疗

针对原发病和危险因素予以治疗,如减肥、合理控制血糖和血脂、纠正营养失衡等。

(二)控制饮食和适量运动

控制饮食和适量运动是治疗关键。建议低热量低脂平衡饮食,肥胖成人每天热量摄入需减少 119.45～4 185.85 kJ(500～1 000 kcal)。中等量有氧运动(每周至少 150 分钟)。体重至少下降 3%～5%才能改善肝脂肪变,达到 10%可改善肝脏炎症坏死程度。

(三)药物治疗

(1)改善胰岛素抵抗,纠正糖脂代谢紊乱:噻唑烷二酮类,可改善胰岛素抵抗,可用来治疗肝活检证实 NASH 的脂肪性肝炎。二甲双胍并不能改善 NAFLD 患者肝组织学损害,不推荐用于 NASH 的治疗。

如无明显肝功能异常、失代偿期肝硬化,NAFLD 患者可安全使用血管紧张素Ⅱ受体阻断药降血压,他汀类、依折麦布调脂治疗。Omega-3 可作为 NAFLD 患者高甘油三酯一线治疗药物。

(2)抗氧化剂:维生素 E 800 U/d 可作为无糖尿病的 NASH 成人的一线治疗药物。但尚未推荐用于合并糖尿病和肝硬化的 HASH 患者。

(3)护肝抗炎药:无足够证据推荐 NAFLD/NASH 患者常规使用护肝药物。可以根据疾病的活动度、病期、药物的效能选择以下药物:如必需磷脂、还原型谷胱甘肽、水飞蓟宾。

(4)中医药治疗:常用中药有丹参、泻泽、决明子、山楂、柴胡等。

(四)外科手术

(1)BMI＞40 kg/m²,或＞35 kg/m²伴有并发症如难以控制的 2 型糖尿病可以考虑减肥手术。

(2)肝衰竭晚期 NASH 患者推荐进行肝移植。然而部分患者肝移植后容易复发,并迅速进展至 NASH 和肝硬化,可能与遗传及术后持续性高脂血症、糖尿病和皮质激素治疗等有关。BMI＞40 kg/m²不宜做肝移植。

（刘海峰）

第十章

肾内科疾病的诊疗

第一节　急性肾小球肾炎

急性肾小球肾炎简称急性肾炎,是儿童时期较常见的肾脏疾病。本病起病急,以水肿、血尿、高血压为主要症状,临床病情轻重不一,属原发性肾小球疾病。在急性肾炎中,多数属链球菌感染后肾小球肾炎;少数有上述急性肾炎综合征的临床表现,但缺少链球菌感染的证据,我们称其为急性非链球菌感染后肾小球肾炎。总的来讲,前者病情较后者为重。本病可发生于各年龄组,但主要发生于儿童及青少年。

一、病因

(一)急性链球菌感染后肾小球肾炎

已知 APSGN 与 A 组乙型溶血性链球菌致肾炎菌株有关,包括 M 型 1、2、4、12、18、25、49、55、57 和 60。猩红热、上呼吸道感染、脓疱疮等是本病常见的前驱感染;不同前驱感染到发病的间隔时间不等,上呼吸道感染后 8～14 天发病,而皮肤感染后 3～4 周或更长时间才发病。本病属免疫学发病机制,补体也参与发病。

(二)非链球菌感染后急性肾炎

(1)金黄色葡萄球菌较为常见:凝固酶阴性的葡萄球菌、革兰阴性杆菌也可成为病因。

(2)乙型肝炎病毒(包括 HBsAg、HbcAg、HBeAg)、EB 病毒、巨细胞病毒(CMV)、水痘病毒、麻疹病毒等。

(3)寄生虫包括疟疾、血吸虫病、丝虫病、梅毒螺旋体、包囊虫病等。

多数学者认为 Non-APSGN 也是免疫学发病机制,补体成分也参与肾脏损害。

二、病理表现

(一)光镜检查

本病特点是弥散性毛细血管内增生性肾小球肾炎,系膜细胞和内皮细胞增生并常有白细胞浸润。病变几乎累及所有肾小球;由于增生和渗出性病变,故肾小球增大,毛细管腔变窄。部分患儿中还可见轻中度上皮细胞的一到两层节段性增生。如有较多新月体形成,可使肾小囊腔受阻。这种病变随病的严重性而程度不一。用 Trichrome 染色,于肾小球基膜的上皮侧见到在本病中具有特异意义的"驼峰"改变。

(二)电镜检查

除光镜所见增生渗出变化外,能清晰地看到驼峰。此为散在的、圆顶状的电子密度沉积物,位于肾小球基膜的上皮侧,但不与后者之致密层相连。覆盖驼峰的上皮细胞足突局部融合,但其他处的足突仍正常。驼峰见于疾病早期,一般病后 4~8 周时消退。

(三)免疫荧光检查

急性期沿肾小球毛细血管襻及系膜区有颗粒状的 IgG、C_3、C_{1q} 沉着,有时也可见 IgM 和 IgA,此外于系膜区或肾小球囊腔内可见纤维蛋白相关抗原(FRA)。系膜区如 C_3 和 IgG 或 IgM 持续较久常与临床上病情迁延相一致。

三、诊断

(一)临床表现

急性肾炎临床表现轻重悬殊,轻者全无临床症状,仅表现为无症状镜下血尿;重者可呈急进性过程,短期内出现肾功能不全。

典型表现者发病前有前驱感染病史,在前驱感染后经 1~3 周无症状的间歇期而急性起病,主要症状为轻-中度水肿、血尿、高血压和程度不等的肾功能受累。50%~70%患儿有肉眼血尿,严重者可伴排尿困难。肉眼血尿持续 1~2 周即转镜下血尿。蛋白尿程度不等,但多数<3 g/d,有 20%可达肾病的水平即>3.5 g/d。水肿为非可凹性,一般仅累及眼睑及颜面,偶有重者遍及全身。30%~80%有血压增高,主因水钠潴留、血容量增加而致,一般属轻或中度增高。大部分患儿 2~4 周时自行利尿消肿,血压也同时恢复。在急性期常可有全身性非特异症状如疲乏无力、头痛、食欲减退。儿童可有腹痛、恶心、呕吐,成人尚可有腰酸、腰痛。

重症患者可有少尿、明显水肿及血容量过多相应的临床症状和体征。主要并发症:①水钠潴留、血容量增大致严重循环充血,轻者仅表现为气急、心率快、心尖部收缩期杂音、肺部少许啰音;严重者则明显气急、不能平卧、颈静脉曲张、两肺满布湿啰音、奔马律及肝大压痛;个别以急性肺水肿起病。②高血压脑病,指血压(尤其是舒张压)急剧增高时伴发神经系统症状(头痛、呕吐,甚至惊厥)。本症发生于起病 1~2 周,起病较急,剧烈头痛、频繁恶心呕吐,继之视力障碍(包括暂时性黑矇)、嗜睡或烦躁,如不及时处理则继之可发生阵发惊厥,甚至呈癫痫持续状态,个别可出现脑疝征象。惊厥发作后有久暂不一的意识障碍,少数有暂时性偏瘫失语。眼底检查常见视网膜小动脉痉挛,有时还可见视盘水肿,脑脊液压力和蛋白正常或略增。当患儿血压>18.7/12.0 kPa(140/90 mmHg)伴视力障碍、惊厥、昏迷三项之一者即可诊断。AGN 高血压脑病一般预后好。血压控制后,遂开始利尿而上述症状迅速缓解不留后遗症;但个别患者,特别是癫痫持续状态者,可因脑缺氧过久而有后遗症。③急性肾衰竭,AGN 早期时相当一部分患儿有程度不一的少尿性氮质血症,但真正发展为急性肾衰竭者为少数。患儿尿量减少(少尿乃至无尿),血中肌酐、尿素氮增高,高血钾、代谢性酸中毒呈急性肾衰竭。通常少尿持续 1 周左右,然后尿量增加病情好转,肾功能也逐渐恢复。

急性肾炎临床上轻重悬殊,除上述典型表现外,还可有多种非典型表现,最轻的所谓亚临床患者可全无水肿高血压,仅于链球菌感染流行时,或作与 AGN 有密切接触者过筛检查中发现镜下血尿,可有低补体血症(血清 C_3 降低)、ASO 滴度升高,尿改变轻微(仅有镜下血尿或无异常),

如作肾活检可见典型病变。

所谓肾外症状性肾炎:患儿有高血压和/或水肿,有时甚至发生高血压脑病或严重循环充血状态,但尿改变轻微或呈一过性轻微改变,甚或尿检正常。

(二)辅助检查

(1)尿常规:尿蛋白+～<+++,肉眼血尿(多呈茶色)或镜下血尿,可检见红细胞管型和颗粒管型。部分患儿可检见少数白细胞和上皮细胞。尿红细胞形态学检查符合肾小球性血尿。

(2)血常规:白细胞总数正常或稍高,部分患者有轻度贫血(正细胞、正色素贫血),部分可有血小板计数偏高。

(3)胸片:肺纹粗重,重症呈肺水肿表现;心影正常或丰满。

(4)心电图:多数正常;部分可有 ST-T 改变。

(5)血沉:中度增快。

(6)抗链球菌溶血素"O"滴度:AGN 时 ASO 阳性率 50%～80%,通常于感染后 2～3 周时出现,3～5 周时滴度最高,50%患儿于半年内恢复,75%于一年时转阴,个别持续更久。

(7)血清补体:90%患儿急性期(发病初 2～3 周)血中总补体(CH_{50})活性及 C_3 都明显降低,C_3 常降至正常 50%以下。其后逐渐恢复,6～8 周时多恢复正常。

(8)血清电解质多数正常;少尿患者可有血钾升高,低血钠、低血钙、高血磷等表现。

(9)重症少尿患者可有血尿素氮及血清肌酐升高。

(10)部分患者可有血浆纤维蛋白原升高。

(11)腹部 B 超:提示双肾正常大小或稍增大,回声有不同程度增强。

(三)诊治要求检查以下项目

尿常规+比重(尿十项+镜检);血常规(包括血小板计数);全量血沉;血生化、肝、肾功能(A/G、BUN、Ch、Scr)加蛋白电泳;抗链"O";血清补体(CH_{50}、C_3);循环免疫复合物;HBsAg;尿肾小管系列;心电图(ECG);X 线胸片;PPD 或 OT 试验;重症需查血气分析等;腹部 B 超(双肾);肾活检(必要时,不作为常规检查);其他:为鉴别诊断作有关检查,如抗核抗体、抗 dsDNA 抗体、ANCA、抗 GBM 抗体、免疫球蛋白等。

四、鉴别诊断

(1)其他病原体所致的感染后肾炎(non-APSGN)。

(2)多种原发性肾小球疾病所致急性肾炎综合征。如特发性急进性肾炎、IgA 肾病、膜增生性肾炎等。

(3)全身性疾病致肾损害,表现为急性肾炎综合征者。如狼疮肾炎、紫癜肾炎、溶血尿毒综合征(HUS)、原发性小血管炎、肺出血-肾炎综合征、肝豆状核变性、胱氨酸病等。

(4)其他原因:①药物诱发血尿:如感冒通、磺胺等。②外伤引起血尿。③尿路感染以血尿为主要表现者。④慢性肾炎急性发作。⑤家族性肾炎(如 Alport 综合征)。⑥肿瘤引起血尿。

五、治疗

(一)一般治疗

急性期应卧床休息 2～3 周,直到肉眼血尿消失、水肿减退、血压下降。记出入量,低盐(≤1 g/d)、低蛋白(每天≤0.5 g/kg)饮食。尿少且水肿重者应限制液体入量。注意保证足够热量和 B 族维生素、维生素 C。待尿量增加,氮质血症消除即应恢复正常蛋白供应。

(二)针对感染灶治疗

(1)一般选用青霉素。如青霉素过敏者选用其他链球菌敏感的抗生素,疗程 10～14 天。

(2)对病程＜6 个月的急性肾炎患者,一般不主张作扁桃体切除术。对病程 3～6 个月,尿仍异常且考虑与扁桃体病灶有关者可于病情稳定时考虑做扁桃体摘除术。

(三)对症治疗

1.利尿剂

利尿剂用于水肿严重、高血容量者。

(1)呋塞米:每次 1 mg/kg,一天 2 次,可口服或肌内注射。静脉注射时需加 10％葡萄糖溶液 10～20 mL 稀释后缓慢静脉推注或静脉滴注。用于重症。

(2)噻嗪类利尿剂:常用氢氯噻嗪口服,剂量是每天 1～2 mg/kg,分 2～3 次。用于轻者。

2.降压药

经休息和限盐、水治疗后血压仍高者,应给予降压药物。常用药物如下。

(1)利舍平:首剂按每次 0.07 mg/kg(最大剂量每次≤1 mg)肌内注射,每天 1～2 次。

(2)钙通道阻滞剂。①硝苯吡啶(心痛定):口服,每次 5～10 mg,间隔 8 小时重复给药。②尼群地平:每次5～10 mg,1 次/天,口服。③氨氯地平:每次 2.5～5 mg,1 次/天,晚服。

(3)血管紧张素转化酶抑制剂(ACE-I):常用药有卡托普利(开博通),剂量:每次 6.25～12.50 mg,2～3 次/天,口服。

(四)并发症的治疗

(1)急性循环充血及充血性心力衰竭。

1)重症监护(包括心电及血压监测)。

2)严格限制水盐,记录出入量。

3)给予强力利尿剂——呋塞米,静脉途径。

4)α 受体阻滞剂:酚妥拉明,剂量是每次 0.5～1 mg/kg(最大剂量每次≤10 mg)溶于 10％葡萄糖溶液 10～20 mL 内静脉滴注,4～8 小时一次。

5)洋地黄制剂:患儿出现心力衰竭表现时应及时给予快速洋地黄制剂,常用毛花苷 C,化量按25～30 μg/kg 计算,首剂给予 1/3～1/2 化量,余量 12～24 小时内平均给予,采用 10％葡萄糖液稀释后静脉滴注途径。

(2)高血压脑病。

1)重症监护(监测血压、心电等)。

2)限制水盐、保证足够热量和入量。

3)控制血压:①降压药物联合使用:如利尿剂加转化酶抑制剂,利尿剂加钙通道阻滞剂等。②重症高血压经上述治疗仍不能控制者,可在监测血压的情况下静脉滴注硝普钠,开始时的浓度为5 mg溶于 10％葡萄糖溶液内静脉滴注(滴注过程中应用黑色纸或布包裹点滴瓶和管路,以避光保持药效),密切监测血压并使用输液泵调节药液滴注速度。每 6 小时更换一次药液,注意降压速度不可过快、降压幅度不可太大,控制血压稳定后,逐渐减量至停用,千万不可骤停降压药。

4)镇静剂的应用:选用有效的镇静剂控制惊厥,惊厥时禁用口服镇静剂。常用药物如下。①地西泮:每次 0.3～0.5 mg/kg,缓慢静脉注射。②苯巴比妥钠(鲁米那钠):每次 5～10 mg/kg,肌内注射。③冬眠Ⅱ号(氯丙嗪加异丙嗪各半):每次 1 mg/kg,稀释后静脉注射或肌内注射。

④10%水合氯醛:每次 80～100 mg/kg,溶于生理盐水 10 mL 内灌肠给药。

重症患者需用 2～3 种镇静剂才能控制惊厥,必要时间隔 4～8 小时重复给药。用镇静剂后注意保持患者头后仰体位(颈部垫高——"颈枕"),使气道通畅,防止舌根后倒堵塞气道引起窒息。

5)降颅内压:对有惊厥的高血压脑病并发症的患者,除给予镇静、降压治疗外,还应给予降颅内压的治疗。常用 20%甘露醇每次 1 g/kg,静脉滴注,1 小时内进入。必要时 4～8 小时一次重复。

(五)注意

(1)对高血压脑病患者应常规进行眼底检查,注意有无视盘水肿及眼底动脉痉挛,以指导治疗和了解疗效。

(2)对惊厥患者应予以吸氧、吸痰等抢救措施。

(3)用地西泮静脉注射时速度宜慢,并需密切监测,以防止发生呼吸抑制。

(高彩凤)

第二节　慢性肾小球肾炎

慢性肾小球肾炎(CGN)简称慢性肾炎,是指以蛋白尿、血尿、水肿、高血压为基本临床表现,起病方式不同,病情进展缓慢,可有不同程度的肾功能减退,最终发展为慢性肾衰竭的一组肾小球疾病。多以中、青年为主,男性多见。

一、病因与发病机制

病因不明,少数有急性肾炎病史,占 15%～20%,多数由各种肾小球疾病发展而来,如 IgA 或非 IgA 系膜增生性肾炎、系膜毛细血管性肾炎、膜性肾病及局灶节段性肾小球硬化等。

起始因素多为免疫炎症介导。在慢性化发病过程中,非免疫非炎症因素占有重要作用:肾脏病变致肾内动脉硬化、缺血,加重了肾小球损害;肾小球内灌注压升高,毛细血管壁对蛋白质的通透性增加,加剧了肾小球结构损害,出现程度不等的肾小球硬化,相应肾单位的肾小管萎缩、肾间质纤维化;疾病晚期肾体积缩小、皮质变薄,病理类型转化为硬化性肾小球肾炎。

二、临床表现

大多数患者起病缓慢、隐袭,病程长,进展慢。少数患者有急性肾炎病史,病程超过 1 年发展至慢性肾炎,有些患者始发疾病即为慢性肾炎,临床表现典型。共同的表现如下:

(1)水肿:水肿可有可无,一般不严重。水肿程度、持续时间不一,常为眼睑水肿和轻度的下肢凹陷性水肿,缓解期可无水肿。

(2)高血压:多数患者血压升高,呈持续性中等程度的升高,血压在 21.3～24.0 kPa/13.3～14.7 kPa(160～180 mmHg/100～110 mmHg)。出现头痛、失眠、记忆力减退,还可有眼底出血、渗出,甚至视神经盘水肿。如血压控制不好,肾功能恶化较快,预后较差。

(3)尿液检查:不同程度的血尿、蛋白尿,尿蛋白定量常在 1～3 g/d。尿沉渣镜检红细胞可增多,可见颗粒管型。

(4)肾功能损害:随疾病进展,肾小球滤过率逐渐下降,血肌酐、尿素氮正常或轻度升高,以后出现夜尿增多、尿比重降低等肾小管功能损害表现。到晚期肾功能逐渐恶化,出现贫血等临床症状,进入尿毒症期。部分患者因感染、劳累呈急性发作,或用肾毒性药物后病情急剧恶化,及时去除诱因和适当治疗后病情可一定程度缓解。

(5)全身症状:不特异,可表现为头晕、乏力、食欲不佳、腰区酸痛、贫血等。

三、诊断与鉴别诊断

尿化验异常,有蛋白尿、血尿、管型尿,水肿,高血压病史超过 1 年,B 超示双肾体积缩小,肾功能损害等多考虑本病。慢性肾炎主要与下列疾病相鉴别。

(1)急性肾小球肾炎:详见前述。

(2)慢性肾盂肾炎:有慢性尿路感染史,尿蛋白量少(一般<2 g/d),尿沉渣以白细胞增多为主,有白细胞管型。肾小管功能受损,尿 β_2 微球蛋白、溶菌酶等增高,静脉肾盂造影见肾盂、肾盏变形,B 超提示双肾不等大,肾外型凹凸不平等,可资鉴别。

(3)隐匿性肾小球肾炎:表现为无症状性蛋白尿和/或血尿,无水肿、高血压和肾功能损害。病理类型多样,单纯性血尿表现者多为 IgA 肾病。本病多见于青少年,男性多常见,排外生理性蛋白尿,功能性血尿及其他继发性、遗传性肾小球疾病后可确诊本病。治疗上无特殊方案,以保养为主,勿使用肾毒性药物,定期检测血压和尿常规,大多数患者能长期保持肾功能正常,少数患者转归不好,逐渐发展,出现水肿和高血压而转成慢性肾炎。

(4)继发性肾小球肾炎:如狼疮性肾炎、过敏性紫癜肾炎等,依据相应的系统表现和实验室检查,一般不难鉴别。

(5)原发性高血压肾损害:良性高血压中老年患者,有 10 年以上的高血压病史,由于肾小管缺血,远曲小管功能损伤,尿浓缩功能减退,出现夜尿增多,尿 β_2 微球蛋白及 NAG 增高,肾小球滤过率逐渐下降。尿蛋白量少,不超过 1 g/d,早期可有微清蛋白尿,常有高血压的心、脑血管并发症。治疗目标是控制血压达到 17.3 kPa/10.7 kPa(130 mmHg/80 mmHg),延缓肾脏损害。恶性高血压导致肾损害表现为血压>24.0 kPa/17.3 kPa(180 mmHg/130 mmHg),视网膜有出血、渗出、视力障碍,常有蛋白尿,甚至大量蛋白尿,血尿常见,肾功能明显减退,最后发展为尿毒症。治疗应积极合理控制血压,肾功能达尿毒症期时可行血液透析治疗。

四、治疗

慢性肾炎的治疗应以防止或延缓肾功能进一步恶化,改善或缓解临床症状及防治严重并发症为主要的目的,可采用以下治疗措施。

(一)一般治疗

有明显水肿、大量尿蛋白、血尿、持续性中度高血压者均应卧床休息。症状轻,病情稳定者可以从事轻体力工作,但应避免劳累、受凉、感染等。

(二)对症治疗

1.积极控制血压

高血压是加速肾小球硬化,促进肾功能恶化的重要因素。要把血压控制在理想水平:尿蛋白≥1 g/d,血压应控制在 16.7 kPa/10.0 kPa(125 mmHg/75 mmHg);尿蛋白<1 g/d,血压可放宽

到 17.3 kPa/10.7 kPa(130 mmHg/80 mmHg)。首选血管紧张素转换酶抑制剂(ACEI)和血管紧张素Ⅱ受体拮抗剂(ARB),如卡托普利 12.5～50 mg,3 次/天;贝那普利 10～20 mg,1 次/天;缬沙坦 80～160 mg,1 次/天;氯沙坦 50～150 mg,1 次/天。必要时可联合用钙通道阻滞剂和 β 受体阻滞剂等降压药。

2.限制蛋白及磷的入量

限制食物中蛋白及磷的入量。

3.抗凝治疗

长期口服抗血小板聚集药,如双嘧达莫,先由小剂量 25 mg 开始 3 次/天,逐渐增至 100 mg,3 次/天;小剂量阿司匹林 75 mg,1 次/天,能延缓肾功能衰退,但长期观察的研究结果并未证实该疗效。

4.避免肾受损伤的因素

感染、劳累、妊娠及应用肾毒性药物,均能损害肾脏,导致肾功能恶化,应以避免。

五、预后

慢性肾炎病情迁延,病变均为缓慢进展,最终发展至慢性肾衰竭。病变进展速度个体差异较大。预防上呼吸道感染、积极治疗慢性感染病灶、避免使用肾毒性药物等,都可延缓疾病的发展。

(高彩凤)

第三节 急性间质性肾炎

间质性肾炎指肾脏间质有炎症细胞浸润和水肿或纤维化,因常伴有不同程度的肾小管损伤,故又有肾小管-间质性肾炎之称。急性间质性肾炎(AIN)原指各种感染引起肾脏的形态学特征,现指各种原因引起的一种临床病理综合征,特征是临床急性起病,肾功能急剧恶化,在 GFR 下降同时常有肾小管功能不全;病理以肾间质炎性细胞浸润、水肿伴有小管上皮细胞退行性变、坏死为病理特征。AIN 是急性肾衰竭(ARF)的重要原因之一,占 ARF 的 10%～15%。

一、病因

(一)感染

甲组链球菌、金黄色葡萄球菌、白喉杆菌、钩端螺旋体菌、军团菌、弓形体、EB 病毒及肺炎支原体、大肠埃希菌、流行性出血热病毒、麻疹病毒等,都可引起急性间质性肾炎。

感染引起间质性肾炎的机制尚不完全清楚,其中有些病原体可直接侵入肾脏,参与间质炎症反应的细胞由产生抗侵入病原体抗体的细胞和参与吞噬有关的细胞组成。侵入肾脏的细菌释放内毒素或外毒素,直接损伤组织,通常为微生物直接侵袭肾脏并在肾脏内繁殖所引起的肾间质化脓性炎症,即肾盂肾炎等。

由系统感染(多为肾外感染)引起的变态反应所致的急性间质性肾炎,其病原体包括细菌、病毒、螺旋体、支原体、原虫及蠕虫等。如由 Hantaan 病毒引起的肾出血热综合征、由黄疸出血型钩端螺旋体引起的钩端螺旋体病等。

（二）药物

药物变态反应引起的急性间质性肾炎是目前临床上最常见的类型。与急性间质性肾炎强相关的药物有甲氧西林、青霉素类、头孢菌素Ⅰ、非类固醇抗炎药和西咪替丁；可能相关的有羧苄西林、头孢菌素类、苯唑西林、磺胺类、利福平、噻嗪类、呋塞米、白细胞介素、苯茚二酮。弱相关的有苯妥英钠、四环素、丙磺舒、卡托普利、别嘌醇、红霉素、氯霉素和氯贝丁酯。其中由抗生素引起的急性间质性肾炎占大多数。

药物性急性间质性肾炎一般是由变态反应引起的，与直接毒性作用关系不大，因急性间质性肾炎仅在用药的少数患者中发生，与用药剂量无关，肾脏损伤常伴有过敏的全身表现（发热、皮疹、嗜酸性粒细胞增多、关节痛），再次接触同一药物或同类药物时仍可再发生反应，循环中有某些致病药物的抗体，同时有一些体液或细胞免疫介导反应的证据。

（三）代谢性原因

严重的代谢失调，如高血钙、高尿酸血症和低血钾等可导致急性间质性肾炎。

（四）其他原因

有继发于肾小球肾炎、继发于 SLE、继发于肾移植、代谢性原因、特发性急性间质性肾炎等。在各种免疫复合物型疾病中，SLE 最常见在 TBMs 和肾小管周围毛细血管壁有免疫复合物沉积（50%）。60%的患者有单核细胞引起的局灶性或弥漫性间质浸润，伴或不伴中性粒细胞和浆细胞，肾小管有不同程度的损伤。弥漫增殖性较膜性或局灶增殖性狼疮肾炎常见肾小球外免疫沉积物，肾小管间质性肾炎也较为常见。人们早已注意到肾小球肾炎可伴有间质炎症反应，但只是在近些年才重视其机制的研究。继发于移植肾，肾小球外免疫球蛋白的沉积只是促发间质反应诸因素之一。沿 TBMs 线状和颗粒状沉积物均有报告，多数都能洗脱出抗-TBM 抗体。

（五）特发性急性间质性肾炎

另有一些患者找不到任何致病因素称之为特发性 AIN，这类患者唯一共有的特征是可逆的急性肾衰竭、肾间质水肿和单核细胞浸润。

二、发病机制

感染的病毒、细菌及其毒素可直接侵袭肾脏引起间质损伤，一些药物、毒物、物理因素及代谢紊乱也可直接导致 AIN。但是产生 AIN 的主要原因是免疫反应，包括抗原特异性和非抗原特异性所致的肾间质损伤。研究证实，由细胞介导的免疫反应途径在 AIN 的发病中起了重要作用。运用单抗免疫组化进行研究，发现肾间质中参与炎症反应的浸润细胞大多为 T 淋巴细胞，以 CD4 细胞占多数；但在由非甾体抗炎药（NSAIDs）、西咪替丁、抗生素类药物引起的患者中，则以 CD8 细胞略占多数。

经典抗原介导的免疫性间质性肾炎是抗肾小管基膜抗体性间质性肾炎，循环血中可测得抗原特异性 IgG。肾小管基膜上可见 IgG 呈线性沉淀，或颗粒状沉积于某些系统性红斑狼疮和干燥综合征患者的小管基膜上，这种表现在其他 AIN 患者中极为罕见。间质内浸润细胞发病初多为中性粒细胞，2～3 周后转为单核细胞。

三、临床表现

（一）全身过敏表现

常见药疹、药物热及外周血嗜酸性粒细胞增多，有时还可见关节痛及淋巴结肿大。但是由非甾体抗炎药引起者常无全身过敏表现。过敏症状可先于肾衰竭1周前发生,也可同时发生。大多数患者(60%~100%)有发热,30%~40%的患者有红斑或斑丘疹样皮损,瘙痒,但关节痛无特异性,较其他症状少见。偶有腰痛,可能与肾被膜紧张有关。1/3的患者有肉眼血尿。

(二)急性感染的症状

感染引起的急性间质性肾炎主要见于严重感染和有脓毒血症的患者,症状有发热、恶寒、腰痛、虚弱等,血中多形核白细胞计数增高。急性肾盂肾炎为其典型的表现。

(三)尿化验异常

常出现无菌性白细胞尿、血尿及蛋白尿。蛋白尿多呈轻度,但当非甾体抗炎药引起肾小球微小病变型肾病时却常见大量蛋白尿,并可由此引起肾病综合征。

感染性急性间质性肾炎尿中以多形核白细胞为主,可见白细胞管型,并有少量红细胞和尿蛋白。过敏性急性间质性肾炎80%以上有血尿、蛋白尿和脓尿,90%有镜下血尿,发现嗜酸性粒细胞尿强烈提示药物过敏引起的急性间质性肾炎。

蛋白尿一般是肾小管性的,很少达肾病综合征的程度,多在1.2 g/d以下,但非类固醇抗炎药引起的急性间质性肾炎,尿蛋白可达肾病范围,嗜酸性粒细胞尿不如其他常见。

依据临床和无红细胞管型除外急性肾小球肾炎和血管炎后,尿中嗜酸性粒细胞极有助于急性肾小管坏死与过敏性间质性肾炎的鉴别,但无嗜酸性粒细胞不具鉴别价值,因许多急性间质性肾炎患者无嗜酸性粒细胞尿,并且嗜酸性粒细胞尿随时间而异。特发性急性间质性肾炎尿中嗜酸性粒细胞不增加,伴有眼葡萄膜炎的有嗜酸性细胞尿。

(四)肾功能损害

1.肾小管功能不全

间质损伤的基本表现即肾小管功能不全。由于肾小管各段的功能不同,肾小管功能不全的类型与损伤部位有关,而损伤的程度决定功能不全的严重性。皮质部位的肾小管间质损伤主要影响近端小管或远端小管,髓质部位的损伤影响髓襻和集合管,从而决定了各自的表现。影响近端小管的病变导致HCO_3^-尿(Ⅱ型RTA)、肾性糖尿、氨基酸尿、磷酸盐尿和尿酸尿。肾功能不全患者若见血磷和尿酸盐水平降低应怀疑有肾小管间质疾病。远端小管受损出现Ⅰ型RTA、高血K^+和失盐。影响髓质和乳头的病变累及髓襻、集合管和产生及维持髓质高渗所必需的其他髓质结构,导致肾性尿崩症、多尿和夜尿。但临床上所见肾小管受影响并非单一的,在同一患者可见多种功能异常。

2.急性肾衰竭

患者表现为急性肾衰竭伴或不伴少尿。并常因肾小管功能损害出现肾性糖尿、低比重及低渗尿。急性间质性肾炎引起的肾功能损害从单纯的肾小管功能不全到急性肾衰竭。据报道,本病引起的急性肾衰竭占急性肾衰竭总数的13%。急性肾衰竭时见少尿或无尿,如初始的症状和体征未察觉而继续用致病性药物时常见少尿。

(五)继发性急性间质性肾炎的表现

患者表现以原发病为主,继发性急性间质性肾炎的表现无特异性。原发病伴有间质病变时肾功能损害多加重。但SLE和肾移植患者在肾小球病变不明显时,突出的间质病变即可导致急性肾衰竭。这在SLE患者常发生在有肾外和血清学各种表现的患者,尽管肾功能恶化,尿液分析却无多少异常。急性尿酸性肾病表现为少尿、结晶尿和血尿。

(六)特发性急性间质性肾炎的表现

这是指少数经肾组织活检证实为 AIN 却无任何诸如药物、感染及全身疾病等致病因素,除急性肾衰竭外其他临床表现无特异性,无发热和皮疹,伴眼葡萄膜炎的特发性急性间质性肾炎。患者常伴有非少尿型 ARF,可见于各年龄组男女患者,以中年女性多见。皮疹、嗜酸性细胞增多等全身过敏症状少见,大多有高 γ 球蛋白血症,血沉增快,近端小管重吸收钠的能力降低,并出现糖尿、氨基酸尿、中等量的蛋白尿。少数患者免疫荧光检查可见肾小管基膜有颗粒样沉积。多数预后较好,有的自然缓解,对皮质激素疗法有的有效,有的无效。眼葡萄膜炎易复发。

(七)肾活检

组织学表现无特异性,对病因学无提示作用,化脓性感染引起的大量嗜中性粒细胞例外。最常见的表现是间质水肿引起的肾小管分离。间质的炎症细胞主要是淋巴细胞、浆细胞或巨噬细胞,各自的比例随类型而异。有些患者见嗜酸性粒细胞,尤其是药物变态反应引起的间质性肾炎。炎细胞灶是局灶性的,但有时可呈弥漫性实质损害。药物引起的变态反应偶见巨细胞。肾小管有各种变化,在一些患者因间质肿胀而移位。在另一些患者,肾小管萎缩,或其数目明显减少。肾小管常有扩张,内排列低级的上皮细胞,这种情况当有急性肾衰竭时特别常见。有时可见小的坏死区域,常由炎症细胞引起。肾小管管型的数目不一。动脉和小动脉常不受影响,但在老年患者和高血压病患者,小动脉可见某种程度的内膜增厚。在伴有急性肾衰竭的患者,于直小血管可见有核细胞。在大多数患者肾小球无异常,但在肾衰竭的患者肾小球囊内排列的细胞具有肾小管细胞的特征。电镜和免疫荧光显微镜检查可见线型或颗粒型免疫沉积物,成分有 IgG、IgM、C_3 和自身抗原等。

四、诊断及鉴别诊断

(一)诊断

根据病史和体格检查,结合临床表现和实验室检查,便可做出诊断。感染引起的急性间质性肾炎发生在严重的肾脏或全身性感染患者;有的在用抗生素期间出现急性间质性炎症,倾向于是药物引起的,但不能排除感染引起的病变。药物引起的急性间质性肾炎发生在开始用药后的 3～30 天,有变态反应的全身表现及肾脏方面的表现。继发性的急性间质性肾炎表现以原发病为主,兼有肾小管受损的表现,或伴有肾小管间质损伤后病情恶化加速,偶见以肾小管间质病变为主导致肾衰竭者。常先有肾小球疾病的临床表现如蛋白尿、水肿、高血压等,在若干时间之后,突然出现小管-间质受损的症状,如多尿、夜尿、低渗尿等。

急性间质性肾炎的典型患者常有以下几种:①近期用药史。②全身过敏表现。③尿化验异常。④肾小管及肾小球功能损害。一般认为若有上述表现的前两条,再加上后两条中任何一条,临床急性间质性肾炎即可诊断成立。但非典型患者常无第二条,必须依靠肾穿刺病理检查确诊。

(二)鉴别诊断

有急性肾衰竭、血尿和蛋白尿的急性间质性肾炎,需与急性肾小球肾炎及急性肾小管坏死相鉴别。

1.与急性肾小球肾炎鉴别

急性肾小球肾炎患者在用抗生素的当时或用药后的很短时间内即可发生严重的肾衰竭,常见红细胞管型和低补体血症;而在急性间质性肾炎患者,疾病发生在开始治疗后的较长时间,补体正常,嗜酸性粒细胞增多,可见嗜酸性粒细胞尿,无红细胞管型。·

2.与急性肾小管坏死鉴别

急性肾小管坏死患者尿中可见游离的肾小管上皮细胞、灰褐色的颗粒管型和上皮细胞管型；有些药物既能引起急性间质性肾炎,也能引起其他肾脏病,如非类固醇抗炎药可使原有的肾脏病加剧,利福平可导致急性肾小管坏死等,一般可借助于尿液分析进行鉴别诊断。

五、治疗

(1)感染所致的急性间质性肾炎抗感染治疗,参照尿路感染治疗。

(2)药物所致的急性间质性肾炎首先停用致敏药物。去除变应原后,多数轻症急性间质性肾炎即可逐渐自行缓解。但有的患者肾功能恢复不完全,功能恢复的程度和速度与肾脏病变的严重性有关。无氮质血症的患者,尿沉渣在几天内可转为正常;肾功能不全的患者则可能需要 2～4 个月的恢复时间。

(3)免疫抑制治疗:重症患者宜服用糖皮质激素如泼尼松每天 30～40 mg,病情好转后逐渐减量,共服用 2～3 个月,能够加快疾病缓解。激素的使用指征如下:①停用药物后肾功能恢复延迟。②肾间质弥漫细胞浸润或肉芽肿形成。③肾功能急剧恶化。④严重肾衰竭透析治疗。为冲击疗法或口服。很少需并用细胞毒药物。

(4)继发性急性间质性肾炎的治疗:积极治疗原发病,如系统性红斑狼疮,干燥综合征等。

(5)特发性急性间质性肾炎的治疗主要是用糖皮质激素,有的无效。部分患者能自然缓解。

(6)急性肾衰竭的治疗,可用支持疗法,表现为急性肾衰竭患者应及时进行透析治疗。

六、预后与转归

急性间质性肾炎的预后较好,大多数为可逆性,少数患者可遗留肾损害,并发展为终末期肾衰竭。其预后主要与疾病的严重程度、肾功能状况、肾间质浸润的程度、急性肾衰竭的持续时间和年龄等有关。

(刘红艳)

第四节　肾小管酸中毒

肾小管酸中毒是由于近端和/或远端肾小管功能障碍所致的代谢性酸中毒,而肾小球功能正常或损害轻微。临床多见于 20～40 岁女性,一般依据病变部位及发病机制的不同,肾小管酸中毒可分为Ⅰ型、Ⅱ型、Ⅲ型、Ⅳ型 4 型。

一、远端肾小管酸中毒(Ⅰ型)

(一)概述

本型 RTA 是由于远端肾小管酸化功能障碍引起,主要表现为管腔液与管周液间无法形成高 H^+ 梯度,因而不能正常地酸化尿液,尿铵及可滴定酸排出减少,产生代谢性酸中毒。

(二)临床表现

1.高血氯性代谢性酸中毒

由于肾小管上皮细胞泌 H^+ 入管腔障碍中 H^+ 扩散返回管周,故患者尿中可滴定酸及铵离子(NH_4^+)减少,尿液不能酸化至 $pH<5.5$,血 pH 下降,血清氯离子(Cl^-)增高。但是,阴离子间隙(AG)正常,此与其他代谢性酸中毒不同。

2.低血钾症

管腔内 H^+ 减少,而从钾离子(K^+)代替 H^+ 与钠离子(Na^+)交换,使 K^+ 从尿中大量排出,导致低血钾症。重症可引起低钾性瘫痪、心律失常及低钾性肾病(呈现多尿及尿浓缩功能障碍)。

3.钙磷代谢障碍

酸中毒能抑制肾小管对钙的重吸收,并使 $1,25-(OH)_2D_3$ 生成减少,因此患者出现高尿钙、低血钙,进而继发甲状旁腺功能亢进,导致高尿磷、低血磷。严重的钙磷代谢紊乱常引起骨病(骨痛、骨质疏松及骨畸形)、肾结石及肾钙化。

(三)诊断要点

(1)出现阴离子间隙(AG):正常的高血氯性代谢性酸中毒、低钾血症,尿中可滴定酸或 NH_4^+ 减少,尿 $pH>6.0$,远端肾小管酸中毒诊断即成立。

(2)对不完全性远端肾小管酸中毒患者可进行氯化铵负荷实验(有肝病者可用氯化钙代替),若尿 pH 不能降至 5.5 以下则本病诊断也可成立。

(四)治疗

1.一般治疗

如有代谢性酸中毒,应减少食物固定酸摄入量,低盐饮食减少氯离子。对继发性患者应控制或去除病因。

2.药物治疗

(1)纠正代谢性酸中毒:碱性药物的剂量需个体化,可根据血 pH 、二氧化碳结合力及尿钙排量加以调整,其中 24 小时尿钙排量(小于 2 mg/kg)是指导治疗的敏感指标。有高氯性代谢性酸中毒者,可用碳酸氢钠 2.0 g,3 次/天,口服;或用 5% 碳酸氢钠 125 mL,静脉滴注。

(2)纠正电解质紊乱:目前认为纠正酸中毒开始即应予补钾;重症低钾,在纠酸前就应补钾。一般补钾应从小剂量开始,尽量避免使用氯化钾,以免加重高氯血症。补钾时应监测血钾或行心电监护,以防止高血钾,可用 10% 枸橼酸钾 10 mL,3 次/天,口服;严重低钾时(血钾小于2.5 mmol/L),则可用 10% 氯化钾15 mL加入 10% 葡萄糖注射液 500 mL 中静脉滴注。存在骨病或缺钙严重的,可给钙剂与维生素 D_3 (一般不使用维生素 D_2),可用维生素 D_3 滴丸 5 万～10 万 U,1 次/天,口服;或用骨化三醇(罗钙全)0.25 μg ,1 次/天,口服;有肾结石、肾钙化时不宜使用维生素 D 和钙剂。当血磷、碱性磷酸酶降至正常时可减量或停用。

二、近端肾小管酸中毒(Ⅱ 型)

(一)概述

Ⅱ型肾小管酸中毒是由近端肾小管酸化功能障碍引起的,主要表现为 HCO_3^- 重吸收障碍,常见于婴幼儿及儿童。

(二)临床表现

与远端 RTA 比较,它有如下特点。①虽均为 AG 正常的高血氯性代谢性酸中毒,但是化验

尿液可滴定酸及 NH_4^+ 正常,HCO_3^- 增多。而且,由于尿液仍能在远端肾小管酸化,故尿 pH 常在 5.5 以下。②低钾血症常较明显,但是,低钙血症及低磷血症远比远端 RTA 轻,极少出现肾结石及肾钙化。

(三)诊断要点

(1)患者有阴离子间隙(AG)正常的高血氯性代谢性酸中毒、低钾血症。

(2)尿中 HCO_3^- 增加,近端肾小管酸中毒诊断成立。

(3)如疑诊本病,可做碳酸氢盐重吸收实验,患者口服或静脉滴注碳酸氢钠后,肾 HCO_3^- 排泄分数大于 15% 即可确诊本病。

(四)治疗

1.一般治疗

有病因者应注意去除病因。

2.药物治疗

(1)纠正代谢性酸中毒:可用碳酸氢钠 2~4 g,3 次/天,口服;对不能耐受大剂量碳酸氢钠患者,可用氢氯噻嗪 25 mg,3 次/天,口服。一般酸中毒纠正后应减量,可用氢氯噻嗪 50 mg/d,口服。

(2)纠正电解质紊乱:对有低血钾者,应予 10% 枸橼酸钾 10 mL,3 次/天,口服;严重低钾时(血钾小于 2.5 mmol/L),则用 10% 氯化钾 15 mL 加到 10% 葡萄糖注射液 500 mL 中静脉滴注,应注意监测血钾或心电监护,以防止高血钾。若血磷低,可用磷酸盐合剂 20 mL,3 次/天,口服,长期服用磷盐治疗者,应注意监测血清磷水平,并维持在 1.0~1.3 mmol/L。

三、混合肾小管酸中毒(Ⅲ型)

此型患者远端和近端 RTA 表现均存在,尿中可滴酸及 NH_4^+ 减少,伴 HCO_3^- 增多,临床症状常较重,治疗与前两者相同。可视为Ⅱ型的一个亚型。

四、高血钾型肾小管酸中毒(Ⅳ型)

(一)概述

此型 RTA 较少见,又称Ⅳ型 RTA。

病因及发病机制:本病发病机制尚未完全清楚。醛固酮分泌减少(部分患者可能与肾实质病变致肾素合成障碍有关)或远端肾小管对醛固酮反应减弱,可能起重要致病作用,为此肾小管 Na^+ 重吸收及 H^+、K^+ 排泌受损,而导致酸中毒及高血钾症。

本型 RTA 虽可见于先天遗传性肾小管功能缺陷,但是主要由后天获得性疾病导致,包括肾上腺皮质疾病和/或肾小管-间质疾病。

(二)临床表现

本型 RTA 多见于某些轻、中度肾功能不全的肾脏患者(以糖尿病肾病、梗阻性肾病及慢性间质性肾炎最常见)。临床上本病以 AG 正常的高血氯性代谢性酸中毒及高钾血症为主要特征,其酸中毒及高血钾严重度与肾功能不全严重度不成比例。由于远端肾小管泌 H^+ 障碍,故尿 NH_4^+ 减少,尿 pH>5.5。

(三)诊断要点

符合以下 3 点即可确诊本病。

(1)存在高血氯性代谢性酸中毒（AG 正常）。

(2)确诊有高钾血症。

(3)酸中毒、高血钾与肾功能不全程度不成比例。

(四)治疗

1.一般治疗

治疗上除病因治疗外，尚应纠正酸中毒、降低高血钾，以及予肾上腺盐皮质激素治疗。

2.药物治疗

(1)纠正酸中毒：有高氯性代谢性酸中毒，可用碳酸氢钠 2.0 g，3 次/天，口服；或用 5％碳酸氢钠125 mL，静脉滴注。

(2)糖皮质激素治疗：有低醛固酮血症者，可用氟氢可的松 0.1 mg，1 次/天，口服。

(3)纠正高血钾：有高血钾者，应限制钾摄入，并可用呋塞米（速尿）20 mg，3 次/天，口服；或用聚磺苯乙烯 15～30 g，3 次/天，口服。血钾大于 5.5 mmol/L 应紧急处理，可用 10％葡萄糖酸钙 20 mL 加到 10％葡萄糖注射液 20 mL 中，静脉缓慢推注，并用 5％碳酸氢钠 125 mL，静脉滴注，以及普通胰岛素 6 U 加到 50％葡萄糖注射液 50 mL 中静脉滴注；如经以上处理无效，血钾大于 6.5 mmol/L，则应住院行血液透析治疗。

（刘红艳）

第五节　肾病综合征

肾病综合征是一组由多种原因引起的肾小球滤过膜通透性增加，导致大量血浆蛋白从尿中丢失而引起的一系列病理生理改变的一个临床综合征，是儿科常见的一种肾小球疾病，发病率有逐年增多趋势。临床具有四大特点。①大量蛋白尿：尿蛋白每天≥50 mg/kg。②低清蛋白血症：血浆清蛋白<3 g/dL。③高胆固醇血症：血清胆固醇>220 mg/dL（>5.7 mmol/L）。④高度水肿。

一、病因

(一)原发性肾病

原发性肾病病因尚不明确。随着肾活检技术的广泛开展，在有病变的肾脏组织中发现了免疫球蛋白及补体的沉积。因此目前认为本病的发病与机体的免疫功能紊乱有关。

(二)继发性肾病

继发性肾病指在诊断明确的原发病基础上出现的肾病综合征，包括感染、药物、中毒，全身性疾病、代谢性疾病、遗传性疾病等。在小儿临床以系统性红斑狼疮、过敏性紫癜、乙肝病毒感染最常见。

二、发病机制

发病机制尚未阐明，有两种学说。

(一)涎酸学说

肾小球滤过膜是由内皮细胞、基底膜、上皮细胞组成,上皮细胞表面有一层带阴电荷的涎蛋白,它对保持足突的正常结构和排列起了重要作用,并与血液循环中带阴电荷的蛋白质发生静电排斥。当上皮细胞足突发生肿胀、融合,使原有涎蛋白结构破坏,阴电荷消失,从而使带阴电荷的蛋白质通过滤过膜,形成蛋白尿。

(二)免疫学说

(1)细胞免疫功能紊乱:血液循环中 T 淋巴细胞数目减少及功能降低。

(2)体液免疫:免疫复合物、免疫球蛋白异常,抗体生成降低。

(3)补体系统:旁路途径 B 因子不足,补体活力下降。

(三)其他

氧自由基、细胞因子、血小板活化因子等。

三、分型

(一)临床分型

1.单纯性肾病

临床具有肾病的四大特点,以学龄前儿童多见,男性多于女性,对激素治疗多敏感,但易复发。

2.肾炎性肾病

除具有肾病的四大特点外,还同时具有以下表现之一。

(1)反复或持续高血压:学龄前儿童高于 16.0/10.7 kPa(120/80 mmHg),学龄儿童高于 17.3/12.0 kPa(130/90 mmHg),除外皮质激素所致。

(2)血尿:离心尿镜检红细胞大于 10 个/HP(2 周内>3 次)。

(3)氮质血症:血浆尿素氮大于 30 mg/dL(10.7 mmol/L),除外血容量不足引起。

(4)持续低补体血症。

3.先天性肾病

多数在出生或出生后 3 个月内发病,有肾病综合征的表现,多数对激素无反应或反应不良,往往在生后 6 个月内因感染、肾衰竭或其他并发症死亡。以芬兰型先天性肾病多见,除具有肾病的临床表现外,多有早产、臀位产、宫内窒息、大胎盘(超过出生体重 25%)病史。

(二)按糖皮质激素反应分类

(1)激素敏感型:以泼尼松足量治疗≤8 周尿蛋白转阴者。

(2)激素耐药型:以激素治疗 8 周尿蛋白仍阳性者。

(3)激素依赖型:对激素敏感,但减量或停药 1 个月内复发 1,重复 2 次以上者。

(三)病理分型

病理分型包括微小病变型(MCNS)、局灶阶段性肾小球硬化(FSFS)、膜增殖性肾小球肾炎(MPGN)、系膜增殖性肾小球肾炎(MsPGN)、膜性肾病(MN)。以往认为小儿原发性肾病 80%病理改变为微小病变型,但随着肾活检技术的开展,国内多家报道系膜增殖性肾炎多于微小病变型。

四、诊断

(一)临床表现

不同临床类型的起病年龄有所差异,单纯型以学龄前发病为高峰,肾炎型则以学龄儿童多见。起病可急可缓,病前可有病毒和细菌感染史,各种感染均可使肾病复发。水肿是肾病最常见的临床表现,多为全身性,首先是眼睑、颜面,以晨起为重,渐波及全身,下肢水肿为凹陷性,水肿随体位而变动,严重者可有胸腔积液,腹水,心包积液。男孩可见阴囊、阴茎水肿。尿少,肾炎性肾病患儿可有血尿和高血压。还可表现面色苍白、精神萎靡、乏力食欲差、腹泻、腹疼等。

(二)辅助检查

(1)尿常规:蛋白定性≥＋＋＋,24 小时尿蛋白定量≥50 mg/kg,是主要诊断依据。由于小儿留24 小时尿困难,特别是婴幼儿,所以目前有提议用测定尿蛋白/尿肌酐比值代替 24 小时尿蛋白测定。此方法简便,留取任意一次尿,以清晨第一次为佳,测定尿蛋白和尿肌酐,尿蛋白/尿肌酐≥2 为肾病范围的蛋白尿。肾炎性患儿可见红细胞,及管型。

(2)血浆蛋白:血浆总蛋白低于正常,清蛋白下降明显,<3 g/dL,清蛋白/球蛋白比例倒置,α_2 球蛋白增高,γ 球蛋白下降。

(3)血清胆固醇增高,血沉增快。

(4)肾功能:一般是正常,但尿量少时有暂时的氮质血症。

(5)血清补体:肾炎性肾病补体降低。

五、鉴别诊断

(一)急性肾炎

部分急性肾炎表现有大量蛋白尿,应监测尿蛋白,必要时作肾穿刺明确诊断,指导治疗。

(二)IgA 肾病

以大量蛋白尿或蛋白尿加血尿为主要临床表现的 IgA 肾病需作肾穿刺鉴别。

(三)狼疮肾炎

以不明原因的大量蛋白尿起病患儿应做狼疮血清学的检查明确诊断。

(四)紫癜肾炎

追问病史有无皮疹史。

(五)乙肝病毒感染相关肾炎

以大量蛋白尿为主要表现的患儿应作乙肝六项检查,乙肝表面抗原阳性者应作肾活检明确诊断。

(六)慢性肾炎

根据病史、临床表现、实验室检查及肾功能评价即可明确诊断。

六、治疗

(一)一般治疗

1.休息

除高度水肿、高血压外,一般不需绝对卧床休息。要注意预防感染,避免与水痘、麻疹患儿接触。一般不常规使用抗生素。

2.饮食

应给予低盐饮食,高度水肿、高血压者短期内忌盐。蛋白质 1.2～1.5 g/(kg·d),以优质蛋白为主,如鸡、鱼等。同时应补充足够的钙剂及维生素 D 和各种微量元素。

3.对症治疗

(1)利尿:对高度水肿,尿少,高血压患儿,可选择性应用利尿剂,口服氢氯噻嗪和螺内酯每天 1～2 mg/kg,治疗无效时,可用呋塞米,每次 1～2 mg/kg,用于右旋糖酐-40 和血浆清蛋白静脉滴注后,效果更佳。用药期间注意不良反应。

(2)清蛋白:可提高胶体渗透压,起到利尿消肿的作用。多用于血浆清蛋白<1 g/dL、高度水肿、利尿剂利尿效果不佳者,剂量每次 0.5～1 g/kg。

(3)右旋糖酐-40:每次 5 mL/kg,静脉输注,改善低血容量,降低血液黏滞性,起到利尿消肿作用。

(4)输注血浆、人血丙球蛋白等,用于反复感染的患儿。

(二)药物治疗

1.糖皮质激素

其是诱导肾病缓解的首选药。由于激素有使感染扩散、血压升高等诸多不良反应,故用药前应做一些准备工作,如控制感染、稳定血压、完成各项化验检查、控制高凝状态、完成 PPD 或 OT,对阳性者,同时服用异烟肼。

(1)短程疗法:适用于对激素敏感的首发患者。泼尼松 2 mg/(kg·d),最大量≤60 mg/d,4 周获得完全缓解者,改为间歇疗法(原日量隔天顿服),渐减至停,总疗程 8～12 周。

(2)中-长程疗法:适用于各种类型的肾病患儿。诱导治疗阶段:足量泼尼松每天 2 mg/kg,疗程至少4 周,对泼尼松治疗不敏感的患者,延长足量疗程至 8～12 周。巩固治疗阶段:激素诱导缓解者可改为间歇疗法,即为隔天晨顿服原剂量 4 周,以后每 2 周递减 2.5～5 mg,直至停药,总疗程 6 个月、1 年或更长。

(3)甲泼尼龙冲击疗法:甲泼尼龙为高效、短作用制剂,有强大的抗炎、抑制免疫、改善肾功能的作用,适用于频复发性肾病,治疗剂量为每次 15～30 mg/kg,溶于 10% 葡萄糖溶液 100 mL 中,1 小时滴入,每天 1 次,3 次为 1 个疗程,间隔 1～2 周可重复第二、三个疗程,使用时注意其不良反应,监测血压、血清电解质。

(4)拖尾巴疗法:在间歇疗法后期采用小剂量 0.25～0.50 mg/kg 隔天服用一次,长疗程(至少 3 个月)维持。适用于频复发或激素依赖者。疗效判断如下。①完全缓解:加用激素治疗后消肿,尿蛋白转阴,为临床缓解。②部分缓解:消肿,尿蛋白减为＋－＋＋,不能转阴者。③无效:对足量激素 8 周治疗尿蛋白仍≥＋＋＋,为无效。④基本治愈:停用激素治疗 3 年以上,病情维持持续缓解者。⑤治愈:停服激素治疗 5 年以上未复发。

2.免疫抑制剂

免疫抑制剂适用于激素耐药、频复发、激素依赖及出现严重激素不良反应的肾病综合征,可降低肾病的复发,使缓解期延长,改善患儿对激素的敏感性。

(1)环磷酰胺:是免疫抑制剂中的首选药,分为口服和静脉给药。口服:每天 2.0～2.5 mg/kg,每天 1 次,晨服,总剂量<180 mg/kg,疗程为 2～3 个月。静脉:每次 0.5 g/m²,溶于 10% 葡萄糖溶液中,静脉滴注,每月 1 次,疗程半年。适用于激素耐药患者,疗效优于口服者。

(2)苯丁酸氮芥,每天 0.1～0.2 mg/kg,口服,总剂量<10 mg/kg。

(3)雷公藤多苷片:每天 1 mg/kg,总量<40 mg/d。

(4)硫唑嘌呤:每天 1～3 mg/kg,口服,疗程 3～6 个月。

(5)环孢素:每天 3～5 mg/kg,口服,疗程 6 个月,监测血药浓度(谷值 100～200 ng/L)及肝、肾功能。

(6)麦考酚酯(骁悉):15～30 mg/kg,疗程半年,监测肝功能。

3.其他药物

(1)免疫增强剂:用于反复感染的患儿。转移因子:1 支/次,每周 2 次,疗程 2～3 个月;胸腺素:每次 5 mg,静脉滴注,疗程 2～4 周;静脉注射丙种球蛋白:成人每次 400 mg/kg,每天 1 次,疗程 5 天。

(2)降脂药。

七、并发症及处理

(一)感染
选择有效的、肾毒性小的抗生素,给予足够剂量和足够疗程以控制感染。

(二)低血容量休克
及时治疗,给予静脉输注右旋糖酐-40、生理盐水、等张液。必要时给予静脉滴注氢化可的松。

(三)高凝状态和血栓栓塞并发症
高凝状态是肾病综合征常见并发症,肾静脉血栓可引发肾衰竭,应及时给予抗凝治疗。治疗期间监测凝血酶原时间、血浆纤维蛋白原、血小板计数等。抗凝治疗包括以下几点。

1.抗凝剂

(1)肝素:每天 100 U/kg,溶于生理盐水或 10％葡萄糖 100 mL 中,2 小时静脉输入,用药期间监测凝血酶原时间。

(2)低分子肝素:80 U/kg,皮下注射,1 次/天,不良反应小,现临床已广泛采用。

2.纤溶药物

(1)尿激酶:首剂 40 000 U 溶于 10％葡萄糖或生理盐水 100 mL 中静脉滴注,以后改为 20 000 U/d 维持,期间监测纤维蛋白原。

(2)保肾康:剂量每天 10～15 mg/kg,分 2～3 次。

3.血小板解聚剂

(1)双嘧达莫:每天 3 mg/kg,(最大量<150 mg/d),分 2～3 次口服。

(2)阿司匹林:每次 5～10 mg/kg。

(四)肾小管功能紊乱
注意及时纠正水、电解质及酸碱失衡,避免使用肾毒性药物。

(五)蛋白质热量不足性营养不良
合理饮食,以含优质蛋白质食物为主,同时注意补充微量元素及维生素 D 和钙剂。

(六)内分泌紊乱
甲状腺功能低下、生长障碍、肾性骨病,可检测甲状腺激素、生长激素等,采取相应的治疗。

(刘红艳)

第十一章

血液内科疾病的诊疗

第一节 贫 血

从功能上讲,贫血可以定义为机体红细胞总量减少,不能对组织器官充分供氧的一种病理状态,但因目前尚无适合临床检验要求的直接测定红细胞总量的方法,所以在诊断有无贫血时,一直沿用的是反映外周血红细胞浓度的指标,包括血红蛋白(hemoglobin,Hb)定量、红细胞(red blood cell,RBC)计数及血细胞比容。凡单位体积血液中的血红蛋白水平、红细胞计数及血细胞比容低于可比人群正常值的下限即可认为有贫血存在。在评价贫血的实验室指标中,以血红蛋白最为常用和可靠。血红蛋白浓度受诸多因素影响,如年龄、性别和长期居住地的海拔高度等。国内诊断贫血的标准定为:成年男性血红蛋白<120 g/L,红细胞<4.5×10^{12}/L 及血细胞比容<0.42;成年女性血红蛋白<110 g/L,红细胞<4.0×10^{12}/L,血细胞比容<0.37。妊娠中后期因血浆量增加,血液发生生理性稀释,故孕妇贫血的诊断标准定为:血红蛋白<100 g/L,血细胞比容<0.30。因血红蛋白水平、红细胞计数及血细胞比容是浓度指标,故其测定值与血液稀释状态相关,凡可导致血浆量相对减少(血液浓缩或脱水)的情况如严重腹泻、大面积烧伤、高渗液腹膜透析、长期限制液体摄入及糖尿病酸中毒等,均能造成上述指标的相对升高。相反,凡引起血浆量相对增多(血液稀释)的病理情况如充血性心力衰竭及急性肾炎等,均可造成上述指标的相对降低。此外,在急性失血,机体来不及代偿时,红细胞总量虽明显减少,但因为构成血液的血浆和红细胞平行下降,故上述指标在 6 小时内仍可在正常范围。因此,在诊断贫血时对各种影响因素应加以全面考虑,以避免误诊。

一、病因和发病机制

贫血是继发于多种疾病的一种临床表现,其发病机制可概括为红细胞生成不足或减少、红细胞破坏过多和失血三类,分述如下。

(一)红细胞生成不足或减少

红细胞生成起源于多能造血干细胞。红细胞生成素(erythropoietin,Epo)作用于红系定向祖细胞水平,促进红细胞生成。红细胞生成不足的常见机制如下。①骨髓衰竭:包括造血干细胞数量减少或质量缺陷,如再生障碍性贫血(aplastic anemia,AA)及范可尼贫血(Fanconi anemia,

FA）。②无效造血：包括获得性和遗传性无效造血，前者如骨髓增生异常综合征（myelodysplastic syndrome，MDS），后者如先天性红系造血异常性贫血。③骨髓受抑：如肿瘤的放射治疗或化学治疗造成造血细胞的损伤。④骨髓浸润：如血液恶性肿瘤、肿瘤骨髓转移、骨髓纤维化，可直接造成骨髓有效造血组织的减少。⑤造血刺激因子减少：如慢性肾衰竭所致的 Epo 合成减少。⑥造血微环境异常：造血微环境由多种基质细胞成分、非细胞性大分子生物活性物质、微循环、神经内分泌因子及其之间的复杂网络构成，为造血干细胞分化、发育、增殖和成熟提供必需的条件和场所。因目前无法模拟体内造血微环境的复杂体系，故对其在贫血发病中的确切意义尚所知甚少，但在某些贫血如再生障碍性贫血的发病中可能有一定的作用。⑦造血物质缺乏：叶酸和/或维生素 B_{12} 缺乏导致细胞 DNA 合成障碍，引起巨幼细胞贫血。铁是合成血红蛋白的重要物质，铁缺乏可造成缺铁性贫血。

(二)红细胞破坏过多

此类贫血的共同特点是红细胞寿命缩短，称为溶血性贫血。红细胞破坏主要涉及红细胞内在和外在两种机制。①红细胞内在缺陷：红细胞基本结构包括细胞膜、代谢酶类和血红蛋白异常或缺陷均可造成其寿命缩短；②红细胞外在因素：基本可分为免疫相关性和非免疫相关性。前者主要是通过体液免疫抗体介导红细胞破坏所致的一类溶血性贫血。后者包括多种非免疫因素，如物理（机械、温度等）、化学（化学毒物、药物、代谢和生物毒素等）和生物（微生物感染）因素等所致的溶血性贫血。

(三)失血

失血包括急性和慢性失血。急性失血主要造成血流动力学的变化，而慢性失血才是贫血最常见的原因。

贫血的病因和发病机制复杂多样，有时是多因素叠加的结果。临床医师不能满足于贫血的初步诊断，而应仔细寻找出贫血的病因，才能采取针对性的有效治疗。

二、分类

贫血有多种分类方法。目前所用的分类方法各有其优缺点，临床上常合并应用，分述如下。

(一)细胞计量学分类

人工检测原称为形态学分类，如用自动血细胞分析仪检测时，宜称为细胞计量学分类，利用红细胞平均体积（mean cell volume，MCV）、红细胞平均血红蛋白含量（mean cell hemoglobin，MCH）和红细胞平均血红蛋白浓度（mean cell hemoglobin concentration，MCHC）3 项红细胞指数（RBC indices）对贫血进行分类（表 11-1）。

表 11-1　贫血的细胞计量学分类

类型	MCV(fl)	MCH(pg)	MCHC(%)
大细胞性贫血	>100	>32	31~35
正常细胞性贫血	80~100	26~32	31~35
单纯小细胞性贫血	<80	<26	31~35
小细胞低色素性贫血	<80	<26	<26

(二)病因和发病机制分类

根据病理生理学分类，可提示贫血的病因和发病机制，有助于指导临床治疗（表 11-2）。

表 11-2 贫血的病理生理学分类

红细胞生成减少	红细胞破坏增加（溶血性贫血）	失血
骨髓衰竭	内源性异常	急性失血性贫血
再生障碍性贫血	先天性红细胞膜缺陷	慢性失血性贫血
范可尼贫血	遗传性球形红细胞增多症	
红系祖细胞增殖分化障碍	遗传性椭圆形红细胞增多症	
纯红细胞再生障碍性贫血	遗传性热异形红细胞增多症	
慢性肾衰竭所致贫血	遗传性棘红细胞增多症	
内分泌疾病所致贫血	遗传性口形红细胞增多症	
先天性红系造血异常性贫血	获得性红细胞膜缺陷	
无效造血	阵发性睡眠性血红蛋白尿症	
骨髓增生异常综合征	红细胞酶异常	
先天性红系造血异常性贫血	红细胞葡萄糖-6-磷酸脱氢酶缺陷症	
营养性巨幼细胞性贫血	丙酮酸激酶缺乏症	
造血功能受抑	其他酶缺陷	
抗肿瘤化学治疗	卟啉病	
放射治疗	珠蛋白合成异常	
骨髓浸润	珠蛋白生成障碍性贫血	
白血病	异常血红蛋白病	
其他血液恶性肿瘤	外在因素异常	
实体瘤骨髓转移	免疫相关性（抗体介导性）	
DNA 合成障碍（巨幼细胞性贫血）	温抗体型自身免疫性溶血性贫血	
维生素 B_{12} 缺乏	冷性溶血病	
叶酸缺乏	药物相关抗体溶血性贫血	
先天性或获得性嘌呤和嘧啶代谢异常	新生儿同种免疫性溶血性贫血	
血红蛋白合成障碍	非免疫相关性	
缺铁性贫血	机械性因素	
先天性无转移铁蛋白血症	行军性血红蛋白尿症	
红系造血调节异常	心血管创伤性溶血性贫血	
氧亲和力异常血红蛋白病	微血管病性溶血性贫血	
原因不明或多重因素	其他物理和化学因素所致贫血	
慢性病性贫血	微生物感染所致贫血	
营养缺乏所致贫血	单核-吞噬细胞系统功能亢进	
铁粒幼细胞贫血	脾功能亢进	

按贫血的程度将贫血分为轻度（Hb>90 g/L），中度（Hb 60～90 g/L），重度（Hb 30～60 g/L）和极重度（Hb<30 g/L）。

三、临床表现

贫血的临床表现是机体对贫血失代偿的结果。活动耐力下降、心悸气短是贫血患者就医的常见原因。贫血患者通过下列机制进行代偿：①贫血刺激红细胞生成更多的 2,3-二磷酸甘油，使血红蛋白-氧解离曲线右移，血红蛋白氧亲和力降低，有利于氧的释放和被组织利用；②贫血时，血管发生选择性收缩，血流出现再分布，使更多的血液流向关键器官或部位。血流减少的器官或部位主要是皮肤和肾脏；③心排血量增加。一般来说，只有在贫血达到较严重的程度（Hb<70 g/L）时，心排血量才增加。当贫血的程度超出上述代偿机制时，即会出现临床症状。贫血的临床表现由原发病和贫血本身的表现两部分组成。

贫血本身的临床表现主要取决于如下因素：①血液携氧能力的降低情况；②总血容量改变的程度；③上述两种因素发生发展的速率；④呼吸循环系统的代偿能力。贫血的临床表现与贫血的程度和贫血发生的速度相关，以后者的影响更为显著。在某些发病缓慢的贫血如缺铁性贫血和慢性再生障碍性贫血等，如心肺代偿功能良好，患者血红蛋白降至 70 g/L 甚至更低时才出现症状。反之，如贫血发展迅速，超过机体代偿能力，患者则可出现明显的临床表现。贫血导致向全身组织输氧能力的降低和组织缺氧，故可引起多器官和系统的不同表现。

（一）皮肤黏膜及其附属器

皮肤黏膜苍白是贫血最常见的体征。判断皮肤苍白受多种因素的影响，包括人种肤色、皮肤色素沉着的深浅和性质、皮肤血管的扩张程度及皮下组织液体含量和性质等。黏膜颜色的改变较为可靠，如口腔黏膜、睑结膜、口唇和甲床。贫血的其他皮肤改变还有干枯无华，弹性及张力降低。皮肤附属器的变化包括毛发枯细，指甲薄脆。缺铁性贫血时，指甲可呈反甲或匙状甲。

（二）呼吸循环系统

贫血引起代偿性心率和呼吸加快，体力活动时尤为明显。在进展迅速的贫血，心慌气促症状明显。慢性贫血时症状表现较轻。长期严重的贫血可引起高动力性心力衰竭，待贫血纠正后可逐渐恢复。体检可闻及吹风样收缩期杂音，多为中等强度，在肺动脉瓣区最为清晰。心电图改变见于病情较重的贫血患者，表现为窦性心动过速、窦性心律不齐、ST 段降低和 T 波低平或倒置等非特异性变化，贫血纠正后可恢复正常。原已有心血管疾病的患者，其临床表现可因贫血而加重，如冠状动脉硬化性心脏病可出现心绞痛发作频度增加。值得注意的是贫血患者出现心律失常不应简单地归咎于贫血本身，而应进一步寻找其他可能的病因，并作相应处理。迅速发生的贫血（如急性出血或严重溶血发作）可出现与体位变动有关的心率增快和低血压。

（三）神经肌肉系统

严重贫血常有头痛、头晕、耳鸣、晕厥、视觉盲点、倦怠、注意力不集中和记忆力减退等神经系统表现，可能与脑缺氧有关。肌肉无力和易疲劳是肌肉组织缺氧的结果。感觉异常是恶性贫血的常见症状。

（四）消化系统

贫血患者常有食欲减退、恶心、腹胀、腹部不适、便秘或腹泻等消化系统症状。有些是原发病的表现，有些是贫血的结果。舌炎和舌乳头萎缩多见于维生素 B_{12} 缺乏所致的巨幼细胞贫血和恶性贫血，也可见于缺铁性贫血。异食癖是缺铁性贫血特殊的表现。

（五）泌尿生殖系统

贫血患者因肾小球滤过和肾小管重吸收功能障碍，从而引起多尿和低比重尿。严重者可有轻度蛋白尿。育龄期女性患者可出现月经周期紊乱、月经量增多、减少或闭经。严重贫血者可出现性功能减退。

(六)其他

贫血患者有时伴发低热,如无病因可寻,则可能与贫血的基础代谢升高有关。若体温>38.5 ℃,则应查找发热病因如感染等。溶血性贫血常伴有黄疸。血管内溶血出现血红蛋白尿和高血红蛋白血症,可伴有腹痛、腰痛和发热。

四、诊断

根据临床表现和实验室检查结果,不难对贫血做出诊断,但贫血只是一种症状,因此贫血的诊断过程更主要的是查明引起贫血的病因。在明确病因之前,除支持治疗外,不应滥投药物,以免延误正确的诊断。

(一)病史

详细的病史采集可为查寻贫血病因提供有价值的线索。除常规病史内容外,询问范围应包括发病形式、发病时间及病程、饮食习惯、既往用药、职业、毒物或化学物暴露、出血倾向或出血史、慢性系统病史、月经史、生育史、黑便史及大便习惯改变、体重变化、尿色变化、家族遗传史及有无发热等,并对诸项内容的重要性分别进行评估和综合分析。

(二)体格检查

全面而有重点的体格检查对贫血的病因诊断极有帮助。皮肤黏膜检查的内容包括颜色、皮疹、溃疡、毛发和指甲的改变及出血点、淤斑和紫癜。皮肤黏膜苍白可大致反映贫血的程度。黄疸提示溶血性贫血。应特别注意有无胸骨压痛和全身浅表淋巴结及肝脾大。肛门和妇科检查也不能忽略,痔出血或该部位的肿瘤是贫血常见的原因。心脏杂音可由贫血引起,但应排除可能的器质性病变。神经系统检查应包括眼底。脊髓后索和侧索变性体征提示维生素 B_{12} 缺乏和恶性贫血。

(三)实验室检查

贫血的病因和机制各异,有关特殊检查将在贫血各论中描述。此处介绍全血细胞计数和骨髓检查等贫血通用实验室检查。

1.全血细胞计数

原称血常规,为诊断贫血提供依据并可判断贫血的程度及受累细胞系。应包括网织红细胞计数,以判断红细胞生成活性。综合分析红细胞指数、网织红细胞计数和血涂片形态学观察提供的信息,有助于初步确定追查贫血病因的方向。

2.骨髓检查

有助于判断贫血的病因及机制,包括穿刺涂片和活检。溶血性贫血的红细胞生成明显活跃,髓细胞/红细胞比例可以倒置。再生障碍性贫血的骨髓造血活性全面降低,非造血细胞增多。白血病和其他血液系统恶性肿瘤的骨髓出现相应的肿瘤细胞,正常造血受到抑制。骨髓铁染色是评价机体铁储备的可靠指标。环形铁粒幼细胞见于 MDS 和铁粒幼细胞贫血。与骨髓穿刺相比,骨髓活检在有效造血面积评估、异常细胞浸润和分布及纤维化诊断上更具优势。

3.其他

尿液分析应注意胆红素代谢产物和隐血。血尿可能是肾脏或泌尿道疾病本身的表现,也可能由血小板减少或凝血障碍所致。血红蛋白尿是血管内溶血的证据。大便隐血阳性提示消化道出血。

五、治疗

贫血病因不同,治疗也应因病而异。下列仅为贫血的一般处理原则,宜区别对待。

(一)病因治疗

病因治疗是贫血治疗的关键所在。所有贫血都应该在查明病因的基础上进行治疗,才能达到标本兼顾,最终治愈的目的。

(二)支持治疗

输血是贫血的对症治疗措施,但因不良反应和并发症较多,故应严格掌握适应证。慢性贫血血红蛋白<60 g/L 和急性失血超过总容量 30%是输血的指征。应采用去除白细胞的成分输血。其他支持治疗包括纠正患者的一般情况及有效控制感染和出血等。

(三)补充造血所需的元素或因子

因缺乏造血元素或因子所致的贫血,在合理补充后可取得良好疗效,如缺铁性贫血,维生素 B_{12} 或叶酸缺乏导致的巨幼细胞贫血在补充相应造血元素后,病情可迅速改善。维生素 B_{12} 或铁在正常机体有一定的储备,只有在其耗竭后才发生贫血。因此,治疗此类贫血时应注意补足储备,以免复发。

(四)造血生长因子或造血刺激药物

肾性贫血红细胞生成素生物合成减少,是红细胞生成素治疗的适应证。此外,红细胞生成素对某些慢性病贫血和肿瘤性贫血也有一定疗效。雄激素有刺激骨髓造血和红细胞生成素样的效应,对慢性再生障碍性贫血有效。

(五)免疫抑制剂

适用于发病机制与免疫有关的贫血。**糖皮质激素是自身免疫性溶血性贫血(温抗体型)或纯红细胞再生障碍性贫血的主要治疗药物。**抗胸腺细胞球蛋白或抗淋巴细胞球蛋白和环孢素可用于再生障碍性贫血特别是重症患者的治疗。

(六)异基因造血干细胞移植

适用于骨髓造血功能衰竭或某些严重的遗传性贫血如重型再生障碍性贫血、珠蛋白生成障碍性贫血及镰状细胞贫血等。干细胞来源首选人类白细胞抗原(human leukocyte antigen, HLA)相合的血缘或非血缘供者的外周血或骨髓。

(七)脾切除

脾脏是红细胞破坏的主要场所。某些贫血是脾切除的适应证,包括遗传性球形红细胞增多症、遗传性椭圆形红细胞增多症、内科治疗无效的自身免疫性溶血性贫血和脾功能亢进等。

(张国华)

第二节　血　友　病

血友病是一组遗传性凝血功能障碍的出血性疾病,包括血友病甲,即因子Ⅷ缺乏症;血友病乙,即因子Ⅸ缺乏症;血友病丙,即因子Ⅺ缺乏症。其发病率为(5～10)/10 万,以血友病甲较为

（占 80％～85％），血友病乙次之，血友病丙罕见。血友病甲和乙为隐性遗传，由女性传递、男性发病。血友病丙为常染色体不完全性隐性遗传，男、女均可发病或传递疾病。因子Ⅷ、Ⅸ、Ⅺ缺乏均可使凝血过程第一阶段中的凝血活酶生成减少，引起血液凝固障碍，导致出血倾向。血友病甲和乙大多在 2 岁时发病，也可在新生儿期即发病。血友病丙的出血症状一般较轻。

一、临床特点

(一)皮肤、黏膜出血

皮下组织、口腔、齿龈黏膜为出血好发部位。幼儿也常见于头部碰撞后出血和血肿。

(二)关节积血

这是血友病最常见的临床表现之一，多见于膝关节，其次为踝、髋、肘、肩关节等。①急性期：关节腔内及周围组织出血，引起局部红肿、热痛和功能障碍。②关节炎期：反复出血、血液不能完全被吸收，刺激关节组织，形成慢性炎症，滑膜增厚。③后期：关节纤维化、强硬、畸形、肌肉萎缩、骨质破坏，导致功能丧失。

(三)肌肉出血和血肿

重型血友病甲常发生创伤或活动过久后，多见于用力的肌群。

(四)创伤或手术后出血及其他部位的出血

如鼻出血、咯血、呕血、黑便和血尿等；也可发生颅内出血，是最常见的致死原因之一。

二、治疗原则

(一)预防出血

减少和避免创伤出血。

(二)局部止血

对表面创伤、鼻或口腔出血可局部压迫止血，或用纤维蛋白泡沫、明胶海绵蘸组织凝血活酶或血凝酶敷于伤口处。

(三)替代疗法

(1)凝血因子Ⅷ制剂：凝血因子Ⅷ每 12 小时输注一次，每输入 1 IU/kg 可提高血浆凝血因子Ⅷ活性约 2％；每 24 小时输注一次，每输入 1 IU/kg 可提高血浆凝血因子Ⅷ活性约 1％。

(2)冷沉淀物：冷沉淀制剂含凝血因子Ⅷ和因子ⅩⅢ各 80～100 IU、纤维蛋白原 250 mg 及其他沉淀物，用于血友病甲和血管性血友病等的治疗。

(3)血凝酶原复合物：含有凝血因子Ⅱ、Ⅶ、Ⅸ、Ⅹ，可用于血友病乙的治疗。

(4)输血浆或新鲜全血。

(四)药物治疗

去氨升压素有提高血浆内因子Ⅷ活性和抗利尿作用，常用于治疗轻型血友病甲患者。此药能激活纤溶系统，故需与氨基己酸或氨甲环酸联用。

三、常用药物

(一)凝血因子

1.凝血因子Ⅷ（Antihemophilic Factor Ⅷ）

其他名称：冻干人凝血因子Ⅷ，浓缩第八因子，抗血友病因子。

药效学与药动学：在内源性血凝过程中，凝血因子Ⅷ作为一辅助因子，在 Ca^{2+} 和磷脂存在下，与激活的凝血因子Ⅸ参与凝血因子Ⅹ激活血凝酶原，形成血凝酶，从而使凝血过程正常进行。输用每千克体重1 IU的人凝血因子Ⅷ，可使循环血液中的凝血因子Ⅷ水平增加 $2\%\sim2.5\%$。注射 10 分钟后，凝血因子Ⅷ平均恢复率为 $2.1\%\pm0.3\%/(IU\cdot kg)$，平均生物 $t_{1/2}$ 为 13 小时，与从血浆中提纯的抗血友病因子(AHF) $t_{1/2}$ 相似。

适应证：对缺乏人凝血因子Ⅷ所致的凝血功能障碍具有纠正作用，用于防治甲型血友病出血症状及这类患者的手术出血治疗。

用法用量如下。静脉滴注：给药剂量必须参照体重、是否存在抑制物、出血的严重程度等因素。所需凝血因子Ⅷ单位(IU)/次=0.5×患者体重(kg)×需提升的凝血因子Ⅷ活性水平(正常的百分比)。一般推荐剂量如下。①轻度至中度出血：单一剂量 $10\sim15$ IU/kg，将凝血因子Ⅷ水平提高到正常人水平的 $20\%\sim30\%$。②较严重出血或小手术：需将凝血因子Ⅷ水平提高到正常人水平的 $30\%\sim50\%$，通常首次剂量 $15\sim25$ IU/kg。如需要，每隔 $8\sim12$ 小时给予维持剂量 $10\sim15$ IU/kg。③大出血：危及生命的出血如口腔、泌尿道及中枢神经系统出血或重要器官如颈、喉、腹膜后、髂腰肌附近的出血：首次剂量 40 IU/kg，然后每隔 $8\sim12$ 小时给予维持剂量 $20\sim25$ IU/kg。疗程需由医师决定。④手术：只有当凝血因子Ⅷ抑制物水平无异常增高时，方可考虑择期手术。手术开始时血液中因子Ⅷ浓度需达到正常水平的 $60\%\sim120\%$。通常在术前按 $30\sim40$ IU/kg 给药。术后 4 天内因子Ⅷ最低应保持在正常人水平的 60%，接下去的 4 天减至 40%。

用法：本品专供静脉输注，用前应先以 $25\sim37$ ℃灭菌注射用水或 5% 葡萄糖注射液按瓶签标示量注入瓶内，轻轻摇动，使制品完全溶解，然后用带有滤网装置的输血器进行静脉滴注，滴注速度一般以每分钟 60 滴左右为宜。制品溶解后应立即使用，并在 1 小时内输完，不得放置。

不良反应：不良反应包括寒战、恶心、头晕或头痛，这些症状通常是暂时的。有可能发生变态反应。

禁忌证：对本品过敏者禁用。

特别注意：①大量反复输入本品时，应注意出现变态反应、溶血反应及肺水肿的可能性，有心脏病的患者尤应注意。②本品溶解后，一般为澄清略带乳光的溶液，允许微量细小蛋白颗粒存在，为此用于输注的输血器必须带有滤网装置，但如发现有大块不溶物时，则不可使用。③本品对于因缺乏凝血因子Ⅸ所致的乙型血友病，或因缺乏凝血因子Ⅺ所致的丙型血友病均无疗效，故在用前应确诊患者是属凝血因子Ⅷ缺乏，方可使用本品。④本品不得用于静脉外的注射途径。⑤本品一旦被溶解后应立即使用。未用完部分必须弃去。

2.人凝血酶原复合物(Human Prothrombin Complex)

其他名称：冻干人血凝酶原复合物，血凝酶原复合物。

药效学与药动学：本品含有维生素 K 依赖的在肝脏合成的 4 种凝血因子Ⅱ、Ⅶ、Ⅸ、Ⅹ。维生素 K 缺乏和严重肝脏疾病均可造成这 4 个因子的缺乏。而上述任何一个因子的缺乏都可导致凝血障碍。输注本品能提高血液中凝血因子Ⅱ、Ⅶ、Ⅸ、Ⅹ的浓度。

适应证：用于凝血因子Ⅱ、Ⅶ、Ⅸ、Ⅹ缺乏症，包括乙型血友病。

用法用量：静脉滴注：使用剂量随因子缺乏程度而异，一般 $10\sim20$ 血浆当量单位/千克，以后凝血因子Ⅶ缺乏者每隔 $6\sim8$ 小时，凝血因子Ⅸ缺乏者每隔 24 小时，凝血因子Ⅱ和凝血因子Ⅹ缺乏者，每隔 $24\sim48$ 小时，可减少或酌情减少剂量输用，一般 $2\sim3$ 天。出血量较大或大手术时可根据病情适当增加剂量。用前应先将本品和灭菌注射用水或5％葡萄糖注射液预温至20～25℃,按瓶签标示量注入预温的灭菌注射用水或5％葡萄糖注射液,轻轻转动直至本品完全溶解;用氯化钠注射液或5％葡萄糖注射液稀释成50～100 mL,然后用带有滤网装置的输血器进行静脉滴注。滴注速度开始要缓慢,15分钟后稍加快滴注速度,一般每瓶200血浆当量单位(PE)在30～60分钟滴完。

不良反应:一般无不良反应,快速滴注时可引起发热、潮红、头疼等不良反应,减缓或停止滴注,上述症状即可消失。偶有大量输注导致弥散性血管内凝血、深静脉血栓、肺栓塞等。

禁忌证:在严格控制适应证的情况下,无已知禁忌证。

特别注意:①除肝病出血患者外,一般在用药前应确诊患者是缺乏凝血因子Ⅱ、Ⅶ、Ⅸ、Ⅹ方能对症下药;②本品不得用于静脉外的注射途径;③瓶子破裂、过有效期、溶解后出现摇不散沉淀等不可使用;④有血栓形成史患者接受外科手术时应权衡利弊,慎用本品;⑤滴注时,若发现弥散性血管内凝血或血栓的临床症状和体征,要立即终止使用。并用肝素拮抗;⑥不可与其他药物合用。

(二)抗利尿剂:去氨升压素(Desmopressin)

其他名称:的斯升压素,醋酸去氨升压素。

药效学与药动学:血管升压素衍生物,具有较强的抗利尿作用及较弱的加压作用。其抗利尿作用/加压作用比是升压素的2 000～3 000倍,作用维持时间也较升压素长(可达6～24小时)。对神经垂体功能不足引起的中枢性尿崩症具有良好的抑制作用,可减少尿量,提高尿渗透压,降低血浆渗透压。血友病A患者缺乏FⅧ:C,血管性血友病患者缺乏vWF抗原缺乏(或结构异常)。本药可促进内皮细胞释放FⅧ:C,也可促进vWF释放而增加FⅧ:C的稳定性,使FⅧ:C活性升高,故可用于治疗血友病A和血管性血友病。本药经鼻、舌下、口腔或口服给药均能迅速吸收,皮下或肌内注射吸收迅速而完全。血药浓度达峰时间分别为口服54～90分钟、经鼻给药30～240分钟、皮下给药87分钟。经鼻给药的生物利用度为10％～20％;口服给药后,大部分药物在胃肠道内被破坏,生物利用度仅为0.5％,但能产生足够的抗利尿作用,达到临床治疗效果。经鼻给药后的血浆$t_{1/2}$变化较大,为24～240分钟,平均90分钟;静脉注射本药2～20 μg后,血浆$t_{1/2}$为50～158分钟,呈剂量依赖性。

适应证:用于治疗血友病A(FⅧ:C缺乏症)、血管性血友病(vWD)。

用法用量:静脉注射:一次0.2～0.3 μg/kg,溶于20 mL生理盐水中缓慢注射。

不良反应:①常见头痛、恶心、胃痛。还可见鼻充血、鼻出血、鼻炎、子宫绞痛、低血钾、变态反应。②偶见血压升高、发绀、心肌缺血、面部潮红、皮肤红斑、肿胀、烧灼感等,极少数患者可引起脑血管或冠状血管血栓形成、血小板计数减少等。③大剂量可见疲劳、短暂的血压降低、反射性心跳加快及眩晕。④此外,注射给药时,可致注射部位疼痛、肿胀。

禁忌证:对本药过敏者,对防腐剂过敏者,B型血管性血友病患者,习惯性或精神性烦渴症患者,心功能不全者,不稳定性心绞痛患者,因其他疾病需服利尿剂的患者。

特别注意:①慎用电解质紊乱者,颅内压易升高的患者,高血压性心血管病者,冠状动脉疾病者,婴儿。②用药期间需监测患者的尿量、渗透压和体重,必要时需监测血浆渗透压。用于治疗或控制出血时,需密切观察患者的血压。③辛伐他汀、吲哚美辛增强患者对本药的反应,但不影响本药作用持续时间。④与利尿剂、三环类抗抑郁药、氯丙嗪、氯磺丙脲、氯贝丁酯和卡马西平等合用可增加水潴留或抗利尿作用,应避免合用。必须合用时,本药的剂量要从较小剂量开始,逐渐调整至最适剂量。⑤格列本脲可抑制本药效应。

(三)止血药

1.氨基己酸(Aminocaproic Acid)

其他名称:6-氨基己酸,抗血纤溶酸,安命。

药效学与药动学:本品是抗纤维蛋白溶解药。纤维蛋白原通过其分子结构中的赖氨酸结合部位特异性地与纤维蛋白结合,然后在激活物作用下变为纤溶酶,该酶能裂解纤维蛋白中精氨酸和赖氨酸肽链,形成纤维蛋白降解产物,使血凝块溶解。本品能定性阻抑纤溶酶原与纤维蛋白结合,防止其激活,从而抑制纤维蛋白溶解,高浓度(100 mg/L)则直接抑制纤溶酶活力,达到止血效果。本品分布于血管内外间隙,并迅速进入细胞、胎盘。本品在血中以游离状态存在,不与血浆蛋白结合,在体内维持时间短,不代谢,给药后 12 小时,有 40%~60%以原形从尿中迅速排泄。$t_{1/2}$ 为 61~120 分钟。

适应证:适用于预防及治疗血纤维蛋白溶解亢进引起的各种出血;弥散性血管内凝血(DIC)晚期,以防继发性纤溶亢进症;可作为血友病患者的辅助治疗。

用法用量:静脉给药:每次 80~120 mg/kg,缓慢静脉注射或静脉滴注。

不良反应:本药有一定的不良反应,剂量增大,不良反应增多,症状加重。①常见的不良反应为恶心、呕吐和腹泻,其次为眩晕、瘙痒、头晕、耳鸣、全身不适、鼻塞、皮疹、红斑、不泄精等。快速静脉注射可出现低血压、心动过速、心律失常,少数人可发生惊厥及心脏或肝脏损害。大剂量或疗程超过 4 周可产生肌痛、软弱、疲劳、肌红蛋白尿,甚至肾衰竭等,停药后可缓解恢复。②本品从尿排泄快,尿浓度高,能抑制尿激酶的纤溶作用,可形成血凝块,阻塞尿路。③易发生血栓和心、肝、肾功能损害。

禁忌证:有血栓形成倾向或过去有血管栓塞者忌用。

特别注意:①尿道手术后出血的患者慎用;肾功能不全者慎用。②本品排泄快,需持续给药,否则难以维持稳定的有效血浓度。③有报道认为本品与肝素并用可解决纤溶与 DIC 同时存在的矛盾。相反的意见则认为两者并用有拮抗作用,疗效不如单独应用肝素者。近来认为,两者的使用应按病情及化验检查结果决定。在 DIC 早期,血液呈高凝趋势,继发性纤溶尚未发生,不应使用抗纤溶药。DIC 进入低凝期并有继发性纤溶时,肝素与抗纤溶药可考虑并用。④链激酶或尿激酶的作用可被氨基己酸对抗,故前者过量时也可使用氨基己酸对抗。⑤本品不能阻止小动脉出血,术中有活动性动脉出血,仍需结扎止血。⑥本品静脉注射过快可引起明显血压降低、心动过速和心律失常。

2.氨甲环酸(Tranexamic Acid)

其他名称:凝血酸,止血环酸,氨甲基环己酸。

药效学与药动学:血液循环中存在各种纤溶酶(原)的天然拮抗物,如抗纤溶酶素等。正常情况时,血液中抗纤溶活性比纤溶活性高很多倍,所以不致发生纤溶性出血。但这些拮抗物不能阻滞已吸附在纤维蛋白网上的激活物(如尿激酶等)所激活而形成纤溶酶。纤溶酶是一种肽链内切酶,在中性环境中能裂解纤维蛋白(原)的精氨酸和赖氨酸肽链,形成纤维蛋白降解产物,并引起凝血块溶解出血。纤溶酶原通过其分子结构中的赖氨酸结合部位而特异性地吸附在纤维蛋白上,赖氨酸则可以竞争性地阻抑这种吸附作用,减少纤溶酶原的吸附率,从而减少纤溶酶原的激活程度,以减少出血。本品的化学结构与赖氨酸相似,因此也能竞争性阻抑纤溶酶原在纤维蛋白上吸附,从而防止其激活,保护纤维蛋白不被纤溶酶所降解和溶解,最终达到止血效果。本品尚能直接抑制纤溶酶活力,减少纤溶酶激活补体(C1)的作用,从而达到防止遗传性血管神经性水肿的发生。静脉注射后能透过血-脑脊液屏障,脑脊液内药物浓度可达有效药物浓度水平,可使脑脊液中纤维蛋白降解产物降低到给药前的 50% 左右。如静脉注射 10 mg/kg,则血清抗纤溶活力可维持 7～8 小时,组织内可维持 17 小时。静脉注射量的 90% 于 24 小时内经肾排出。

适应证:用于急性或慢性、局限性或全身性原发性纤维蛋白溶解亢进所致的各种出血。弥散性血管内凝血所致的继发性高纤溶状态,在未肝素化前,一般不用本品。血友病患者发生活动性出血,可联合应用本药。

用法用量:静脉注射或滴注:一次 0.25～0.50 g,一天 0.75～2 g。静脉注射液以 25% 葡萄糖液稀释,静脉滴注液以 5%～10% 葡萄糖液稀释。

不良反应:①偶有药物过量所致颅内血栓形成和出血。②可有腹泻、恶心及呕吐。③较少见的有经期不适。④由于本品可进入脑脊液,注射后可有视力模糊、头痛、头晕、疲乏等中枢神经系统症状,特别与注射速度有关,但很少见。

禁忌证:对本品过敏者禁用。

特别注意如下。①有血栓形成倾向者(如急性心肌梗死)慎用,血友病或肾盂实质病变发生大量血尿时慎用。②本品与其他凝血因子(如因子Ⅸ等)合用,应警惕血栓形成。一般认为在凝血因子使用后 8 小时再用本品较为妥当。③本品一般不单独用于弥散性血管内凝血所致的继发性纤溶性出血,以防进一步血栓形成,影响脏器功能,特别是急性肾衰竭时。如有必要,应在肝素化的基础上才应用本品。④慢性肾功能不全时,本品用量应酌减,因给药后尿液中药物浓度常较高。⑤本品与青霉素或输注血液有配伍禁忌。⑥必须持续应用本品较久者,应作眼科检查监护(例如视力测验、视觉、视野和眼底)。

四、误区防范

血友病是一组遗传性出血性疾病,由于血浆中缺乏凝血因子Ⅷ和Ⅸ,导致凝血障碍而终身存在出血的倾向。长期反复发生轻重不同的出血,不仅给患者生理和心理上带来极大的痛苦,甚至可以造成终身残废或者死亡。目前,唯一有效的治疗方法就是替代治疗。但是若血友病防护知识宣教到位,预防、护理措施得当,患者早期得到安全、有效的药物治疗,则可以减少出血或避免出血的发生,降低患病率,改善患者的生存质量。因此如何做好血友病的护理、减少出血对血友病患者来说是很重要的。

(一)预防出血的护理

1.宣教

血友病的专业护士应对患者进行血友病护理的专业辅导,包括血友病的概念、血友病是怎样遗传来的、血友病出血时的症状、治疗方法、家庭治疗、血友病最重要的注意事项及适合的体育活动等。尤其要强调增强肌肉及关节的体育锻炼的重要性,也要强调对所有血液制品的安全性的认识。还要传播有关肝炎的知识。血友病高质量的全面治疗通常包括在患者和家庭及血友病专业人员之间建立一种密切关系。同时,通过血友病的社会组织,获得来自其他血友病家庭的帮助也同样重要。

2.尽量消除出血的诱发因素

虽然血友病患者存在出血倾向,但一些诱发因素可以导致或加重患者出血,如过度劳累或跌、摔、碰、扭伤等外力引起身体局部或内脏出血;手术、拔牙、注射、针刺等治疗也可引起出血;饮食不当,如大量饮酒或食用有骨刺、粗糙、坚硬的食物及其他刺激性食物,引起口腔或消化道出血;鼻干舌燥、咽喉肿、牙龈炎等也会引发出血;儿童换牙出血。血友病患者要了解和认识这些诱发出血的因素,在工作、生活中注意排除,就可能减少和避免出血的发生。

3.不要隐瞒病情

隐瞒病情易导致延误治疗。在生活中,患者或患儿的亲人有必要向所在幼儿园、学校、工作单位说明病情、出血的处理及有关防护知识,以便家庭与之协同照顾、关注患者。患者及其家属要牢记:无论在何地、因何种疾病就医,都不要疏忽向诊治的医护人员说明自己存在血友病的实情,以提示选用安全、合理的诊疗方法,防止意外出血。以往有的患者知情而未及时说明,造成拔甲、开刀、针刺、注射引发出血,甚至危及生命,要引以为戒,高度重视。另外,对血友病患儿的家长特别一提的是:患儿在每次出血后,其家长不要过分责怪孩子,因为过分的责怪会导致患儿很容易在出血时因怕批评而隐瞒病情,其后果不堪设想。

4.避免过度疲劳和外伤

对于血友病患儿的活动应有约束,不宜爬高、蹦跳、踢球、长跑等剧烈运动,力戒打架斗殴行为。生活起居规律,按时作息,保证充足的睡眠,即使节假日也不要因贪图快乐而熬夜劳神,以免过度疲劳而诱发出血。

5.禁用阿司匹林

在任何情况不要用阿司匹林或含有阿司匹林的药物。阿司匹林的化学名为乙酰水杨酸,这种药物可以阻止血小板聚集,阻止血凝块形成;损伤胃黏膜,引起出血。

6.预防治疗

预防治疗是预防血友病性关节病的最好治疗。对处于儿童及青少年期的重型血友病患者,如果经济条件允许,预防治疗可以使其血液中的凝血因子Ⅷ或Ⅸ保持一稳定水平,阻止血友病性关节炎的发生。

(二)家庭治疗

1.越早治疗越好

早期治疗可减轻出血对周围组织的压迫,防止组织破坏。迅速止血有利于快速恢复正常功能,且不发生长期并发症。早期治疗还可以减少凝血因子的用量。为了更形象的说明出血,我们把出血比喻为火灾。在火势比较小时,一桶水就可扑灭。如果让火势蔓延,就需要更多的水将火扑灭。如果扑灭不及时,发生大面积的森林火灾,往往需要消防人员及专业设备,消耗大量水才能把火扑灭。这也使人们长时间处于危险境地。出血和火灾一样,当少量出血时早期及时治疗,很少量的凝血因子就能止血;如果让出血蔓延,则不容易止血且需要更多的治疗,而且会给患者造成长期的损害。在出血体征出现之前,血友病患者凭经验就知道出血的发生。血友病患者出血的先兆因人而异,一般为发热、发胀感觉。

2.家庭治疗

在提倡早期治疗的同时,不能不提到家庭治疗。作为家庭治疗,早期输注对控制出血非常有效。治疗开始越早越好。在家里治疗的出血较轻,每次出血使用的凝血因子量较小。家庭治疗在医疗卫生设施、人力和资金有限的中国非常重要,甚至更必要。血友病是要伴随患者一生的疾病,自我注射也是血友病患者走向独立的最重要的一步。一旦学会了家庭治疗,就会发现:出血将不会扰乱患者的日常生活,且为早期治疗赢得了时间,也节省了经费。多数重型及有些轻、中型血友病都可采用家庭治疗方法。而那些具有高滴度抑制物的患者及一些静脉输注困难的婴幼儿则不适宜家庭治疗。是否适合家庭治疗,应由专业医师与患者及其家庭接触了解情况后作出决定。

家庭治疗对象的选择:家庭内有冰箱,所在地区供电正常,能保证冻干FⅧ、凝血酶原复合物的有效保存。患者或亲属具备一定的文化知识,通过培训能正确理解和掌握家庭治疗的目的和方法。患者年龄一般在5周岁以上,血管条件较好,治疗时较配合。

家庭治疗实施的方法:①健康教育,向患者和亲属宣传家庭治疗的目的和意义,使之树立"我要学,我能行"的信心。把血友病的遗传特点、治疗护理、康复锻炼及相关内容以简明通俗的语言、图文并茂的形式编辑成《血友病防治手册》,患者人手一册,随时指导治疗护理。②注射培训,一名护士全程陪伴患者(或亲属)指导注射的方法和技巧,直至能独立熟练地完成。同时在《血友病防治手册》内,配有自我注射程序图和相关的文字解释,通俗易懂,便于掌握。大多数患者(或亲属)通过3~5次培训即可独立完成静脉注射。家庭治疗的培训可以在血友病患儿还很小时就开始。随着患儿的成长,其父母及自己就会知道哪一种出血需要治疗,熟知相应的凝血因子制剂的配置及注射方法。在自信心增强的同时,患者会承担越来越多的实施治疗的直接责任。当他们准备充分后,就可以在家里注射凝血因子制剂。

(胡　婕)

第三节　白　血　病

一、急性白血病

急性白血病(AL)是造血干细胞的恶性克隆性疾病,发病时骨髓中异常的原始细胞及幼稚细胞大量增殖并抑制正常造血,广泛浸润肝、脾、淋巴结等各种脏器。国际上常用的法美英FAB分类法将AL分为急性淋巴细胞白血病(ALL)和急性髓系白血病(AML)。ALL又分为3个亚型,包括L_1型,L_2型,L_3型。AML又分为8个亚型,包括急性髓细胞白血病微分化型(M_0)、急性粒细胞白血病未分化型(M_1)、急性粒细胞白血病部分分化型(M_2)、急性早幼粒细胞白血病(M_3)、急性粒-单核细胞白血病(M_4)、急性单核细胞白血病(M_5)、急性红白血病(M_6)、急性巨核细胞白血病(M_7)。

(一)临床表现

AL起病急缓不一。急者可以表现突然高热,类似"感冒",也可以是严重出血。缓慢者常为脸色苍白、皮肤紫癜,月经过多或拔牙后出血难止而就医时被发现。

1.贫血

贫血常为首发症状,呈进行性加重,半数患者就诊时已为重度贫血。

2.发热

白血病本身能引起发热,但大多数由继发感染所致,主要表现为持续低热或高热甚至超高热,可伴畏寒、出汗等。感染可发生在各个部位,以口腔炎、牙龈炎、咽峡炎最常见。长期应用抗生素者,可出现真菌感染。

3.出血

出血可发生在全身各部位,以皮肤瘀点、瘀斑、鼻出血、牙龈出血、月经过多为多见。眼底出血可致视力障碍,严重时发生颅内出血而导致死亡,急性早幼粒细胞白血病易并发 DIC 而出现全身广泛性出血。

4.器官和组织浸润的表现

淋巴结肿大和肝脾大;胸骨下端局部压痛;部分 AML 可伴绿色瘤;牙龈增生、肿胀;皮肤出现蓝灰色斑丘疹;可引起中枢神经系统白血病;睾丸出现无痛性肿大,多为一侧性;肺、心、消化道、泌尿生殖系统等均可受累。

(二)辅助检查

1.血常规

大多数患者白细胞计数增多,也有部分白细胞计数正常或减少,有不同程度的正细胞性贫血,约 50% 的患者血小板计数低于 $60×10^9/L$,晚期血小板计数极度减少。

2.骨髓常规

骨髓常规是诊断 AL 的主要依据和必做检查。多数患者的骨髓常规呈增生明显活跃或极度活跃,以有关系列的原始细胞、幼稚细胞为主,若原始细胞占全部骨髓有核细胞的 30% 以上,则可做出 AL 的诊断。

3.细胞化学

细胞化学主要用于急淋、急粒及急单白血病的诊断与鉴别诊断。

4.免疫学检查

通过针对白血病细胞表达的特异性抗原的检测,分析细胞所属系列、分化程度和功能状态,以区分 ALL 与 AML 及其各自的亚型。

5.染色体和基因改变

AL 常伴有特异的染色体和基因改变,并与疾病的发生、发展、诊断、治疗与预后关系密切。

6.血液生化检查

血清尿酸浓度升高,患者并发 DIC 时出现凝血异常,血清乳酸脱氢酶可升高。

(三)治疗要点

治疗原则是根据患者的细胞形态学、免疫学、细胞遗传学和分子遗传学分型结果及临床特点进行预后危险分层,按照患者意愿、经济能力,选择并设计最佳完整、系统的治疗方案。

1.对症支持治疗

(1)紧急处理高白细胞血症:一旦出现高白细胞血症($>100×10^9/L$)可使用血细胞分离机,单采清除过高的白细胞,同时给予化学治疗和水化。应预防高尿酸血症、酸中毒、电解质平衡紊乱和凝血异常等并发症。

(2)防治感染:发热时应及时查明感染部位及查找病原菌,使用有效抗生素。应用 G-CSF 可缩短粒细胞缺乏期。

(3)成分输血支持:严重贫血可吸氧,输浓缩红细胞,维持 Hb>80 g/L,但白细胞淤滞症时不宜立即输红细胞。血小板低者可输单采血小板悬液。

(4)防治高尿酸血症肾病:鼓励患者多饮水,最好 24 小时持续静脉补液,使每小时尿量 >150 mL 并保持碱性尿,在化学治疗同时给予别嘌醇以抑制尿酸合成。当患者出现少尿和无尿时,应按急性肾衰竭处理。

2.抗白血病治疗

AL 治疗分为两个阶段,即诱导缓解和缓解后治疗。诱导缓解主要通过联合化学治疗,使患者迅速获得完全缓解(CR):白血病的症状和体征消失,血常规的白细胞分类中无白血病细胞,骨髓常规中相关系列的原始细胞与幼稚细胞之和≤5%。缓解后治疗主要方法为化学治疗和造血干细胞移植,诱导缓解获 CR 后,体内仍有残留的白血病细胞,称为微小残留病灶(MRD),必须进一步降低 MRD,以防止复发、争取长期无病生存(DFS)甚至治愈(DFS 持续10年以上)。常用化学治疗药物及不良反应见表 11-3。

表 11-3　白血病常见化学治疗药物及不良反应

药名	缩写	主要不良反应
甲氨蝶呤	MTX	口腔及胃肠道黏膜溃疡,肝损害,骨髓抑制
巯嘌呤	6-MP	骨髓抑制,胃肠反应,肝损害
氟达拉滨	FLU	神经毒性,骨髓抑制,自身免疫现象
阿糖胞苷	Ara-C	消化道反应,肝功能异常,骨髓抑制,巨幼变
环磷酰胺	CTX	骨髓抑制,恶心呕吐,脱发,出血性膀胱炎
苯丁酸氮芥	CL.B	骨髓抑制,胃肠反应
白消安	BUS	皮肤色素沉着,精液缺乏,停经,肺纤维化
长春新碱	VCR	末梢神经炎,腹痛,脱发,便秘
高三尖杉酯碱	HHT	骨髓抑制,心脏损害,消化道反应
依托泊苷	VP-16	骨髓抑制,脱发,消化道反应
柔红霉素	DNR	骨髓抑制,心脏损害,消化道反应
去甲氧柔红霉素	IDA	骨髓抑制,心脏损害,消化道反应
门冬酰胺酶	L-ASP	肝损害,变态反应,高尿酸血症,高血糖,胰腺炎,氮质血症
泼尼松	P	类库欣综合征,高血压,糖尿病
羟基脲	HU.	消化道反应,骨髓抑制
维 A 酸	ARTA	皮肤黏膜干燥,口角破裂,消化道反应,头晕,关节痛,肝损害

(1)ALL 治疗见表 11-4。复发多在 CR 后两年内发生,以骨髓复发最常见,此时可选择原诱导化学治疗方案再诱导或含 HD Ara-C 的联合方案或者新药进行再诱导治疗。

表 11-4　ALL 联合化学治疗方案

治疗阶段	治疗方案	具体药物
诱导缓解治疗	VP 方案	VCR+P
	DVP 方案	DNR+VCR+P
	DVLP 方案	DNR+VCR+L-ASP+P
缓解后治疗		
强化巩固	HD MTX	MTX
	HD Ara-C	Ara-C
维持治疗	口服(6-MP+MTX)+VP	口服(6-MP+MTX)+VCR+P

注:HD 为高剂量。

(2)AML 治疗见表 11-5。复发难治 AML 的治疗可选用：①HD Ara-C 联合化学治疗。②新方案：如氟达拉滨、Ara-C 和 G-CSF±IDA（FLAG±I）。③对于年龄偏大或继发性 AML，可采用预激化学治疗：G-CSF＋Acla＋Ara-C。

表 11-5　AML 联合化学治疗方案

治疗阶段	临床分型	治疗方案	具体药物
诱导缓解治疗	AML(非 APL)	IA 方案(3＋7 方案)	IDA＋Ara-C
		DA 方案(3＋7 方案)	DNR＋Ara-C
		HA 方案	HHT＋Ara-C
		HAD 方案	HHT＋Ara-C＋DNR
		HAA 方案	HHT＋Ara-C＋Acla
	APL		ATRA＋DNR
			ATRA＋DNR＋ATO
			ATRA＋ATO
缓解后治疗	AML(非 APL)	HD Ara-C	Ara-C
	APL	化学治疗、ATRA、ATO 交替	

注：HD 为高剂量。

(3)中枢神经系统白血病的防治：早期强化全身化学治疗(如 HD MTX、Ara-C)和鞘内注射化学治疗药物(如 MTX、Ara-C、糖皮质激素)。

(4)老年 AL 的治疗：多数 60 岁以上患者化学治疗需减量用药，以降低治疗相关死亡率。

(四)护理评估

1.健康史

(1)评估患者起病急缓、首发表现及目前的主要症状和体征。

(2)评估患者既往有关的相关辅助检查、用药和其他治疗情况，特别是血常规及骨髓常规的检查结果、治疗用药和化学治疗方案等。

(3)评估患者的职业、生活工作环境、家族史等。

(4)目前患者的一般状况：主要评估患者的日常休息、活动量及活动耐受能力、饮食和睡眠等情况。

2.身体评估

(1)一般状况：观察患者的生命体征，有无发热评估患者的意识状态，如有头痛，呕吐伴意识改变多为颅内出血表现。

(2)皮肤、黏膜：评估有无贫血、出血、感染及皮肤黏膜浸润的体征。如口唇、甲床是否苍白；有无口腔溃疡、牙龈增生肿胀、咽部充血、扁桃体肿大、肛周脓肿。

(3)肝、脾、淋巴结轻中度肿大，有无压痛。

(4)观察有无出血倾向，警惕 DIC 发生。

3.实验室及其他检查

外周血中白细胞计数、血红蛋白量、血细胞计数、血小板计数是否正常。

4.心理-社会评估

护士评估时应注意患者对自己所患疾病的了解程度及其心理承受能力，以往的住院经验，所获得的心理支持;家庭成员及亲友对疾病的认识,对患者的态度;家庭应对能力,以及家庭经济状况,有无医疗保障等。

（五）护理措施

1.休息与活动

指导患者合理休息与活动,减少机体的耗氧量。

(1)轻度贫血者,无须太多限制,但要注意休息,避免过度疲劳。

(2)中度贫血者,增加卧床休息时间,但若病情允许应鼓励其生活自理,活动量应以不加重症状为度;并指导患者在活动中进行自我监控。若自测脉搏≥100次/分,或出现明显心悸、气促时,应停止活动。

(3)重度贫血者,多伴有贫血性心脏病,缺氧症状明显,应予舒适体位(如半坐卧位)卧床休息以缓解患者的呼吸困难或缺氧症状。待病情好转后逐渐增加活动量。

(4)严重贫血患者应给予氧气吸入。其次要加强生活方面的护理,将常用物品置于易取处,避免因体力消耗而加重心悸、气短症状。

2.出血的预防及护理

出血仅局限于皮肤黏膜,无须太多限制;若血小板计数<50×10⁹/L,应减少活动,增加卧床休息时间;严重出血或血小板计数<20×10⁹/L者,必须绝对卧床休息,协助做好各种生活护理。鼓励患者进食高蛋白、高维生素、易消化的软食或半流质,禁食过硬或粗糙的食物。保持排便通畅,排便时不可用力,以免腹压骤增而诱发内脏出血,尤其颅内出血。

(1)皮肤出血的预防与护理:保持床单平整,被褥衣着轻软,避免肢体的碰撞或外伤。沐浴或清洗时避免水温过高和过于用力擦洗皮肤;勤剪指甲,以免抓伤皮肤。高热患者禁用酒精或温水拭浴降温。各种护理操作动轻柔,尽可能减少注射次数;静脉穿刺时,尽量避免用力拍打及揉擦局部,结扎压脉带不宜过紧或时间过长;注射或穿刺部位拔针后需适当延长按压时间,必要时局部加压包扎。此外,注射或穿刺部位应交替使用,以防局部血肿形成。

(2)鼻出血的预防与护理:防止鼻黏膜干燥而出血:保持室内相对湿度在50%～60%,秋冬季节可局部使用液状石蜡或抗生素膏;避免人为诱发出血:指导患者勿用手用力抠鼻,用手挖鼻痂和外力撞击鼻部。少量出血时,可用棉球或吸收性明胶海绵填塞,无效者可用0.1%肾上腺素棉球或凝血酶棉球填塞,并局部冷敷。严重出血时,尤其是后鼻腔出血,可用凡士林油纱条行后鼻腔填塞术,术后定时用无菌液状石蜡滴入,以保持鼻黏膜湿润,3天后可轻轻取出油纱条,若仍出血,需要更换油纱条再予以重复填塞。做好口腔护理,保持口腔湿润,增加患者舒适感,并可避免局部感染。

(3)口腔、牙龈出血的预防与护理:指导患者用软毛牙刷刷牙,忌用牙签剔牙;尽量避免食用煎炸、带刺或含骨头的食物、带壳的坚果类食品及质硬的水果(如甘蔗)等;进食时要细嚼慢咽,避免口腔黏膜的损伤。牙龈渗血时,可用凝血酶或0.1%肾上腺素棉球、吸收性明胶海绵片贴敷牙龈或局部压迫止血,并及时用生理盐水或1%过氧化氢清除口腔内陈旧血块。

(4)关节腔出血或深部组织血肿的预防与护理:首先应找出血肿和出血的部位,测量血肿的范围,称量带血敷料的重量,以估计出血量,并指导患者抬高患肢,给予冰袋冷敷和压迫止血。

(5)消化道出血的护理:呕血、便血时,应观察并记录呕吐物排泄物的颜色、量、性质和次数,定时准确测量体温、脉搏、呼吸、血压,记录出血量。少量出血时,可选用温和无刺激性的流质饮食。大量出血时,应禁食,待出血停止24小时后方可给予流质饮食,逐渐改为普通饮食。要严密观察病情,遵医嘱立即配血,尽快建立有效静脉输液通道,补充血容量。呕血时,患者头应偏向一侧,防止窒息。

(6)阴道出血的护理:要注意会阴局部清洁,防止泌尿生殖道上行感染。

(7)眼底及颅内出血的预防与护理:保证充足睡眠,避免情绪激动、剧烈咳嗽和屏气用力等;伴高热患者需及时而有效地降温;伴有高血压者需监测血压。若突发视野缺损或视力下降,常提示眼底出血。应尽量让患者卧床休息,减少活动,避免揉擦眼睛,以免加重出血。若患者突然出现头痛、视力模糊、呼吸急促、喷射性呕吐甚至昏迷,双侧瞳孔变形不等大、对光反射迟钝,则提示有颅内出血。颅内出血是血液病患者死亡的主要原因之一。一旦发生,应及时与医师联系,并积极配合抢救。

(8)成分输血或输注血浆制品的护理:出血明显者,遵医嘱输注浓缩血小板悬液、新鲜血浆等。

3.感染的预防及护理

(1)病情观察:密切观察患者体温,一旦出现发热、出现感染征象,应协助医师做血液、咽部、尿液、粪便或伤口分泌物的培养,并遵医嘱应用抗生素。

(2)呼吸道感染的预防:保持病室内空气清新,物品清洁,定期使用消毒液擦拭室内家具、地面,并用紫外线或臭氧照射消毒,每周 2～3 次,每次 20～30 分钟。秋冬季节要注意保暖,防止受凉。限制探视人数及次数,避免到人群聚集的地方或与上呼吸道感染的患者接触。严格执行各项无菌操作。

(3)口腔感染:口腔黏膜炎白血病患者必须加强口腔护理。督促患者养成进餐前后、睡前、晨起用生理盐水、氯己定、复方茶多酚含漱液(口灵)或复方硼砂含漱液(朵贝液)交替漱口的习惯。若口腔黏膜已发生溃疡,可增加漱口次数,并局部用维生素 E 或溃疡膜等涂敷。若并发真菌感染,宜加用 2.5% 制霉菌素或碳酸氢钠溶液含漱。

(4)肛周感染的预防:睡前、便后用 1:5 000 高锰酸钾溶液坐浴,每次 15～20 分钟。保持大便通畅,避免用力排便诱发肛裂,增加肛周感染的概率。

(5)皮肤感染的预防:保持皮肤清洁、干燥,勤沐浴、更衣和更换床上用品。勤剪指甲,蚊虫蜇咬时应正确处理,避免抓伤皮肤。女患者尤其要注意会阴部的清洁卫生。

4.饮食护理

指导患者进高蛋白、高维生素、高热量、清淡易消化的饮食,向患者、家属解释化学治疗期间保证足够的营养,可补充机体的热量消耗,提高患者对化学治疗药的耐受性,减少并发症的发生。提供患者喜爱的饭菜和水果,食欲差者宜少量多餐,同时保证每天充足的饮水量。若咽喉不适,可用少量营养丰富的冷食或冰冻食品。

5.并发症

(1)心脏毒性的预防与护理:柔红霉素、多柔比星、高三尖杉酯碱类药物可引起心肌及心脏传导损害,用药前后应监测患者的心率、心律及血压;用药时缓慢静脉滴注,<40 滴/分,注意观察患者面色和心率,以患者无心悸为宜。一旦出现毒性反应,应立即报告医师并配合处理。

(2)脱发的护理:护士应向患者说明化学治疗的必要性及化学治疗可能导致脱发现象,但大多数患者在化学治疗结束后,头发会再生,使患者有充分的心理准备,坦然面对。出现脱发后的心理护理:①评估患者对化学治疗所致落发、秃发的感受和认识;②表达内心的感受如失落、挫折、愤怒。指导患者使用假发或戴帽子,以降低患者身体意向障碍;③协助患者重视自身的能力和优点,并给予正向回馈;④鼓励亲友共同支持患者;⑤介绍有类似经验的患者共同分享经验;⑥鼓励患者参与正常的社交活动。

(3)其他不良反应的预防和护理:长春新碱可引起末梢神经炎、手足麻木感,停药后可逐渐消失。门冬酰胺酶可引起变态反应,用药前应皮试。

(六)健康指导

1.疾病预防指导

避免接触对造血系统有损害的理化因素如电离辐射、亚硝胺类物质、染发剂、油漆等含苯物质、保泰松及其衍生物、氯霉素等药物如应用某些细胞毒性药物如氮芥、环磷酰胺、丙卡巴肼、依托泊苷等,应定期查血常规。

2.疾病知识指导

指导患者饮食宜富含高蛋白、高热量、高维生素、清淡、易消化少渣软食,避免辛辣刺激,防止口腔黏膜损伤。多饮水,多食蔬菜、水果,以保持大便通畅。保证充足的休息和睡眠,适当加强健身活动,如散步、打太极拳、练剑等,以提高机体的抵抗力。避免损伤皮肤,沐浴时水温以 37~40 ℃为宜,以防水温过高促进血管扩张,加重皮肤出血。

3.用药指导

向患者说明急性白血病缓解后仍应坚持定期巩固强化治疗,以延长缓解期和生存期。

4.预防感染和出血

注意保暖,避免受凉;讲究个人卫生,少去人群拥挤的地方,经常检查口腔咽部有无感染,勿用牙签剔牙,刷牙用软毛牙刷;天气干燥可涂金霉素眼膏或用薄荷油滴鼻,避免创伤。定期门诊复查血常规,发现出现发热及骨、关节疼痛应及时就医。

5.心理指导

向患者及家属说明白血病是造血系统肿瘤性疾病,虽然难治,但目前治疗进展快、效果好,应树立信心。家属应为患者创造一个安全、安静、舒适和愉悦宽松的环境,使患者保持良好的情绪状态,有利于疾病的康复。化学治疗间歇期,患者可做力所能及的家务,使患者感到生命价值,以增强自信心。

二、慢性白血病

慢性白血病按细胞类型分为慢性髓系白血病、慢性淋巴细胞白血病及少见类型的白血病,如毛细胞白血病、幼淋巴细胞白血病等。

慢性髓系白血病简称慢粒,是一种发生在早期多能造血干细胞上的恶性骨髓增殖性疾病,主要涉及髓系。病程发展缓慢,脾大,外周血粒细胞显著增多且不成熟。慢性髓系白血病分为慢性期、加速期和最终急变期。本病各年龄组均可发病,以中年最多见。

(一)临床表现

1.慢性期

慢性期一般持续 1~4 年,患者有乏力、低热、多汗或盗汗、体重减轻等代谢亢进的症状,由于脾大而自觉左上腹坠胀感。部分患者胸骨中下段压痛。

2.加速期

发热、虚弱、体重下降,脾脏迅速增大,骨、关节痛及逐渐出现贫血、出血。原来治疗有效的药物无效。

3.急变期

急性期表现与 AL 类似,多数为急粒变,20%～30%为急淋变。

(二)辅助检查

1.慢性期

(1)血常规:白细胞计数明显升高,粒细胞显著增多,以中性中幼、晚幼和杆状核粒细胞居多,血小板计数多在正常水平,部分患者增多,晚期血小板计数减少,并出现贫血。

(2)骨髓常规:骨髓增生明显至极度活跃,以粒细胞为主,粒红比例明显升高,原始细胞<10%。

(3)中性粒细胞碱性磷酸酶:活性减低或呈阴性反应。

(4)染色体检查:95%以上慢性髓系白血病细胞中出现 Ph′染色体,显带分析为 t(9;22)(q34;q11)。

(5)血液生化:血清及尿中尿酸浓度升高,血清乳酸脱氢酶升高。

2.加速期

外周血或骨髓原始细胞≥10%;外周血嗜酸性粒细胞>20%;不明原因的血小板进行性减少或增加;除 Ph′染色体以外又出现其他染色体异常;粒-单系祖细胞集簇增加而集落减少;骨髓活检显示胶原纤维显著增生。

3.急变期

骨髓中原始细胞或原淋+幼淋或原单+幼单>20%;外周血中原粒+早幼粒细胞>30%,出现髓外原始细胞浸润。

(三)治疗要点

治疗原则是应着重于慢性期早期治疗,避免疾病转化,力争细胞遗传学和分子生物学水平上的缓解。

1.慢性期的治疗

(1)分子靶向治疗:应用第一代酪氨酸激酶抑制剂(TKI)甲磺酸伊马替尼,对伊马替尼不能耐受或无效的患者,可选择第二代 TKI 尼洛替尼或达沙替尼。

(2)α干扰素应用:该药与小剂量阿糖胞苷联合使用,可提高疗效。

(3)其他药物治疗:①羟基脲:起效快,作用时间短。②白消安:起效慢且后作用长,剂量不易掌握。③其他药物:Ara-C、HHT、ATO 等。

(4)异基因造血干细胞移植是唯一可治愈慢性髓系白血病的方法。

2.进展期的治疗

加速期和最终急变期统称为慢性髓系白血病的进展期。加速期患者可采用加量 TKI 治疗,最终急变期患者采用加量 TKI 及联合化学治疗,两者回到慢性期后,立即行异基因造血干细胞移植治疗。

(四)护理评估

1.健康史

见"急性白血病"。

2.身体评估

(1)一般状况:观察患者的生命体征,有无发热。

(2)全身状况:有无盗汗消瘦、营养不良等。

(3)皮肤、黏膜:观察患者有无贫血、出血、感染及皮肤黏膜浸润的体征。如口唇、甲床是否苍白;有无口腔溃疡、牙龈增生肿胀、咽部充血、扁桃体肿大、肛周脓肿等。

(4)肝、脾、淋巴结:注意肝脾大小、质地、表面是否光滑、有无压痛。淋巴结有无肿大等。

(5)其他:胸骨、肋骨及四肢关节有无压痛,心肺有无异常。

3.实验室及其他检查

外周白细胞计数、血红蛋白、血小板计数是否正常。骨髓常规是否增生活跃,原始细胞所占比例等。了解生化检查及肝、肾功能变化。

(五)护理措施

1.一般护理

保证充足的休息和睡眠,适当锻炼,劳逸结合。进食高热量、高蛋白、高维生素、易消化吸收的饮食。

2.病情观察

每天测量患者脾脏的大小、质地并做好记录。注意脾区有无压痛,观察有无脾栓塞或脾破裂的表现;化学治疗期间定期监测血常规、血尿酸和尿尿酸的含量及尿沉渣检查等,记录24小时出入液量,观察有无血尿或腰痛的发生。

3.对症护理

(1)疼痛护理:患者发生脾胀痛时,可置患者于安静、舒适的环境中,卧床休息,减少活动,左侧卧位,宜少食多餐,尽量避免弯腰和碰触腹部。

(2)尿酸性肾病护理:鼓励患者多饮水,化学治疗期间每天3 000 mL以上,遵医嘱口服别嘌醇和碳酸氢钠,24小时持续静脉补液,保证足够的尿量。在化学治疗给药前或给药后遵医嘱给予利尿剂。

4.用药护理

(1)白消安:长期用药可出现皮肤色素沉着,精液缺乏及停经,肺纤维化等,现已较少应用于临床。

(2)α干扰素:常见不良反应包括乏力、发热、疲劳、头痛、畏食、恶心、肌肉及骨骼疼痛等流感样症状和体重下降、肝功能异常等。预防性使用对乙酰氨基酚等能够减轻流感样症状。部分患者常需减量,同时定期检查肝、肾功能及血常规。

(3)伊马替尼:常见的非血液学不良反应包括水肿、肌痉挛、腹泻、恶心、肌肉骨骼痛、皮疹、腹痛、肝酶升高、疲劳、关节痛和头痛等,但一般症状较轻微。血液学不良反应包括白细胞、血小板计数减少和贫血,可应用造血生长因子,严重者需减量或暂时停药,定期监测血常规。

(六)健康指导

向患者及家属讲解疾病相关知识,给予高热量、高蛋白、高维生素易消化的饮食,慢性期病情稳定时,保证充足休息,适当运动,可工作或学习,按时服药,配合治疗,注意各种不良反应,定期监测血常规,出现贫血加重、发热、腹部剧烈疼痛者,应及时就医。

三、慢性淋巴细胞白血病

慢性淋巴细胞白血病简称慢淋,是一种进展缓慢的B淋巴细胞增殖性肿瘤,以外周血、骨髓、脾脏和淋巴结等淋巴组织中出现大量克隆性B淋巴细胞为特征。慢性淋巴细胞白血病均起源于B细胞。本病在欧美各国是最常见的白血病,而在我国、日本及东南亚国家较少见。90%

患者在 50 岁以上发病,男女比例为 2∶1。

(一)临床表现

起病缓慢,多无自觉症状,淋巴结肿大常为就诊的首发症状,以颈部、腋下、腹股沟淋巴结为主。肿大的淋巴结较硬,无压痛,可移动。早期可出现疲乏、无力,随后出现食欲缺乏、消瘦、低热和盗汗等,晚期易发生贫血、出血、感染。

(二)辅助检查

1.血常规

淋巴细胞持续增多,晚期血红蛋白、血小板计数减少。

2.骨髓常规

有核细胞增生明显活跃,红系、粒系及巨核细胞均减少,淋巴细胞≥40%,以成熟淋巴细胞为主。

3.免疫学检查

淋巴细胞具有单克隆性,呈现 B 细胞免疫表型特征。

4.细胞遗传学

部分患者出现染色体异常,基因突变或缺失。

(三)治疗要点

治疗原则是提高 CR 率,并尽可能清除微小残留病灶。

1.化学治疗

烷化剂有 CLB、CTX、苯达莫司汀;嘌呤类似物有 FLU;糖皮质激素。

2.化学免疫治疗

FCR 方案(FLU+CTX+R),其中 R 为利妥昔单抗。

3.造血干细胞移植

若慢性淋巴细胞白血病患者年龄较大,则多数不适合移植治疗。

4.并发症治疗

积极抗感染治疗,反复感染者可静脉输注免疫球蛋白;并发自身免疫性溶血性贫血或血小板减少可用较大剂量糖皮质激素,无效且脾大明显者,可考虑切脾。

(四)护理措施

1.一般护理

卧床休息,采取舒适卧位,进食高热量、高维生素、营养丰富的软食,摄取足够的水分。

2.病情观察

定期监测体温,观察感染的症状、体征及其变化情况。

3.对症护理

高热患者可给予物理降温,必要时遵医嘱给予药物降温,及时更换衣物,保持皮肤清洁干燥;严重贫血患者应给予常规氧气吸入,以改善组织缺氧,可给予患者输血以减轻贫血和缓解机体的缺氧症状。

4.用药护理

用药护理主要包括化学治疗药物不良反应的护理、α 干扰素不良反应的护理。

5.健康指导

向患者说明遵医嘱坚持治疗的重要性,保证充足的休息,适当活动,注意饮食,定期复查血常

规,出现发热、出血或其他感染迹象应及时就诊。 （胡 婕）

第四节 血栓性血小板减少性紫癜

血栓性血小板减少性紫癜(thrombotic thrombocytopenic purpura,TTP)是一种血栓性微血管病,以血小板凝集所致的弥散性血栓堵塞微循环的小动脉和毛细血管为主要特征。早在 1924 年 Moschcowitz 报道了一 16 岁女孩死于贫血、瘀斑和镜下血尿的 TTP 患者。在 TTP 中,微血管阻塞可以发生在任何组织而导致相应器官的缺血性功能障碍,最常发生的部位是脑组织,从而发生间歇性神经症状。

一、临床和实验室特征

TTP 表现为典型的五联征:微血管溶血性贫血、血小板计数减少、发热、肾功能衰竭和神经系统的异常。关于临床表现,由于发热是非特异性的主诉,如全身不适、疲劳、虚弱及流感样症状,都有可能存在发热症状,因而易于与其他临床病症相混淆。神经障碍可表现为头昏、头痛不适等精神状态改变以致感觉功能丧失、失语症、癫痫发作或昏迷,这些症状的加重和减轻反映了大脑的微循环出血和阻塞情况,局部缺血的体征和症状在视网膜(视力缺陷)、冠状动脉(传导异常)、腹部循环(腹部疼痛)中也存在,接近 15% 的 TTP 偶发患者始于腹部症状。90% 存在肾脏症状的患者具有不同程度的毛细血管微循环障碍,常表现为肉眼血尿合并蛋白尿。关于血液学的改变,特点是血涂片上出现红细胞碎片(裂红细胞),原因是血小板凝集造成了微循环部分阻塞,当血流通过闭塞的微循环时,产生了红细胞碎片。因此,血管内溶血是主要表现,伴随着弥散性局部组织缺血和组织损伤,血清中乳酸脱氢酶(LDH)含量升高。溶血的其他表现包括:在外周血中出现有核红细胞、网织红细胞增多、贫血、游离胆红素增高、血红蛋白血症、血浆结合珠蛋白减少。血红蛋白尿有时见于严重的血管内溶血,血小板减少的水平反映了血小板凝集的程度。在 TTP 急性发作期血小板计数常低于 $20 \times 10^9/L$,会伴随有四肢末端出现皮下出血点,其他部位的出血少见,事实上,尽管存在严重的血小板减少,但这种疾病很少见出血,尽管可见 D-二聚体、纤维蛋白降解产物和凝血酶-抗凝血酶(TAT)合成物的轻微增加,常规凝固试验通常是正常的。但是,在特别严重或病程很长的患者中,由于凝血途径的过度活化可以发生继发性弥散性血管内凝血(DIC)。在临床上,大多数成人 TTP 只是单纯的急性发作,如果治疗恰当,一般不会复发。但是大约有 1/3 的成人获得性特发性 TTP 类型会不定期复发,相反,比较少见的遗传性血栓性血小板减少性紫癜,可能会在婴儿或儿童发病,有些个体会成为每隔 3 周左右复发的"慢性复发性 TTP"。血栓形成性微血管病的类型与以下因素有关:药物(抗生素、奎宁类药物、抗血小板药物、免疫抑制剂和化学治疗药物)、感染(人类免疫缺陷病毒 1)、妊娠、自身免疫性疾病、肿瘤和骨髓移植,以上因素在做出临床诊断时都应予以考虑。

二、发病机制及研究进展

自 1924 年首次报道 TTP 以来,人们提出了很多关于 TTP 病因及发病机制的假说。其中,认为血管假性血友病因子(vWF)的异常与 TTP 的发生有关。1985 年,Asada 等利用免疫组化技术发现了血管内血栓,血管内皮玻璃样沉积物与 vWF 抗原发生免疫应答反应。vWF 是一种多聚体糖蛋白,存在于血浆、血小板与血管内皮细胞中,介导血小板在血管损伤处的黏附,并且作为凝血因子Ⅷ的载体,是血液循环过程中Ⅷ因子正常存活所必需的。上皮细胞与巨核细胞产生 vWF 多聚体,它们比血浆中正常的凝血因子对血小板糖蛋白受体的亲和性强。通常血浆中的 vWF 金属蛋白酶阻止不常见的大型 vWF 进入血液循环。现在已知这种金属蛋白酶是 ADA MTS-13,它主要在肝脏中产生,通过切割 vWF 单体的肽链而降解多聚体。相继报道表明,在 TTP 患者体内持续缺乏此类切割肽链作用的蛋白水解酶,这既包括先天性缺陷的因素也包括自身抗体引起的获得性缺陷的因素。对急性 TTP 的大样本回顾性研究表明,TTP 患者的 vWF 蛋白水解酶活性减弱是由于循环中 IgG 的自身抗体抑制了酶的活性。因此,ADA MTS-13 金属蛋白酶的发现革新了我们对 TTP 的理解。在 1998 年以前,因对 TTP 病理生理学认识的本质性缺乏,成人自身免疫性 TTP(ITTP)被报道具有获得性自身抗体,后者抑制 vWF 裂解蛋白酶。直到在 2001 年,vWF 裂解蛋白酶有几组被纯化、克隆出来,显示为家族中的一个新成员,并命名为 ADA MTS-13。基于这些发现,我们现在具有对 TTP 病理可解释的模型:自身抗体抑制了 ADA MTS-13 的活性,后者的缺乏可使 vWF 和血小板无限地聚集成微血管血栓,可致血小板消耗、溶血、微血管梗阻。所以血浆置换是有效的,因为它移掉了病理性的自身抗体并补充了丢失的 ADA MTS-13 蛋白酶,修复了对 vWF 依赖性血小板黏附的正常调节。正如我们将看到的,这是一种合理的治疗模型,但仍不能解释有关 ITTP 问题的全部。

(一)对 TTP 的特异性和敏感性

目前的研究已开始论证 ADA MTS-13 测定的潜在价值及局限性。尽管血浆中 ADA MTS-13 活性的些许下降可在一系列急性和慢性疾病中发生,但活性值极少低于正常的 25%。因 ADA MTS-13 主要由肝脏合成,其严重的缺乏(<5%)已被发现发生于各种原因所致的肝功能衰竭。严重 ADA MTS-13 缺乏更易发生在败血症诱发的 DIC 中。在一组 109 例患者的回顾性研究中发现,ADA MTS-13 水平低于 5% 者 17 例,低于 20% 者 51 例。尽管对其敏感性仍存在争议,但血栓性微血管病患者对照研究证实了 ITTP 严重 ADA MTS-13 缺乏(测不到,或<5%)的特异性。严重的 ADA MTS-13 缺乏极少发生在继发性 TTP(STTP)中,如癌症、造血干细胞或器官移植、癫痫前期、系统性感染、药物中毒或其他体质状况。严重的 ADA MTS-13 缺乏也未发现与腹泻相关性溶血性尿毒综合征有关,该病是由产 Shiga 毒素的 E.coli(D+HUS)或其他合并少尿性肾功能衰竭(非典型 HUS)的血栓性微血管病所引起的。Oklahoma 的 TTP-HUS 登记处提供了代表性数据:92 例患者(继发性或 D+HUS)的一系列患者中均未发现严重 ADA MTS-13 缺乏者。相似的报道来自瑞典的一主要转送实验室:STTP 仅有 3/188 例(1.6%)的严重 AD A MTS-13 缺乏,而 130 例 HUS 中未发现有严重 ADA MTS-13 缺乏者。

另一方面,当特发性 TTP 按血浆 ADA MTS-13 活性水平分级时,有研究结果为严重 ADA MTS-13 缺乏(<5%)的概率为 13%~100%,同时其他研究发现具有中等水平者 52%~94%。这些研究结果的迥异可能反映了个别对 ITTP 定义的差别或方法学的差异。无论如何,有些诊断为 ITTP 的患者无严重 ADA MTS-13 缺乏,至少体外检测结果如此。对于 ITTP 中有无 ADA MTS-13 缺乏者,其短期预后的差别目前仍不清楚。有一项研究表明,两组患者对血浆置换的初始治疗反应是相似的。

另外,在家族性和特发性 TTP 的最新进展方面,非典型 HUS 的进展是相一致的。在一组包括156 例患者的研究中,证实在 74 例中出现另外的补体途径调节因子(H 因子、I 因子或

MCP)突变。因此,TTP(轻微肾功能不全)和 HUS(严重肾功能不全)的临床区别常常与其不同的病理生理机制有关。因为特发性 TTP 和不典型 HUS 的特征可重叠,故 ADAMTS-13 和补体功能的实验室检查可能很重要,因 ADAMTS-13 缺乏所致的家族性 TTP 对单纯的血浆输注有效,而非典型性 HUS 治疗反应差,如对积极的血浆置换毫无效果的话,则长期预后会更差。

(二)自身免疫性 TTP 的特殊病因

一般地讲,继发性 TTP 与严重 ADAMTS-13 缺失无关,且极少对血浆置换治疗有反应,但存在少数例外。

各种自身免疫性疾病已被描述与严重 ADAMTS-13 缺乏和血栓性微血管病有关,这些异常与 ITTP 无法区分。相反,ITTP 和严重 ADAMTS-13 缺乏(≤5%的患者)常常具有系统性红斑狼疮或其他自身免疫性疾病(如抗磷脂抗体综合征或自身免疫性甲状腺炎)的表现。许多自身免疫性疾病通过一些机制可引起溶血性贫血、血小板计数减少和器官功能失调,故 ADAMTS-13 的检测将有助于在这些复合性患者中确认 ITTP。

妊娠相关性血栓性微血管病具有许多难以确诊的病因。先兆子痫或 HELLP 综合征的特征可与 ITTP 重叠,但这些患者无 ADAMTS-13 的缺乏。然而,妊娠可以使那些确实有遗传性或获得性 ADAMTS-13 缺乏的妇女触发 TTP。ADAMTS-13 检测在妊娠期间或产后一系列血栓性微血管病的鉴别方面是有益的。

噻氯匹定所致的血栓性微血管病,发生频率为 1 600~5 000 例治疗的患者中有 1 例,常在应用药物后 2~12 周发生,并且往往与诱导了抗 ADAMTS-13 的自身抗体形成有关,自身抗体诱导的机制仍未知。噻氯匹定相关性自身免疫性 TTP 对血浆置换治疗有反应,可使死亡率由未经治疗的 60%降至治疗后的 14%~20%。TTP 更少含有 Clopidorel,这是一种与血小板 ADP 受体信号转导相关的 thienopyridine 拮抗剂,并且在许多患者中尚未发现与 ADAMTS-13 自身抗体有关。

(三)自身免疫性 ADAMTS-13 缺乏和无 TTP 的血栓形成

理论上,ADAMTS-13 缺乏在无足够的微血管血栓致使微血管病性溶血和血小板减少的情况下,即可引起破坏力极大的重要脏器(如脑或心脏)血栓形成。事实上,有患者报道表现为急性脑血管事件的患者血小板数量正常,LDH 正常或轻微升高。因为这些患者先前有 TTP 史、检测ADAMTS-13 活性低、合并可检测到的抑制因子,并且血浆置换或利妥昔单抗治疗有效。这些患者增加了可怕事件发生的可能性,ADAMTS-13 缺乏可引起患者卒中或其他栓塞而无任何TTP 病史。如果证实发生频率高,那么 ADAMTS-13 的测定对于患急性血栓性事件且无明显危险因子(特别是伴血小板计数减少)的患者将是有意义的。

(四)作为疾病的一个生物学标志

对多数患者而言,如果抑制因子存在,血浆置换的完全反应是与 ADAMTS-13 活性的正常化和 ADAMTS-13 抑制因子的消失相伴随的。有趣的是,1/4~1/3 的有反应者仍持续存在完全的 ADAMTS-13 缺乏,并且这些患者在缓解期也同样无抑制因子滴度的变化。为什么他们的疾病在第一阶段就得以免除,且其复发的危险又是什么?无 ADAMTS-13 缺乏的血栓性微血管病也同样发生于 ADAMTS-13 突变的家族性 TTP。一些先天性 ADAMTS-13 缺乏的患者需要血浆连续的预防治疗以抑制血栓性微血管病,而另一些患者在没有治疗的情况下仍具有持续数年的无病存活期,但可发生与感染、外科手术、妊娠或其他应激相关的急性血栓性微血管病。极少的成人具有完全性 ADAMTS-13 缺乏而从未发生血栓性微血管病。因此,炎症应激会增加先天性 ADA MTS-13 缺乏者 TTP 的发生,外科手术、妊娠等同样加重获得性特发性 TTP。对家族性与获得性 ITTP 两者而言,压力刺激的消除会促使代偿性微血管血栓形成状况的恢复,后者不足以引起明显的疾病,由此可解释不管有无持续的 ADA MTS-13 缺乏均可应用血浆治疗而达缓解并且以后可因炎症刺激而复发。

几乎所有复发的 ITTP 患者在复发时均可有 ADA MTS-13 的缺乏,尽管预测何时或是否复发是很困难的。然而,急性阶段存活下来的 TTP 患者在 2 年以内复发的 TTP 是严重的(至少 30%),有时甚至是致命性的。值得关注的是,治疗的终点是否应维持临床上完全反应的成果,或治疗目标是否应包括自身抗体抑制物的清除和正常 ADA MTS-13 水平的恢复。

(五)预后意义

在三组包括 ITTP 和 STTP(除外 D-HUS)的研究中发现,严重 ADA MTS-13 缺乏的患者对血浆置换具有良好的反应率(89%～100%)并且死亡率低(8%～19%),而无 ADA MTS-13 缺失者该治疗反应率低(54%～82%),死亡率高(18%～56%)。不幸的是,对 ADA MTS-13 水平的知晓几无补充,因为多数反应率、死亡率的差别已被 ITTP 和 STTP 之间的临床区别所制约。然而,在特别关注 ITTP 时,ADA MTS-13 试验可提供实用的预后信息。在 Oklahoma 的 TTP-HUS登记处,6/14 例(43%)伴有严重 ADA MTS-13 缺乏者后来复发,而不伴有严重 ADA MTS-13 缺乏者中有 2/25 例(8%)复发。在对伴严重 ADA MTS-13 缺乏的特发性 TTP 研究中发现,具有可检测到的抑制因子的患者对血浆置换的反应延迟并且复发的危险性增加。死亡只发生在可检测到抑制因子的患者中,死亡率为 17%～25%。尽管目前只对极少的患者研究,但结果提示诊断时严重 ADA MTS-13 缺乏并伴显著升高的抑制因子滴度与早期死亡危险性的增加和疾病复发有关。

三、治疗进展

(一)血浆置换

过去几年研究已为寻求 TTP 新的治疗方法铺平了道路。特发性 TTP(ITTP)的诊断标准最近持续进展,血浆置换仍然是标准治疗。血浆置换使 TTP 的死亡率从 95% 降低到了 20%。1959 年 Rubenstein 和他的同事首次报道了给 TTP 患者以新鲜血液置换,取得了令人瞩目的疗效,此后,若干研究报道了血浆输注或置换得到了很好的疗效,而且血浆置换对于患者耐受性和敏感度更好些,也能更好地降低死亡率。近来病理生理学研究发现在 TTP 患者中存在 vWF 蛋白酶的缺乏,由此使得血浆输注和/或血浆置换的治疗原理也变得明了。血浆输注可以补充先天性 ADA MTS-13 蛋白酶的缺乏,而血浆置换可清除后天性抑制 ADA MTS-13 蛋白酶活性的抑制因子。因此,任何合理诊断为 TTP 的患者均应尽快接受血浆置换,经典的是用每天血浆容量的 1.0～1.5 倍。对于那些在最初几天内初始治疗没有反应的严重患者,或每天一次血浆置换后病情进展者,每天两次的血浆置换可能还是有效的。

选择这些患者的标准包括微血管病性溶血性贫血、血小板计数减少及其他可解释的疾病如癌症、脓毒症、DIC、组织移植、某些药物和近期血性腹泻等。治疗中出现显著的肾功能不全实质上在 HUS 中更常见,但并无充足理由拒绝血浆置换,因为这有时会发生在因 ADA MTS-13 缺乏所致的 ITTP 中。然而,对于迅速上升的肌酐水平,特别是少尿等症状,需立即积极寻找 TTP 的继发因素,寻找产 Shiga 毒素的病原体,以及在某些患者中要了解补体调节性缺陷。

ADA MTS-13 检测:如快速检测可行,严重 ADA MTS-13 缺乏的发现有助于决定血浆置换治疗的持续时间,特别是 ITTP 的临床表现不典型,或血栓性微血管病与自身免疫性疾病或妊娠相关时。

(二)糖皮质激素

一旦 TTP 的诊断确定(或诊断极度可疑),应紧急行血浆置换,如血浆置换不可行,如在偏远的地点等,那么就以血浆输注和糖皮质激素作为初始治疗,并将患者运送至装配有血浆置换能力的机构。尽管糖皮质激素的效能尚未得到结论性的论证,但许多人将强的松与血浆置换结合应用,以期减少自身抗体的产生。此外,ITTP 经验性血浆置换疗法可包含强的松 1~2 mg/(kg·d),分次口服。

(三)免疫抑制剂

关于 ITTP 通常是一种自身免疫性疾病的发现已经促进了免疫抑制剂的常规应用。除大剂量的糖皮质激素可以抑制 ADA MTS-13 自身抗体的产生,或通过脾切除术可以清除产生自身抗体的细胞外,另有研究证实长春新碱可以通过解聚血小板微管或通过在血小板表面改变糖蛋白Ⅰb-Ⅸ-Ⅴ和/或糖蛋白Ⅱb-Ⅲa 受体而阻碍 vWF 的黏着而发挥一定的疗效。最近几年进一步的临床研究发现,对于许多常规血浆置换治疗反应效果不理想的患者,利妥昔单抗,已成为难治/复发性 TTP 的一种常用的挽救性治疗。利妥昔单抗是一种人源化的 CD20 单抗,可迅速清除循环中的 B 细胞。多数产生抗体的浆细胞仅存活数天,故 B 细胞的破坏可阻止这些病理性浆细胞的补充。一些个例报道和小系列的报道提示,利妥昔单抗可诱导对血浆置换、糖皮质激素及其他如长春新碱、切脾等治疗无效的大多数 TTP 患者达完全反应。对利妥昔单抗的治疗反应与 ADA MTS-13 抑制物的消失和 ADA MTS-13 水平升至正常范围有关。

难治性疾病治疗的成功表明,利妥昔单抗可能对初诊达到缓解但复发危险高的患者有益。此时评价利妥昔单抗的疗效可能是困难的,因为大部分患者未经历复发,并且用于预测复发风险的 ADA MTS-13 数据的实用性仍难肯定。这些观点在一项以随机试验性血浆置换治疗(包含或不含利妥昔单抗)作为特发性 TTP 初始治疗的研究中得以阐述。

此外,ADA MTS-13 序列的发现并部分在激活重组体中提纯生产而应用于临床也改善了 TTP 的治疗效果。由于血浆 ADA MTS-13 只需约 5% 的活性就能够阻止或缩短 TTP 的发生,基因治疗可能会诱导遗传性、难治/复发性 TTP 的长期缓解。

四、未来面临的问题

ADA MTS-13 的常规检测:应用 ADA MTS-13 数据以显著控制血栓性微血管病的可能性是以 ADA MTS-13 测定为前提,这些测定实验具有快速、耐用及对多数临床实验室可行的特点。几个这样的实验正在发展之中,例如,一种潜在合适的荧光基因 ADA MTS-13 底物已被描述。应用这一底物的实验可适于测定 ADA MTS-13 抑制因子,但更敏感的抑制物检测仍很需要。一些病理性抗体表现为增加血液中 ADA MTS-13 的清除而并未抑制其活性,检测这些非中和的抗体和 ADA MTS-13 抗原也很有用。

一线与二线免疫抑制治疗的比较:应用利妥昔单抗成功治疗复发性 TTP 提示联合应用利妥昔单抗与血浆置换能够改善新近诊断的 ITTP 的长期预后,特别是对高危型患者的确诊。ADA MTS-13 数据对选择患者立即进行免疫抑制治疗是否有意义尚未知,这种治疗是否真的降低未来的复发率也不知。一种相关的争论是持续 ADA MTS-13 缺乏的无症状患者是否在缓解期需要治疗以预防复发。这些问题需要临床试验来回答。

无 ADA MTS-13 缺乏的 ITTP:常规检测 ADA MTS-13 水平将使对 ITTP 患者更进一步的研究成为可能,尽管他们具有正常的 ADA MTS-13 活性。不论其血栓性微血管病是由我们目前在体外实验中检测到的 ADA MTS-13 功能缺陷还是由其他机制引起,均需要继续论证。

无 ITTP 的血栓形成:ADA MTS-13 检测的临床应用被证明超出评价 ITTP 患者的范围。具有严重自身免疫性 ADA MTS-13 缺乏的患者可表现为急性中枢神经系统损害,无明显的血栓性微血管病。这种现象可作为那些缺少传统危险因素及 TTP 病史的患者患卒中的潜在因素来研究。最后,非免疫性的 ADA MTS-13 缺乏可发生在肝功能衰竭或毒血症诱发的 DIC 中,并认为其可能导致微血管血栓形成和肾脏损伤。如果预期的研究证明在这些情况下 ADA MTS-13 缺乏和组织损伤之间具有这种关系,那么增加 ADA MTS-13 水平的替代疗法将被评价。

(张国华)

第五节 继发性免疫性血小板减少性紫癜

一、自身免疫性疾病

很多自身免疫性疾病能引起血小板计数减少,如干燥综合征合并血小板计数减少约占原发病的 23%,且血小板计数减少被认为是其内脏损害的一个危险因素。多发性肌炎或皮肌炎中血小板计数减少者占 21%。系统性硬化症中有 25%患者血小板计数减少,但程度较轻,且临床上有部分患者出血程度与血小板计数不平行。白塞病合并骨髓增生异常综合征时常伴有血小板计数减少。荨麻疹性血管炎多见于中年妇女,也会伴有血小板计数减少。Felty 综合征的患者合并有类风湿性关节炎、脾大和白细胞计数减少三联征,常合并其他症状,如皮肤色素沉着、下肢溃疡、全身淋巴结肿大、贫血和血小板计数减少。湿疹-血小板减少-免疫缺陷综合征(WAS)是一种少见的 X 连锁相关性疾病。

系统性红斑狼疮(systemic lupuserythematosus,SLE)并发血小板计数减少者非常多见,国内统计发生率为 20%～40%,严重血小板计数减少(血小板≤40×10⁹/L)者为 5%～10%。抗磷脂抗体综合征(anti-phospholipid antibody syndrome,APS)是指由抗磷脂抗体(APL)引起的各种血栓症状、习惯性流产、血小板计数减少等一组临床征象的总称。APL 抗体是一组能与多种含有磷脂结构的抗原物质发生反应的抗体,包括抗心磷脂抗体(anti-car diolipin antibodies,ACA)、狼疮抗凝因子(lupus anticoagulant,LA)、抗磷脂酸抗体和抗磷脂酰丝氨酸抗体等。多数情况下 APS 与 SLE 并存,也有不与 SLE 等自身免疫性疾病合并的原发性抗磷脂抗体综合征。

(一)发生机制

继发免疫性血小板计数减少的原因可以是血小板计数生成减少、分布改变或破坏增加。血小板是由巨核细胞生成的,自身免疫性疾病患者免疫抑制剂的使用可导致骨髓抑制,使巨核细胞生成减少,从而使血小板生成减少。在某些有脾功能亢进的自身免疫性疾病中如 Felty 综合征、SLE 等,50%～80%的血小板分布于肿大的脾脏中,从而使循环血小板计数减少。某些自身免疫性疾病患者如 SLE,血小板计数减少主要是由于血小板破坏的加速。此型血小板缺乏主要由于自身抗体(IgG)与血小板表面的相应抗原结合,Fc 受体介导巨噬细胞吞噬血小板。另外,IgG

免疫复合物与血小板 FcγRⅡ非特异性结合而活化补体也可使血小板溶解。有人提出血清血小板生成素(TPO)水平可以用于鉴别血小板计数减少是由血小板破坏过度还是由血小板产生减少所致。由巨核细胞减少引起血小板计数减少的患者血清 TPO 水平明显升高,而由免疫破坏介导的血小板减少血清 TPO 水平基本正常。

自身免疫因素在继发免疫性血小板计数减少中占主要地位,但其机制尚未明了,可能涉及抗心磷脂抗体(ACA)、血小板相关抗体、抗巨核细胞抗体等对血小板、巨核细胞或巨核细胞前体细胞的免疫破坏。

(1)抗心磷脂抗体:ACA 与继发免疫性血小板减少之间的关系密切。SLE 伴血小板减少者中 ACA 阳性率达 57.14%;RA 伴血小板计数减少者中 ACA 阳性率较 RA 整体的 ACA 阳性率明显增高,进一步证实 ACA 与血小板计数减少密切相关。ACA 有 IgG 和 IgM 两型。IgG ACA 水平升高与血小板计数减少密切相关。在 LA 阳性的患者中,ACA 水平与血小板计数呈显著负相关,但 LA 阴性的患者,ACA 水平与血小板计数无显著相关性,血小板减少严重的患者常 PAIgG 阳性而 ACA 阴性,轻到中度血小板计数减少的患者 ACA 阳性而 PAIgG 阴性,提示 PAIgG 在血小板计数减少严重的 SLE 患者中起主要作用。ACA 是一种以血小板和内皮细胞膜上带负电荷的心磷脂作为靶抗原的自身抗体。ACA 与血栓形成密切相关,并被认为是在血栓形成过程中产生的自身抗体。ACA 引起血小板计数减少的机制:①ACA 与血小板膜磷脂结合,使血小板活化,暴露内膜上大量带负电荷的磷脂,导致 ACA 的进一步结合,增加网状内皮系统对血小板的吞噬和破坏,导致血小板减少。②ACA 促使血小板激活,从而易于形成血栓,同时血小板消耗性减少。

(2)抗血小板自身抗体:抗血小板自身抗体一方面结合血小板膜抗原,活化补体和通过单核巨噬系统介导血小板的免疫破坏,另一方面可以结合巨核细胞,影响其增生和成熟,减少血小板的产生,从而导致循环血小板的减少。GP Ⅱb/Ⅲa、GP Ⅰb/Ⅸ 是抗血小板自身抗体攻击血小板的主要抗原,其中尤其是抗血小板膜 GP Ⅱb/Ⅲa 抗体更为多见。血小板相关抗体有 IgG、IgM、IgA 三种类型,以 PAIgG 为主。

(3)抗巨核细胞抗体:部分自身免疫性疾病患者体内有抗巨核细胞抗体,介导巨核细胞破坏从而导致血小板的减少。但 SLE 患者中是否存在这种抗体或抗巨核细胞前体细胞的抗体,有待于深入研究。

(4)细胞免疫:在继发免疫性血小板减少患者中,IgG 型抗血小板抗体的产生受 T 辅助细胞(Th)和抗原递呈细胞(APC)的共同调节,这些抗体是由依赖于辅助性 T 细胞的 B 细胞产生的,首先由自身反应性 T 细胞识别血小板上的这些抗原表位,进而活化分泌细胞因子并与相应 B 细胞直接作用激活 B 细胞,T 细胞决定自身免疫反应的发生及其强度。而此类患者 Th 细胞和 APC 的活性及相互作用明显升高,从而促进了抗血小板抗体的产生。

(二)治疗

肾上腺糖皮质激素仍是基础治疗手段,对大多数患者有效,但维持时间短且撤药困难。对无效或是难以减量的患者,可以采取大剂量甲泼尼龙、长春新碱、硫唑嘌呤、环磷酰胺、环孢素、大剂量静脉注射丙种球蛋白、脾切除等治疗手段。

1994 年,美国血液学会提出使用一种新的制剂抗 D(Anti D)治疗免疫性血小板减少,80% 以上的患者有效。Anti D 属 IgG,含有丰富的抗红细胞膜 Rho(D)抗体,治疗机制尚未明确,可能是与红细胞结合后优先被单核巨噬系统所吞噬,从而阻碍了附有抗体的血小板被吞噬,避免血小板被破坏。另有报道用重组白细胞介素-11[25 mg/(kg·d)]成功治疗 1 例难治复发性 SLE 免疫性血小板减少,认为白细胞介素-11 可以促进巨核细胞前体细胞的增生,并导致巨核细胞的发育成熟。

二、药物免疫性血小板减少

(一)病因

下列药物可引起药物免疫性血小板减少。

(1)解热镇痛药:安乃近、舒林酸、吡罗昔康、对乙酰氨基酚、布洛芬、双氯酚酸、非诺洛芬、保泰松、阿司匹林、水杨酸钠、吲哚美辛。

(2)降糖剂:格列本脲、氯磺丙脲、甲苯磺丁脲、丙硫氧嘧啶。

(3)镇静、安眠、抗惊厥药:苯妥英钠、卡马西平、丙缬草酸、丙烯异乙基乙烯脲、苯巴比妥、甲丙氨酯、氯丙嗪等。

(4)抗生素:头孢菌素、新生霉素、青霉素、链霉素、磺胺类、利福平、异烟肼、乙胺丁醇、红霉素、诺氟沙星、两性霉素 B、万古霉素等。

(5)抗疟剂:奎宁、氯喹。

(6)利尿剂:乙酰唑胺、螺内酯、氢氯噻嗪、呋喃苯胺酸、氯噻嗪等。

(7)H_2 受体拮抗剂:西咪替丁、雷尼替丁、法莫替丁。

(8)抗心律失常药:奎尼丁、普鲁卡因胺、安他唑啉。

(9)其他:铋剂、地高辛、金盐、甲基多巴、百日咳疫苗、破伤风类毒素、干扰素、可卡因、炔羟酮、哌甲酯、硫氮唑酮、卡托普利等。

(二)发病机制

1.半抗原型

此型致病药物常为一半抗原,与血小板表面的蛋白牢固地结合使之具有免疫原性,使体内形成抗体。这种抗体是特异性抗体,可以是 IgG 或 IgM,抗体吸附于药物-血小板复合物上,与抗原结合后被单核巨噬细胞系统吞噬破坏。只破坏有对应药物结合的血小板,而不破坏正常血小板,也不引起补体激活,故通常对血小板只引起轻度破坏,临床往往呈亚急性过程。

2.免疫复合物型

药物首先与抗药物抗体结合成牢固的复合物,抗体以其 Fab 片段与血小板膜上的 GPⅠb/Ⅸ 及 GPⅡb/Ⅲa 结合,然后附着于血小板膜上,药物-血小板-抗药物抗体三重复合物激活补体而导致血小板破坏。这种免疫反应常可突然发病,甚至仅仅服用小剂量的有关药物即出现严重的血小板减少性紫癜。

3.自体免疫型

药物改变了正常血小板的抗原性或直接影响了机体的免疫功能,诱发机体产生 IgG 型的血小板自身抗体,通过单核巨噬细胞系统吞噬破坏血小板。此型血小板计数减少起病缓慢,病情较轻,与药物剂量及其代谢产物无关。一般在服用药物数月至 1 年才开始发病;停药后大多在 1~2 周即明显好转。

(三)临床表现

药物所致免疫性血小板减少的发生率较低,表现为皮肤瘀点、瘀斑、鼻出血、牙龈出血等,口腔黏膜上可发生血疱。有时导致消化道和泌尿道出血。骨髓巨核细胞数正常或增多,常有巨核细胞成熟障碍,但组织形态一般正常。体外检测抗血小板抗体通常采用患者血清或血浆、正常人血小板和有关的药物组成混合物,进行凝集试验、溶解试验、补体结合试验和血小板因子Ⅲ释放试验等。

(四)治疗

药物性血小板少治疗的首要措施是停用一切可疑的药物,如原发病急需治疗可更换其他可替代的药品。多数患者特别是轻型患者,一般停药一周左右后可以恢复。对于重型(内脏出血,BPC$<10\times10^9$/L)应输注浓缩血小板,一般在第 3 天才有好转,故其疗效并不一致。

肾上腺皮质激素对药物性紫癜的疗效并不理想,但可通过减低血管脆性而缓解出血症状。此外,大剂量 IgG 静脉注射,每天 50～400 mg/kg,连用 5～7 天对奎尼丁、可卡因等免疫机制导致的血小板计数减少疗效较好。病情演变成人溶血性尿毒综合征(HUS)与血栓性血小板减少性紫癜(TTP)时,血浆置换可除去抗体。

重金属如金盐及砷剂引起血小板减少时,可用二巯丙醇、二巯丁二钠等药物加速致病药物的排泄。

三、肝素相关性血小板减少症

肝素广泛应用于血栓栓塞性疾病、血液透析、体外循环及心血管介入性诊治。可是,某些患者应用肝素后会发生血小板计数减少和血栓形成,虽然不常见,却常引起严重的后遗症,如肢体坏疽、肺栓塞、偏瘫甚至死亡。临床报道,使用肝素致血小板计数减少者的发生率为 1%～30%,一般约 5%。发生率与肝素剂量、用药途径无关。低分子量肝素也可导致血小板计数减少,但发生率可能较低。近年来,对本病的发病机制、诊断及治疗等方面的研究取得了较大的进展。

(一)发病机制

肝素诱导的血小板减少症(heparin induced thrombocytopenia,HIT)有两种类型,即Ⅰ型和Ⅱ型,其发病机制各异。

(1)Ⅰ型与免疫无关,可能与肝素本身的血小板前聚效应有关。较常见,可发生于 20% 左右的接受肝素治疗的患者。

(2)Ⅱ型 HIT 起病较缓慢,通常发生在肝素治疗后的 5～14 天,如患者近 3 个月内曾用过肝素,再次应用时可迅速复发。血小板计数常低于 100×10^9/L($60\sim80\times10^9$/L),并与血栓形成相关,可发生危及生命的后遗症,除非停用肝素,否则血小板计数减少不会恢复。血小板计数通常在停用肝素后的 5～7 天恢复正常,但有些患者可能需要 1 个月才能恢复。

1.肝素依赖性抗体

Ⅱ型 HIT 由肝素依赖性抗体介导,抗原主要是肝素/PF4 复合物,PF4 是血小板颗粒中的一种阳离子蛋白,与肝素有很强的结合力,属于 C-X-C 家族。抗体与肝素/PF4 反应形成一种免疫复合物,这种复合物通过血小板表面的 Fcγ 受体(FcγRⅡA)与血小板结合,引导血小板活化和血小板被单核巨噬细胞系统清除的增多,从而导致血小板计数减少。大约 70% 的 HIT 患者的抗体类型为 IgG,HIT 的致病性主要与其有关,大约 30% 的患者仅 IgA 或 IgM 抗体阳性。血小板表面不存在 IgA 或 IgM 的 Fc 受体,因此 IgA 或 IgM 抗体是否在 HIT 的发病中发挥作用,目前尚未明确。而且在无症状的血小板计数减少患者中,IgA 或 IgM 抗体的阳性率大于有血栓形成的患者。

2.抗白细胞介素-8 和抗 NAP-2 抗体

一部分有临床症状的Ⅱ型 HIT 患者体内不存在特异性的肝素/PF4 抗体,Amiral 等发现这些患者相应的抗原是白细胞介素-8 和 NAP-2(中性粒细胞活化蛋白肽-2)，它们与 PF4 类似，也表达肝素结合位点，但与肝素/PF4 抗体相比，抗白细胞介素-8 和抗 NAP-2 抗体与抗原的结合不依赖肝素。抗白细胞介素-8 和抗 NAP-2 抗体易出现于合并感染或炎症的 HIT 患者，例如自身免疫性疾病、菌血症及创伤等，此类抗体的出现也许能使 HIT 提早发生。但是这些抗体也可出现于未接受肝素治疗的炎症或感染患者中，因此，抗白细胞介素-8 和抗 NAP-2 抗体在 HIT 发病中所起的作用目前仍未明确。

3.基因易感性

肝素-PF4-IgG 抗体复合物与血小板表面的 FcγR 结合是 HIT 致病的关键。FcγR 的类型影响疾病的发展。血小板表面的 FcγR 只有一种亚型，即 FcγRⅡA，FcγRⅡA 在 131 位点易发生突变，由精氨酸(Arg)突变成组氨酸(His)，FcγRⅡA$_{His131}$ 对 IgG1 或 IgG2 的亲和力较强，而绝大多数 HIT 抗体属于 IgG1 或 IgG2，因此从理论上讲，FcγRⅡA$_{His131}$ 基因型个体易发生 HIT。目前进行的临床研究尚未完全证实此推论，将来也许可用筛选 FcγRⅡA 的基因型来识别易发生 HIT 的高危患者，从而降低肝素治疗相关的 HIT 的发生率和病死率。

(二)临床诊断

确诊 HIT 的实验分析结果通常不能立即获得，因此，临床医师必须根据临床表现做出初步诊断，确定治疗方案。诊断标准：①肝素使用期间发生血小板减少。②排除能引起血小板减少的其他原因(败血症或其他药物)。③停用肝素后血小板减少症消除。④患者血清可检出肝素依赖性血小板抗体。但实际上无论Ⅰ或Ⅱ型诊断，只需套用①②条标准。③④条标准只是在患者接受众多药物治疗时，为能确定血小板减少确为肝素所致。

HIT 的下列几个特征有助于将它与其他原因引起的血小板减少相鉴别：①血小板计数减少的开始时间，即肝素治疗后 5～8 天出现的血小板计数减少。②轻至中度的血小板计数减少，很少低于$15×10^9$/L，一般不发生出血。③与血小板计数减少相关的大静脉或动脉血栓形成，静脉血栓更常见。或出现下列 HIT 的独特表现，即华法林相关的肢体坏疽、双侧肾上腺出血性梗死、肝素导致的皮肤坏死或静脉应用肝素后出现急性全身性反应，如发热/寒战、高血压、短暂失忆等。接受肝素治疗的患者，应定期复查血小板计数，及时发现 HIT，如有条件，应检测 HIT 抗体来明确诊断。

大约 8% 的接受肝素治疗的患者体内可检测到肝素依赖性抗体，多无症状，其中仅 3% 发展成有临床症状的 HIT。抗体阳性对于无症状患者是否会发展成有临床症状的 HIT 的预测价值不大，因此，目前还不建议对无症状的患者进行过筛实验。如果患者血小板计数严重减少且并发新的血栓时，应考虑到 HIT，并进行实验室检查和分析，以明确诊断。

(三)实验室检查

HIT 的确诊非常重要，它决定患者能否继续应用肝素及将来能否用肝素做抗凝剂。

1.定期复查血小板计数

患者在应用肝素前应查血小板计数作为基础对照，应用肝素后至少每周复查 2 次，有助于及早发现 HIT。

2.确诊Ⅱ型 HIT

目前用于诊断 HIT 的实验有两类：功能分析和免疫分析。

功能分析主要测定体外 HIT 抗体介导的肝素依赖性血小板活化，常用的方法包括^{14}C-5 羟色胺释放、肝素诱导的血小板活化(HIPA)、血小板聚集(PAT)实验等，其中最敏感的实验是

^{14}C-5 羟色胺释放,此实验基于在肝素的治疗浓度 0.1 U/mL 时,Ⅱ型 HIT 血清与同位素标记洗涤的血小板共同温育,肝素依赖性抗体可激活血小板并释放^{14}C-5 羟色胺,这种释放可被 100 U/mL 的高浓度肝素抑制。此实验诊断 HIT 的敏感性和特异性均较高,但是,实验技术要求高且实验时间较长,从而限制其实际临床应用。

ELISA 技术分析结合肝素/PF4 复合物的免疫球蛋白,敏感性较高,但是有时可能会出现假阳性结果。

大量的研究表明^{14}C-5 羟色胺释放和 ELISA 的结果与 HIT 的临床诊断基本符合。但是当实验结果阴性时,应以临床表现为依据确定 HIT 的治疗。

(四)治疗

Ⅱ型患者的处置较为复杂,目前对于 HIT 的治疗尚无一致的看法,多数认为应立即停药,如果需要继续抗凝治疗,应选择其他药物代替肝素。

1.华法林

急性期 HIT 患者应用华法林会导致蛋白 C 水平迅速下降,随后凝血酶-抗凝血酶复合物减少,使促凝和抗凝途径短暂失衡,促进微血管的血栓形成。例如华法林导致的肢体坏疽,由于深部静脉血栓形成引起肢体坏死。因此,只有当 HIT 患者度过急性期,血小板计数恢复正常后,才可应用华法林。

2.肝素及肝素类制剂

(1)低分子量肝素(LMWH):目前较一致的看法是疑诊 HIT 的患者应停用肝素。LMWH 在体外与抗体-PF4 结合引起显著的血小板聚集交叉反应。应用于临床治疗 HIT 的结论也不一致,有些患者有效,血小板计数减少恢复,而另外一些患者血小板计数减少仍持续存在。

(2)Danaparoid:是一种低分子量的肝素类化合物,近年来广泛用于 HIT 的治疗,体外引起血小板活化的交叉反应较少见,相对较安全,但仍有一部分患者疗效较差,血小板计数减少仍存在并出现新的血栓形成。它能否作为 HIT 急性期的理想药物,目前尚无定论。

3.纤溶制剂

纤溶制剂已成功地用于治疗某些 HIT 患者,但它不能抑制凝血酶的产生,不能用于体内存在凝血酶活化的急性期患者。

4.抗栓剂

(1)重组的水蛭素:水蛭素是从医用水蛭的唾液腺中提取的一种抗栓剂,现已经通过生物重组技术生产。水蛭素能特异性地与凝血酶结合,使凝血酶失活。与肝素相比,水蛭素不仅能使溶解状态的凝血酶失活,也能使结合在纤维蛋白血凝块上的凝血酶失活,从而提供重要的抗栓效应。出血的危险性较小。

水蛭素的化学结构与肝素不同,因此不引起血小板聚集的交叉反应,但是,有报道它能刺激机体产生抗水蛭素抗体,抗体类型主要为 IgG。抗体阳性的某些 HIT 患者 APTT 和 Ecarin 凝固时间延长,水蛭素的抗凝活性增强。IgG 抗体也许能降低水蛭素的代谢。水蛭素主要通过肾脏代谢和排泄,肾功能衰竭的患者药物累积和出血的危险性增加。应用水蛭素的 HIT 患者应定期复查 APTT,预防药物累积造成出血。

(2)阿加曲班:是一种可逆的直接的选择性凝血酶抑制剂,与水蛭素类似,体外抑制溶解状态的及结合在纤维蛋白血凝块上的凝血酶,抗栓疗效迅速,出血的危险小。终止治疗后凝血系统可迅速恢复正常。它的分子量小,半衰期较短,且可逆性地结合凝血酶,即使应用于严重肾功能衰竭的患者,也易排泌,因此优于重组的水蛭素。

5.其他

(1)抗血小板药物如阿司匹林、右旋糖酐也可能同样有效,但疗效低、血流动力学不稳定限制了它的应用。

(2)大剂量 IgG 静脉滴注,可暂时封闭抗体。

(3)血浆置换可清除肝素/PF4 抗体。

总之,应用肝素过程中出现血小板计数减少或血栓形成时,应考虑 HIT 的可能,尽快明确诊断,积极治疗,减少并发症和死亡率。

四、同种免疫性血小板减少

血小板抗原分为自身抗原和同种抗原。后者能够介导同种抗体的产生,引发同种免疫性血小板减少,如新生儿同种免疫血小板减少症(neonatal alloimmune thrombocytopenia,NATP)、输血后紫癜(post-transfusion purpura,PTP)及血小板输注无效(post-transfusion refractoriness,PTR)。

在血小板同种抗原中,有一些抗原成分是其他血细胞或组织共有的,如 ABO 血型抗原、HLA-Ⅰ类抗原;另外一些则仅表达或主要表达在血小板上,由血小板特有的抗原决定簇组成,表现血小板独特的遗传多态性,被称为血小板特异性抗原。血小板特异性抗原系统分布于血小板膜表面的糖蛋白(glycoprotein,GP),目前已知的有 GPⅠa、GPⅠb、GPⅡa、GPⅡb、GPⅢa。随着分子生物学的发展,人们认识到每一个抗原系统有两种不同的表型,其表达互不影响,为双等位基因共显性模式,这是血小板膜糖蛋白的多肽链中某一个氨基酸被替代的结果。例如,当 GPⅢa 的多肽链中第 33 位点的氨基酸为亮氨酸时,表达 HPA-1a,为脯氨酸时,表达 HPA-1b。

(一)新生儿同种免疫血小板减少症(neonatal alloimmune thrombocytopenia,NATP)

NATP 是一种比较常见、病死率较高的新生儿疾病,以母子的血小板血型不合最为常见。发病机制类似新生儿溶血病,可能是免疫介导的胎儿/新生儿血小板被母亲的同种异型抗体破坏。母体产生的抗血小板特异性抗体可以透过胎盘进入胎儿体内,与胎儿相应的血小板特异性抗原结合并导致胎儿或新生儿发病。$1\% \sim 4\%$ 的婴儿出生时血小板计数 $<150 \times 10^9/L$,重症监护病房里的新生儿近 $20\% \sim 40\%$ 患有此病。颅内出血(ICH)是新生儿同种免疫血小板减少症最严重的并发症,发生于 $10\% \sim 20\%$ 的患儿,约 20% 治疗后留有神经系统后遗症,死亡率达 10%。据报道,在有 2 个或更多例新生儿患者的 44 个家庭中,第一胎即发病者占 59%,提示胎儿血小板容易进入母体血液循环,HPA-1a 可在第一次妊娠时刺激母体形成 IgG 抗体。凡在第一胎因 HPA-1a 导致婴儿患病者,第二胎患病率高达 97%。

目前发现与本病有关的抗原如下:HPA-1a、HPA-1b、HPA-5b、HPA-2a、HPA-4、HPA-3a、HPA-7a、HPA-8a、HPA-8b、HPA-9b、Gov[a]、Gov[b]。其中 HPA-1a 与 HLA-DRw52a 关系密切,HPA-1a 抗体的产生及对 HPA-1a 的有效应答需要有 HLA-DRw52a 分子的存在。

对于高加索人群,$80\% \sim 90\%$ 的患者由 HPA-1a 引起,由于母亲为 HPA-1a 阴性,父亲为 HPA-1a 阳性,母亲受到 HPA-1a 阳性血小板免疫而产生了 HPA-1a 抗体,从而破坏了胎儿和新生儿 HPA-1a 阳性的血小板。$5\% \sim 15\%$ 的患者由 HPA-5b 引起。在个别患者中可以见到多种抗 HPA 抗体,Kuijpers 曾报道过在一名患有严重颅内出血的患儿的母亲体内检测到抗 HPA-1b 和抗 HPA-2a 两种抗体。这两种抗体分别作用于纤维蛋白原受体和 vW 受体,诱发血小板病和血小板减少症的同时发作,致使出血症状极为严重。因 HPA-1a 抗原在中国人群中属高频率,尚未发现 HPA-1a 阴性,因此推断新生儿同种免疫血小板减少症在中国人群中的发病抗原与高加索人不同。在日本人中,HPA-4a 是主要致病抗原,占 80% 左右,其次为 HPA-3a,占 15%。由HPA-1a、HPA-8a、HPA-7a 引发的新生儿同种免疫血小板减少症和血小板输注无效十分罕见。在少数患者中也可观察到 HPA-8b、HPA-9b 和 Gova 这些频率较低的抗原。

鉴于新生儿同种免疫血小板减少症的病死率较高,及时诊断和有效治疗十分重要。在过去的 20 年里,免疫学、生物化学和分子生物学研究的发展使抗 HPA 抗体和父母的 HPA 基因型的检测技术有了明显的改进。主要通过血小板抗原的分型鉴定(如 PCR-RFLP、PCR-ASO、PCR-SSP 等)和血小板抗体的检查(如 MAIPA 法、ELISA、SEPSA 等)来进行实验室诊断。在父母杂合性的患者中,可在怀孕前 3 个月用羊水细胞 DNA 做产前胎儿 HPA 基因分型,以预备适当的治疗或密切的产前监护。治疗措施主要是给患者输入母体同种抗体无反应性的血小板,也可对患儿进行换血治疗,纠正患儿的血小板减少。患有严重血小板减少(血小板计数 $<20\times10^9$/L)的新生儿,如果诊断可能是新生儿同种免疫性的,其治疗为紧急提高血小板数目。输注 ABO、RhD 相容的 HPA-1a 和 HPA-5b 阴性的血小板是治疗首选,只有当不能获得 HPA 相容的血小板时,才可考虑使用 HPA 不相容的血小板。不建议对新生儿使用糖皮质激素。当血小板计数在(20~50)$\times10^9$/L 之间时应密切监护,有出血证据时建议输注血小板。预防的方法主要是对母亲作血浆置换治疗,降低母亲血浆中抗体的含量,减少对胎儿和新生儿的影响。大约 65% 的重症血小板减少患者静脉输注高剂量 IgG[1 g/(kg·d)]有效,但和血小板输注相比,达到安全血小板计数的时限明显较长。

(二)血小板输注无效(post-transfusion refractoriness,PTR)

PTR 发生于反复输注血小板后,由于患者体内产生血小板同种抗体,当再次输注血小板后,会产生血小板抗原和抗体的免疫反应。患者表现为畏寒、发热等症状,输入的血小板被迅速破坏,血小板计数不仅不升高,有时反而会下降。输血后产生抗体的频率主要决定于输注的次数,次数越多,抗体产生频率越高。一般认为,输注血小板制剂 1 小时后,要求回收率应大于 60%;输注后 24 小时应大于 40%。若是反复多次进行血小板输血,则输注效果就会逐渐减弱。当输注 1 天后的回收率连续在 10% 以下,那么就可推测受血者处于血小板输注无效状态(PTR)。如果没有促进血小板消耗的其他原因,如 DIC、发热、重症感染、活动性大出血、巨脾等,就要考虑受血者是同种免疫引起的 PTR。

1.病因

引起血小板输注无效的病因复杂,目前认为,PTR 发生的原因有两种,一是非免疫因素,另一种是同种异体免疫因素。

(1)非免疫因素:当患者有发热、败血症、脾大、弥散性血管内凝血(DIC)、使用抗生素(尤其是盐酸去甲万古霉素、环丙沙星等)、网状内皮系统被激活使输入的血小板被破坏、造血干细胞移植产生 VOD 及 GVHD 等并发症、增加血小板在循环过程中的黏附聚集等状况时,也可导致发生血小板输注无效状态。

(2)同种异体免疫因素:多次输注血小板,患者血清中可产生血小板的同种抗体,当再次输入血小板后就会产生血小板抗原和抗体的免疫反应,患者出现畏寒、发热等症状,输入的血小板会被迅速破坏,血小板计数不仅不升高有时反而会下降,引起血小板输注无效。导致 PTR 的同种免疫的原因大多数是以 HLA 抗体为主的淋巴细胞抗体及 HPA 抗体,而 PTR 的大多数均是由前者参与的。

（3）HLA抗体：90％左右的PTR主要是由HLA抗体引起。血小板表面有HLA-Ⅰ类抗原，没有Ⅱ类抗原。当多次输入HLA不相合血小板时，会诱导受血小板者体内产生HLA抗体。而且输入血小板后，供者血小板中混入的抗原递呈细胞（主要为混杂在血小板中的单核细胞、B淋巴细胞）上的HLA-Ⅰ类抗原分子与受血小板者T细胞CD8受体分子相互识别，相互作用，产生细胞因子，引起CD8阳性T细胞即杀伤性细胞增殖，破坏输入的血小板。另外，还可通过混入红细胞制剂中的淋巴细胞上的不相合HLA和输注血浆中的可溶性HLA等使受血小板者致敏。

（4）HPA抗体：至今已被证明的涉及血小板输注无效和输血后紫癜的血小板特异性抗原有HPA-1a、HPA-1b、HPA-4a、HPA-3a、HPA-3b、HPA-2b等。欧美国家血小板输注无效多数是由于HPA-1a抗体引起。我国与日本相似，HPA-1a的频率＞99.99％，因此，HPA-1a抗原对黄种人的临床意义不大。日本人中，HPA-2b的频率约为26％，是引起血小板输注无效的主要原因之一。由于供受者血小板特殊抗原不合所致血小板输注无效占11.70％左右。HPA的存在，最早是用血小板凝集实验，发现其有含ZWa和ZWb对立基因的ZW。但是，以后的补体结合试验，弄清了ZW具有与确认的P1A1（ZWa）/P1A2（ZWb）相同的特异性。

（5）ABO血型抗原不合：血小板表面的ABH量极微，也有报道血浆中的糖脂是把这种ABH吸附在血小板上的物质，它的不相合可以成为PTR的原因。血小板输注初期ABO血型不合对血小板输入效果的影响不太大，随着输入次数的增多，血小板输注无效的发生率将逐渐上升。Heal等发现两组患者输入血小板25次后，ABO相合的血小板输注无效发生率为36％，ABO血型主要和/或次要不合组血小板输注无效的发生率高达75％。多次输入ABO血型抗原主要和/或次要不合的血小板后，受者体内产生抗ABO血型抗原的抗体，再次输入含有受者体内相应抗体的血小板ABO血型抗原时，即可发生抗原抗体反应，破坏输入的血小板。

2.诊断

（1）判断血小板输注无效简单、粗略的方法是直接观察。如果输注足量血小板后出血症状不改善和/或输注血小板后未见出血倾向的改善或出血趋势加重或输入血小板后血小板计数不增加，则可认为有血小板输注无效。

（2）测定血小板增加修正数（corrected count increment，CCI）：输注血小板1小时后若CCI在$700/\mu L$以下，连续两次输注血小板如此，则可认为有血小板输注无效。

（3）测定血小板回收率：输注血小板24小时后，若回收率在10％以下，连续两次输注血小板如此，则可判断有血小板输注无效。

（4）查清有无非免疫性因素成为PTR诱因的临床状况，如DIC、重症感染、发热、巨脾、大量出血、药物、病毒感染、TTP等，以及有无免疫性因素成为PTR诱因的同种抗体，如HLA抗体和HPA抗体。

3.治疗

血小板输注无效的治疗，针对不同原因采用不同的方法，非免疫原因以治疗原发病为主，通过增加血小板的输入量来提高血小板输注的效果。免疫因素为主患者则以预防为主。从血小板输注无效的病因及发病机制来看，ABO血型、HLA、HPA等抗原不合是引起血小板输注无效的免疫原因，因此为减少血小板输注无效，尽量输用配型相合的血小板。

（1）输注HLA适合的血小板：90％左右以HLA抗体为起因的PTR，要选择HLA适合的供血者单采血小板进行血小板输注。这种方法对于大多数 PTR,可提高血小板输注疗效,有效率在 90% 以上。在这种 PTR 情况下,为了获得血小板输注效果,选择适合血小板的方法是受血者血清和供血者淋巴细胞之间进行淋巴细胞杀伤试验(LCT)交叉试验。但是,HLA 抗原系统很复杂,要及时找到足够数量的 HLA 完全适合的血小板单采供血者也是很困难的。

(2)输注 HPA 适合的血小板:对 HPA 所致的 PTR 也应考虑应用 HPA 适合性血小板。但是,与 HLA 适合的血小板供给相比要获得 HPA 适合的血小板并不容易。紧急处理时就有困难。

用血小板交叉配血试验选择血小板:为了预防和减少 PTR,应积极提倡用血小板交叉配血试验,为患者选择适合的血小板供体,才能达到有效的血小板治疗的目的。由于供给 HLA 完全适合的血小板有困难,所以目前选择的是:HLA 抗原虽有不适合,但与受血者的 HLA 抗体不发生反应的供血者。单采血小板后,输给 PTR 的患者,选择单采的血小板虽然其 HLA 和受血者不一定一致,但由于患者血清中抗体不破坏输入的血小板,故输注效果也较好。

输注 ABO 血型相合的血小板:研究发现,输注血型相合的患者发生血小板输注无效的发病率仅为 18%,而输注 ABO 血型抗原主要和/或次要不相合的患者血小板输注无效的发病率则高达 53%。

(3)PTR 的其他处理:PTR 的其他处理有血浆交换、免疫球蛋白制剂和环孢素的使用等。但还存在有效性、确实性、安全性等问题。

4.预防

(1)单一供血者采集血小板:由于患者每次接受血小板输注时仅用一个供血者的血小板,从而大大地减少了同种异体免疫的概率,故可减少或推迟受血者的致敏及 PTR 的发生。

(2)去除血小板中的白细胞:使用去除白细胞滤器,可以滤去 99.9% 以上的白细胞,可将每单位血小板中混杂的白细胞计数降至 $5 \times 10^6/L$ 以下,这样可显著减少因输入异体血小板带来 HLA 不合所致的输注无效。

(3)紫外线(UV)照射:紫外线照射可以破坏残存在血小板中的白细胞的活性,用波长 280～320 nm 紫外线照射血小板,可以减少血小板输注无效的发生。

五、HIV 相关血小板减少

HIV 感染者血小板减少为常见并发症,血小板计数 $<100 \times 10^9/L$ 血清学试验阳性者占 3%～8%,发展为 AIDS 者占 30%～45%,CD4+ 淋巴细胞数和血小板计数之间呈负相关。血小板减少可见于无症状的 HIV 感染者,也可见于急性 HIV 感染,作为急性病毒感染综合征的表现之一。HIV 感染血小板减少程度为轻至中度,平均范围为 $(43～57) \times 10^9/L$,严重者可 $<10 \times 10^9/L$,大多数无显著的自发性出血,1/3 患者有瘀斑、紫癜或出血。不发生意外的威胁生命的中枢神经系统出血的并发症。HIV 感染相关血小板计数减少,不是 AIDS 进展的指征,与 CD4 细胞数不相关。

(一)发病机制

HIV 感染相关血小板减少的发生机制:①铟标记自体血小板试验发现,HIV 感染相关血小板减少的用或未用 AZT 者,或者无血小板减少的患者与正常人比较,血小板生存期明显缩短。②HIV 感染脾是血小板扣留和/或破坏的主要场所。③免疫介导 HIV 相关血小板减少患者 PAIg 和补体显著增加,循环复合物为 ITP 的 3～4 倍,且发现这种循环复合物为一种抗基因型抗体(anti-idiotypic antibodies),直接作用对抗 HIV-1 外壳糖蛋白 gp120。患者血小板提取的抗体有抗血小板糖蛋白Ⅱb/Ⅲa抗体。④HIV 相关血小板减少患者骨髓巨核细胞明显增加,巨核细胞有造血异常的特征。已从 HIV 感染的巨核细胞分离出 HIV RNA 和病毒蛋白。这种异常可能为巨核细胞直接被 HIV 感染引起血小板造血无效和相应的免疫反应,导致患者血小板减少。⑤治疗 HIV 感染的药物所致血小板减少。

(二)治疗

经典的 ITP 治疗方案同样对 HIV 感染相关的血小板减少有效,包括糖皮质激素、静脉滴注丙种球蛋白、达那唑。强的松剂量为 1 mg/(kg・d),4 周反应率高达 60%~85%,迅速停药持续满意反应者为 10%~20%。但 HIV 感染长期或反复使用免疫抑制剂受到限制,90% 的患者静脉滴注丙种球蛋白能迅速改善血小板计数,这可作为病程中一种紧急或支持措施。少数 AIDS 患者血小板减少,长春新碱可改善血小板计数。个别患者接受抗-CD16 单抗治疗,血小板计数可长期得到纠正。对糖皮质激素和丙种球蛋白治疗无效者行脾切除,90% 患者血小板计数增加,HIV 感染的患者,脾切除后病死率并不增高,但必须慎重、个体化。对 AZT 和丙种球蛋白治疗差的患者不做脾切除,改用小剂量脾照射。HIV 感染相关血小板减少的患者 50% 对 AZT 有反应。也有报道脱氧次黄苷(DDI)和 γ 干扰素可使 HIV 相关血小板计数减少的患者血小板增加。

(张国华)

第六节　弥散性血管内凝血

弥散性血管内凝血(disseminated intravascular coagulation,DIC)是以血管内凝血活化和微血管系统纤维蛋白沉积为特征的一种获得性综合征,导致器官缺血和梗死。在急性 DIC 中,弥散分布的血栓消耗凝血因子和血小板,引起出血倾向,病死率极高。患有败血症、癌症或产科意外的低血压患者若同时存在出血和血栓,应怀疑发生 DIC,需经血涂片和凝血试验检查确诊。近年来,DIC 的发病机制与诊治观念均有重大更新,本节综述如下。

一、DIC 常见病因

急性 DIC 可发生于内毒素血症、广泛性组织创伤及妊娠合并先兆子痫、胎盘早剥或羊水栓塞的患者,也可见于各种原因导致的低血压或休克患者,如复杂手术、大面积卒中或心脏病发作过程中均可发生急性 DIC。

慢性 DIC 与恶性肿瘤、主动脉瘤和巨大血管瘤相关,也见于死胎滞留患者。恶性肿瘤患者主要危险因素是高年、男性、晚期癌症和肿瘤坏死。多数患者患有肺、乳腺、前列腺或结、直肠等部位的腺瘤。合并 DIC 的癌症患者较不合并 DIC 者生存率减低。

二、DIC 病理生理改变

近年来随着研究的深入,对 DIC 的发病机制有了更为准确的理解。现在认为导致 DIC 的始动因素是组织因子(TF)过度表达。败血症患者单核细胞和巨噬细胞表面可见 TF 大量表达,过度表达的 TF 最终导致 DIC 发生。此外,在 DIC 患者中由活化单核细胞合成的促炎细胞因子

(如白细胞介素-1 和肿瘤坏死因子)浓度增高,可使血管内皮细胞表达 TF 而介导凝血。严重组织创伤,尤其是颅脑损伤后,TF 释放于血液循环。输血反应或恶性疟疾发作导致的血管内溶血也可引起 TF 释放。胎盘早剥患者子宫内压增高可促使富含 TF 的蜕膜碎片进入母体血液循环。羊水栓塞时,含 TF 的羊水和组织也可进入母体循环。

广泛暴露于 TF 的结果使凝血系统极度活化并产生大量凝血酶,凝血酶过量生成是 DIC 发展的关键环节。凝血酶促使血小板活化聚集,堵塞微血管,致血小板计数减少。过量的凝血酶还可结合于抗凝血酶和凝血酶调节蛋白,导致抗凝血酶和凝血酶调节蛋白迅速消耗,抗凝活性下降。凝血酶与凝血酶调节蛋白结合后还可活化蛋白 C,造成蛋白 C 耗竭,有利于微血管血栓形成。

此外,凝血系统一旦被激活,炎症和凝血通路就会相互作用,并进一步放大彼此的反应。凝血酶能够与细胞表面的蛋白酶活化受体相互作用,进一步活化细胞并扩大炎症反应;而作为急性炎症反应的一部分,C4B 结合蛋白血浆浓度增高,能结合更多的血浆游离蛋白 S,使蛋白 S 不能作为蛋白 C 的辅助因子,从而导致蛋白 C 抗凝活性降低。炎症反应还可使纤溶酶原激活剂抑制物-1(PAI-1)升高,PAI-1 与组织型纤溶酶原激活剂(tPA)比例失调,从而抑制了纤溶活性。

在这种条件下纤维蛋白形成而纤溶活性下降致其清除受损,导致中、小血管内血栓形成。当红细胞通过部分堵塞的血管及伴随 DIC 出现的巨噬细胞活化,导致红细胞破碎和微血管病性溶血性贫血。

三、DIC 诊断

急性 DIC 时,血小板、凝血因子(尤其是 FV 和 FⅧ)及纤维蛋白原被迅速消耗,并产生纤维蛋白降解产物(FDPs),如 X 碎片和 E 碎片。它们结合于纤维蛋白,增强 tPA 活性,使血凝块快速溶解。血小板和凝血因子的消耗加之纤溶活性增强,引起胃肠道、泌尿生殖道、静脉穿刺部位等持续出血。因微血管或大血管内血栓形成,也可出现器官缺血的征象。

在慢性 DIC 中,某些凝血因子产生增加的速度超过其消耗的速度,致纤维蛋白原和 FⅧ 等浓度不降反而增高,但血小板水平持续减低。纤维蛋白原和 FⅧ 水平增高而凝血因子抑制物及纤溶系统组成成分(纤溶酶原和 tPA)消耗,使体内凝血与抗凝血系统的平衡向有利于血栓形成的方向偏移。

目前尚无单一指标可确诊 DIC。任何患有败血症、休克、广泛性组织损伤或产科意外的患者若出现出血征象,应考虑并发急性 DIC,应进行血小板计数、APTT、PT、纤维蛋白原和 FDPs 等检测。基于以上检测指标,国际血栓与止血学会 DIC 分会为显性 DIC 制定了一个评分系统,并为慢性 DIC 制定了一个包括检测抗凝血酶、蛋白 C 及凝血活化分子标志物的评分系统。对于识别早期非显性 DIC,不仅要注意那些异常结果,更要注意那些异常结果的变化趋势。

四、DIC 治疗

DIC 临床表现复杂而多变,应根据 DIC 的性质、患者的年龄、引起 DIC 的原因、出血或血栓的部位及严重度、血流动力学及其他临床参数对 DIC 患者进行个体化治疗。DIC 的治疗最主要的是消除引起 DIC 的基础疾病。

(一)急性 DIC

原发病的治疗是一项根本措施,同时应加强支持治疗。如应用抗生素控制感染,给予休克患者扩充血容量治疗,低氧血症时给予供氧;产科意外患者清除子宫内容物。另外要控制异常的止、凝血状态。急性DIC患者常因低纤维蛋白原血症而出现严重出血,给予纤维蛋白原输注以提高纤维蛋白原水平。严重血小板减少及FDPs增高导致的血小板功能异常可引起持续出血,输注血小板可提高血小板计数,有利于控制出血。血小板输注也可提供FV,FV存在于血小板颗粒中。目前还没有临床或实验室的资料显示血小板和血浆等的替代治疗。

因DIC源于凝血系统活化,DIC时应用抗凝剂是否有益一直是热点问题。最初应用肝素治疗急性DIC证实是有害的,它可使出血加重、死亡率增加。然而近年来有实验表明,肝素至少可部分抑制败血症或其他原因DIC的凝血系统活化,但对有出血倾向的患者应用肝素治疗的安全性仍存有争议。另有报道指出,肝素虽然可以抑制凝血酶的过度生成,但目前尚无临床对照试验显示它对DIC患者的临床转归有益。

一项对伴有多器官功能障碍的败血症患者进行的大规模临床试验证实,应用重组人活化蛋白C(raPC)24 μg/(kg·h)共96小时,可将死亡率由30.8%降至24.7%($P=0.005$)。严重出血仅由2.0%轻微增加至3.5%($P=0.06$)。另有报道指出,活化蛋白C兼有抗凝和抗炎作用,故对败血症引起的DIC效果较好。

一项对败血症合并DIC患者应用抗凝血酶浓缩制剂治疗的研究显示,死亡率由47%降至32%。出血率未见报道。

(二)慢性DIC

慢性DIC的治疗首先也在于控制原发病,如对死胎滞留的患者进行宫腔清理。但慢性DIC最常见原因是癌症,并且许多肿瘤对治疗反应差。肝素可用来控制DIC的某些表现,如移行性血栓性静脉炎、静脉血栓栓塞和肺纤维蛋白沉积。以往普通肝素的用法是500 U/h持续静脉输注或每8小时10 000 U皮下注射。最近证实,皮下应用低分子量肝素(LMWH)是安全有效的。用药剂量需根据临床反应及纤维蛋白原和血小板计数的实验室检测结果进行相应调整。

综上所述,DIC的研究进展主要有以下几点:在发病机制方面强调绝大多数DIC的发生是通过组织因子途径实现的,组织因子是启动凝血的主要因素;在诊断上,DIC专业委员会一致主张DIC的诊断应当以血小板及基本凝血指标检查为主,进行量化计分;治疗DIC的关键是特异有效地治疗引起DIC的基础疾病,控制凝血活化,急性DIC时输注血小板、纤维蛋白原等替代治疗是必要的;因无临床对照研究证明肝素对急性DIC的确切疗效,故对于急性DIC目前不主张应用肝素治疗,或者仅在败血症等引起的DIC中试用低分子量肝素。应当强调的是,DIC的发病机制错综复杂,应根据具体情况,采取综合措施,才有可能达到较满意的效果,提高DIC的存活率。

(张国华)

第七节　多发性骨髓瘤

多发性骨髓瘤(MM)是浆细胞的恶性肿瘤。骨髓瘤细胞在骨髓内克隆性增殖,导致多发溶骨性破坏,引起骨折、骨痛、贫血、肾功能损害及反复感染等症状。血清出现单克隆免疫球蛋白(M蛋白),正常的多克隆免疫球蛋白合成受抑制,尿内出现本-周蛋白。我国骨髓瘤发病率约为

1/10 万。发病年龄大多在 50～60 岁,男女之比为 3：2。

一、病因和发病机制

病因尚不明确。已知环境因素、化学物质、电离辐射、病毒感染、慢性炎症和遗传倾向等可能与骨髓瘤发病有关。目前认为骨髓瘤细胞是后生发中心的 B 细胞来源的浆细胞肿瘤。淋巴因子中白细胞介素-6 是促进 B 细胞分化为浆细胞的调节因子。白细胞介素-6 及其受体系统的异常表达是骨髓瘤细胞异常增殖及导致溶骨病变和患者体液免疫抑制的最主要原因之一。研究还发现,所有的多发性骨髓瘤均有染色体数目和结构的异常,而且新生血管形成是 MM 的重要特征,新生血管生成与疾病活动、骨髓浆细胞浸润和浆细胞增殖活性相关。

二、临床表现

(一)骨髓瘤细胞对骨骼和其他组织器官的浸润与破坏

1.骨骼破坏

骨髓瘤细胞浸润骨骼时可引起局部疼痛与肿块,多见于肋骨、锁骨、胸骨及颅骨。胸、肋、锁骨连接处以串珠样结节者为本病的特征。疼痛部位多在骶区,其次是胸廓和肢体。活动或扭伤后骤然剧痛者有自发性骨折的可能,多发生在肋骨、锁骨、下胸椎和上腰椎,多处肋骨或脊柱骨折可引起胸廓或脊柱畸形。单个骨骼损害称为孤立性骨髓瘤。

2.髓外浸润

见于 70％的患者有髓外骨髓瘤细胞浸润。①淋巴结、肝、脾、肾受累者占 40％～60％。②多发性骨髓瘤也可发展为浆细胞白血病,大多属 IgA 型,症状同其他急性白血病,外周血中浆细胞计数＞$2.0×10^9$/L。③神经损害,以胸、腰椎破坏压迫脊髓所致截瘫较常见,其次为神经根受累。脑神经瘫痪较少见。如同时有多发性神经病变(P)、器官肿大(O)、内分泌病(E)、单株免疫球蛋白血症(M)和皮肤改变(S)者,称之为 POEMS 综合征。④髓外骨髓瘤,如孤立性病变见于口腔及呼吸道等软组织中。

(二)血浆异常免疫球蛋白引起的表现

1.感染

感染是导致死亡的第 1 位原因。正常多克隆免疫球蛋白减少及中性粒细胞减少,容易发生多种细菌及病毒感染,如上呼吸道感染、尿路感染、甚至败血症。病毒感染以带状疱疹多见。

2.高黏滞综合征

骨髓瘤细胞分泌的大量异常单克隆免疫球蛋白使血浆黏滞性增高,引起血流缓慢、组织瘀血和缺氧,在中枢神经、视网膜和心血管系统最为显著,主要症状有头晕、眩晕、视物障碍、耳鸣、手足麻木、冠状动脉供血不足、肾功能损害等症状。

3.出血倾向

多见于鼻出血、牙龈出血和皮肤紫癜。出血的机制:①异常免疫球蛋白包在血小板表面,影响血小板功能。②凝血障碍,异常球蛋白与纤维蛋白单体结合,影响纤维蛋白多聚化,干扰凝血因子。③血管壁因素,高球蛋白血症和淀粉样变对血管壁有损害。

4.淀粉样变性

少数患者,尤其是 IgD 型,可发生淀粉样变性,主要见于舌、心脏、骨骼肌、韧带、胃肠道、皮肤等,如果有冷球蛋白,则可引起雷诺现象。

(三)肾功能损害

由于单克隆免疫球蛋白轻链经肾小球滤过,沉积于肾小管,加以高钙血症、高黏滞血症、高尿酸血症、肾淀粉样变性等多种因素造成肾损害,可表现有蛋白尿、管型尿,重者可发生肾衰竭。

三、实验室检查

(一)血常规

贫血为首见征象,多属于正常细胞性贫血,血片中红细胞排列成钱串状(缗钱状叠连),血沉明显增快。晚期有全血细胞计数减少,并可发现血中有大量骨髓瘤细胞。超过 $2.0 \times 10^9/L$ 者为浆细胞白血病。

(二)骨髓常规

骨髓常规对本病有确诊意义,主要有浆细胞系异常增生通常占有核细胞数的 15%,并伴有质的改变。骨髓瘤细胞大小形态不一,成堆出现。细胞质呈灰蓝色,核内有核仁 1~4 个。胞质内可有少数嗜苯胺蓝颗粒,偶见嗜酸性球状包涵体或大小不等的空泡。核染色质稍疏松,有时凝集成大块。为了提高阳性率,最好选取骨压痛处或多部位穿刺。

(三)尿本-周蛋白

尿本-周蛋白对诊断有重要的参考意义,但并非本病所特有,还可见于慢性淋巴细胞白血病、恶性淋巴瘤、淀粉样变、巨球蛋白血症等。常用的加热检测准确性差,可采用浓缩尿标本经免疫电泳鉴定轻链类型,并测定含量。

(四)异常单克隆免疫球蛋白

由于血清异常球蛋白增多,清蛋白减少,出现清蛋白/球蛋白倒置,血清蛋白电泳出现单峰突起的M蛋白成分。免疫电泳可确定 M 蛋白的性质,根据 M 蛋白性质不同,将骨髓瘤分为不同类型。IgG 型最多见,IgA 型次之,轻链型再次之。IgD 型少见,IgE 型罕见,IgM 更罕见。1%检测不到 M 蛋白。称非分泌型。

(五)其他

血钙、磷测定,因骨质广泛破坏,出现高钙血症;晚期肾功能减退,血磷也可增高;其他血清 β_2 微球蛋白及血清乳酸脱氢酶活力,两者均高于正常。

(六)影像学检查

X 线检查有 3 种表现:①早期为骨质疏松,多在脊柱、肋骨和盆骨;②典型病变为圆形、边缘清楚如凿孔样的多个大小不等的溶骨性损害,常见于颅骨、盆骨、股骨等处;③病理性骨折,常发生于肋骨、脊柱、胸骨等。

四、诊断和鉴别诊断

MM 诊断主要指标:①骨髓中浆细胞>30%;②组织活检证实为浆细胞瘤;③血清单克隆免疫球蛋白(M蛋白)IgG>35 g/L,IgA>20 g/L,IgM>15 g/L,IgD>2 g/L,IgE>2 g/L,或尿中本-周蛋白>1 g/24 h。

次要指标:①骨髓中浆细胞 10%~30%;②血清中有 M 蛋白,但未达上述标准;③出现溶骨性病变;④其他正常的免疫球蛋白低于正常值的 50%。诊断 MM 至少要有 1 个主要指标和 1 个次要指标,或者至少包括次要指标①和②的 3 条次要指标。明确 MM 诊断后应根据固定免疫电泳的结果按 M 蛋白的种类进行分型。

本病需与骨转移癌、老年性骨质疏松、反应性单克隆免疫球蛋白增多症等鉴别。

五、治疗

(一)化学治疗

多采用联合化学治疗,初治患者常选用 MP 方案(表 11-6)。如果 MP 方案治疗无效或缓解后又复发者,可使用 VAD 方案或 M_3 方案(表 11-6)。MP 方案对本病约 90% 有效,其中 40% 达疗效标准,中位存活期为 20~30 个月。M_3 方案有效率为 80%,中位存活期为 48 个月。VAD 方案对复发者 45%~65% 有效。骨髓瘤化学治疗的疗效标准:以 M 蛋白减少 75% 或尿中本-周蛋白排出量减少 90%(24 小时尿本-周蛋白排出量大于 0.2 g),即认为治疗显著有效。

表 11-6　骨髓瘤常用联合治疗方案

方案	药物	一般剂量	用法	备注
MP	美法仑	10 mg/(m² · d)	口服,共 4 天	每 4~6 周重复 1 次至少 1 年
	泼尼松	2 mg/(kg · d)	口服,共 4 天	
VAD	长春新碱	0.4 mg/d	静脉滴注,共 4 天	每 4 周重复给药
	阿霉素	10 mg/d	静脉滴注,共 4 天	
	地塞米松	40 mg/d	口服,共 4 天	21 天为 1 个疗程,间歇 14 天,共 6 个疗程,泼尼松在第 3 个或第 4 个疗程逐渐停用
M_3(VMCBP)	卡莫司汀	20 mg/m²	静脉注射,第 1 天	
	环磷酰胺	400 mg/m²	静脉注射,第 1 天	
	美法仑	4 mg/(m² · d)	口服,第 1~7 天	
	泼尼松	40 mg/d	口服,第 1~7 天	
		20 mg/d	口服,第 8~14 天	
	长春新碱	2 mg/d	静脉注射,第 21 天	

(二)造血干细胞移植

异基因造血干细胞移植治疗本病完全缓解率为 50%~60%,但是移植相关病死率较高。自体造血干细胞移植作为一线治疗措施,可显著提高完全缓解率和延长生存期,而移植相关病死率较低,但如何清除移植物中的骨髓瘤细胞尚需进一步研究。

(三)沙利度胺(反应停)

反应停有抑制新生血管生长的作用,治疗 MM 取得了一定疗效。目前沙利度胺联合含有地塞米松的化学治疗方案应用,逐步成为被广泛采用的一线治疗方案。

(四)蛋白酶体抑制剂

1.硼替佐米

硼替佐米是第一个批准用于治疗 MM 和套细胞淋巴瘤的蛋白酶体抑制剂。虽然这种药物是骨髓瘤治疗用药中最有效的药物之一,在复发与难治的 MM 中有 40%~50% 的患者可以通过单药治疗达到缓解。近来一项超过 600 名患者的研究表明即使在硼替佐米单药治疗效果不佳时加用地塞米松,也只有 54% 的患者可以达到缓解。硼替佐米作用于蛋白酶体,蛋白酶体降解细胞中泛素化的肽,这个活性是通过 6 个催化活性位点赋予的:其中 3 个活性位点形成了广泛表达的构体蛋白酶体,另外 3 个活性位点形成了相对由造血细胞表达的免疫蛋白酶体。尽管近来研究证实免疫蛋白酶体是一个有效的靶点,但大部分现有的蛋白酶体抑制剂特异性较小,对构体蛋白酶体和免疫蛋白酶体均发挥作用。新的蛋白酶体抑制剂可能在不久将进入临床。这些新药包括 carfilzomib(PR-171)、salinosporamide(NPI-0052)和 CEP18770。尽管最终效果均是抑制蛋白酶体，这些药物在化学性质和蛋白酶体特异性上各有不同，这可能会带来临床效果上的不同。当前可以将这些药物分为三个结构组：含硼酸组（硼替佐米和 CEP18770），基于 β-内酯组和基于环氧化酮组。虽然一些新的蛋白酶体抑制剂或者与其紧密相关的类似物尚不能在临床上口服给药，研究人员正筛选可以口服的蛋白酶体抑制剂进行Ⅰ期临床试验。目前关于 NPI-0052 和 CEP18770 的临床信息还非常少，但是已经报道了关于 carfilzomib 的早期临床数据。

2.carfilzomib(PR-171)

PR-171 属于蛋白酶体抑制剂的 carfilzomib 是一类新的化合物，称为肽酮环氧化物。这种药需要与 N 端苏氨酸残基结合，因此只限于与蛋白酶体结合。这种高度的选择机制消除了潜在的与其他细胞蛋白酶结合的靶点外活性。carfilzomib 是一种不可逆的抑制剂，蛋白酶体活性的恢复完全依赖于新的蛋白酶体的合成。正常的细胞通过合成新的蛋白酶体来恢复蛋白酶体的功能，然而易感的肿瘤细胞发生凋亡。诱导凋亡所需的时间长短依肿瘤细胞的类型而定，而那些来自血液系统肿瘤的细胞对于此药物最为敏感。

（五）处理并发症

及时处理高血钙及骨骼并发症，预防感染，纠正贫血，保护肾功能等。

六、预后

与本病预后有关的因素较多，包括临床分期、免疫球蛋白分型、浆细胞分化程度、β_2 微球蛋白、血清乳酸脱氢酶等。本病病程在不同患者之间差异较大，要综合分析多种因素进行判断。

（胡　婕）

第八节　淋　巴　瘤

淋巴瘤起源于淋巴结和淋巴组织，其发生大多与免疫应答过程中淋巴细胞增殖分化产生的某种免疫细胞恶变有关，是免疫系统的恶性肿瘤。按组织病理学改变，淋巴瘤可分为非霍奇金淋巴瘤（NHL）和霍奇金淋巴瘤（HL）两类。

一、病因与发病机制

病毒感染（如 EB 病毒等）、宿主的免疫功能、幽门螺杆菌抗原的存在可能与淋巴瘤的发病有关。

二、临床表现

无痛性进行性的淋巴结肿大或局部肿块是淋巴瘤共同的临床表现。

（一）HL

HL 多见于青年，儿童少见。首发症状常是无痛性颈部或锁骨上淋巴结进行性肿大（占 60%～80%），其次为腋下淋巴结肿大。5%～16% 的 HL 患者发生带状疱疹。饮酒后引起的淋巴结疼痛是 HL 所特有，但并非每一个 HL 患者都是如此。发热、盗汗、瘙痒及消瘦等全身症状较多见。30％～40％的 HL 患者以原因不明的持续发热为起病症状。周期性发热约见于 1/6 的患者。皮肤瘙痒是 HL 较特异的表现，可为 HL 的唯一全身症状。

（二）NHL

NHL 具有以下特点：①全身性。可发生在身体的任何部位，其中淋巴结、扁桃体、脾及骨髓是最易受到累及的部位。②多样性。组织器官不同，受压迫或浸润的范围和程度不同，引起的症状也不同。③随着年龄增长而发病者增多，男性多于女性；除惰性淋巴瘤外，一般发展迅速。④NHL 对各器官的压迫和浸润较 HL 多见，常以高热或各器官、系统症状为主要临床表现。

三、辅助检查

（一）血常规

HL 常有轻或中度贫血，部分患者嗜酸性粒细胞增多；NHL 白细胞计数多正常，伴有淋巴细胞绝对或相对增多。

（二）骨髓常规

骨髓涂片找到 Reed-Sternberg 细胞（R-S 细胞）是 HL 骨髓浸润的依据。一部分 NHL 患者的骨髓涂片中可找到淋巴瘤细胞。

（三）影像学检查

浅表淋巴结 B 超、胸（腹）部 CT 等有助于确定病变的部位及其范围。目前 PET/CT 是评价淋巴瘤疗效的重要手段。

（四）化验检查

疾病活动期有血沉增快、血清乳酸脱氢酶升高提示预后不良。骨骼受累血清碱性磷酸酶活力增强或血钙增加。B 细胞 NHL 可并发溶血性贫血。

（五）病理学检查

淋巴结活检是淋巴瘤确诊和分型主要依据。

四、治疗要点

治疗原则是以化学治疗为主，化学治疗与放射治疗相结合，联合应用相关生物制剂的综合治疗。

（一）霍奇金淋巴瘤

1.化学治疗

ABVD 为 HL 的首选方案见表 11-7。

表 11-7　霍奇金淋巴瘤的主要化学治疗方案

方案	药物	备注
MOPP	氮芥、长春新碱、丙卡巴肼、泼尼松	如氮芥改为环磷酰胺静脉注射，即为 COPP 方案
ABVD	阿霉素、博来霉素、长春新碱、达卡巴嗪	4 种药均在第 1 及第 15 天静脉注射 1 次，疗程间休息 2 周

2.放射治疗

扩大照射范围，除被累及的淋巴结及肿瘤组织外，还包括附近可能侵及的淋巴结，如病变在膈以上采用"斗篷式";如病变在膈以下采用倒"Y"字式。

(二)非霍奇金淋巴瘤

1.以化学治疗为主的化学治疗、放射治疗相结合的综合治疗

(1)惰性淋巴瘤:联合化学治疗可用COP或CHOP方案(表11-8)。

表11-8 非霍奇金淋巴瘤的常用联合化学治疗方案

方案	药物
COP	环磷酰胺、长春新碱、泼尼松
CHOP	环磷酰胺、阿霉素、长春新碱、泼尼松
R-CHOP	利妥昔单抗、环磷酰胺、阿霉素、长春新碱、泼尼松
EPOCH	依托泊苷、阿霉素、长春新碱、泼尼松、环磷酰胺
ESHAP(复发淋巴瘤)	依托泊苷、甲泼尼松、顺铂、阿糖胞苷

(2)侵袭性淋巴瘤:侵袭性NHL的标准治疗方案是CHOP方案,化学治疗不应少于6个疗程。RCHOP方案是弥漫性大B细胞淋巴瘤(DLBCL)治疗的经典方案。难治性复发者的解救方案:可选择ICE(异环磷酰胺、卡铂、依托泊苷)、DHAP(地塞米松、卡铂、高剂量阿糖胞苷)、MINE(异环磷酰胺、米托蒽醌、依托泊苷)等方案进行解救治疗。

2.生物治疗

(1)单克隆抗体:凡细胞免疫表型为CD 20^+ 的B细胞淋巴瘤患者,主要是NHL患者,均可用CD20单抗(利妥昔单抗)治疗。

(2)干扰素:是一种能抑制多种血液肿瘤增生的生物制剂。

(3)抗幽门螺杆菌治疗:胃黏膜相关淋巴样增生淋巴瘤可用其治疗。

3.骨髓移植

对55岁以下患者,能耐受大剂量化学治疗的中高危患者,可考虑进行自体造血干细胞移植。部分复发或骨髓侵犯的年轻患者还可考虑异基因造血干细胞移植。

4.手术治疗

合并脾功能亢进,有切脾指征者可以切脾,以提高血常规,为以后化学治疗创造有利条件。

五、护理评估

(一)健康史

(1)评估患者起病首发表现及目前的主要症状和体征。

(2)评估患者既往有关的相关辅助检查、用药和其他治疗情况:特别是血常规及骨髓常规的检查结果、治疗用药等。

(3)评估患者的职业、生活工作环境、家族史等。

(4)目前患者的一般状况:主要评估患者的日常休息、活动量及活动耐受能力、饮食和睡眠等情况。

(二)身体评估

(1)一般状况:观察患者的生命体征,有无发热。

(2)全身状况:观察患者有无乏力、盗汗与消瘦,有无皮肤瘙痒等,营养状况如何。

(3)淋巴结:浅表淋巴结大小、部位、数量、有无压痛等。

(4)有无组织器官受累的症状,如皮肤局部肿块或溃疡,肝大及肝区疼痛等,有无骨痛,心肺有无异常。

(三)实验室及其他检查

外周血中白细胞计数、血红蛋白是否正常。骨髓常规是否增生活跃,有无 R-S 细胞。了解血生化检查、淋巴结活检及腹部超声等。

(四)心理-社会评估

护士评估时应注意患者对自己所患疾病的了解程度及其心理承受能力,以往的住院经验,所获得的心理支持;家庭成员及亲友对疾病的认识,对患者的态度;家庭应对能力,以及家庭经济状况,有无医疗保障等。

六、护理措施

(一)一般护理

1.饮食

鼓励患者进食高热量、高维生素、营养丰富的半流质饮食或软食,多食新鲜水果、蔬菜,禁食过硬、带刺、刺激性强的食物,指导患者摄取足够的水分。

2.运动与休息

活动应循序渐进,遵循适度原则。疾病早期可进行社交活动及身体锻炼,晚期应增加卧床休息,进行室内、床旁活动。

(二)病情观察

(1)观察生命体征变化,定期监测体温,观察降温后的反应,避免发生虚脱。

(2)观察患者放射治疗后的局部皮肤变化,有无发红、瘙痒、灼热感及渗液、水疱形成等。

(3)观察患者情绪变化,有无焦虑,烦躁等。

(4)观察患者睡眠、饮食状况,有无恶心、呕吐、失眠等。

(5)观察患者淋巴结肿大部位、程度及相应器官压迫情况。

(三)对症护理

1.高热护理

可先采用物理降温,冰敷前额及大血管经过的部位,如颈部、腋窝和腹股沟;有出血倾向者禁用酒精或温水拭浴。及时更换被汗浸湿的衣服及床单位,保持干燥清洁。鼓励患者多饮水,必要时遵医嘱应用退热药物。

2.皮肤护理

放射治疗患者照射区皮肤应避免受到强冷或热的刺激,外出时避免阳光直射,不要使用有刺激性的化学物品。局部皮肤有发红、痒感时,应及早涂油膏以保护皮肤,如皮肤为干反应,表现为局部皮肤灼痛;如为湿反应,表现为局部皮肤刺痒、渗液、水疱,可用氢化可的松软膏外涂,2%甲紫外涂,冰片蛋清外敷,硼酸软膏外敷后加压包扎;如局部皮肤有溃疡坏死,应全身抗感染治疗,局部外科清创、植皮。

(四)用药护理

利妥昔单抗不良反应首先表现为发热和寒战,主要发生在第 1 次静脉注射时,通常在 2 个小时内,其他随后的症状包括恶心、荨麻疹、疲劳、头痛、瘙痒、呼吸困难、暂时性低血压、潮红、心律失常等。因此每次静脉注射美罗华前应预先使用镇痛药(如对乙酰氨基酚)和抗过敏药(如开瑞坦),并且应严密监护患者生命体征,对出现轻微症状的患者可减慢滴速,对出现严重反应的患者,特别是有严重呼吸困难、支气管痉挛和低氧血症的患者应立即停止静脉注射,及时通知医师对症处理。

(五)心理护理

恶性淋巴瘤治疗时间长,治疗费用高,病情发展快,造成患者情绪悲观、低落,护士应耐心与患者交谈,了解其想法,给予适当的解释,鼓励积极接受治疗;家属要充分理解患者的痛苦和心情,注意言行,不要推诿、埋怨,要营造轻松的环境,保持患者心情舒畅,共同面对、互相支持。

七、健康指导

向患者及家属讲解疾病的相关知识,宣传近年来由于治疗方法的改进,淋巴瘤缓解率已大幅提高,不少患者已完全治愈,应坚持定期巩固强化治疗,若发现身体不适,如疲乏无力、发热、盗汗、皮肤瘙痒、咳嗽、消瘦等,或发现肿块,应及早就医。嘱患者缓解期或全部疗程结束后应保证充足睡眠,适当锻炼,食谱多样化,加强营养,避免进食油腻、生冷和容易产气的食物。注意个人卫生,皮肤瘙痒者避免搔抓,沐浴时避免水温过高,宜选用温和的沐浴液。

（胡　婕）

第九节　淋巴瘤样肉芽肿病

淋巴瘤样肉芽肿病(lymphomatoid granulomatosis,LyG)是首先由 Liebow 等在 1972 年研究 Wegener 肉芽肿时发现的一种淋巴结以外的以血管为中心伴血管损害的淋巴增生性疾病,可累及多个系统,肺部最常受累,其次是皮肤、肾和中枢神经系统。近年来普遍认为它是一种与 EB 病毒感染相关,免疫系统功能明显受损,介于良性淋巴细胞血管肉芽肿病与恶性淋巴细胞增生性疾病之间的疾病,约 20% 最终可发展为播散性淋巴瘤。发病人群以 40~60 岁多见,男女之比为 (2~3):1。

一、发病机制

LyG 多见于器官移植、HIV 感染及原发免疫缺陷患者。机体感染 EBV 后,EBV 与 B 细胞的 CD20 受体结合,导致 B 细胞的过度增殖。正常机体可凭借 T 细胞的免疫杀伤机制消灭病毒,抑制 B 细胞的增殖。当患者有免疫缺陷、免疫抑制时,机体不能有效杀灭病毒而导致被感染的 B 细胞单克隆肿瘤性增殖。

二、临床表现

LyG 为系统性病变,主要累及肺,常见咳嗽、咳痰、胸痛和呼吸困难,常伴发热、不适、肌痛和关节痛。其次是皮肤,皮损以皮下结节、斑丘疹、红斑多见,个别为鱼鳞病样或斑秃。疾病常累及中枢和外周神经系统,肾脏、胃肠道、脾也可受累,这些改变可先于肺疾病,或在其后数月至数年发生,或可同时发生。

三、实验室检查

实验室检查一般无特殊发现,偶见贫血及血沉快,白细胞计数增加或肝酶轻度增高。胸部X线检查可见肺部病变,以双肺下叶周边多发结节影多见,沿支气管血管束和小叶间隔分布,结节具有空洞化、游走性和多变性的特征。有时也可见单发结节影,薄壁的囊状阴影或块状影。8%～33%的患者可累及胸膜出现胸腔积液。中枢神经系统受累时,颅脑 CT 扫描可发现块状阴影或多发的梗死灶。

四、诊断

虽然经支气管肺活检标本有时可以诊断,但阳性率仅为 30%,但多数需要剖肺活检取得较大肺组织标本才能满足诊断需求。诊断需参考临床和 X 线表现,依靠组织病理学确诊,典型的 LyG 具有组织学三联征:多形性淋巴样细胞浸润、血管炎和肉芽肿病变。其血管炎为淋巴细胞(主要是 T 细胞)的透壁性浸润,造成血管的闭塞,进而产生结节中央凝固性坏死,而缺乏通常血管炎常伴有的中性粒细胞,也无真正的肉芽肿形成。皮肤组织的病理检查常见血管炎,但很难检测到标志性的 EBV 阳性的 B 细胞,这说明皮肤病变可能继发于 EBV 感染上调某些化学因子的作用,或抗原-抗体复合物等免疫病理基础,因此皮肤标本一般不作为本病的确诊依据。

五、鉴别诊断

(一)Wegener 肉芽肿(WG)

两者均可出现双肺结节状阴影,均可累及肾和皮肤。但 WG 常侵犯上呼吸道,常引起肾脏局灶性和节段性肾小球肾炎。WG 组织学上可见坏死性血管炎及大量中性白细胞、浆细胞及少量嗜酸性粒细胞浸润形成的肉芽肿,部分有多核巨细胞而无异型细胞。中枢神经系统的侵犯较 LyG 显著为低。

(二)淋巴瘤

LyG 倾向于早期即侵犯肺组织,而淋巴结、脾则很少受累,淋巴瘤常伴浅表、肺门、纵隔淋巴结及肝大、脾大。淋巴瘤组织学上细胞形态呈单一淋巴类型,肿块的侵袭性生长也可损伤血管,但不同于 LyG 以血管为中心的细胞浸润损害。

(三)结核

病变为上皮样肉芽肿结构,常见干酪样坏死,抗酸染色阳性可助诊断。

(四)肺转移瘤

常可查到原发灶,病理上易和 LyG 相鉴别。

六、治疗与预后

尚无满意治疗方法。G_1 型可单用肾上腺皮质激素,G_2 或 G_3 型可选用治疗恶性淋巴瘤的联合化学治疗方案,约半数患者可完全缓解。本病约 2/3 的患者死亡,中位生存期约 14 个月,肺部病变是最主要的死亡原因,少数患者死于感染。临床上,肺部双侧病变伴神经系统损害,病理上以不典型淋巴细胞为主者,预后均差。另约 12% 的患者可发展为恶性淋巴瘤,需按恶性淋巴瘤治疗。

(张国华)

第十节　坏死增生性淋巴结病

坏死增生性淋巴结病(necrotizing hyperplastic lymphadenop athy,HNL)也称坏死性淋巴结炎,临床以长期发热、颈部痛性淋巴结肿大和白细胞计数减少为特征。病理组织学以淋巴结内广泛凝固性坏死伴组织细胞反应性增生,无中性粒细胞浸润为特点。各年龄组均可发病,以 15～40 岁居多,占 75%;男女之比为 1.00∶1.04,以年轻女性多见,四季均可发病,但以冬春季多见。

一、病因与发病机制

本病病因不明,多认为由病毒感染引起,其依据如下:①发病前多有上呼吸道感染史。②外周血白细胞减少。③整个病程中淋巴结无化脓或软化倾向。④抗生素或抗结核药治疗无效。⑤病理改变主要在副皮质区,而该区往往是发生针对病毒的细胞性免疫应答的场所,坏死灶无中性粒细胞浸润。可能与 EB 病毒、疱疹病毒、人类微小病毒 B19、人 T 细胞白血病淋巴瘤病毒及布鲁菌、耶尔森菌及弓形体感染有关。也有人认为它是免疫反应性疾病,有报道系统性红斑狼疮、桥本甲状腺炎患者易并发 HNL。

二、临床表现与分型

发病前约 60% 有上呼吸道感染,一般持续 1 周左右。

起病急骤,几乎都有发热,为弛张热,可达 41 ℃。

疼痛性淋巴结肿大为本病特征之一。以颈部淋巴结肿大为著,也可累及肺门淋巴结、肠系膜或腹腔深部淋巴结。

30% 有皮疹,但皮疹为多形性,可类似药疹、多形性红斑或亚急性红斑狼疮的皮肤表现。

本病病情轻重悬殊,临床表现多样。可分为两型:①单纯型,脏器受累少,病程一般不超过 3 个月,有的可自然痊愈。②变异型,临床表现复杂,细胞免疫水平低,多脏器损害,多因单纯型并发感染而发生,可出现类似于结缔组织病,如成人 Still 病、类风湿性关节炎、系统性红斑狼疮、Sweets 综合征等表现。此外,还可表现为心肌炎、急性肾小球肾炎综合征。

三、实验室检查

(一)血常规

常有白细胞减少,占 85%,40%～50% 有轻、中度贫血,血沉增快,C 反应蛋白阳性,抗核抗体阳性。

(二)骨髓常规

骨髓常规多是感染性改变,多伴有粒细胞退行性变(粒细胞中有空泡和中毒颗粒)。少数表现为组织细胞和异常淋巴细胞增多,偶见增生重度低下者。

(三)肝功能

GPT、GOT 及 LDH 可升高,蛋白电泳显示丙种球蛋白增高占 40%,部分患者 IgM、IgG、IgA 和 γ 球蛋白增高。

(四)病理组织学特征

HE 染色切片,低倍镜下见淋巴结内散在不规则的淡染区,主要位于副皮质区或皮质区相连成片。高倍镜下见淡染区内细胞广泛坏死,留有大量核碎片,坏死为凝固性,坏死中心带细胞完全崩解,呈颗粒粉染状,坏死周围有组织细胞,巨噬细胞增生,部分细胞核异型,个别可见少量免疫母细胞,病变淋巴结中无中性粒细胞浸润。

四、诊断与鉴别诊断

(一)诊断

年轻女性出现以下临床表现可确诊。

1.主要表现

主要表现如下:①有痛性颈腋部淋巴结肿大,随发热而消长,无红肿。②长期反复发热,抗生素治疗无效,激素治疗有效。③病程中有贫血、白细胞计数减少或正常。

2.次要表现

次要表现如下:①不定型的皮疹或红斑,关节疼痛,一过性肝大、脾大,随体温的变化消长。②血沉快,C 反应蛋白阳性,抗核抗体阳性。③ALT、AST、LDH 增高。④OT 向阴性转化。

3.淋巴结活检

皮质区广泛凝固性坏死,组织细胞增生,明显的吞噬细胞碎片现象,无中性粒细胞浸润。可表现为坏死碎片型为主和组织细胞增生型为主。

尚需除外结核病、恶性淋巴瘤、血管免疫母细胞淋巴结病、传染性单核细胞增多症方可诊断为本病。

(二)鉴别诊断

(1)恶性淋巴瘤。

(2)恶性组织细胞增生症。

(3)系统性红斑狼疮。

(4)结核病。

(5)转移性印戒细胞癌。

(6)成人 Still 病。

(7)传染性单核细胞增多症。

(8)血管免疫母细胞淋巴结病。

五、治疗与预后

本病为自限性疾病,多数患者可不经过治疗而自愈,预后多良好,但有复发。若有明确的病原学证据,也可对因治疗。

(张国华)

<h1 style="text-align:center">第十一节　噬血细胞综合征</h1>

噬血细胞综合征(hemophagocytic syndrome,HPS)也称噬血细胞性淋巴组织细胞增生症,又称噬血细胞性网状细胞增生症,于 1979 年首先由 Risdall 等报告,是一种与急性病毒感染有关的良性噬血组织细胞增生,病因可能是感染、药物或肿瘤引起的,多发于儿童。其特点为单核-巨噬细胞增生活跃,并有明显的吞噬红细胞现象。患者多有明显高热,肝、脾和淋巴结肿大,患者有贫血现象,白细胞计数明显减少,分类可见淋巴细胞明显增高,易见异淋。血小板计数常减低。

一、临床表现

(一)家族性噬血细胞综合征

发病年龄一般早期发病,70％发生于 1 岁以内,甚至可在生前发病,出生时有临床表现。多数在婴幼儿期发病,但也有迟至 8 岁发病者。成年发病也不能排除家族性。

(二)感染相关性噬血细胞综合征(IAHS)

严重感染引起的强烈免疫反应,淋巴组织细胞增生伴吞噬血细胞现象,本病常发生于免疫缺陷者,由病毒感染,其他微生物感染,如细菌、真菌、立克次体、原虫等感染也可引起 HPS。

(三)肿瘤相关性噬血细胞综合征

本病分为两大类:一类是急性淋巴细胞白血病(急淋)相关的 HPS,急淋在治疗前或治疗中可能合并有感染或没有感染伴发的 HPS。除急淋外,纵隔的精原细胞瘤也常发生继发性 HPS。第二类是淋巴瘤相关的 HPS(LAllS),淋巴瘤常为亚临床型,没有淋巴瘤的表现,故往往误诊为感染相关性 HPS,特别容易误诊为 EB 病毒相关性淋巴瘤。

二、实验室和其他检查

(一)血常规

全血细胞减少,以血小板计数减少为明显,白细胞计数减少的程度较轻;观察血小板的变化,可作为本病活动性的一个指征。病情缓解时,首先可见到血小板上升;而在病情恶化时,也首先见到血小板计数下降。

(二)骨髓常规

骨髓在疾病早期的表现为中等度的增生性骨髓常规,噬血现象不明显,常表现为反应性组织细胞增生,无恶性细胞浸润,应连续多次检查骨髓,以便发现吞噬现象。该病的极期除组织细胞增多外,有多少不等的吞噬性组织细胞,主要为吞噬红细胞,也可为吞噬血小板及有核细胞。下列因子增多:白细胞介素-1 受体拮抗因子、可溶性白细胞介素-2 受体(sIL-2)、γ 干扰素、肿瘤坏死因子(TNF)等。

(三)血脂

甘油三酯增多,可在疾病的早期出现,脂蛋白电泳常见极低密度脂蛋白胆固醇及低密度脂蛋白胆固醇升高,高密度脂蛋白胆固醇降低。当病情缓解时,脂蛋白胆固醇可恢复正常。

(四)肝功能

转氨酶及胆红素可增高,其改变的程度与肝受累的程度一致。在全身感染时,可有低钠血症、血清铁蛋白增多。

(五)凝血

在疾病活动时,常有凝血异常,特别是在疾病活动期,有低纤维蛋白原血症,部分凝血活酶时间延长,在有肝受损时,其凝血酶原时间可延长。

(六)脑脊液

中等量的细胞增多($5\times10^6/L\sim50\times10^6/L$),主要为淋巴细胞,可能有单核细胞,但很少有噬血细胞,蛋白增多,但有的即使有脑炎的临床表现,其脑脊液也可能正常。

(七)免疫学检查

家族性 HPS 常有自然杀伤细胞及 T 细胞活性降低。

(八)影像检查

部分患者胸片可见间质性肺浸润,晚期患者头颅 CT 或 MRI 检查可发现异常,其改变为陈旧性或活动性感染,脱髓鞘,出血,萎缩和/或水肿。有时也可通过 CT 检查发现脑部钙化。

三、诊断

(1)发热超过 1 周,高峰≥38.5 ℃。

(2)肝大、脾大伴全血细胞减少(累及≥2 个细胞系,骨髓无增生减低或增生异常)。

(3)肝功能异常(血 LDH≥正常均值+3 SD,一般≥1 000 U/L)及凝血功能障碍(血纤维蛋白原≤1.5 g/L),伴高铁蛋白血症(≥正常均值+3 SD,一般≥1 000 ng/mL)。

(4)噬血组织细胞占骨髓涂片有核细胞≥3%,和/或累及骨髓、淋巴结、肝、脾及中枢神经系统的组织学表现。

四、鉴别诊断

鉴别诊断最容易混淆的是家族性 HPS 与继发性 HPS,特别是与病毒相关性 HPS 的鉴别,因为病毒感染不但与病毒相关性 HPS 有关,在家族性 HPS 患者,也常有病毒感染,而且家族性 HPS 也常由病毒感染而诱发。家族性 HPS 为常染色体隐性遗传病,常问不到家族史,更增加了诊断的难度。一般认为,在 2 岁前发病者多提示为家族性 HPS,而 8 岁后发病者,则多考虑为继发性 HPS。在 2～8 岁发病者,则要根据临床表现来判断,如果还难肯定,则应按家族性 HPS 处理。

五、并发症

出血、感染、多脏器功能衰竭和弥散性血管内凝血(DIC)。

六、治疗

原发性 HPS 或病因不明未检出明显潜在疾病者除加强支持治疗和并发症的治疗外,目前尚无特效治疗。

(一)家族性噬血细胞综合征

1.化学疗法

常用的化学治疗药物有细胞毒性药物,如长春花碱或长春新碱与肾上腺皮质激素联用,也可应用反复的血浆置换,或 VP16 或 VM26 与肾上腺皮质激素合用。

2.免疫治疗

用环胞菌素 A 治疗家族性 HPS 取得满意效果,用抗胸腺细胞球蛋白(ATG)也可诱导缓解。

3.造血干细胞移植

尽管上述化学治疗可使病情缓解,有的可缓解 9 年,但仍不能根治家族性 HPS。报告 5 例由 EBV 所致的 HPS,应用造血干细胞移植,随后用环胞菌素 A 加 VP16,大大改善了本病的预后。

4.治疗方案

国际组织细胞协会 1994 年提出一个治疗家族性 HPS 的方案(HLH94):地塞米松每天 10 mg/m² 与 VP16 每周 150 mg/m²,连用 3 周,第 4 周起减量,第 9 周起 VP16 每 2 周用药 1 次,并加用环胞菌素 A 每天 5～6 mg/kg 口服,共用 1 年。有神经症状者,前 8 周每 2 周鞘内注射 MTX 一次。如果是家族性 HPS,争取做异基因造血干细胞移植。如果为非家族性 HPS,则在 8 周治疗后根据病情停止治疗。

(二)继发性噬血细胞综合征

继发性 HPS 针对病因进行相应治疗。对 HPS 或高细胞因子血症的治疗对策如下:①类固醇疗法或大剂量甲基泼尼松龙冲击。②静脉滴注大剂量丙种球蛋白。③抑制 T 细胞活化的特异性抑制剂环孢菌素 A 或联用 G-CSF 治疗 VAHS,或抗胸腺细胞球蛋白。④直接拮抗细胞因子的抗 TNF 抗体和白细胞介素-1 受体拮抗剂。⑤为抑制或减少淋巴因子的供应源可采用化学治疗。包括 CHOP、CHOPE 方案或缓慢静脉滴注长春新碱。⑥异基因骨髓移植(allo-BMT)或外周血干细胞移植治疗 FHL 或耐化学治疗的 LAHS 或 EBV-AHS 患者,优于常规化学治疗和免疫抑制治疗。

七、预后

HPS 预后不良,取决于潜在疾病的严重性及细胞因子暴发的强度,约有半数患者死亡。呈暴发性经过者病情急剧恶化,4 周内死亡。生存者 1～2 周血细胞数恢复,肝功能恢复需较长时间(3～4 周)。主要死亡原因为出血、感染、多脏器功能衰竭和 DIC。

(张国华)

第十二章

内科疾病的中西医结合诊疗

第一节 甲状腺功能亢进症的中西医结合诊疗

甲状腺功能亢进症简称甲亢,是指甲状腺呈现高功能状态,产生和释放过多的甲状腺激素所致的一组疾病,其共同特征为甲状腺激素分泌增加而导致的高代谢和交感神经系统的兴奋性增加,病因不同者各有其不同的临床表现。毒性弥漫性甲状腺肿又称 Graves 病,或称为 Basedow 病或 Parry 病,是甲状腺功能亢进的主要原因,也是一种自身免疫性疾病,临床表现为累及包括甲状腺在内的多系统的综合征,包括高代谢综合征、弥漫性甲状腺肿、突眼征、特征性皮损和甲状腺肢端病,由于多数患者同时有高代谢症和甲状腺肿大,故称为"毒性弥漫性甲状腺肿"。毒性甲状腺腺瘤和毒性多结节性甲状腺肿是甲状腺激素水平增高的较少见的原因。以下主要论述 Graves 病。

甲亢归属"瘿病"范畴,"瘿"在《诸病源候论》中已明确指出是指颈前方出现状如樱核的肿物,是指甲状腺肿大,根据历代中医对瘿病的分类,其中忧瘿、气瘿更酷似伴甲亢病症的甲状腺肿大。

一、病因病理

甲亢属"瘿病"的范畴。瘿病是由于情志内伤、饮食及水土失宜等因素引起的,气滞、痰凝、血瘀壅结颈前为基本病机,以颈前喉结两旁结块肿大为主要临床特征的一类疾病。

瘿病的发生与情志内伤、体质因素、饮食及水土失宜有关。

(一)情志失调

长期忧思郁怒,可使气机郁滞,肝失疏泄,则津液循行失常,凝结而生痰,气郁痰结,壅于颈前,则形成瘿气,且其消长与情志变化有关。

(二)体质因素

先天禀赋不足,天癸虚弱,于妇女则对经、带、胎、产、乳等生理产生影响,而致肝血暗耗,冲任亏虚,阴精不足,津液失养。遇情志不遂,则气郁痰结而病。久则更伤肝阴,郁而化火。故较男性而言,女性更易患瘿病。

(三)饮食及水土失宜

饮食失调,或居住在高山地区,水土失宜,一则影响脾胃的功能,使脾失健运,不能运化水湿;

二则影响气血的运行,痰气郁结颈前则发为瘿病。在古代瘿病的分类名称中有泥瘿、土瘿之名。

因情志抑郁或突遭剧烈的精神创伤,均可导致肝之疏泄功能异常,木失条达之性,则肝气内迫,郁结不化,气机郁滞,津液不行,凝聚成痰。痰气交阻于颈,遂成瘿肿,而成气郁痰阻之证。痰气郁结日久,凝结于眼部而致目突,恚怒又久而不解,遂化火冲逆,而呈肝火旺盛之象。其肝火炎于上则见急躁易怒,面部烘热,口苦目赤,眼瞳如怒视状;上扰心肺,心阴被扰,心神不宁,而见心悸失眠;肺卫失固,火蒸津液,汗多外泄;横犯中州,胃阴被耗,水津内乏,口渴引饮,阴伤则热,消谷善饥,多食而瘦。肝火既旺,又易伤阴,肝阴不足,久必及肾,肝肾阴虚,水不涵木而致筋脉失养,肢软无力,麻木颤抖,阴虚肝旺之证遂成。素体阴虚者,尤多恚怒郁闷之情,遇有气郁,更易化火。病久,一则壮火食气,二则阴损及阳,而至气阴两伤,脾阳受损,健运失司,因而纳谷不化,大便溏薄。阳虚既成,一则水失健运,滋生痰湿,二则气虚,无力推动血行,致使血液阻滞,而成瘀血、痰湿。瘀血上逆于颈,甲状腺肿大益甚,可有结块、硬肿;上凝于眼,突眼更著。由此在甲亢症状业已控制、甲状腺功能恢复正常时,有时仍可见有突眼症,而成难治之症。

总之,本病初起多实,以肝郁、痰凝为主,继之郁而化火,肝火旺盛,内炽伤阴,阴虚又复阳亢,阴虚、阳亢互为因果,成为甲亢主见之证候。久则气阴两耗,已由实转虚。主病在肝,而又涉及心、脾、胃、肾诸脏腑。目为肝窍,故目睛之症尤为突出,其理自明。

二、诊断

多起病缓慢,在表现典型时,可根据高代谢综合征、甲状腺肿和眼征三个方面的表现诊断,轻症患者或年老和儿童患者的临床表现常不典型,需借实验室检查以明确诊断。

(一)临床表现

典型患者常有下列表现。

1.神经系统

患者易激动、神经过敏,伸舌和伸手时可见细震颤,多言,多动,失眠紧张,思想不集中,焦虑烦躁,多疑等。有时出现幻觉,甚至呈狂躁症,但也有寡言、抑郁不欢者。腱反射活跃,反射时间缩短。

2.高代谢综合征

患者怕热、多汗,皮肤、手掌、面、颈、腋下皮肤红润多汗。常有低热,发生危象时可出现高热,患者常有心动过速、心悸,胃纳明显亢进,但体重下降,疲乏无力。

3.甲状腺肿

多数患者以甲状腺肿大为主诉,呈弥漫性对称性肿大、质软,吞咽时上下移动。少数患者的甲状腺肿大不对称或肿大不明显。甲状腺弥漫对称性肿大伴杂音和震颤为本病一种特殊体征,在诊断上有重要意义,但应注意与静脉音和颈动脉杂音相鉴别。

4.眼征

本病有非浸润性突眼和浸润性突眼两种特殊的眼征。

(1)非浸润性突眼:又称良性突眼,占大多数。一般为对称性,有时一侧突眼先于另一侧。眼征有以下几种:①眼裂增宽,少瞬和凝视;②眼球内侧聚合不能或欠佳;③眼向下看时,上眼睑挛缩,在眼下视时不能跟随眼球下落;④眼上视时,额部皮肤不能皱起。

(2)浸润性突眼:又称"内分泌性突眼""眼肌麻痹性突眼症"或"恶性突眼",较少见,病情较严重。

5.心血管系统

可有心悸、气促,稍事活动即可明显加剧。重症者常有心律不齐、心脏扩大、心力衰竭等严重表现。

6.消化系统

食欲亢进,体重却明显下降,两者伴随常提示本病或同时有糖尿病的可能。

7.其他

另外还可出现紫癜、贫血、肌肉软弱无力、月经减少甚至闭经、男性多有阳痿等。

高代谢综合征、交感神经系统兴奋性增高、特征性眼征与特征性甲状腺肿大具有诊断价值。

(二)甲状腺功能试验

表现不典型的疑似患者,可按下列次序选作各种检测:①血清总甲状腺素(TT_4);②血总三碘甲状腺原氨酸(TT_3);③血清反 T_3(rT_3);④游离 T_4(FT_4)和游离 T_3(FT_3);⑤血清超敏促甲状腺激素(S-TSH),甲亢患者的 TT_4、TT_3、rT_3、FT_4、FT_3 均可升高,S-TSH 降低;⑥甲状腺摄^{131}I率升高;⑦T_3抑制试验(甲亢患者不受抑制);⑧促甲状腺激素释放激素(TRH)兴奋试验(甲亢患者无反应);⑨甲状腺刺激球蛋白阳性。

三、鉴别诊断

(一)单纯性甲状腺肿

除甲状腺肿大外,并无上述症状和体征。虽然有时^{131}I摄取率增高,T_3抑制试验大多显示可抑制性,血清 T_3、rT_3正常。

(二)自主性高功能性甲状腺结节

扫描时放射性集中于结节处,而结节外放射性降低。经 TSH 刺激后重复扫描,可见结节外放射性较前增高。

(三)其他

结核病和风湿病常有低热、多汗、心动过速等。以腹泻为主要表现者常被误诊为慢性结肠炎。老年甲亢的表现多不典型,常有淡漠、厌食、明显消瘦,容易被误诊为癌症。单侧浸润性突眼症需与眶内和颅底肿瘤鉴别。甲亢伴有肌病者,需与家族性周期性瘫痪和重症肌无力鉴别。

四、并发症

甲状腺危象又称甲亢危象,为甲亢患者可危及生命的严重表现,通常见于严重的甲状腺功能亢进者在合并其他疾病时,如感染、败血症、精神应激和重大手术时,严重的甲亢同时合并其他疾病与甲状腺危象之间很难截然区分,因此严重甲亢同时合并感染、败血症等其他疾病的患者如不能区分是否是甲状腺危象,应按甲状腺危象处理。

五、中医证治枢要

素体阴虚,疏泄失常,气郁化火,津铄痰结,伤阴耗气为瘿病的基本病理。本病常由于忧郁恼怒引起,在中医辨证中,主病在肝。在病机演变过程中呈肝郁→肝火→肝阴不足之势,其中尤以肝火(包括阴虚火旺)为其代谢亢盛的主要表现。养阴清热,解郁化痰是治疗本病的基本原则。

本病的中医治疗可分 3 个阶段。瘿气初起,年轻、体质尚好者,常以气郁痰凝为主,病位以肝为主,治以解郁化痰。病情进展,气郁化火,常累及心、肝、胃 3 个脏腑,心火旺则心悸不宁,神情欠安;肝火旺则急躁易怒,手舌震颤;胃火旺则多食善饥,形体消瘦。治疗时宜阴虚者滋阴降火,实火者清热泻火。病越久则阴虚越明显,或可伤阴耗气,出现气阴两虚的证候,累及心、脾、肝、肾。心气阴两虚者,可见心神不宁、怔忡、失眠、虚烦潮热等;脾气阴两虚者,可见饥不欲食、渴不欲饮、腹胀脘闷、大便溏薄等;肝肾气阴两虚者,可见头晕耳鸣、腰酸齿摇、肢颤手抖等症。故治疗时应酌情加入养阴生津益气之品,以扶正气。病久入络,需配伍活血化瘀通络之药。晚期阴损及阳而致阴阳两虚,精血亏损,并发症加剧,甚至致死致残,此时治疗应以调补阴阳,补肾活血为主。

本病病程漫长,病情复杂,在整个病变过程中除上述基本病机外,常兼夹气滞、痰热、湿热、热毒、水湿潴留、瘀血阻滞等证候,治以理气、化痰、清热、利湿、活血等治法,以提高疗效。

六、辨证施治

(一)气郁痰凝

(1)主症:颈前正中肿大,质软不痛,颈部觉胀,胸闷,喜太息,或兼胸胁窜痛,病情的波动与情志因素有关。苔薄白,脉弦。

(2)治法:理气解郁,化痰消瘿。

(3)处方:四海舒郁丸加减。青木香15 g,陈皮15 g,昆布30 g,海藻30 g,海蛤壳15 g,柴胡15 g,郁金15 g,香附15 g,夏枯草20 g。

(4)阐述:方中青木香、陈皮疏肝理气;昆布、海藻、海蛤壳化痰软坚,消瘿散结;柴胡、郁金、香附疏肝理气;夏枯草散郁结,化痰凝。咽颈不适者可加桔梗、牛蒡子、木蝴蝶、射干利咽消肿。王立琴采用疏肝行气、祛痰散结的治法,方药用柴胡、黄芩、赤芍、连翘、浙贝母、半枝莲、夏枯草、生牡蛎等治疗甲亢,效果显著。

(二)肝火亢盛

(1)主症:颈前轻度或中度肿大,一般柔软、光滑,烦热,容易出汗,性情急躁易怒,眼球突出,手指颤抖,面部烘热,口苦。舌质红,苔薄黄,脉弦数。

(2)治法:清泻肝火,散结消瘿。

(3)处方:龙胆泻肝汤合消瘰丸加减。龙胆草10 g,栀子15 g,黄芩12 g,柴胡15 g,牡丹皮12 g,生地黄15 g,当归15 g,夏枯草12 g,牡蛎30 g。

(4)阐述:方中龙胆草泻肝火;黄芩、栀子清火泄热以助龙胆草之力;柴胡疏肝清热;牡丹皮清热凉血;生地黄、当归滋养阴血,使驱邪而不伤正;夏枯草、牡蛎清肝火,软坚散结。心火旺盛,心悸频作,夜眠不安者,可加黄连、莲心清心火;胃热内盛,多食易饥者,加生石膏、知母清泄胃热。许芝银认为甲亢进展期虽肝胃火旺,实由心火亢盛所致,若只清肝胃之火,心火难于速去,症难控制且易复发;故应重用黄连配以黄芩、夏枯草、生石膏使心、肝、胃火皆平,则疗效巩固。

(三)阴虚火旺

(1)主症:形体消瘦,目干睛突,面部烘热,咽干口苦,烦躁易怒,心悸气短,恶热多汗,多食善饥,舌颤手抖,寐少梦多,小便短赤,大便干结。舌质红绛,舌苔薄黄,或苔少舌裂,脉弦细数。

(2)治法:滋阴降火。

(3)处方:当归六黄汤合天王补心丹化裁。生地黄15 g,玄参15 g,麦冬15 g,天冬15 g,黄芩8 g,黄连4 g,夏枯草30 g,鳖甲20 g,当归15 g,白芍20 g,枸杞15 g,香附12 g。

(4)阐述:甲亢阴虚主要累及心、肝、肾。方中生地黄、玄参、麦冬、天冬养阴清热;火旺甚者用夏枯草、黄芩、黄连清之,则心、肝、肾、胃之虚火并除;鳖甲滋阴潜阳,软坚散结;以当归、白芍、枸杞滋肝阴,香附疏肝理气,既补肝体又助肝用,恢复肝的"体阴而用阳"的功能。甲亢的阴虚火旺证或偏于肝旺,或偏于阴虚;或兼有气滞,或兼有痰凝。需随证加减,方可获良效。于世家对阴虚火旺型的甲亢治以滋阴降火为主,兼以镇静安神,常选知母、黄柏、女贞子、菟丝子、枸杞、山茱萸、黄精及丹参。

(四)气阴两虚

(1)主症:心悸不宁,心烦少寐,易出汗,手指颤动,咽干,目眩,倦怠乏力,大便溏薄。舌质红,舌体颤动,脉弦细数。

(2)治法:益气养阴。

(3)处方:生脉散合牡蛎散化裁。人参 10 g,麦冬 15 g,五味子 15 g,牡蛎 20 g,白术 12 g,黄芪 30 g,白芍 12 g,生地黄 15 g,何首乌 20 g,香附 12 g,陈皮 5 g。

(4)阐述:方中人参甘温,益气生津,又可宁心益智;麦冬入心胃经,可清热养阴;五味子生津敛汗滋肾,宁心安神;牡蛎敛阴潜阳,固涩止汗;白术健脾益气;黄芪益气实卫,固表止汗;白芍、生地黄、何首乌同用滋养肝肾阴精;陈皮理气健脾;香附疏肝理气,使诸药补而不滞。虚风内动,手指及舌体颤动者,加钩藤、白蒺藜、白芍平肝息风;脾虚便溏者,加白术、薏苡仁、怀山药、麦芽健运脾胃。

七、特色经验探要

(一)含碘中药临床使用的选择

含碘中药自古以来是中医治疗甲亢的主药。古代医家多倡用昆布、海藻等含碘高的中药治疗本病,早在晋代,葛洪《肘后备急方》已记载海藻治瘿病,四海舒郁、海藻玉壶等方一直为历代医家沿用。近年来,随着对甲亢生理病理认识的不断深化和临床经验的积累,含碘中药能否用于治疗甲亢,成为临床上争论的焦点。

一部分学者认为含碘中药应选用含碘较少的中药夏枯草、牡蛎等。至于昆布、海藻、黄药子等含碘量高的中药,则仅在没有功能亢进表现的甲状腺肿大、腺瘤或肿瘤中使用。现代研究也认为碘不仅可以抑制甲状腺素的合成,还能抑制甲状腺素的释放,使血中甲状腺素迅速下降,促使症状缓解,临床实践表明,含碘中药并不是甲亢的绝对禁忌证。甲亢危象时,突击给予碘剂,甲亢术前用碘作为术前准备,而且碘还有软坚散结、消除肿大之甲状腺的作用,故有人主张甲亢伴有甲状腺肿大者可用含碘中药。另有学者提倡摒弃含碘中药,他们认为碘对甲状腺激素的抑制作用不持久,随着甲状腺对碘化物的抑制作用产生适应而出现脱逸现象,大量甲状腺激素重新释放入血,从而引起甲亢症状的复发、反跳,再用抗甲状腺药物治疗时,就会明显延长疗程,增加药量。长期使用碘剂尚可引起甲状腺功能的减退或亢进。总而言之,在临床应用时,应根据疾病本身的发病特点和现代医学的研究进展合理组方用药,在辨证论治的前提下,含碘中药不是不可以使用,若运用恰当可收良效。

(二)突眼症的中医辨证治疗

突眼症是甲亢的一个难治之症,中医学认为甲亢突眼的形成与痰瘀、情志等因素有关。目为肝之窍,情志郁滞,肝气郁结,津液不行,凝聚成痰,痰气凝结于眼,遂致目突;肝郁化火,肝火上逆,痰火内结于目,可见眼瞳如怒视之状,是为"鹘眼凝睛"之症。多数患者突眼症在肝郁化火炽盛时出现,也有在甲亢被控制缓解后,甲状腺功能正常或减退时出现,西医学认为与机体神经、内分泌免疫功能紊乱有关,常用免疫抑制剂或大剂量肾上腺皮质激素药治疗,但疗效多不理想,且有不良反应。

甲亢突眼症一般分为甲亢突眼和甲亢后突眼两期治疗。在甲亢突眼发病的早期,因长期忧思、郁怒、悲伤等情志损伤,使气机瘀滞,津液运行不畅而成痰,气郁往往易化风化火,引得肝经风、火上逆,夹痰夹瘀上壅肝窍而形成突眼,此时病情尚轻,治疗以祛邪为主,疏肝清火,化痰祛瘀以明目。随着病情的发展,肝郁必横逆犯脾,脾虚生痰助湿;又肝郁化火日久,火热耗伤气阴,穷及于肾,肾阴渐见不足;同时“阴虚血瘀”,“血受热则煎熬成瘀”,血瘀也进一步加甚,使得突眼逐渐严重。此时的甲亢多已经得到控制,实验室检查甲状腺功能正常。病位主要在肝脾肾,病性为本虚标实,虚实夹杂。本虚为脾虚、肝肾阴虚,标实为痰凝、血瘀,治疗宜攻补兼施,扶正为主,滋养肝肾,健脾益气,兼化痰祛瘀以明目。处方杞菊地黄丸合四君子汤加减。

八、西医治疗

(一)药物治疗

1.抗甲状腺药物(ATD)治疗

(1)适应证:ATD 治疗是甲亢的基础治疗,适用于轻中度甲状腺肿大,或孕妇、20 岁以下的青少年及儿童患者、甲状腺次全切除后复发又不适合放射性治疗的患者,或由于其他严重疾病不适宜手术者,也用于放射性^{131}I 治疗前后的辅助治疗和手术前准备。

(2)剂量和疗程。常用的 ATD 分为硫脲类和咪唑类两类,普遍使用丙硫氧嘧啶和甲巯咪唑。药物的选择在权衡 2 种药物的特点之后做出,一般 T_3 增高明显的重症患者和妊娠妇女选择丙硫氧嘧啶;轻中度症状的甲亢患者选用甲巯咪唑。

初始期:丙硫氧嘧啶的初始剂量为 300～400 mg,常分 3 次服用;甲巯咪唑为 30～40 mg,可以单次或分 2～3 次服用。一般在服药 2～3 周后,患者的心悸、烦躁、乏力等症状可以有所缓解,4～6 周后代谢状态可恢复正常,此为用药的“初始阶段”。

减量期:当患者症状显著减轻,高代谢症状消失,体重增加,T_4 和 T_3 接近正常时可根据病情逐渐减少药物用量。在减量过程中,每 2～4 周随访 1 次,每次减少甲巯咪唑 5 mg 或丙硫氧嘧啶50 mg,不宜减量过快。剂量的递减应根据症状、体征及实验室检查的结果及时做出相应的调整,需 2～3 个月。如果减量后症状和 T_3、T_4 有所反跳,则需重新增加剂量并维持一段时间。

维持期:很多患者只需要治疗剂量的 1/3 或更少就能维持正常的甲状腺功能。也可以在使用 ATD 的同时使用左甲状腺激素来维持正常的甲状腺功能(维持阶段),为期 1～2 年,个别患者需要延长维持治疗疗程。

(3)药物不良反应:见于用药后的 3～6 个月,主要有粒细胞减少、药疹、药物性肝炎等。

2.β 受体阻滞剂

β 受体阻滞剂作为辅助治疗的药物或应用于术前准备,尤其是应用在较严重的甲亢或心悸等症状较重的患者中。

3.糖皮质激素和碘化物

糖皮质激素和碘化物常用于甲亢危象的治疗。

(二)放射碘治疗

放射性^{131}I 治疗在不少国家已作为 Graves 病的首选治疗,治疗机制是甲状腺摄取^{131}I 后释放出 β 射线,破坏甲状腺组织细胞。

适应证:50 岁以上易发生房颤的患者为首选治疗;反复复发的甲亢或长期治疗无效者,除非有手术治疗的强烈适应证,应该选用放射性^{131}I治疗;手术治疗后复发者;不适合药物治疗和手术治疗者。治疗甲亢后的远期并发症中最常见的是甲状腺功能减退,是否选择^{131}I治疗主要是权衡甲亢和甲减后果的利弊关系。妊娠和哺乳期妇女、严重突眼的患者、青少年、甲亢病情严重者禁忌使用。

九、中西医优化选择

中药和西药在治疗甲亢方面各有利弊。抗甲状腺药物及放射碘治疗,常出现白细胞严重减少、中毒性肝病等情况,^{131}I治疗和手术治疗容易并发甲减和甲状腺危象,手术疗法有其严格的适应证,甲减发生率和甲亢复发率也比较高。中医药治疗甲亢,无明显之不良反应,辨证施治整体调节,可较快控制症状,改善患者自身免疫状态,并可减少抗甲状腺药物用量,降低甲亢复发率。还可通过补虚扶正,调整机体状态,为手术治疗创造机会。甲亢诊治,现多遵循按西医方法来确诊,用中医理论指导治疗的原则,以中药配合小剂量西药治疗,同时利用现代临床实验室检查及特殊检查来客观评定疗效和分阶段治疗。

(一)第一阶段(甲亢症状明显期)

这一阶段甲亢的各种临床表现明显。早期,多数有甲状腺肿大,化验结果:TSH↑,T_3、T_4↑,但无突眼,患者饮食明显增加但体重下降,自觉乏力但尚能坚持工作。治疗:西药用丙硫氧嘧啶、甲巯咪唑等以抑制甲状腺对T_3、T_4的合成。如果心率超过110次/分者,加服普萘洛尔。中医辨证论治,一般以疏肝清热为主,肝郁化火以龙胆草、夏枯草、栀子、黄芩为主清泻肝火,海藻、牡蛎化痰软坚,消瘿散结,柴胡、香附理气解郁。阴虚火旺一般以生地黄、玄参、麦冬养阴清热,火旺甚者用夏枯草、黄芩、黄连清之,鳖甲滋阴潜阳,软坚散结。甲亢症状一般在10～15天会有明显好转,1个月左右自觉症状基本消失,以后进入下一阶段的治疗。

(二)第二阶段(甲亢症状消除期)

这个时期一般T_3、T_4趋于正常,TSH基本偏低,患者自觉症状基本消失,体重回升。这时千万不能中断治疗。治疗原则以调整人体阴阳平衡为主,"阴平阳秘,精神乃治"。甲巯咪唑等继续应用,要适当减量,并注意白细胞和肝功能的情况。中医辨证论治多用益气养阴法,方中人参、麦冬、五味子、白术、黄芪、白芍、何首乌为主药。对于肿大的甲状腺和突眼症还一时不能消除的情况,可选用三棱、莪术、泽泻、海藻、昆布、郁金等活血化瘀、软坚散结之药,第二阶段一般要用2个月左右。

(三)第三阶段(巩固期)

T_3、T_4正常范围,TSH有所回升,自觉正常。肿大的甲状腺缩小,突眼症得到改善。一般以益气补肾为主,可选择一些中成药,如逍遥丸、六味地黄丸、补中益气丸、八珍冲剂等,并可根据临床症状合用一些软坚散结的药物。西药以小剂量继续服用1～2年。

十、饮食调护

在高代谢状态未控制前,宜进食如黄豆、蛋黄等高热量、高蛋白、高维生素的饮食,忌食含碘多的食品。保证足够饮水,每天饮水3 000 mL以上,忌浓茶、咖啡等。

(孙温伟)

第二节　甲状腺功能减退症的中西医结合诊疗

甲状腺功能减退症简称甲减,是指组织的甲状腺激素作用不足导致的一种病理状态,即是指甲状腺激素的合成、分泌或生物效应不足所致的一组内分泌疾病。甲减为常见的内分泌疾病,其发病率有地区及种族的差异。碘缺乏地区的发病率明显较碘供给充分地区高。女性甲减较男性多见,且随年龄增加患病率上升。新生儿甲减发病率约为 1/4 000,青春期甲减发病率降低,随着年龄增加,其患病率上升,在年龄大于 65 岁的人群中,显性甲减的患病率为 2%～5%。99% 以上甲减为原发性甲减,仅不足 1% 的患者为 TSH 缺乏引起。原发性甲减绝大多数是由自身免疫性甲状腺炎、甲状腺放射碘治疗或甲状腺手术导致。

甲减在中医无专有病名,基于甲减的临床表现多为气血亏虚、脏腑虚损、肾阳不足等的证候表现,故一般将其归属于"虚劳"范畴;但某些甲减是由于甲状腺切除或放射碘治疗所导致,则应属于"虚损"之列;《黄帝内经》中即将甲状腺肿大或结节称为"瘿",故伴甲状腺肿大或结节的甲减,如地方性碘缺乏、桥本甲状腺炎等所致伴甲状腺肿大或结节者,可称为"瘿病·虚劳证"。

一、病因病理

甲减属于"虚劳"或"虚损"之疾,《素问·通评虚实论》曰:"精气夺则虚",本病大多由于禀赋不足或后天失调、病久失调、积劳内伤所致。病机是元气虚怯,肾阳虚衰,乃脏腑功能减退,气血生化不足。病变脏腑以肾为主,病位涉及心、脾、肝等脏。由于阳气虚衰,无力运化,临床也可见痰湿、瘀血等病理产物夹杂。

甲状腺激素有促进生长发育、产热、调节代谢等作用,故甲减患者表现出一派虚损证候,而以肾阳虚衰最为明显。20 世纪 60 年代建立的"阳虚"动物模型即表现甲减的临床症状。近年来研究进一步表明阳虚证患者血清甲状腺素含量偏低,证实了阳虚与甲减的内在关系。

肾为先天之本,内藏元阳真火,温养五脏六腑。肾为先天之本,元阳所居,甲减有始于胎儿期或新生儿者,患儿智力水平低下、生长发育迟缓、身材矮小,称为呆小病,足可证明甲减与肾虚关系密切。甲减始于幼年期或成年期者也多为禀赋不足或久劳内伤、久病失治所致,其临床主症为元气匮乏、气血不足之神疲乏力、畏寒怯冷等,乃是一派虚寒之象。除此以外,尚可见记忆力减退、毛发脱落、性欲低下等症,也是肾阳虚的表现。肾阳不足,命门火衰,火不生土,则脾阳受损,脾为后天之本,气血生化之源,脾主肌肉且统血,故甲减患者常见肌无力、疼痛,贫血之症,妇女则可有月经紊乱,甚至崩漏等表现。又因肾阳虚衰,命火不能蒸运,心阳也鼓动无能,而有心阳虚衰之候,常见心动过缓,脉沉迟缓的心肾阳虚之象。阳虚则水运不化,水湿凝聚成痰,故甲减患者可合并黏液性水肿;阳虚无以运血,故瘀血之象可兼夹而见。肝气内郁,气机郁滞,津凝成痰,痰气交阻于颈,痰阻血瘀,遂成瘿肿。由于妇女多见性情抑郁,多思多虑,加之经、产期肾气亏虚,外邪乘虚而入,造成妇女易患甲状腺疾病,因此甲状腺疾病女性患者多于男性。另外,部分患者尚见皮肤粗糙、少汗、大便秘结、苔少、舌红,此乃阳损及阴,阴阳两虚而见阴津不足之象。

总之,阳虚为甲减之病本,肾阳虚衰,命火不足是其关键,病位又常涉及脾、心、肝三脏,而见脾肾阳虚、心肾阳虚,并常伴肝气郁滞或肝阳上亢之证,阳损及阴,阴阳两虚也是常见证型。痰浊瘀血则为其病之标,黏液性水肿即为痰浊之象,源于脾肾阳虚不能运化水湿,聚而成痰;瘿肿即为痰气交阻于颈,痰阻血瘀而成。

二、诊断

甲减的诊断包括明确甲减、病变定位及查明病因3个步骤。呆小病的早期诊断极为重要,应创造条件将血清甲状腺激素及 TSH 列为新生儿常规检测项目。争取早日确诊和治疗以避免或尽可能减轻永久性智力发育缺陷。成人甲减典型患者诊断不难,但轻症及不典型者,早期诊断并不容易,重要的是医师考虑到本病可能,进行甲状腺功能检查,以确定诊断。一般来说,TSH 增高伴 FT_4 低于正常即可诊断原发性甲减,T_3 价值不大。在下丘脑和垂体性甲减,TSH 正常或降低,靠 FT_4 降低诊断。TRH 兴奋试验有助于定位病变在下丘脑还是垂体。

(一)临床表现

一般表现有易疲劳、怕冷、记忆力减退、反应迟钝、精神抑郁、嗜睡、体重增加、便秘、月经不调、肌肉痉挛等。体检可见表情淡漠、面色苍白、皮肤干燥粗糙、黏液性水肿面容、毛发稀疏、眉毛外 1/3 脱落等。

(二)辅助检查

1.直接依据

(1)血清 TSH 和 T_3、T_4 是最有用的检测项目:原发性甲减,TSH 可升高;而垂体性或下丘脑性甲减,则偏低乃至测不出,可伴有其他腺垂体激素分泌低下。除消耗性甲减及甲状腺激素抵抗外,不管何种类型甲减,血清总 T_4 和 FT_4 均低下,血清 T_3 测定轻症患者可在正常范围。由于总 T_3、T_4 受 TBG 的影响,故可测定游离 T_3、T_4 协助诊断。亚临床甲减仅有 TSH 增高,血清 T_4 正常。

(2)甲状腺摄 ^{131}I 率:明显低于正常,常为低平曲线。

(3)促甲状腺激素释放激素试验(TRH 兴奋试验):如 TSH 原来正常或偏低者,在 TRH 刺激后引起升高,并呈延迟反应,表明病变在下丘脑。如 TSH 为正常低值、正常或略高而 TRH 刺激后血中 TSH 不升高或呈低(弱)反应,表明病变在垂体或为垂体 TSH 储备功能降低。如 TSH 原属偏高,TRH 刺激后更明显,表明病变在甲状腺。

(4)抗体测定:怀疑甲减由自身免疫性甲状腺炎所引起时,应测定甲状腺球蛋白抗体、甲状腺微粒体抗体(MCA)和甲状腺过氧化物酶抗体(TPOAb),其中以 MCA 和 TPOAb 的敏感性和特异性较高。

2.间接依据

(1)血红蛋白及红细胞计数减少:常呈轻、中度贫血,小细胞性、正常细胞性、大细胞性贫血三者均可见。

(2)血脂:血清甘油三酯、LDL-C 常增高,HDL-C 降低。

(3)X 线检查:可见心脏向两侧增大,可伴心包积液和胸腔积液;部分患者蝶鞍增大。

(4)基础代谢率降低:常在 $-45\%\sim-35\%$,有时可达 -70%。

三、鉴别诊断

早期或轻症甲减患者症状不典型,需行甲状腺功能检查明确诊断,注意与以下疾病鉴别。

(一)贫血

甲减患者可合并贫血,需与其他原因的贫血鉴别。甲减患者常有基础代谢率降低、反应迟钝等表现,血清甲状腺激素和甲状腺摄^{131}I率均有助于鉴别。

(二)蝶鞍增大

应与垂体瘤鉴别。伴溢乳者需与垂体催乳素瘤鉴别。

(三)慢性肾炎

甲减患者的黏液性水肿与肾炎水肿的临床症状有些相似,二者均有脑力及体力活动缓慢、皮肤苍白水肿、食欲减退、贫血、血胆固醇增高等症状。二者的鉴别主要依靠肾炎的急性发病或病史、肾功能改变、蛋白尿及水肿的凹陷性与黏液性水肿的区别。

四、并发症

黏液性水肿昏迷,为黏液性水肿最严重的表现,多见于年老长期未获治疗者。大多在冬季寒冷时发病,受寒及感染是最常见的诱因,其他如创伤、手术、麻醉、使用镇静剂等均可促发。昏迷前常有嗜睡病史,昏迷时四肢松弛,反射消失,体温很低(可在 33 ℃以下),呼吸浅慢,心动过缓,心音微弱,血压降低,休克,并可伴发心、肾衰竭,常威胁生命。

五、中医证治枢要

(一)甲减的病机重点在阳虚

甲减的辨证首先要辨明病情、病位和病性。阳虚是甲减患者的临床主要表现,甲减患者往往带有典型的肾阳虚衰表现,如神疲乏力,畏寒怯冷,记忆力减退,毛发脱落,性欲低下等,但随患者个体差异及病情的不同,又或兼脾阳不足,或兼心阳不足,同时阳虚也可损阴,出现皮肤粗糙、干燥少汗、大便秘结等阴津不足的症状,辨证时应辨明病变脏腑,在肾在脾,在心在肝,或数脏兼而有之。治疗时根据具体情况,可灵活化裁,不必拘泥。

(二)甲减的治疗关键是要处理好本虚与标实的关系

甲减的治疗关键是要处理好本虚与标实的关系。甲减之本虚证型,主要为肾阳虚衰,或兼脾阳不足,或兼心阳不足,阴阳两虚证。随病程迁延不愈,兼有水湿、痰浊、瘀血等留滞全身,甲减之标实可为肝气郁结、痰湿中阻、痰阻血瘀等。邪实为标,正虚为本。此时应注意处理好本虚与标实之间的关系,病程的不同阶段何者为主,根据患者病情,均衡二者关系方能取得良好效果。

(三)治疗甲减时需重视肝郁之证

临床中甲减患者多伴情志不畅、口苦心烦、失眠多梦等肝郁之证,尤其是甲亢甲状腺术后或放射碘治疗导致甲减的患者,肝郁之证更加明显,此时宜养血柔肝,疏肝药物选用药性平和之品,注意不可戕伐太过,以免损伤正气。

(四)肤胀病机重在气虚

甲减患者可有黏液性水肿,此肿胀按之随手即起,不留凹陷,与凹陷性水肿有别,与《黄帝内经》中之"肤胀"相似。古人有"肿为水溢,胀为气凝"的说法,因此,甲减之黏液性水肿当责之以气虚,治疗不宜用淡渗利湿之法,而宜用补肾健脾利湿,即补虚化浊之法。

六、辨证施治

（一）肾阳虚衰

（1）主症：形寒怯冷，精神萎靡，表情淡漠，头昏嗜睡，思维迟钝，面色苍白，毛发稀疏，性欲减退，月经不调。舌淡胖，脉沉迟。

（2）治法：温肾助阳，益气祛寒。

（3）处方：桂附八味丸化裁。黄芪15 g，党参20 g，熟附子9 g，肉桂9 g，肉苁蓉9 g，熟地黄15 g，山茱萸15 g，山药15 g，茯苓15 g，泽泻15 g。

（4）阐述：本型是甲减的基本证型，其他证型均是在此基础上，又增脾阳、心阳虚衰或肾阴不足的表现，故温肾助阳益气是甲减的基本治法。本方宗《黄帝内经》"善补阳者，必于阴中求阳"之旨，故以桂附八味丸为主方化裁，桂附八味丸乃是以地黄、山茱萸、山药等滋阴剂为主，纳少量桂附于滋阴剂中，取其微微生火之义；茯苓、泽泻利水渗湿，意在补中寓泻，以使补而不腻；加入菟丝子、肉苁蓉之类，阴阳兼顾；黄芪、党参可助其温阳益气之力。若肾阳虚衰甚者，可伍以仙茅、淫羊藿、鹿茸加强温肾之功；若兼脾虚，则可配黄芪、党参、白术脾肾双补；若有血瘀征象，可加丹参、桃仁活血通脉。

（二）脾肾阳虚

（1）主症：面浮无华，神疲肢软，手足麻木，四肢不温，少气懒言，头晕目眩，纳减腹胀，口淡乏味，畏寒便溏，男子阳痿，妇女月经不调或见崩漏。舌质淡胖，苔白滑或薄腻，脉弱濡软或沉迟无力。

（2）治法：温中健脾，扶阳补肾。

（3）处方：补中益气汤或香砂六君丸合四神丸加减。黄芪15 g，党参10 g，白术12 g，茯苓15 g，熟附子9 g，补骨脂15 g，吴茱萸6 g，升麻6 g，当归10 g，砂仁3 g（后下），陈皮6 g，干姜4 片，红枣4 枚。

（4）阐述：甲减虽主病在肾，但肾阳虚衰，火不暖土，则可累及后天脾土之运化，而见脾肾阳虚证，临床症状常见神疲乏力肢软的气虚症状及纳呆口淡的脾虚症状，脾为运化之源，脾主统血，故可见贫血和妇女月经不调的症状。温补脾肾为本证治则，临床较为常用，常诸如参、芪、术、附并用，也可补肾、健脾交替应用。本方取补中益气汤之义，黄芪、党参、白术补益中气，升麻升提之；而且脾肾两虚，火不暖土，方用四神汤加减，附子、补骨脂、吴茱萸脾肾同补；姜、枣、陈皮、当归调和气血；本证除正虚外，常可有食滞及湿聚的情况，故酌加消导之品。临床应用如腹胀食滞者，可加大腹皮、焦三仙等；纳食减少，可加木香、砂仁；黏液性水肿患者脾肾阳虚证多见，此时可用茯苓、泽泻、车前子等利水消肿之品，但需在补肾健脾的基础上应用，不可孟浪攻逐水饮，不仅无益，反伤正气；脾虚下陷，可加白芷、柴胡以升提；妇女月经过多，可加阿胶、参三七以固冲涩经。

（三）心肾阳虚

（1）主症：形寒肢冷，心悸怔忡，胸闷息短，面虚浮，头晕目眩，耳鸣重听，肢软无力。舌淡色暗，舌苔薄白，脉沉迟细弱，或见结代。

（2）治法：温补心肾，强心复脉。

（3）处方：真武汤合炙甘草汤加减。黄芪15 g，党参12 g，熟附子9 g，桂枝9 g，茯苓15 g，白芍药15 g，猪苓15 g，杜仲12 g，生地黄10 g，丹参15 g，生姜30 g，甘草15 g。

（4）阐述：心肾阳虚型是以肾阳不足及心阳衰微之证并见的证型，临床除形寒肢冷等阳虚表现外,以心动过缓、脉沉迟微弱等为主要表现,由于心阳虚衰,血运不足,心神失养,故可见头晕目眩、耳鸣重听,阳虚水泛故可见面虚浮、胸闷息短。故以真武汤合炙甘草汤化裁,温补心肾,强心复脉。心者以血为养,然必得阳气振奋以通利脉道,故方中生地黄、芍药、丹参以养血活血;而以大剂姜、桂、黄芪、党参以温阳通脉;附子温补肾阳;猪茯苓行有余之水。对心动过缓者,为鼓舞心阳,可酌加麻黄6 g,细辛3 g,以增加心率;若脉迟不复,或用参附汤、生脉散,并酌加细辛用量以鼓舞心阳。

(四)阴阳两虚

(1)主症:畏寒肢冷,眩晕耳鸣,视物模糊,皮肤粗糙,小便清长或遗尿,大便秘结,口干咽燥,但喜热饮,男子阳痿,女子不孕。舌淡苔少,脉沉细。

(2)治法:温润滋阴,调补阴阳。

(3)处方:以六味地黄丸、左归丸等化裁。熟地黄15 g,山药15 g,山萸肉12 g,黄精20 g,菟丝子9 g,淫羊藿9 g,肉苁蓉9 g,何首乌15 g,枸杞子12 g,女贞子12 g,茯苓15 g,泽泻15 g。

(4)阐述:阳虚虽是甲减的基本证型,但是阴阳互根互用,临床上单纯的阳虚证候是很少见的,因此本型也是甲减的常见证型。方中重用熟地黄等滋肾以填真阴;枸杞益精明目;山茱萸、何首乌滋肾益肝;同时黄精、菟丝子、淫羊藿等于养阴之中,勿忘阳虚为本,阴阳互补。对甲减患者应注意观察肾精不足及肾阴不足的表现,诸如本证之皮肤粗糙、大便秘结、口干咽燥、苔少脉细等表现及时加入滋肾填精之品,是有助于本病的恢复的。若大量滋阴药物使用后,大便仍干结难下者,可酌加麻仁、枳实以通导;若阳虚明显者,可加附子、肉桂;阴虚明显者,加生地黄、生脉散等;本方阴柔滋腻之品较多,久服易滞碍脾胃,故宜加入陈皮、砂仁理气醒脾。

七、特色经验探要

(一)疏肝理气,化痰散结法在甲状腺肿块中的应用

甲状腺疾病常因情志所伤,痰气交阻于颈,久病血行瘀滞,症见颈前肿块。尤其在甲减初期和恢复期除有肾阳虚衰证候外,多兼肝郁气滞痰凝证候,恢复期还常伴有痰阻血瘀证,治疗应在温肾助阳的基础上佐以疏肝解郁、软坚化痰、活血消瘿。肝郁气滞痰凝常见症有颈前瘿肿,心烦易怒,胸胁胀闷,咽梗不适,失眠多梦,舌质淡红,脉弦细。治宜疏肝解郁,软坚化痰。以小柴胡汤合半夏厚朴汤加减。药用:柴胡、郁金、白芍药、半夏、厚朴、香附、青陈皮、瓜蒌皮、浙贝母等。若甲状腺肿大明显,质地较软者,则加用荔枝核、瓦楞子等理气化痰散结之品。痰瘀互结常见颈前肿块质地坚韧,表面光滑,舌质暗红,边有齿痕,苔薄腻,脉弦滑。治宜理气化痰,活血消瘿。以补阳还五汤或桃红四物汤合消瘿散加味。药用:黄芪、丹参、桃仁、红花、当归、川芎、牡蛎、浙贝母、白芥子等。病程较长,颈前肿块质地坚韧者,可加三棱、莪术等破血行瘀。

(二)补肾填精法在甲减治疗中的应用

甲减虽以阳虚为主要特征,治疗以温阳为主,但"无阴则阳无以生",因此治疗中应补精以化气,补肾填精以复其阳,而非纯用温燥。主以六味地黄丸为代表方,纳补肾精,重用生地黄,配菟丝子、肉苁蓉、黄精等。菟丝子、肉苁蓉均有"添精益髓"之功,且具有温补肾阳的作用,可发挥阴阳双补之效,黄精也具有"补诸虚,填精髓"的作用,在阴阳两虚证中应用尤为合拍,在肾阳虚、脾肾阳虚、心肾阳虚证中也为治本之法,可作为甲减治疗中的基本用药。

八、西医治疗

(一)甲状腺激素减退症的治疗

用甲状腺激素替代治疗效果显著,一般需长期服用。使用的药物制剂用合成甲状腺激素及从动物甲状腺中获得的含甲状腺激素的粗制剂。甲状腺激素替代尽可能应用 LT_4 , LT_4 在外周脱碘持续产生 T_3 ,更接近生理状态。 T_3 药效撤退较快,不宜作为甲减的长期治疗,其宜发生医源性甲亢,老年患者对 T_3 的有害作用较为敏感,甲状腺片由于含量不甚稳定,故一般也不作推荐。

1.左甲状腺素(LT_4)

LT_4 替代治疗的起始剂量及随访间期可因患者的年龄、体重、心脏情况及甲减的病程及程度而不同。一般应从小剂量开始,常用的起始剂量为 LT_4 每天 1～2 次,每次口服 25 μg ,之后逐步增加,每次剂量调整后一般应在 6～8 周后复查甲状腺功能以评价剂量是否适当,原发性甲减患者在 TSH 降至正常范围后 6 个月复查 1 次,之后随访间期可延长至每年 1 次。一般每天维持量为 100～150 μg ,成人甲减完全替代 LT_4 剂量为 1.6～1.8 $\mu g/(kg \cdot d)$ 。

2.甲状腺片(干甲状腺)

甲状腺片应用普遍,从每天 20～40 mg 开始,根据症状缓解情况和甲状腺功能检查结果逐步增加。因其起效较 LT_4 快,调整剂量的间隔时间可为数天。已用至 240 mg 而不见效者,应考虑诊断是否正确或为周围性甲减。治疗过程中如有心悸、心律不齐、心动过速、失眠、烦躁、多汗等症状,应减少用量或暂停服用。

3.三碘甲状腺原氨酸(T_3)

T_3 20～25 μg 相当于甲状腺片 60 mg。 T_3 每天剂量为 60～100 μg 。 T_3 的作用比 LT_4 和甲状腺片制剂快而强,但作用时间较短。

(二)黏液性水肿昏迷的治疗

1.甲状腺制剂

常首选快速作用的 T_3 ,开始阶段,最好用静脉注射制剂,首次 40～120 μg ,以 T_3 每 6 小时静脉注射 5～15 μg ,直至患者清醒改为口服。如无此剂型,可将三碘甲状腺原氨酸片剂研细加水鼻饲,每 4～6 小时 1 次,每次 20～30 μg 。

2.给氧

保持呼吸道通畅,必要时可气管切开或插管。

3.保暖

用增加被褥及提高室温等办法保暖,室内气温调节要逐渐递增,以免耗氧骤增对患者不利。

4.肾上腺皮质激素

每 4～6 小时给氢化可的松 50～100 mg,清醒后递减或撤去。

5.其他

积极控制感染;补给葡萄糖溶液及 B 族维生素,但补液量不能过多,以免诱发心力衰竭;经上述处理血压不升者,可用少量升压药,但升压药和甲状腺激素合用易发生心律失常。

九、中西医优化选择

甲减是甲状腺激素作用不足导致的一种病理状态,单纯西医甲状腺激素替代疗法可取得一定疗效,但从临床观察,有相当部分患者,尤其对甲状腺片耐受性较差的患者,症状改善不明显。

单用中药治疗,也有一定限度,但中医辨证治疗可改善患者体质,调节体内的免疫功能,扶正祛邪及时改善症状,部分甲减患者还可免于甲状腺素终身替代治疗,弥补了单纯甲状腺激素替代治疗的不足。中西医结合治疗甲减具有很大的优势。

十、饮食调护

(1)甲减患者机体代谢降低,产热减少,故饮食应适当增加富含热量的食物,如乳类、鱼类、蛋类及豆制品、瘦肉等。平时可多食些甜食,以补充热量。

(2)甲减患者胃肠蠕动功能下降,常有脾虚表现,口淡无味,消化不良,因此饮食应以易于消化吸收的食物为主,生硬、煎炸及过分油腻食品不宜食用。

(3)食疗:阳虚明显时可用桂圆、红枣、莲子肉等煮汤,妇女可在冬令配合进食阿胶、核桃、黑芝麻等气血双补。

(孙温伟)

第三节　甲状腺结节的中西医结合诊疗

一、概述

甲状腺结节是临床常见疾病。流行病学调查显示,在一般人群中采用触诊的方法,甲状腺结节的检出率为3%~7%,采用高分辨率超声,其检出率为19%~67%。甲状腺结节在女性和老年人群中多见。虽然甲状腺结节的患病率很高,但仅有约5%的甲状腺结节为恶性,因此甲状腺结节处理的重点在于良性与恶性的鉴别。

二、病因及分类

多种甲状腺疾病都可以表现为甲状腺结节,包括局灶性甲状腺炎症、甲状腺腺瘤、甲状腺囊肿、结节性甲状腺肿、甲状腺癌、甲状旁腺腺瘤或囊肿、甲状舌管囊肿等。此外,先天性一叶甲状腺发育不良而另一叶甲状腺增生及甲状腺手术后及放射性碘治疗后残留甲状腺组织的增生也可以表现为甲状腺结节。

常见病因:①局灶性甲状腺炎。②多结节性甲状腺肿的显著部分。③甲状腺囊肿、甲状旁腺囊肿、甲状舌管囊肿。④一叶甲状腺发育不良。⑤术后残留甲状腺的增生或瘢痕形成。⑥放射性碘治疗后残留甲状腺组织的增生。⑦良性腺瘤:滤泡型、单纯型、胶样型(大滤泡型)、胎儿型(小滤泡型)、胚胎型(梁状型)良性腺瘤等。⑧甲状腺恶性肿瘤:乳头状甲状腺癌、滤泡状甲状腺癌、甲状腺髓样癌、未分化甲状腺癌、转移癌、甲状腺肉瘤、甲状腺淋巴瘤。

三、诊断

甲状腺结节诊断的首要目的是确定结节为良性还是恶性,可以通过询问病史、物理检查、甲状腺细针穿刺细胞学检查及超声、扫描等确定诊断(图 12-1)。

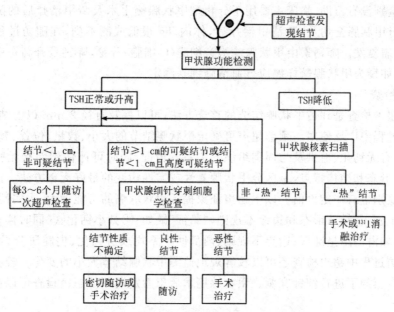

图 12-1　甲状腺结节的临床评估和处理流程

(一)病史及体格检查

目前已知的影响结节良恶性的因素包括年龄、性别、放射线照射史、家族史等。儿童及青少年甲状腺结节中恶性的比率明显高于成人。年龄>60岁者恶性的概率增加,且未分化癌的比例明显增高。成年男性甲状腺结节的患病率较低,但恶性的比例高于女性。与甲状腺癌发生相关的最重要的危险因素为放射线暴露,既往有头颈部放射照射史及核素辐射史者,甲状腺结节和甲状腺癌的发生率明显增高。患者的家族史对甲状腺结节的判定也有一定的帮助,有甲状腺肿家族史和地方性甲状腺肿地区居住史者甲状腺肿的发生率较高。有甲状腺癌家族史及近期出现的甲状腺结节增长较快,或伴有声音嘶哑、吞咽困难和呼吸道梗阻者提示可能为恶性。

大多数甲状腺结节患者没有临床症状,仅表现为无痛性颈部包块,合并甲状腺功能异常时,可出现相应的临床表现,部分患者由于结节侵犯周围组织出现声音嘶哑、压迫感、呼吸/吞咽困难等压迫症状。甲状腺的肿块有时较小,不易触及,容易漏诊。检查时要求患者充分暴露颈部,仔细触诊。正常的甲状腺轮廓视诊不易发现,若看到甲状腺的外形常提示甲状腺肿大。触诊检查时要注意甲状腺的大小、质地、有无肿块及肿块的数目、部位、边界、活动度、肿块有无压痛及颈部有无肿大的淋巴结等,提示恶性病变的体征包括结节较硬,与周围组织粘连固定,局部淋巴结肿大等。

(二)实验室检查

甲状腺结节患者均应行甲状腺功能检测。血清促甲状腺激素(thyroid stimulating hormone,TSH)水平降低提示可能为自主功能性或高功能性甲状腺结节,需行甲状腺核素扫描进一步判断结节是否具有自主摄取功能,功能性或高功能性甲状腺结节中恶性的比例极低。甲状腺自身抗体阳性提示存在桥本甲状腺炎,但不排除同时伴有恶性疾病,因乳头状甲状腺癌和甲状腺淋巴瘤可与桥本甲状腺炎并存。甲状腺球蛋白(thyroglobulin,Tg)是甲状腺产生的特异性蛋白,由甲状腺滤泡上皮细胞分泌,多种甲状腺疾病可引起血清 Tg 水平升高,包括分化型甲状腺癌、甲状腺肿、甲状腺组织炎症或损伤、甲状腺功能亢进症等,因此血清 Tg 测定对甲状腺结节的良性与恶性鉴别没有帮助,临床主要用于分化型甲状腺癌手术及清甲治疗后的随访监测。分化型甲状腺癌行甲状腺全切及^{131}I清甲治疗后,体内Tg很低或测不到,在随访过程中如果血清Tg升高提示肿瘤复发。降钙素由甲状腺滤泡旁细胞(C细胞)分泌,降钙素升高是甲状腺髓样癌的特异性标志,如疑为甲状腺髓样癌应行血清降钙素测定。

(三)超声检查

高分辨率超声检查是评估甲状腺结节的首选方法,可以探及直径2 mm以上结节,已在甲状腺结节的诊断过程中广泛使用。颈部超声可确定甲状腺结节的大小、数量、位置、囊实性、形状及包膜是否完整、有无钙化、血供及与周围组织的关系等情况,同时可评估颈部有无肿大淋巴结及淋巴结的大小、形态和结构特点,是区分甲状腺囊性或实性病变的最好无创方法。此外对甲状腺良恶性病变的鉴别也有一定价值。以下超声征象提示甲状腺癌的可能性大:①实性低回声结节;②结节内血供丰富;③结节形态和边缘不规则,"晕征"缺如;④微小钙化;⑤同时伴有颈部淋巴结超声影像异常,如淋巴结呈圆形、边界不规则、内部回声不均或有钙化、皮髓质分界不清、淋巴门消失等。在随访过程中超声检查还可以较客观地监测甲状腺结节大小的变化。较小而不能触及的结节可在超声引导下进行细针穿刺。甲状腺癌术后患者定期颈部超声检查可以帮助确定有无局部复发。

(四)甲状腺核素显像

适用于评估直径>1 cm的甲状腺结节,根据对放射性核素的摄取情况,甲状腺结节可以分为"热"结节、"温"结节、"冷"结节。除极少数的滤泡状甲状腺癌外,绝大多数可自主摄取放射性核素的"热"结节均为良性病变。放射性核素的摄取与周围组织相似或略高于周围组织的"温"结节通常也为良性。甲状腺恶性肿瘤通常表现为放射性核素摄取极低的"冷"结节,但冷结节中只有不足20%为恶性,80%以上为良性,如甲状腺囊性病变、局灶性甲状腺炎等都表现为"冷"结节。核素显像在甲状腺结节良恶性鉴别中的作用有限,一般临床考虑甲状腺结节为高功能者首选核素扫描,否则核素扫描不作为甲状腺结节的首选检查。

有些化学物质与癌组织的亲和力较高,经同位素标记后用于亲肿瘤甲状腺显像,如^{99m}锝-甲氧基异丁基异腈(^{99m}Tc-MIBI)、^{201}铊(^{201}Tl)、^{131}铯(^{131}Cs)等。虽然它们与恶性肿瘤的亲和力较高,扫描常呈阳性(即浓聚放射性物质),但并不是特异性的。有些代谢较活跃的组织(如自主功能性甲状腺腺瘤)或富含线粒体的组织(如桥本甲状腺炎的嗜酸性变细胞)也可呈阳性。因此,对这些亲肿瘤现象的结果必须结合其他资料综合分析。

PET/CT显像是目前较为先进的核医学诊断技术,^{18}F-FDG是最重要的显像剂。PET显像能够反映甲状腺结节摄取和代谢葡萄糖的状态,但并非所有的甲状腺恶性结节都在^{18}F-FDG PET显像中表现为阳性,某些良性结节也会摄取^{18}F-FDG,因此单纯依靠^{18}F-FDG PET显像也不能准确鉴别甲状腺结节的良恶性。

(五)放射学诊断

CT和MRI作为甲状腺结节的诊断手段之一,可以显示结节与周围解剖结构的关系,明确病变的范围及其对邻近器官和组织的侵犯情况,如对气管、食管等有无压迫和破坏,颈部淋巴结有无转移等,但它们在评估甲状腺结节的良恶性方面并不优于超声。CT和MRI对微小病变的显示不及超声,但对胸骨后病变的显示较好。

(六)甲状腺细针抽吸细胞学检查

甲状腺细针抽吸细胞学检查(fine needle aspiration biopsy,FNAB)是甲状腺结节诊断过程中的首选检查方法,该方法简便、安全、结果可靠,对甲状腺结节的诊断及治疗有重要价值,被视为术前诊断甲状腺结节的"金标准",通常分为恶性、可疑恶性、不确定性及良性。甲状腺细针穿刺对甲状腺乳头状癌、甲状腺髓样癌和未分化甲状腺癌等具有可靠的诊断价值,由于甲状腺滤泡状癌和滤泡细胞腺瘤的区别为有无包膜和血管浸润,因此细胞学检查一般无法区分甲状腺滤泡状癌和滤泡状腺瘤。

凡直径>1 cm 的甲状腺结节,均可考虑 FNAB 检查。直径小于 1 cm 的甲状腺结节,如存在下述情况可考虑超声引导下细针穿刺:①超声提示结节有恶性征象;②伴颈部淋巴结超声影像异常;③童年期有颈部放射线照射史或辐射暴露史;④有甲状腺癌病史或家族史;⑤[18]F-FDG PET 显像阳性。

甲状腺粗针穿刺也可以获得组织标本,供常规病理检查所用。如细胞学不能确定诊断且结节较大者可行粗针穿刺病理检查,但不足之处是创伤较大。

(七)分子生物学检测

经 FNAB 仍不能确定良恶性的甲状腺结节,对穿刺标本或外周血进行甲状腺癌的分子标志物检测,如 *BRAF* 突变、*Ras* 突变、*RET/PTC* 重排等,能够提高诊断准确率。*BRAF* 基因突变和 *RET/PTC* 重排对甲状腺乳头状癌的诊断具有较好的特异性。*RAS* 基因突变虽然对甲状腺乳头状癌和甲状腺滤泡状癌并非特异,但其同样具有临床意义。如细胞学检查为"滤泡性病变"同时伴 *RAS* 突变阳性,提示为滤泡变异型乳头状甲状腺癌或甲状腺腺瘤。*RET* 基因突变与遗传性甲状腺髓样癌的发生有关。

四、治疗

一般来说,良性甲状腺结节可以通过以下方式处理。

(一)随访观察

多数良性甲状腺结节仅需定期随访,无需特殊治疗,如果无变化可以长期随访观察。少数情况下可选择下述方法治疗。

(二)甲状腺激素抑制治疗

良性病变可直接行甲状腺激素抑制治疗,也可用于随访过程中结节增大者。TSH 抑制治疗的原理是,应用 L-T$_4$ 将血清 TSH 水平抑制到正常低限或低限以下,从而抑制和减弱 TSH 对甲状腺细胞的促生长作用,达到缩小甲状腺结节的目的。在抑制治疗过程中结节增大者停止治疗,直接手术或重新穿刺。抑制治疗 6 个月以上结节无变化者也停止治疗,仅随访观察。长期甲状腺激素抑制治疗可引发心脏不良反应(如心率增快、心房颤动、左心室增大、心肌收缩性增强、舒张功能受损等)和骨密度降低。男性和绝经前女性患者可在治疗起始阶段将 TSH 控制于<0.1 mU/L,1 年后若结节缩小则甲状腺激素减量使用,将 TSH 控制在正常范围下限。绝经后女性治疗目标为将 TSH 控制于正常范围下限。在治疗前应权衡利弊,不建议常规使用 TSH 抑制疗法治疗良性甲状腺结节,老年、有心脏疾病及骨质疏松者使用甲状腺激素抑制治疗更应慎重。

(三)[131]I 治疗

[131]I 主要用于治疗有自主摄取功能并伴有甲状腺功能亢进症的良性甲状腺结节。妊娠期或哺乳期是[131]I 治疗的绝对禁忌证。[131]I 治疗后 2～3 月,有自主功能的结节可逐渐缩小,甲状腺体积平均减少 40%;伴有甲状腺功能亢进症者在结节缩小的同时,甲状腺功能亢进症症状、体征可逐渐改善,甲状腺功能指标可逐渐恢复正常。如[131]I 治疗 4～6 个月后甲状腺功能亢进症仍未缓解、结

节无缩小,应结合患者的临床表现和相关实验室检查结果,考虑再次给予^{131}I治疗或采取其他治疗方法。^{131}I治疗后,约10％的患者于5年内发生甲减,随时间延长甲减发生率逐渐增加。因此,建议治疗后每年至少检测一次甲状腺功能,如监测中发现甲减,要及时给予 L-T$_4$ 替代治疗。

(四)其他治疗

治疗良性甲状腺结节的其他方法还包括超声引导下经皮无水酒精注射、经皮激光消融术等。采用这些方法治疗前,必须先排除恶性结节的可能性。

(孙温伟)

第四节　肺癌的中西医结合诊疗

肺癌是最常见的肺原发性恶性肿瘤,绝大多数肺癌起源于支气管黏膜上皮,故也称支气管肺癌。肺癌的发病率和病死率均迅速上升,死于癌症的男性患者中肺癌已居首位。城市肺癌发病率高于农村,就性别来讲,男性高于女性。但是近年来女性患者呈上升的趋势。患病年龄为50～60岁,近年来有年轻化的趋势。肺癌按部位分为周围型和中心型。按细胞学分非小细胞和小细胞癌,非小细胞癌有腺癌、鳞癌、肺泡细胞癌。临床表现为持续咳嗽,痰中带血。

肺癌属于中医的"肺痨""肺积""痨咳""肺疽""肺痈"等范畴。

一、病因病理

肺为娇脏,耐不得寒热,外邪入侵肺部,肺气失于宣肃,脾气失于健运。气机不畅,脉络受阻,血运不畅。造成气滞血瘀。加上痰湿蕴肺,久郁化热,成为毒热之邪。气滞、血瘀、痰凝、毒热郁于肺部而成肿瘤。肝郁犯肺,平素情绪急躁或抑郁之人,肝气不舒,肝郁日久化火,导致"木火刑金",使肺的功能受损,火热损伤肺络,离经之血内蓄,而成血瘀,加之肺失宣肃,浊痰不去,痰瘀互结而成有形之物。再者老年人正气已衰,或虚弱之体,心、脾、肾三脏之气不足,均可导致肺气虚弱。外邪易于侵及肺脏,邪毒留滞不去,与肺内之痰浊互结也可成为肿瘤恶肉。所以有人认为本病是因虚而得病,因虚而致实。虚是指整体虚,实指肺部邪实。

现代研究,肺癌的发病与空气污染、吸烟、职业因素关系最大。同时目前已公认长期接触铀、镭等放射性物质及其衍化物,致癌性碳氢化合物、砷、铬、镍、铜、锡、铁、煤焦油、沥青、石油、石棉、芥子气等物质,均可诱发肺癌。肺部慢性疾病如肺结核、矽肺、尘肺等可与肺癌并存。人体内在因素如家族遗传也是病因之一。

二、诊断

肺癌有多样的临床表现,早期可无任何症状,仅在体检中发现肺部阴影,通过进一步的检查而确诊肺癌,也有的是因骨痛,通过检查才明确是肺癌骨转移。还有些患者因头痛恶心就诊,经检查发现肺癌脑转移。

(一)临床表现

1.咳嗽

咳嗽为最常见的早期症状,约有3/4的患者出现不同程度的咳嗽。其特点以阵发性刺激性咳嗽为主,无痰或少量泡沫白痰。肿瘤增大引起支气管狭窄,咳嗽可加重,多为持续性,呈高音调金属音。支气管狭窄远端有继发感染时,痰量增加,呈黏液脓性痰。

2.咯血

咯血也是肺癌常见的首发症状之一,呈间断性反复少量血痰,偶见大咯血,见于肿瘤侵及血管,血色多鲜红。咯血持续时间不一,一般仅数天,但也有达数月者。如侵及大血管,咳血量多堵塞气管造成死亡。

3.胸痛

肺癌本身无胸痛,当肿瘤累及胸膜,可产生胸部钝痛或隐痛;肿瘤侵及胸壁肋骨或压迫肋间神经,则胸脯尖锐剧痛,且有定点或局部压痛,并随呼吸、咳嗽、变换体位而加重。

4.发热

有21.2%的肺癌以发热为首发症状。发热有2种:一是肿瘤压迫气管引起气管阻塞,发生阻塞性的肺炎,为炎性发热,往往反复发作;另一种是因癌组织变性坏死,成为致热源,引起癌性发热。

5.气急

由于肿瘤压迫、阻塞、气管支气管狭窄,支气管阻塞导致不张时或肺癌广泛播散时,肺的有效气体交换少,可出现气急。胸膜转移合并大量胸腔积液,出现气急,患者往往不能平卧,坐起来稍微舒服一些。

6.晚期肺癌压迫侵犯邻近器官组织或发生远处转移

晚期肺癌压迫侵犯邻近器官组织或发生远处转移时,可以产生下列症状。①压迫或侵犯膈神经,引起同侧膈肌麻痹。②压迫或侵犯喉返神经,引起声带麻痹、声音嘶哑。③压迫上腔静脉,引起面部、颈部、上肢和上胸部静脉曲张,组织水肿,上肢静脉压升高。④侵犯胸膜,可引起胸膜腔积液,往往为血性。大量积液,可以引起气促。此外,癌肿侵犯胸膜及胸壁,可以引起持续剧烈的胸痛。⑤癌肿侵入纵隔,压迫食管,可引起吞咽困难。⑥上叶顶部肺,可侵入和压迫位于胸廓上口的器官组织。如侵入第1肋骨、锁骨下动静脉、臂丛神经、颈交感神经等,产生剧烈胸痛,上肢静脉曲张、水肿,臂痛和上肢运动障碍,同侧上眼睑下垂、瞳孔缩小、眼球内陷、面部无汗等颈交感神经症候。肺癌血行转移后,按侵入器官而产生不同症状。

还有少数肺癌患者,由于癌肿产生内分泌物质,临床上呈现非转移性的全身症状,如骨关节病(杵状指、骨关节痛、骨膜增生等)、Cushing综合征、重症肌无力、男性乳腺增大、多发性肌肉神经痛等。这些症状在切除肺部癌肿后可能消失。

(二)X线检查

胸片检查是首选的检查,发现肺内结节的限度是直径大于1 cm的病灶。X线下表现有肺部阴影,肺不张,肺门增宽等。

(三)CT及PET-CT检查

CT是目前在影像诊断中的有效方法,可表现为肺内结节、片状阴影、玻璃样改变影、卫星结节等。特别是螺旋CT对中心型肺癌所引起的继发性改变及病变对肺门、纵隔大血管侵犯的发现率较高,对周围型肺癌病灶内各征象均有较高的检出率,明显优于常规CT扫描。近年来PET-CT在大城市使用,PET-CT能了解病变的部位及能鉴别良性、恶性肿瘤。但费用昂贵。

(四)MRI检查

MRI对肺内小结节的显示不及CT,仅能发现直径1 cm以上的结节。对于肿块边缘毛刺、棘状突起、胸膜凹陷征、细支气管征等细节的显示,MRI 检查不及 CT。肺门和纵隔淋巴结转移时,MRI 检查易于发现肺门、纵隔淋巴结增大。当肿瘤侵犯胸壁时,尽管 MRI 检查对肋骨破坏显示有一定限度,但由于肿块、肌肉、脂肪信号不同而易于发现胸壁受侵。

(五)针刺活检

经皮细针针吸活检在诊断肺部恶性结节方面十分准确,但为有创性检查,有一定的并发症,如气胸和咯血等。

(六)痰脱落细胞检查

痰细胞学检查利用痰液检查寻找癌细胞,特别是多次痰检,对诊断起源于大气管的中心性肿瘤,如鳞癌和小细胞癌是有帮助的。起源于小气管的外周性肿瘤,如腺癌,特别是直径小于 2 cm 者,偶尔可在痰检中发现,却有重要意义。痰细胞学检查最大优势在于无创。

(七)纤维支气管镜检查

支气管镜是获得肺癌组织学证据最常用的诊断工具,然而在诊断早期肺癌方面却有局限性,因为这些病变肉眼难以判断。荧光内镜可明显提高癌前病变和原位癌的检出率,在肺癌高危人群的筛查和随访中可起重要作用,但检查费用昂贵。

(八)肿瘤标志物测定

血清癌胚抗原(CEA)、细胞角蛋白 19 片段(CYFRA21-1)对肺癌的诊断有较高的特异性,鳞状细胞癌抗体(SCC)特异性也较好,但敏感性差。于是人们开始探索支气管肺泡灌洗液 TM 的测定,希望能提高对肺癌诊断的准确性。

三、鉴别诊断

(一)肺结核与肺癌的鉴别

特别是结核球易于诊断为肺癌。两者均有咳嗽、咯血、胸痛、发热、消瘦等症状,两者很容易混淆,应注意鉴别。肺结核多发生于青壮年,而肺癌好发于 40 岁以上的中老年男性。部分肺结核病患者已愈合的结核病灶所引起的肺部瘢痕可恶变为肺癌。肺结核经抗结核治疗有效,肺癌经抗结核治疗则病情无好转。此外,借助现代诊断方法,如肺部 X 线检查、痰结核菌检查、痰脱落细胞学检查、纤维支气管镜检查等,有助于两者的鉴别。

(二)肺痈与肺癌的鉴别

两者都可有发热、咳嗽、咯痰的临床表现。但是典型的肺痈是急性发病,高热,寒战,咳嗽,咳吐大量脓臭痰,痰中可带血,可伴有胸痛;肺癌发病较缓,热势一般不高,呛咳,咯痰不爽或痰中带血,伴见神疲乏力,消瘦等全身症状。肺癌患者在外感寒邪时,也可出现高热、咳嗽加剧等症,应注意鉴别。此时更应详细询问病史,并借助肺部 X 线检查、痰和血的病原体检查、痰脱落细胞学检查等实验室检查加以鉴别。

(三)肺部孤立性转移癌与原发性肺癌的鉴别

主要依靠详细病史和原发癌肿的症状和体征。肺转移癌一般较少出现呼吸道症状和咳出痰血。同时结合其他检查明确诊断。

(四)中央型肺癌与纵隔肿瘤的鉴别

中央型肺癌有时可能与纵隔肿瘤混淆。诊断性人工气胸有助于明确肿瘤所在的部位。纵隔肿瘤较少出现咯血,痰细胞学检查未能找到癌细胞。支气管镜检查和支气管造影有助于鉴别诊断。纵隔淋巴瘤较多见于年轻患者,常为双侧性病变,可有发热等全身症状。

四、并发症

(一)阻塞支气管引起肺癌肺不张及肺部炎症

由于肿瘤阻塞支气管引起肺不张及肺部炎症,可引起胸闷气短,咳嗽。炎症不易消退,经常反复发作。

(二)胸腔积液

肿瘤侵犯胸膜可引起呼吸疼痛及胸腔积液(即胸腔积液),胸腔积液为血性表示预后不好。胸腔积液内查到恶性瘤细胞则失去手术机会。

(三)肿瘤侵犯邻近组织产生综合征

若肿瘤侵及纵隔左侧,使喉返神经受到压迫,出现声音嘶哑。压迫上腔静脉,造成上腔静脉回流障碍,出现颈静脉压迫综合征,表现颜面、胸壁上部青紫水肿,颈静脉曲张,呼吸困难,甚至昏迷。转移淋巴结压迫交感神经产生 Horner 综合征,表现同侧瞳孔缩小,上眼睑下垂,额部少汗等症状。

(四)其他并发症

穿刺部位出血或血肿;动脉栓塞;脊髓损伤;压疮;肺癌术后感染;肺癌脑转移可出现癫痫;偏瘫及失语。

五、中医治疗

(一)中医证治枢要

肺癌在正气不足的情况下患病,痰湿、瘀血、热毒是肺癌实证的主要病机,而且三者可同时存在。因此治疗肺癌,实证阶段需要化痰。而饮是痰之源,祛湿,活血化瘀,清热解毒是中医的基本治疗原则,以攻邪为主。当病情发展到一定阶段,阴津内耗,气血双亏同时邪毒内结,治疗需要扶正与祛邪相结合,大凡患者体质尚可,应在补虚的情况下兼顾攻邪。体质差者以扶正为主辅以攻邪,需根据临床状况灵活掌握。

现代的肺癌治疗一般采用中西医结合的治疗办法,现代医学治疗会影响中医证型,如肺癌化学治疗时首先影响胃肠功能,很快会影响骨髓造血功能,因此在化学治疗时,中医治则益气健脾,滋补肝肾,保护胃肠功能和骨髓造血功能,使患者顺利完成化学治疗,减轻化学治疗的不良反应,提高化学治疗的疗效。放射治疗易于耗伤人体阴液,所以养阴清热是放射治疗时的基本治疗原则。适当加用活血的药物可以增加放射治疗的效果。

(二)辨证施治

1.脾虚痰湿

(1)主症:咳嗽痰多,清稀色白,神疲乏力,胸闷纳少,腹胀便溏,肢体水肿,面色㿠白,动则气促。舌胖,舌边有齿印,舌质淡,苔薄白腻,濡缓或濡滑。

(2)治法:益气健脾,宣肺化痰。

(3)处方:六君子汤加减。黄芪 20 g,党参 30 g,白术 10 g,茯苓 12 g,陈皮 10 g,法半夏 10 g,猪苓 15 g,山药 20 g,薏苡仁 20 g,八月札 15 g,鱼腥草 30 g,铁树叶 30 g,白花蛇舌草 30 g。

(4)阐述:方中黄芪、党参、白术、茯苓、猪苓、薏苡仁健脾利湿;陈皮、鱼腥草化痰,散结,清肺;八月札、白花蛇舌草、铁树叶解毒抗癌。痰多难咯者加川贝、瓜蒌。多汗气短加五味子,并加重党参用量;胸腔积液难消,水肿加葶苈子、龙葵、车前子;高热者加生石膏、知母、水牛角。

2.气滞血瘀

(1)主症:咳嗽咯痰不爽,咳嗽带血,胸闷胸痛如刺,痛有定处,大便秘结,唇甲紫黯,甚则肌肤甲错,皮肤浅静脉曲张暴露。舌质黯或瘀斑瘀点,苔薄腻或薄黄腻,脉细涩或弦细。

(2)治法:活血化瘀,理气止痛。

(3)处方:血府逐瘀汤加减。柴胡 6 g,赤芍 10 g,枳壳 10 g,当归 15 g,生地黄 15 g,桃仁 9 g,丹参 20 g,瓜蒌 12 g,红花 9 g,生黄芪 15 g,青、陈皮各 10 g,桔梗 10 g,白花蛇舌草 30 g,干蟾皮 10 g,石见穿 15 g。

(4)阐述:方中四物汤调血行瘀,合桃仁、红花、牡丹皮、香附、延胡索等通络活血,行气止痛。若反复咯血,血色黯红者加蒲黄、藕节、仙鹤草、三七、茜草根祛瘀止血;瘀滞化热,暗伤气津,舌燥者加沙参、天花粉、生地黄、玄参、知母等清热养阴生津;食少,乏力,气短者加党参、白术益气健脾。

3.阴虚内热

(1)主症:咳嗽无痰,或痰少难咯,痰中带血丝,或少量咯血,心烦口干,胸痛气急,潮热盗汗,尿短赤,形体消瘦。舌质红少津,苔少或花剥,脉细数。

(2)治法:滋阴清热,润肺生津,佐以抗癌。

(3)处方:百合固金汤加减。百合 10 g,生地黄 10 g,熟地黄 10 g,玄参 12 g,麦冬 15 g,当归 5 g,白芍 10 g,川贝 10 g,杏仁 10 g,桑白皮 20 g,瓜蒌 20 g,黄芩 15 g,半枝莲、白花蛇舌草各 30 g。

(4)阐述:方中用生地黄、百合、玄参、麦冬养阴清热;黄芩、半枝莲、白花蛇舌草、川贝清热解毒散结。若见咯血不止,可选加白茅根、仙鹤草、茜草根、参三七凉血止血;大便干结加瓜蒌、桃仁润燥通便;低热盗汗加地骨皮、白薇、五味子育阴清热敛汗。

4.气阴两虚

(1)主症:咳嗽气短,动则喘促,咳声低微,痰中带血,午后潮热,自汗盗汗,神疲乏力,口干少饮,面色淡白。舌质淡红或偏红,苔薄,脉沉细或细数。

(2)治法:益气养阴,化痰散结。

(3)处方:沙参麦门冬汤加减。北沙参 30 g,麦冬 15 g,五味子 10 g,黄芪 20 g,川贝 10 g,夏枯草 30 g,山慈菇 15 g,蛇莓 15 g,全瓜蒌 15 g,山药 15 g,半枝莲 15 g,鱼腥草 15 g,白花蛇舌草 30 g。

(4)阐述:北沙参、麦冬、五味子等养阴增液;夏枯草、川贝、瓜蒌化痰散结;加用鱼腥草、山慈菇、蛇莓、白花蛇舌草、半枝莲有解毒化痰抗癌的作用。

5.肺肾气虚

(1)主症:咳嗽声低,气短不足,痰多而黏,语言低微,纳少脘闷,胸闷纳少,腹胀便溏,肢体水肿,面色㿠白,动则气促,大便不实,形体消瘦,倦怠无力。舌胖,舌边有齿印,舌质淡,苔薄白腻,脉细数。

(2)治法:温补脾肾,化痰散结。

(3)处方:金匮肾气丸加减。五味子 30 g,麦冬 15 g,冬虫草 10 g,山萸肉 12 g,生黄芪 30 g,女贞子 10 g,生薏苡仁 30 g,山药 30 g,杏仁 10 g,川贝 10 g,熟地黄 15 g,山萸肉 15 g,茯苓 10 g。

(4)阐述:此证见于肺癌晚期,久病正气殆尽,肺不能主气,肾不能纳气,并见气虚脾弱之证,痰滞不化,气散无根之象,危殆随时发生。治则补肺肾之气,方用金匮肾气丸加减。上补肺气,下补肾气五味子平补肺肾；杏仁、川贝化痰止咳，以利气道。气喘动则更甚，宜加人参、蛤蚧，或用参蛤散，以纳气归肾。若阳虚水逆，上凌心肺，加葶苈子、水红花子、细辛、炙麻黄宣阳利水。病至此期，生命难以长久。

(三)特色经验探要

1.关于肺癌胸腔积液的中医治疗

肺癌出现胸腔积液是癌瘤侵犯胸膜而出现的并发症。患者往往出现胸闷气短、息促等症状。若患者正气尚可，一般情况好，可选用十枣汤、控涎丹攻逐水饮，但多从小剂量开始，如大便泻下如水即暂停用药。然后视胸腔积液之进退，间隔投药。若患者正虚邪实，喘憋较重，心下痞坚，面色黧黑烦渴，此阳为阴结，饮欲化热，治宜行水散结，补虚清热，可用木防己汤加减。如肾阳衰微，出现喘促，动则更甚，形寒神疲，脉沉细，此属肾虚不能纳气，水饮未尽之证。治疗宜温肾纳气，以化水饮，可用真武汤加减。胸腔积液一症，其本属脾肾两虚，不能运化水湿，其标为水饮内停，肺气不得肃降。张仲景称之为悬饮。总属于阳虚阴盛，本虚标实之证。因此胸腔积液采用健脾温肾为其正治，行水、攻逐皆权宜之法，胸腔积液消除当以扶正固本为要，目前胸腔积液治疗大多数是在益气健脾的基础上加用葶苈子、抽葫芦、水红花子、石韦、半枝莲等药物，很少用纯攻之品。

2.关于肺癌咳嗽的中医治疗

肺癌大多数有咳嗽症状，中医通过清热化痰，宣肺止嗽能减轻患者症状，常用黄芩、银花、连翘、杏仁、前胡、桔梗、百部、百合、枇杷叶、僵蚕、薄荷等药物，能很好地缓解咳嗽症状。痰多加鱼腥草、白芥子、莱菔子。黄痰加锦灯笼、蒲公英、冬瓜仁。

六、西医治疗

(一)放射治疗

放射治疗是肺癌的重要治疗手段之一，放射治疗对小细胞癌最佳，鳞状细胞癌次之，腺癌最差。但小细胞癌容易发生转移，故多采用大面积不规则野照射，照射区应包括原发灶、纵隔双侧锁骨上区，甚至肝、脑等部位，同时要辅以药物治疗。鳞状细胞癌对射线有中等度的敏感性，病变以局部侵犯为主，转移相对较慢，故多用根治治疗。放射治疗的适应证，根据治疗的目的分为根治治疗、姑息治疗、术前放射治疗、术后放射治疗及腔内放射治疗等。

伽马刀治疗是放射治疗的一种特殊方式，为肺癌特别是早期肺癌提供了一种新的有效的治疗手段。

(二)化学治疗

当前，肺癌的化学治疗药物主要有紫杉类(包括紫杉醇、多西他赛、多柔比星脂质体、清蛋白结合型紫杉醇及聚谷氨酸紫杉醇等)、吉西他滨、长春瑞滨、培美曲塞、依托泊苷、伊立替康、托泊替康及铂类等。这些药物的给药方式、疗效及毒副作用等与早期化学治疗药物相比有了很大进步。按照抗肿瘤药物的药理作用分类，可将抗肿瘤药物分为破坏 DNA 化学结构的药物、干扰核酸生物合成的药物、干扰蛋白质生物合成的药物等类型。

1.非小细胞肺癌常用一线化学治疗方案

非小细胞肺癌常用一线化学治疗方案见表12-1。

表 12-1　非小细胞肺癌常用一线化学治疗方案

常用方案	用法
PP 方案（首选）	每 3 周为 1 个周期,4～6 个周期
培美曲塞	500 mg/m²,第 1 天
顺铂	75 mg/m²,第 1 天
CE 方案	每 3 周为 1 个周期,4～6 个周期
卡铂	AUC 6～7,第 1 天
依托泊苷	100 mg/m²,第 1～5 天
NP 方案	每 3 周为 1 个周期,4～6 个周期
长春瑞滨	25 mg/m²,3 周 1 次
顺铂	75 mg/m²,第 1 天
PC 方案	每 3 周为 1 个周期,4～6 个周期
紫杉醇	135～175 mg/m²,第 1 天
卡铂	AUG 6～7,第 2 天
DP 方案	每 3 周为 1 个周期,4～6 个周期
多西他赛	75 mg/m²,第 1 天
顺铂	75 mg/m²,第 1 天
DN 方案	每 25 天为 1 个周期,4～6 个周期
多西他赛	75 mg/m²,第 1 天
长春瑞滨	25 mg/m²,第 1 天,第 8 天
GP 方案	每 3 周为 1 个周期,4～6 个周期
吉西他滨	1 000～1 200 mg/m²,第 1 天,第 8 天
顺铂	75 mg/m²,静脉用药,第 1 天
GN 方案	每 3 周为 1 个周期,4～6 个周期
吉西他滨	1 000～1 200 mg/m²,静脉用药,第 1 天,第 8 天
长春瑞滨	25 mg/m²,静脉用药,第 1 天,第 8 天

　　化学治疗是晚期 NSCLC 最为常用的治疗方式和肿瘤内科主要治疗方法之一。按照 NCCN 指南和中国原发性肺癌诊疗规范(2015 年版),一线化学治疗的适应证主要是针对晚期 NSCLC 患者。三代含铂两药方案是晚期 NSCLC 一线化学治疗的标准方案。在 20 世纪 90 年代早期,三代细胞毒药物用于 NSCLC 的治疗,在缓解率和耐受性方面均显示出较好的效果;无论是单药方案还是多药联合方案均不是晚期 NSCLC 患者一线化学治疗的合适选择,含铂两药方案才是晚期 NSCLC 患者的标准方案;对无法耐受铂类不良反应的患者可采用三代药物联合方案,其中吉西他滨联合多西他赛在不良反应方面有优势,可作为一线含铂方案的替代治疗。值得注意的是,该方案间质性肺病的发生率可达 5%。

　　一线化学治疗一般给予 4～6 周期。尽管 NSCLC 患者的疗效与化学治疗周期数相关,即周期数越多临床累计效果越好,但多数患者由于严重的不良反应而无法接受多于 6 周期的化学治疗。

在 NSCLC 一线化学治疗中,个体化化学治疗概念的提出是基于 PS 评分。化学治疗方案最具异质性的是 PS=2 的晚期 NSCLC 患者。目前,对这类患者,各大指南均推荐首选单药化学治疗,当然,含铂两药方案也可酌情选用。

JMDB 研究已经充分证明,对于鳞癌,吉西他滨/顺铂的疗效比培美曲塞/顺铂更具优势;对于非鳞 NSCLC,培美曲塞/顺铂比吉西他滨/顺铂的疗效更好。

2.小细胞肺癌常用一线化学治疗方案

小细胞肺癌常用一线化学治疗方案见表 12-2。

表 12-2 小细胞肺癌常用一线化学治疗方案

常用方案	用法
局限期小细胞肺癌化学治疗方案	
EP 方案 1	
顺铂	$60 \ mg/m^2$,第 1 天
依托泊苷	$120 \ mg/m^2$,第 1～3 天
EP 方案 2	
顺铂	$80 \ mg/m^2$,第 1 天
依托泊苷	$100 \ mg/m^2$,第 1～3 天
EC 方案	
卡铂	AUC 5～6,第 1 天
依托泊苷	$100 \ mg/m^2$,第 1～3 天
广泛期小细胞肺癌化学治疗方案	
EP 方案 1	
顺铂	$75 \ mg/m^2$,第 1 天
依托泊苷	$100 \ mg/m^2$,第 1～3 天
EP 方案 2	
顺铂	$80 \ mg/m^2$,第 1 天
依托泊苷	$80 \ mg/m^2$,第 1～3 天
EP 方案 3	
顺铂	$25 \ mg/m^2$,第 1～3 天
依托泊苷	$100 \ mg/m^2$,第 1～3 天
EC 方案	
卡铂	AUC 5～6,第 1 天
依托泊苷	$100 \ mg/m^2$,第 1～3 天
IP 方案 1	
顺铂	$60 \ mg/m^2$,第 1 天
伊立替康	$60 \ mg/m^2$,第 1、8、15 天
IP 方案 2	
顺铂	$30 \ mg/m^2$,第 1 天
伊立替康	$65 \ mg/m^2$,第 1、8 天

续表

常用方案	用法
IC 方案	
卡铂	AUC=5,第 1 天
伊立替康	50 mg/m², 第 1、8、15 天

全身化学治疗作为 SCLC 的主要治疗手段,其在 SCLC 治疗中的地位是其他治疗手段所无法替代的。EP/EC 方案是 SCLC 经典的一线化学治疗方案,但由于顺铂的毒副作用及治疗诱导性耐药等缺点限制了其长期广泛的应用。所以,人们一直在试图寻找低毒高效的药物来替代 EP/EC 方案。虽然拓扑替康、氨柔比星、紫杉醇等药物在 SCLC 的化学治疗中取得了一定疗效,但这些药物的疗效始终没有超越 EP/EC 方案。洛铂联合依托泊苷疗效上不劣于顺铂联合依托泊苷,且毒副作用明显少于顺铂,故洛铂联合依托泊苷有可能成为 ES-SCLC 新的一线标准方案,但由于研究资料几乎全部来自中国,缺少国际性、多中心临床试验资料,故该方案目前仍难以被国际肿瘤研究组织所采信。目前,伊立替康联合顺铂仍是 EP/EC 方案以外唯一被推荐用于一线治疗 SCLC 的化学治疗方案。关于二线化学治疗药物,尽管 NCCN 指南根据复发时间不同推荐紫杉醇、多西他赛、拓扑替康、伊立替康、替莫唑胺等多种药物的单药化学治疗,但拓扑替康仍然是唯一被美国食品和药品监督管理局批准的治疗复发性 SCLC 的标准化学治疗方案。虽然多项临床研究显示氨柔比星在复发性 SCLC 化学治疗中优于拓扑替康,但因数据大多来源于日本,故目前氨柔比星仍不能取代拓扑替康。EPI 方案疗效肯定,但其毒性反应大,对于体质较好的患者有望成为复发性 SCLC 的标准二线治疗方案,NCCN 指南中仍然推荐 CAV 方案为唯一的联合化学治疗二线方案。总之,SCLC 化学治疗的发展可谓一路坎坷,鲜有药物能突破传统的化学治疗方案;明确每一种方案的获益人群和研发新的化学治疗药物可能是今后的研究方向。

(三)肺癌的其他治疗

1.肺癌的靶向治疗

临床研究已经证实,以厄洛替尼为代表的肺癌靶向治疗具有肯定的疗效。它不仅仅为准备接受再次化学治疗的患者提供了一个替代的治疗方案,也为那些一般情况差、不能接受二、三线化学治疗的患者提供了治疗的希望。现在临床上证实不吸烟的女性肺腺癌疗效好,有效率90%。但是吉非替尼(易瑞沙)和厄洛替尼(特罗凯)并不适合所有人,只有在 EGFR 发生突变的时候才有效,而这个突变率又很低,才 30% 都不到,而这个药又很贵,所以作一个 EGFR 基因检测是很有必要的。

2.氩氦刀

微创治疗系统,可以快速消融大部分肿瘤,减轻肿瘤负荷。

3.生物细胞免疫治疗

PD-1 是 T 细胞表面的分子量为 50~55 kDa 的免疫球蛋白超家族 I 型跨膜糖蛋白,属于另一个重要的抑制性受体,与 CD28 和 CTLA-4 具有同源性,可干扰 T 细胞抗原受体信号,可诱导性地表达于活化的 CD4、CD8 细胞、B 细胞、NK 细胞、巨噬细胞、树突状细胞、Treg 及单核细胞,但在静息的淋巴细胞表面无表达;动物模型证明,缺乏 PD-1 的小鼠能够抑制肿瘤细胞生长;当 TILs 的抗肿瘤应答受损时,这种细胞上的 PD-1 表达往往上调;体外阻断 PD-1 时,抗原特异性细胞毒性 T 细胞数量增加,Th1 和 Th2 细胞因子水平升高。

PD-L1(B7-H1,CD274)和PD-L2(B7-DC,CD273)位于活化的DC细胞表面、T细胞及B细胞(细胞膜及细胞浆)。PD-L1和PD-L2也是Ⅰ型跨膜糖蛋白,氨基酸序列有40％的同源性。多数研究显示,PD-L1表达与巨噬细胞、DC的数量及炎性浸润有关,但也有研究发现PD-L1表达与TILs数量呈负相关;PD-L1表达可能与EGFR、K-RAS突变及ALK基因重排无关;PD-L1在多种肿瘤中呈高表达,尤其是在肿瘤组织中的TILs上高表达;肿瘤部位的微环境也可诱导肿瘤细胞上PD-L1的表达。这可能与肿瘤诱导T细胞无能及免疫逃逸有关。PD-L1在NSCLC中的表达率为20％～65％,在SCLC中为70％以上(尤其与LS-SCLC相关)。在晚期NSCLC及SCLC中,PD-L1表达与患者生存之间的关系莫衷一是,其原因可能在于检测PD-L1的方法、标本(小活检标本和手术切除的标本,后者含丰富的肿瘤细胞)、所用抗体不统一、判读结果的临界值不一致等有关。

PD-L1/PD-1是继CTLA-4/B7之后发现的又一条负向调节T细胞活化的协同刺激通路。PD-L1与PD-1结合可招募并激活Src同源区域包括磷酸酶1和磷酸酶2,使多个TCR信号通路成员去磷酸化,从而抑制T细胞增殖、分化和细胞因子白细胞介素-2、白细胞介素-4、α干扰素、β干扰素、γ干扰素及白细胞介素-10等的分泌,使肿瘤细胞逃避机体的免疫监控和杀伤,促进CD^+T细胞向$Foxp3^+$Treg细胞分化和Treg细胞增殖。PD-L2与PD-1结合也可抑制T细胞的活化、增殖和细胞因子的产生;PD-L2仅表达于巨噬细胞和DC,提示PD-L2调节外周T细胞活性的能力较PD-L1弱。理论上,同时阻断PD-L1和PD-L2治疗效果可能会更好,但会增加毒副作用(如自身免疫性疾病等)。$CD8^+$T细胞可能对PD-L1/PD-1的调节更敏感,因为其本身很少产生白细胞介素-2。

上述机制的发现使人们设想通过阻断PD-1和PD-L的结合而挽救耗竭的T细胞,识别肿瘤抗原(主要是TAA)、启动机体免疫应答进而恢复其抗肿瘤活性,同时,保留PD-1/PD-L2信号通路以维持机体外周免疫稳态。于是,以PD-1和PD-L1为靶点的免疫检查点抑制剂便应运而生。BMS-936558及pembrolizumab是针对PD-1的完全人源化IgG_4单抗,pidilizumab(CT-011)是一种靶向于PD-1的人源化IgG1k重组单克隆抗体,这些单抗与T细胞上的PD-1具有高度亲和力,能选择性阻断PD-1与PD-L1/2的相互作用。人源化IgG_1单抗atezolizumab、BMS-936559(IgG_4)、MEDI-4736(IgG_1)及MSB0010718C是针对PD-L1的单抗,和PD-L1具有高度亲和力,能阻断PD-1与PD-L1的相互作用;与PD-1单抗不同,PD-L1单抗不干扰PD-L2与PD-1结合,也不会与PD-L2结合,故更加安全。

基础研究发现,固有的抗体依赖性细胞毒作用(antibody-dependent cellular cytotoxicity,ADCC)可以使激活的T细胞和肿瘤浸润淋巴细胞(tumor-infiltrating lymphocytes,TILs)耗竭,降低表达在T效应细胞和其他免疫细胞上的PD-1的活性。上述IgG_4同种型抗体是一种基因工程修饰的单抗,消除了ADCC效应。迄今,大多数治疗肿瘤的单克隆抗体由于含有IgG_1亚型,往往会出现严重的ADCC效应。提示IgG_4同种型抗体的治疗效果可能会更好,不良反应更少。

七、中西医优化选择

肺癌,是当今严重威胁人类健康和生命的主要恶性肿瘤之一,5年生存率不足15％。手术治疗肺癌疗效是肯定的,能手术的患者尽量手术。一旦确诊,多数患者已失去手术机会,有的细胞类型对放射治疗不敏感,全身化学治疗局部又难以达到有效浓度,综合疗法已成为当今治疗肺癌的主流。特别是Ⅲ、Ⅳ期的非小细胞肺癌中药治疗的治疗生存期和生存质量超过单纯化学治疗,具体治疗原则如下：非小细胞肺癌,局灶性病变,先化学治疗再放射治疗。效果好的病变选择手术切除病灶,再加上中药治疗治疗。对于广泛期的非小细胞癌先化学治疗,对效果好的再行放射治疗,放射治疗和化学治疗期间运用中药治疗治疗,在化学治疗期间中医以益气健脾为主。放射治疗须用益气养阴治法为主。放射治疗、化学治疗后长期用扶正祛邪中药调理。非小细胞肺癌Ⅰ、Ⅱ、Ⅲ期能手术应该首选手术,对于失去手术机会通过化学治疗肿瘤缩小能进行手术的也应该手术。对于肿瘤病灶不大,但是生长的部位不能手术,应该用伽马刀治疗。病灶较小的病灶也可以选用伽马刀治疗。术后适当化学治疗,加中药治疗治疗,术后的中药治疗主要恢复胃肠功能,恢复气血。化学治疗时中药采用益气健脾,滋补肝肾治疗法则。Ⅲ、Ⅳ期的患者以中药治疗为主,以辨证施治的原则,化痰散结,活血化瘀,清热解毒,益气养阴,做到保护机体的同时抑制肿瘤,可配合化学治疗,鳞癌可行放射治疗。肿瘤缩小能手术可行手术切除。年龄较大只能单纯中药治疗。

（孙温伟）

第五节　胃癌的中西医结合诊疗

胃癌是发生在胃部的恶性肿瘤,是一种严重威胁健康的疾病。我国的胃癌发病率以西北最高,东北及内蒙古次之,华东及沿海又次之,中南及西南最低。胃癌可发生于任何年龄,但以40～60岁多见,男多于女,约为2:1。胃癌的病理类型主要是腺癌,其他类型的胃癌有鳞状细胞癌、腺鳞癌、类癌、小细胞癌等,后几种类型较少见。早期胃癌多无症状或仅有轻微症状。当临床症状明显时,病变已属晚期。因此,要十分警惕胃癌的早期症状,做到早发现、早诊断、早治疗。

胃癌由于生长部位及病程长短不一,临床上可出现相应的不同症状和体征;早期症状往往不明显或仅有轻度胃脘不适,进展期如生长在胃体部的肿瘤可出现胃脘疼痛、进食减少、消瘦等症。生长在贲门的肿瘤可出现进食发噎,饮食难下。生长在幽门区的肿瘤可出现幽门梗阻症状:朝食暮吐、暮食朝吐。胃癌晚期肿瘤增大,上腹部可能触及肿块。

胃癌分属于中医的"胃脘痛""反胃""噎膈""心下痞""伏梁""癥积"等范围。

一、病因病理

胃癌的病因较为复杂,中医认为是饮食不洁、忧思伤脾,饮食不化精微而生浊痰,气滞痰凝则血行阻滞,形成瘀血。浊痰、瘀血互阻互结,加之内外之因侵袭,血分蕴毒,与痰瘀互结,痰火毒瘀不散,人体正虚之际壅积结聚而成肿瘤。肿瘤一旦形成,病邪随血流、经络播散,可侵害全身多个组织器官,进一步耗伤正气,邪越盛,正越耗,终至气血阴津匮乏,病邪难以遏制,毒瘀蕴结越盛,以致危及生命。

二、诊断

胃癌早期诊断比较困难,其主要原因是患者在早期多无明显的异常感觉,如果患者能在最初有轻微症状时就引起重视并进行进一步检查和治疗,则基本上可达到满意效果。

(一)临床表现

1.早期表现

临床上常被忽视,有的在普查中发现早期胃癌可无任何症状和体征,早期胃癌主要症状为上腹胀痛,有少量出血,多数为大便隐血阳性,内科治疗不易转阴,或即使转阴,以后又呈阳性反应。

2.中期表现

较为明显,上腹部疼痛,腹胀,时有呕吐,大便隐血持续阳性。

3.晚期表现

病情严重时表现为上腹部疼痛,顽固持续,不易为制酸剂所缓解,并出现顽固的恶心呕吐和脱水征,乏力,贫血,恶病质等症状。如果出现肝、卵巢、腹腔转移,可产生相应的临床表现。

(二)实验室检查

半数以上患者的大便隐血持续阳性,大便隐血检查对胃癌诊断有一定的帮助。血常规检查,胃癌发展期可产生贫血,多为低血色素性,不明原因贫血伴胃脘不适者应想到胃癌的可能。胃液分析,多数患者胃酸低下或缺乏,用五肽胃泌素刺激仍无胃酸分泌,考虑胃癌可能。胃液检查也可检测是否存在出血。

(三)X线钡餐造影

X线上消化道钡餐造影有较高的诊断价值,特别是气钡双重造影,可清楚显示胃轮廓、蠕动情况、黏膜形态、排空时间、有无充盈缺损龛影等,检查准确率近80%。

(四)纤维内镜检查

纤维内镜检查是诊断胃癌最直接准确有效的诊断方法,可以直接观察病灶大小、部位、形态、范围,可取活组织进行病理诊断。

(五)组织细胞检查

组织细胞检查是胃癌确诊的最主要方法,除胃镜活检以外,还有胃脱落细胞检查,晚期胃癌出现锁骨上淋巴结肿大,可行淋巴结活检。如有腹膜转移及卵巢转移出现腹水,可抽腹水找癌细胞以明确诊断。

(六)早期胃癌诊断要点

用纤维胃镜可直接观察胃内形态变化,并能取病变组织行活检,是诊断早期胃癌的首选方法。胃镜检查加病变组织活检能使早期胃癌的诊断率达90%。提高早期胃癌检出率的关键在于提高临床检查技能及医患双方对胃癌的警觉性。对40岁以上出现不明原因上腹部症状者,可常规行内镜检查,对慢性胃病患者应定期复查胃镜。胃镜下活检病理报告为中重度不典型增生的患者,应重复多次胃镜及活检,以免延误诊断。积极开展普查是发现早期胃癌的关键。

三、鉴别诊断

(1)胃癌与胃部其他疾病相鉴别,如萎缩性胃炎、胃溃疡、胃息肉、胃部其他良恶性肿瘤、平滑肌瘤及平滑肌肉瘤、胃的恶性淋巴瘤等相鉴别。

(2)胃癌肝转移应与原发性肝癌相鉴别,肝脏出现多发性转移应与肝囊肿相鉴别,与其他部位肿瘤肝转移相鉴别。

(3)胃癌出现卵巢转移和腹膜转移出现腹水要与卵巢癌相鉴别。

(4)胃癌腹膜转移出现癌性腹膜炎与感染性腹膜炎相鉴别。

四、并发症

(一)出血

消化道出血表现为呕血和/或黑粪,偶为首发症状。约 5% 患者可发生大出血,表现为呕血和/或黑便,偶为首发症状。可出现头晕、心悸、柏油样大便、呕吐咖啡色物。

(二)梗阻

梗阻决定于胃癌的部位。邻近幽门的肿瘤易致幽门梗阻。可出现呕吐,上腹部见扩张之胃型、闻及震水声。

(三)胃穿孔

胃穿孔比良性溃疡少见,可见于溃疡型胃癌,多发生于幽门前区的溃疡型胃癌,穿孔无粘连覆盖时,可引起腹膜炎,出现腹肌板样僵硬、腹部压痛等腹膜刺激征。

(四)继发性贫血

由于胃癌细胞可分泌一种贫血因子。部分患者虽然没有出血,但表现为贫血貌。

五、中医治疗

(一)中医证治枢要

胃癌的基本病机是正气虚损,邪气内实。正气虚是指脾胃虚弱,故扶正治疗的重点是健脾和胃。邪气实主要是指痰瘀内结和毒热蕴结,故祛痰化瘀,清热解毒也是本病的重要治疗法则,常需要相互兼顾。

本病初期正虚而邪不盛,仅显示脾胃功能不足,治疗当以祛邪为主,适当扶助脾气。晚期则正不胜邪,邪毒内窜,病变可累及肺、肾、肝等诸脏器。而邪毒久羁又使机体阴阳气血进一步亏损,呈现出一派正虚邪实之象,临床上常用扶正为主兼以祛邪的治疗法则。在灵活运用温补脾肾、大补气血的基础上适当给予解毒散结、活血化瘀之品,力求恢复正气,稳中求效。

(二)辨证施治

1.痰湿凝结

(1)主症:胃脘闷胀,或隐隐作痛,呕吐痰涎,面黄虚胖,腹胀便溏,纳呆食少。舌淡,苔白腻、脉细濡或滑。

(2)治法:燥湿化痰,健脾和胃。

(3)处方:宽中消积汤(自拟方)。柴胡 10 g,香附 10 g,枳壳 10 g,法半夏 10 g,陈皮 10 g,党参 15 g,白术 10 g,砂仁 3 g,瓜蒌 15 g,白屈菜 15 g,茯苓 10 g,老刀豆 30 g,八月札 15 g,藤梨根 15 g。

(4)阐述:此证多见于生长在贲门胃底等部位的早期患者,由于脾胃虚弱,而致痰湿凝滞,阻碍气机。方中党参、白术、茯苓益气健脾;陈皮、半夏、柴胡、香附、枳壳等理气化痰散结;白屈菜、八月札缓急止痛,行气散结;老刀豆具有扩张食管贲门的作用。若呕吐较重可加旋覆花、代赭石以降逆止呕;胃脘疼痛较重者加杭芍、元胡以缓急止痛。若脾胃功能尚可,方中可辨证加 2～3 味抗癌的中草药。

2.气滞血瘀

(1)主症:胃脘部刺痛或拒按,痛有定处,或可扪及肿块,腹胀满不欲食,呕吐宿食或如赤豆汁,或见柏油样大便。舌紫黯或有瘀斑、瘀点,脉涩细。

(2)治法:行气活血,化瘀止痛。

(3)处方:膈下逐瘀汤加减。生蒲黄 10 g,五灵脂 10 g,三棱 10 g,莪术 10 g,桃仁 10 g,红花 10 g,白花蛇舌草 30 g,半枝莲 30 g,元胡 15 g,大黄 10 g,沙参 30 g,玉竹 10 g,赤茯苓 15 g,龙葵 15 g,黄精 10 g。

(4)阐述:此证表现血瘀毒热并存,多属于胃癌进展期,正气盛而邪气实,治疗以祛邪为主。方中半枝莲、白花蛇舌草、龙葵有清热解毒作用,又是用于胃癌的常用抗肿瘤药物,选用于本证最为合适。桃仁、红花、三棱、莪术化瘀以止痛,其中三棱、莪术具有一定的抗肿瘤作用。本证病情进展迅速而多变,临床上应注意。由于肿瘤侵及大血管可引起大出血,出现休克,危及生命,此时应及时采取中西医措施给予止血,停用活血化瘀药物。

3.脾胃虚寒

(1)主症:面色㿠白,神倦无力,胃脘部隐痛,喜温喜按,呕吐清水,或朝食暮吐,暮食朝吐,四肢欠温,水肿便溏。舌淡胖,有齿印,苔白润,脉沉缓或细弱。

(2)治法:温中散寒,健脾和胃。

(3)处方:附子理中汤加减。党参 15 g,白术 10 g,茯苓 10 g,良姜 10 g,陈皮 10 g,附片 10 g,半夏 10 g,荜茇 10 g,紫蔻 10 g,娑罗子 15 g。

(4)阐述:本证主要特征为脾胃虚寒,运化迟缓。多见于肿瘤晚期或久有脾胃虚寒者。以温中散寒,健脾温胃为主法。方中党参、白术、茯苓、陈皮、半夏健脾和胃;良姜、附片、紫蔻温中散寒。其中荜茇,具有温中同时又有抗肿瘤作用,用于此证最宜。其他用于抗肿瘤药物,一般性味偏凉,于此证应少用或不用,以免加重患者症状。

4.胃热伤阴

(1)主症:胃脘灼热,时有隐痛,口干欲饮,喜冷饮,或胃脘嘈杂,饥不欲食,食欲缺乏,五心烦热,大便干燥。舌质红或绛,或舌见裂纹,舌苔少或花剥,脉细数。

(2)治法:养阴清热解毒。

(3)处方:养胃汤加减。沙参 30 g,玉竹 15 g,黄精 10 g,白术 10 g,白芍 10 g,茯苓 10 g,姜半夏 10 g,生地黄 15 g,玄参 15 g,陈皮 10 g,神曲 15 g,麦冬 15 g,藤梨根 15 g,肿节风 15 g。

(4)阐述:本证为胃热伤阴,方中沙参、玉竹、黄精以养胃阴,白术、茯苓、陈皮、半夏和胃醒脾,生地黄、麦冬、玄参可增液润便,藤梨根、肿节风清热解毒,并有抗癌的作用,陈皮、神曲和胃助消化。

5.气血双亏

(1)主症:神疲乏力,面色无华,唇甲色淡,自汗盗汗,或见低热,纳呆食少,胃脘疼痛或有肿块,食后胃胀,形体消瘦。舌淡白,苔薄白,脉细弱无力。

(2)治法:益气补血,健脾和胃。

(3)处方:八珍汤加减。潞党参 15 g,生黄芪 30 g,生白术 15 g,生薏米 15 g,仙鹤草 30 g,白英 15 g,白花蛇舌草 30 g,七叶一枝花 15 g,石见穿 15 g,陈皮 10 g,姜半夏 9 g,鸡内金 10 g。

(4)阐述:此证特征为正虚邪实,虚多实多,体弱难以攻邪,攻邪又虑伤正。治疗时应注意侧重于用扶正之品。方中党参、黄芪、薏米、白术益气健脾,如患者出现元气大伤之象,可重用黄芪 30~60 g,并以人参易党参;白花蛇舌草、七叶一枝花、石见穿、白英、仙鹤草均具有抗癌散结的作用。此类药物不宜多用重用,否则肿瘤未消,而正气徒伤,反而可促使肿瘤进一步恶化,以重补缓攻,缓缓图治为要。

(三)特色经验探要

1.胃癌各阶段的中医治疗原则

脾气虚弱是胃癌的特点,在胃癌的早期即可出现,并贯穿于各个阶段,故属于胃癌患者共有的临床特征。因此,益气健脾法是中医治疗胃癌最常用的治法。常用方剂有四君子汤、参苓白术散、补中益气汤等。此类药物多为甘缓之品,柔而不烈,可大剂量使用。一般来说,胃癌初期治以辛开苦降,寒温并用;中期治以补虚降逆,消痰涤饮;晚期治以补虚升提为主。

2.关于胃癌化学治疗期间中医药的配合治疗

胃癌患者在化学治疗期间,由于化学治疗药物在杀伤癌细胞的同时,也往往损伤患者机体的正常细胞和组织,特别是机体增殖活跃的细胞,如消化道黏膜细胞、骨髓造血细胞等。化学治疗还可导致脏腑气血津液受损,这不仅影响化学治疗药物作用的发挥,而且使部分患者不得不中断治疗,有时由于患者对化学治疗药物不敏感,正气严重受损,反而促使病情恶化,因此,在化学治疗的同时需要密切配合中药治疗。中医根据辨证施治能很好地缓解化学治疗的毒副作用,保护患者的胃肠功能、骨髓造血功能和免疫功能,使机体免受过大损伤,从而使化学治疗得以顺利进行,并提高化学治疗的治疗效果。这种化学治疗与中药的有机结合,实际上是扶正与祛邪的有机结合,应该积极提倡。胃癌化学治疗中常常采用益气健脾、滋补肝肾等治疗法则。

3.关于抗癌中药的选择

常用于胃癌的中草药有数十种之多,每一种中药又具有不同的性味和功效,因此,在选用抗癌中草药时要根据药物的性味辨证选择药物,做到辨病与辨证相结合,方臻完善。如果热证可选用藤梨根、肿节风、半枝莲、白花蛇舌草、白英、蛇莓等;寒证可选用乌头、菝葜、蛇六谷、喜树果等;虚证可选用黄芪、党参、陈皮、枳实、半夏、砂仁、鸡内金、焦三仙等药物。

4.关于胃癌术后化学治疗后的中药维持性治疗

胃癌术后的药物治疗包括化学治疗、免疫治疗和中药治疗,目的是为了提高远期治疗效果,提高 5～10 年的生存率,防止肿瘤的复发和转移。化学治疗药物由于其毒性不能长期使用,免疫治疗又具有一定的局限性,因而中药治疗在维持阶段显得尤为重要。常用的原则是扶正与祛邪相结合,益气健脾与解毒抗癌相结合,基本方:生黄芪 30 g、太子参 30 g、白术 10 g、茯苓 10 g、陈皮 10 g、姜半夏 10 g、鸡内金 15 g、焦三仙 30 g、半枝莲 30 g、白花蛇舌草 30 g、肿节风 15 g、草河车 15 g。维持性的中药治疗,对于维持机体内环境的稳定、提高患者的生存期有重要意义。

六、西医治疗

(一)化学药物治疗

胃癌对化学治疗药物有一定的敏感性,近年来新的抗癌药物不断涌现,使得不少新的联合化学治疗方案在临床应用。单一化学治疗药物疗效低,临床上多采用联合化学治疗。胃癌化学治疗广泛运用于术后的辅助性治疗,术后复发转移及晚期不能切除病灶的患者的姑息性治疗,也有用于术前化学治疗,以提高手术切除肿瘤的成功率。

胃癌常用的化学治疗药物:多西他赛(TAT)、氟尿嘧啶(5-FU)、顺铂(PDD)、伊立替康(CPT-11)。胃癌有不少常用化学治疗方案,现提供以下方案,供参考。

1.DF 方案

多西他赛,175 mg/m²,静脉滴注(3 小时),第 1 天。氟尿嘧啶(5-FU),750 mg/m²,静脉滴注(24 小时连续输注),第 1～5 天。每 3 周重复。

2.ECF 方案

表柔比星（Epi-ADM），50 mg/m²，静脉滴注（3 小时输注），第 1 天。卡铂（CBP），300 mg/m²，静脉滴注，第 1 天。氟尿嘧啶（5-FU），200 mg/m²，静脉滴注，第 1～5 天。每21天重复。

3.PF 方案

顺铂（PDD），30 mg/m²，静脉滴注 3 小时，第 1 天。氟尿嘧啶（5-FU），500 mg/m²，静脉滴注，第1天。本方案顺铂可以改用卡铂或奥沙利铂，氟尿嘧啶改用希罗达口服，不良反应相对减少，适用于身体弱和年纪较大的患者。4 周后重复。

4.ELF

依托泊苷（VP-16），20 mg/m²，静脉滴注（50 分钟输注），第 1～3 天。四氢叶酸（CF），300 mg/m²，静脉滴注（10 分钟输注），第 1～3 天。氟尿嘧啶（5-FU），500 mg/m²，静脉滴注（10 分钟输注），第 1～3 天。每 3～4 周重复。

5.CP 方案

伊立替康（CPT-11），350 mg/m²，静脉滴注，第 1 天。顺铂（PDD），30 mg/m²，静脉滴注3 小时，第 1 天。每 3 周重复。本方案为胃癌的二线治疗用药，对氟尿嘧啶耐药的胃癌患者有效。

（二）胃癌的其他治疗

1.胃癌的放射治疗

胃癌对放射治疗不敏感，胃癌的术前放射治疗、术中放射治疗可降低局部肿瘤的复发率，提高生存期。

2.胃癌的免疫治疗

PD-1 是 T 细胞表面一个重要的抑制分子，为 CD28 超家族成员，其配体为 PD-L1/PD-L2，当 PD-1 与 PD-L1/L2 配接，抑制活化 T 细胞的增殖；PD-1 与 PD-L1 的配接，抑制白细胞介素-2 的分泌，抑制 T 细胞的活化，抗 PD-1/PD-L1 单抗解除活化和增殖抑制，使肿瘤特异性 T 细胞处于活化状态，促进增殖。CTLA-4 通路主要在免疫系统活化的早期发挥作用，而 PD-1/PD-L1 通路主要在免疫系统效应期的肿瘤微环境中发挥重要作用。目前有多个抗 PD-1 药物（Nivolumab、Pembrolizumab）、抗 PD-L1 药物（Atezolizumab、Avelumab）已被批准用于恶性黑色素瘤、非小细胞肺癌、肾细胞癌、梅克尔细胞癌、膀胱癌等的治疗。

3.胃癌的靶向治疗

采用阿帕替尼靶向治疗晚期胃癌现已在临床应用多年，且疗效肯定。

（1）适应证：甲磺酸阿帕替尼是我国自主研发新药，是高度选择 VEGFR-2 抑制剂，其适应证是晚期胃或胃食管结合部腺癌患者的三线及三线以上治疗，且患者接受阿帕替尼治疗时一般状况良好。

（2）禁忌证：同姑息化学治疗，但需特别注意患者出血倾向、心脑血管系统基础病和肾脏功能。

（3）治疗前评估及治疗中监测：阿帕替尼的不良反应包括血压升高、蛋白尿、手足综合征、出血、心脏毒性和肝脏毒性等。治疗过程中需严密监测出血风险、心电图和心脏功能、肝脏功能等。

（4）注意事项：①目前不推荐在临床研究以外中，阿帕替尼联合或单药应用于一线及二线治疗；②前瞻性研究发现，早期出现的高血压、蛋白尿或手足综合征者疾病控制率、无复发生存及总生存有延长,因此积极关注不良反应十分重要,全程管理,合理调整剂量,谨慎小心尝试再次应用;③重视患者教育,对于体力状态评分 ECOG≥2、四线化学治疗以后、胃部原发灶未切除、骨髓功能储备差、年老体弱或瘦小的女性患者,为了确保患者的安全性和提高依从性,可先从低剂量如每天口服一次 500 mg 开始。

4.晚期患者的支持治疗和对症治疗

(1)补液:胃癌患者出现高烧或进食困难,摄入量不足者,必须静脉补液及补充营养,其中包括输鲜血及血液制品、氨基酸、脂肪乳、葡萄糖、维生素、电解质等。出现梗阻或根本不能进食的患者可以考虑胃肠外营养治疗。

(2)止血:胃癌出血,可用氨甲苯酸、酚磺乙胺加入静脉滴入。局部止血可用冰水加入肾上腺素或孟氏液局部止血。也可通过内镜下进行电凝止血。

(3)止痛:胃癌晚期出现脏器转移可出现疼痛,药物可选择阿托品、布桂嗪、曲马多等,后期疼痛剧烈可考虑用吗啡类止痛药物。

七、中西医优化选择

胃癌目前尚无特殊治疗办法,其自然生存期为 12.9 个月。早期胃癌,病变在胃黏膜层手术治疗效果好,5 年生存率在 90% 以上。病灶超过黏膜层,手术治疗后的 5 年生存率在 30% 以下。临床上大多数患者均属于中晚期,治疗效果差。所以胃癌必须采用综合治疗手段,其中包括中西医结合的综合治疗。各期患者,首先考虑手术,尽可能行根治性手术,不能行根治性手术的行姑息性手术,尽量切除肿瘤病灶,对于姑息性手术也不能采用的患者如果出现严重梗阻,根据情况可做短路术。胃癌患者即使做了根治性手术,术后2年内复发率为 50%～60%。虽然胃癌的辅助性化学治疗的远期疗效仍在探索中,但是目前主张病灶超过黏膜下层者,应该术后进行最少6 个周期的维持性化学治疗。具体原则如下。

(一) Ⅰ 期

根治性手术切除,术后定期复查,一般不需化学治疗,应加中药维持治疗 2 年。

(二) Ⅱ、Ⅲ 期

行根治性手术切除,术后应加化学治疗,必要时加局部放射治疗。在术后、化学治疗及放射治疗期间及以后采用中药治疗。

(三) Ⅳ 期

以化学治疗和中药治疗为主,手术和放射治疗均为姑息性治疗手段。对于各期术后需要化学治疗的患者及不能手术切除癌瘤的患者,如出现严重的肝、肾功能损害,白细胞计数低下,体弱不能耐受化学治疗的患者均以中药治疗治疗为主,这是中药治疗治疗胃癌的优势所在。中医治疗强调整体观,能很好地调理机体的胃肠功能、骨髓造血功能和免疫功能,对于改善患者的营养状况,减轻症状,促进精神体力的恢复,预防胃癌术后的复发和转移具有重要作用。

(孙温伟)

参 考 文 献

[1] 袁鹏.常见心血管内科疾病的诊断与防治[M].开封:河南大学出版社,2021.

[2] 魏佳军,曾非作.神经内科疑难危重病临床诊疗策略[M].武汉:华中科技大学出版社,2021.

[3] 赵晓宁.内科疾病诊断与治疗精要[M].开封:河南大学出版社,2021.

[4] 金琦.内科临床诊断与治疗要点[M].北京:中国纺织出版社,2021.

[5] 黄佳滨.实用内科疾病诊治实践[M].北京:中国纺织出版社,2021.

[6] 胡品津.内科疾病鉴别诊断学[M].北京:人民卫生出版社,2021.

[7] 徐玮,张磊,孙丽君,等.现代内科疾病诊疗精要[M].青岛:中国海洋大学出版社,2021.

[8] 王勇,张晓光,马清艳.呼吸内科基础与临床[M].北京:科学技术文献出版社,2021.

[9] 张忠德,刘旭生.内科与杂病[M].北京:科学出版社,2021.

[10] 刘江波,徐琦,王秀英.临床内科疾病诊疗与药物应用[M].汕头:汕头大学出版社,2021.

[11] 王为光.现代内科疾病临床诊疗[M].北京:中国纺织出版社,2021.

[12] 苗秋实.现代消化内科临床精要[M].北京:中国纺织出版社,2021.

[13] 邹琼辉.常见内科疾病诊疗与预防[M].汕头:汕头大学出版社,2021.

[14] 张鸣青.内科诊疗精粹[M].济南:山东大学出版社,2021.

[15] 周雪林.内科证治辑要[M].郑州:郑州大学出版社,2021.

[16] 颜波.心内科临床与实践[M].天津:天津科学技术出版社,2020.

[17] 王福军.心血管内科查房思维[M].长沙:中南大学出版社,2021.

[18] 刘丹,吕鸥,张兰.临床常见内科疾病与用药规范[M].北京:中国纺织出版社,2021.

[19] 赵振兴.内科疾病临证点拨[M].太原:山西科学技术出版社,2021.

[20] 黄峰.实用内科诊断治疗学[M].济南:山东大学出版社,2021.

[21] 徐新娟,杨毅宁.内科临床诊疗思维解析[M].北京:科学出版社,2021.

[22] 樊书领.神经内科疾病诊疗与康复[M].开封:河南大学出版社,2021.

[23] 游桂英,温雅.心血管病内科护理手册[M].成都:四川大学出版社,2021.

[24] 董航.现代血液内科诊疗实践[M].北京:中国纺织出版社,2021.

[25] 金泓宇,尹清华,阮毅,等.肾脏内科轮转知识手册[M].成都:四川大学出版社,2021.

[26] 李欣吉,郭小庆,宋洁,等.实用内科疾病诊疗常规[M].青岛:中国海洋大学出版社,2020.

[27] 徐晓霞.现代内科常见病诊疗方法与临床[M].北京:中国纺织出版社,2021.

[28] 戎靖枫,王岩,杨茂.临床心血管内科疾病诊断与治疗[M].北京:化学工业出版社,2021.

[29] 徐化高.现代实用内科疾病诊疗学[M].北京:中国纺织出版社,2021.

[30] 常静侠.呼吸内科常见疾病新规范[M].开封:河南大学出版社,2021.

[31] 陈曦.消化系统疾病内科诊治要点[M].北京:科学技术文献出版社,2021.

[32] 韩慧.内科疾病综合诊断与治疗[M].北京:科学技术文献出版社,2018.

[33] 张国欣,张莉,柳朝晴.消化内科常见疾病治疗与护理[M].北京:中国纺织出版社,2021.

[34] 冯辉,朱小妹.老年人压疮照护[M].长沙:中南大学出版社,2020.

[35] 矫丽丽.临床内科疾病综合诊疗[M].青岛:中国海洋大学出版社,2019.

[36] 陈强,陈丽珠,张娟.分析心血管内科学见习教学中情景模拟的应用[J].中国继续医学教育,2021,13(11):67-71.

[37] 赵建华,欧阳鲜桃,刘昊,等.叙事医学对神经内科规培医师人文素质培养的作用[J].中国继续医学教育,2021,13(11):125-129.

[38] 胡馨予.CBL 联合 PBL 的临床思维培养在神经内科临床教学中的探索与实践[J].中国卫生产业,2021,18(8):95-97.

[39] 李洁.肾内科抗菌药物治疗的临床疗效观察[J].世界最新医学信息文摘,2020(55):116-117.

[40] 蚁双莲,熊欢.消化内科住院患者跌倒事件调查分析[J].当代护士:中旬刊,2021,28(1):146-148.